DK育儿百科全书

婴儿
成长日日记

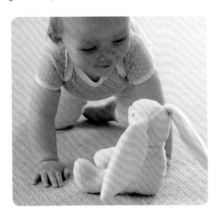

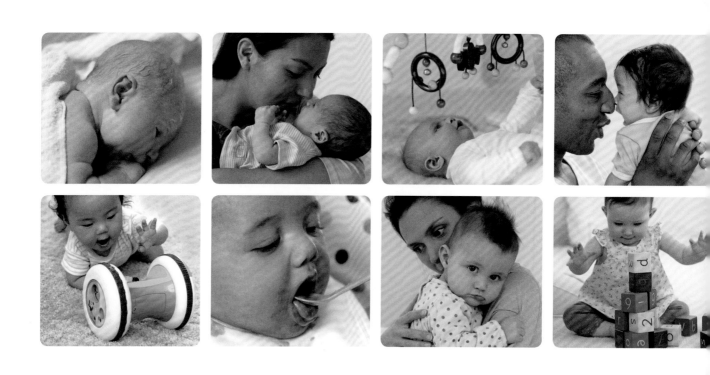

对宝宝出生后第一年里每日的生长发育和护理，
给出深入详尽的指导和建议

DK 育儿百科全书

婴儿成长日日记

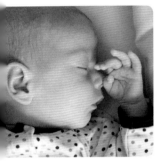
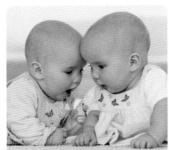
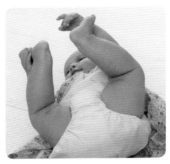
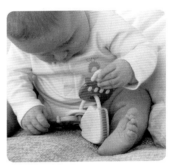
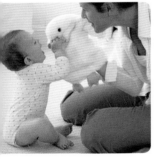
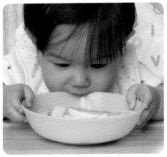
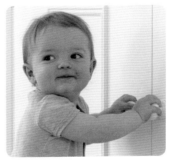
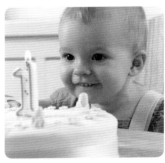

伊洛娜·本德菲医生 编著

李伟 等译

A DORLING KINDERSLEY BOOK

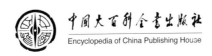

中国大百科全书出版社

Encyclopedia of China Publishing House

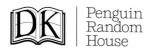

A Dorling Kindersley Book

www.dk.coma

Original Title: The Day-by-Day Baby Book

Copyright © 2012 Dorling Kindersley Limited

A Penguin Random House Company

北京市版权登记号：图字01-2016-6822

图书在版编目（ＣＩＰ）数据

婴儿成长日日记／英国DK公司编；李伟等译.—北京：中国大百科全书出版社，2017.8
　（DK育儿百科全书）
　书名原文：The Day-by-Day Baby Book
　ISBN 978-7-5202-0116-2

Ⅰ.①婴… Ⅱ.①英… ②李… Ⅲ.①婴幼儿—哺育—基本知识 Ⅳ.①R174

中国版本图书馆CIP数据核字（2017）第166710号

译　　者：李　伟　张　颖　韦　鹏　王春艳
　　　　　张晓枚　徐　妍　关卫屏

责任编辑：李建新
特邀责任编辑：李眉
封面设计：袁欣

DK育儿百科全书　婴儿成长日日记
中国大百科全书出版社出版发行
（北京阜成门北大街17号　邮编：100037）
http://www.ecph.com.cn
新华书店经销
北京华联印刷有限公司印制
开本：889毫米×1194毫米　1/16　印张：27
2017年10月第1版　2017年10月第1次印刷
ISBN 978-7-5202-0116-2
定价：158.00元

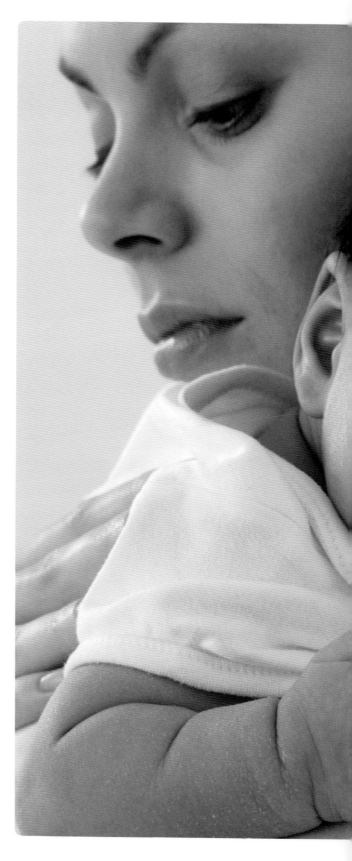

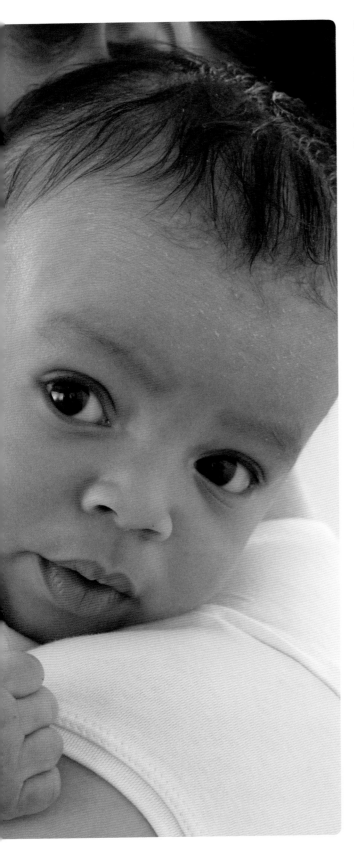

编著：

伊洛娜·本德菲医生 医药学士，外科学士，英国皇家内科医师学会会员（儿科）。她是一位全科医生，社区儿科医生，以及 4 个孩子的母亲。在伦敦圣托马斯医院获得医学学位后，本德菲医生担任过 7 年的儿科医生。之后，她在伦敦的一家诊所继续进行培训，成为一名全科医生，后来成为该院的合伙人。1997 年，她从伦敦搬到德比郡，作为一名儿科医生，她在谢菲尔德儿童医院工作过一段时间。现在，她是德比郡的一名全科医生。

参与编著：

贝拉·戴尔 注册助产士。作为一名助产士，同时也是一名婴儿喂养专家，她在支持新妈妈母乳喂养方面拥有丰富的经验。她曾于 2007 年和 2008 年被提名为年度助产士。她育有 3 个孩子。

卡罗尔·库珀医生 医学顾问，医药学士，外科学士，英国皇家内科医师学会会员。她是伦敦的一名全科医生，也是一位多产的医学作家和主持人。同时，她还任教于帝国学院医学院。从剑桥大学医学专业毕业后，她担任内科医生长达 9 年，之后从事全科诊疗。她育有 3 个儿子。

克莱尔·哈尔西医生 英国心理协会副研究员，临床心理学博士，理学硕士。她是一名拥有 30 年从业经验的临床心理学家，主要与儿童打交道。她是儿童心理学、育儿和儿童发育领域的记者和作家，也是 3 个孩子的母亲。

菲奥娜·威尔科克 理学硕士，拥有教育研究生资格证书，公共健康注册营养师。作为公共健康领域的注册营养师和美食作家，她在孕期和儿童发育早期的饮食领域著作颇丰，同时也为一些食品制造商和零售商提供营养方面的咨询。她经营着一家婴儿和学步儿童的游戏小组，并育有 2 个孩子。

珍妮·霍尔 理学学士，注册普通护士，注册护士（儿童）。在成为一名健康随访员之前，她曾做过 12 年的儿科护士。她育有 2 个女儿。

朱迪·巴拉特 在儿童营养和发育方面经验极其丰富的育儿作家。她是 2 个孩子的母亲。

凯伦·沙利文 作家，同时也是拥有儿童发育和教育心理学学位的育儿专家。她育有 3 个儿子。

玛丽·斯蒂恩 注册普通护士，注册助产士，健康科学学士，护士学研究生，博士。她是英国一名有 24 年工作经验的助产士，是 3 个孩子的母亲。她因原创性研究、临床创新以及对助产士行业的卓越贡献屡获奖项。2010 年，她成为切斯特大学助产学教授。

苏·洛朗医生 英国皇家内科医师学会会员，英国皇家儿科医学院院士。她是伦敦巴尼特医院的儿科顾问医生，负责监管所有年龄段的儿童，从极早早产儿到青少年均包括在内。她是一家针对丧子家庭和孤儿的慈善协会的受托人以及 3 个孩子的母亲。

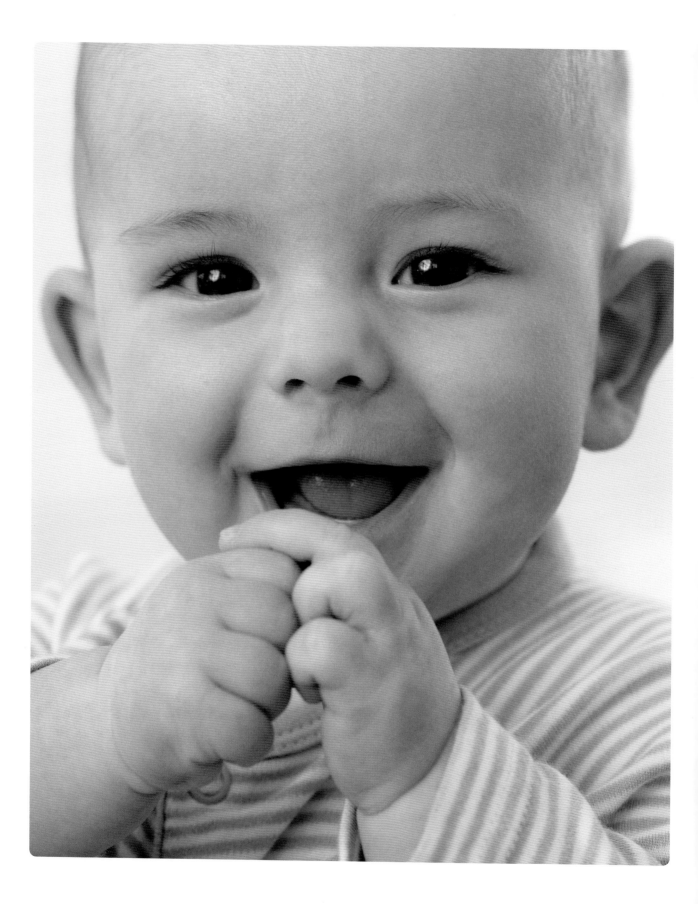

目录

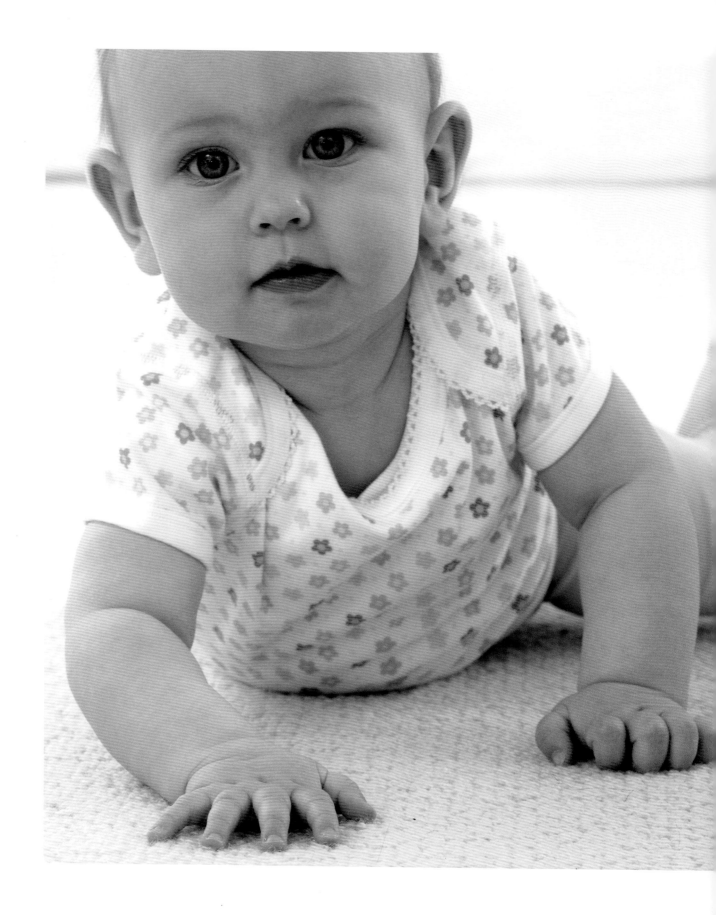

前言

在科技高度发达的今天，即使很多工作仅仅通过触摸屏幕就能实现，但仍然没有什么能与新生儿这一奇迹相媲美。对于新父母而言，创造了这个小家伙已足以令人惊叹，他的一生成了他们的牵挂，他的未来掌握在他们手中，成就感与责任感将改变他们的人生。

到了成年时期，大多数人都知道如何拥有一份工作，如何组建家庭并享受社交生活，但绝大多数新父母从来没有涉足过的一个领域，就是如何养育一个婴儿。曾经，养育子女的技能不论好坏，都会在家族中一代代传承下去。然而现在，家族成员可能分散在世界各国甚至各个大洲，祖父母们也可能依然在职场奋斗。父母们再也不能像以前那样可以随时求助于家人，获得家人的支持和帮助。但与此同时，相关的研究和医疗保障服务已极大地改善了儿童的健康状况，并提高了有效地养育婴儿的知识水平。父母们渴望学习这些实实在在的知识，以便了解婴儿是如何发育和成长的，因为他们对于自己的宝宝将成为什么样的人，有着一番美好的憧憬。

婴儿生命的第一年是成长和发育速度最快的一年。父母们目睹自己的宝宝几乎天天在变。他们的内心充满了惊奇和骄傲，但同时也因为需要学习大量知识而惴惴不安，感到不堪重负。此时，他们比以往任何时候都更需要获得可靠、均衡的信息，从而知道他们能期盼些什么，以及该为自己的宝宝做些什么。

父母们将在这部《DK 育儿百科全书　婴儿成长日日记》中，找到关于宝宝生命第一年里每一步成长的综合性指南。专家将就婴儿成长发育的每一个阶段给出建议，关于母乳喂养和人工喂养、断奶、睡眠、健康筛查，以及免疫接种等方面，都有基于循证医学的最新指南。本书也讨论常见的问题和担忧，提供实用且可靠的帮助。医疗章节内容详尽，为常见疾病和急救提供通俗易懂的参考意见。针对父母们的需求，本书还提供大量辅助信息，涵盖从母乳喂养和产后护理，到工作方式、托儿服务、构建家庭网络，以及在扮演父母角色的同时维持夫妻关系等各方面。

本书是献给母亲们、父亲们以及所有养育孩子的人的，撰写本书的目的是让宝宝在生命的第一年里健康快乐地成长，收获多多，充满自信，从此开启他和你们崭新的人生篇章。

伊洛娜·本德菲医生

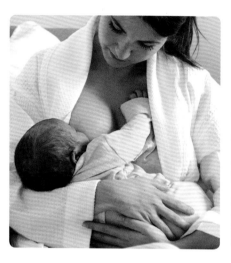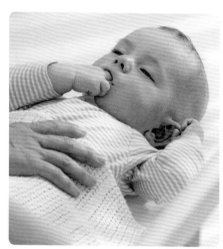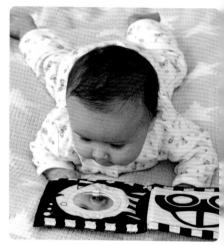

当宝宝降临人世后，在照顾宝宝的过程中，你将体验到太多的"第一次"，你会觉得你的生活被注入了新的动力。最初的几天，也许是几周，你可能会在混乱中度过，为此本章提供了一些背景知识，如果从宝宝一出生就了解这些知识，将对你有所帮助。从情感纽带的建立、宝宝的教养方式和父母的权益，到如何给宝宝喂奶、选购尿布、购买婴儿车的要领等，这些都是初为父母者必备的知识。

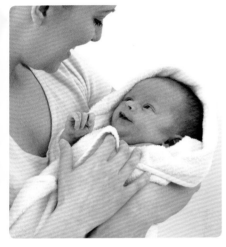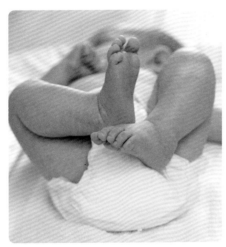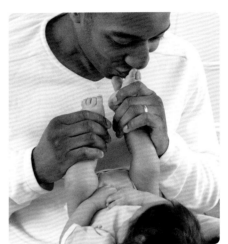

你的新生宝宝

为人父母

这是一份时常劳心费力的终身制工作，但回报往往令人惊喜。

在过去的9个月里，你一直期待着这一刻的到来。终于，宝宝来到了你的身边，现在需要你爱他、照顾他，为他营造一个安全的养育环境，并且把他的需要放在首位。

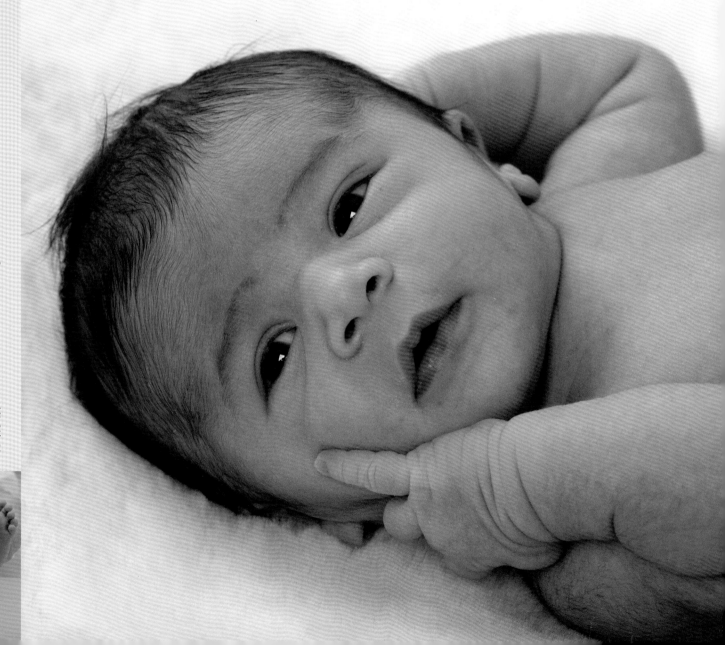

适应父母的角色

宝宝现在的身长大致也就是从你的肘部到指尖的长度，但他就是有本事让你的整个世界发生天翻地覆的变化。欢迎来到爸爸妈妈们的世界！

宝宝降生如同龙卷风来袭，尽管你已经对生活做了一些调整——例如在卧室里安放一张婴儿床，腾出一个抽屉放尿布，用另外一个抽屉放宝宝的睡衣等，但谁也无法做好万全准备。与宝宝一起生活并为他担负起全部责任，将对你的生活产生不小的冲击。

时间差

首先，你感受到的最剧烈的变化是——大体来说，你的时间已不再属于你自己，无论白天还是晚上。特别是在最初的几周，宝宝需要持续不断的照顾。当你想睡觉时，他会醒来要吃奶，而你正准备坐下来喝杯茶时，却又该给他换尿布了。在适应这个新角色的过程中，你不但身体上疲惫不堪，情绪也是起起伏伏的。然而，即使在你最疲惫的时候，也应该保持信心——这只不过是一个阶段，并且在熟悉宝宝的一切、学会如何照顾他的过程中也充满了快乐！

当你逐步了解宝宝并对为人父母这一身份更加自信时，你将发现生活再次归于平静，重回可以预判的模式。不过这并不意味着你很快就能恢复每晚8小时的睡眠，但3个月后，宝宝夜晚的睡眠时间比之前长了，而白天的睡眠时间相对变短。到12个月大时，多数宝宝晚上能睡10~12小时，白天也会小睡几次，直到此时，你才算真正恢复正常的生活作息。

相信直觉

为人父母是你所能想象得到的最令人兴奋并充满成就感的体验，但与这些开心事相伴而来的却是一个令人畏惧和担忧的全新领域。宝宝是吃得太多还是太少？陪他一起玩的时间够不够？宝宝是不是病了？宝宝发育正常吗？对宝宝的

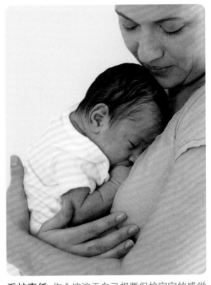

看护责任 你会惊诧于自己想要保护宝宝的感觉竟如此强烈——那都源自你母性的本能。

刺激是不够还是过多？初为父母者的焦虑无药可医，但是你应该学会——相信自己的直觉，永远别怕与人分担忧虑并寻求帮助。无论别人给你提供多么好心的建议，在宝宝的问题上你拥有绝对的权威，这一点值得你铭记在心。大自然自有妙计，让你能够准确感知宝宝的需要。假如你不能立刻知道问题的答案，你也会很快把它搞懂；如果你还是搞不懂，那就去寻求建议吧。

你也要与你的爱人交流沟通：爱人不仅是你的帮手，也承担着与你一起照顾宝宝的责任，你的希望、恐惧和忧虑都可以和他分享，从而分担你肩头的重任。即使在交流中找不到答案，仍要一起共同面对难题，这是履行为人父母的职责时必不可少的组成部分。

双胞胎

学会处理复杂情况

当照顾新生命的责任以2份（或3份）的形式出现的时候，所带来的负担是超负荷的。你和你的爱人都需要得到更多来自家人和朋友的帮助。至少在前3个月里试着把精力集中在宝宝身上，忽略家务或其他的事情。把做饭和家里的日常事务交给你的爱人或家人去打理，把弥足珍贵的时间用在了解你的双胞胎上，致力于研究出同时满足两个宝宝的需求的最好办法。

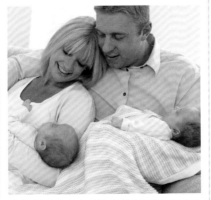

结伴照顾宝宝 每个妈妈都有三头六臂的本领，但是对于养育双胞胎，更需要夫妻共同承担责任。

成为一家人

宝宝的降生使你们的二人世界变成了三口之家。你与爱人之间的关系以及和亲戚们之间的关系也将随之改变。

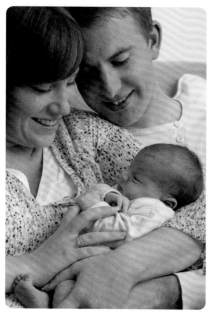

家庭单元 有了宝宝以后，你和爱人在养育和照顾宝宝的过程中将形成独特的紧密联系。

你与你的爱人

宝宝降生前，你们的业余时间可以完全奉献给对方。如果你们有各自的兴趣爱好，都可以自由地投身进去，不会感受到家庭的羁绊。但是，宝宝一出生，你们花在对方和兴趣爱好上的时间立刻少多了。当然，这无关紧要，因为你们的世界现在是以宝宝为中心，但在将来的某一天，你们将彻底认识到生活已全然不同，特别是作为夫妻的那部分，这一天迟早会到来。

经常彼此提醒，你们正并肩前行。你们会感到疲惫、沮丧、愤怒或者悲伤，这使得你们之间的相互依靠和支持显得比以往更加重要。保持沟通并设法每天抽出时间两个人独处——哪怕只花

20分钟时间坐下来一起吃顿饭。要给自己信心，最初的这段时间里的各种疲惫很快就会过去。这只是一段旅程的开始，你们所走的每一步都是为了同一个目标——那就是为宝宝提供最好的照顾（甚至要到他长大成人、能够独立做决定时为止），这个过程中的每一步都将使你们彼此更加靠近，也将再次巩固你们之间的关系。

在你或你的爱人回归工作之后，平衡生活与工作成为一项新的课题，这是最初的数月里常见的紧张点。在家照顾宝宝的一方会感觉到自由支配的时间显著减少，而回归工作的一方的生活则无明显变化。在家的一方会觉得为日常生活操劳的责任都重重地压在自己肩上，感到喘不过气来；另一方面，工作的一方则感觉养家糊口的重任使他或她无法享受为人父母的乐趣，觉得自己受到冷落或被疏远。

事实上，对于家庭幸福来讲，你们两个都是不可或缺的部分。为了你们的共同选择，彼此爱恋、支持和尊重至关重要。周末时，给平时看护宝宝的一方留出哪怕只有几小时的休息时间，平时工作的一方则可以利用这段时间，全身心地投入家庭生活中。

如果你们俩都是既要工作又要照顾宝宝的上班族，则更考验你们之间的关系。既然这样，你们两个人要尽可能地分担家务，并准备好在必要时向对方求助。不要假设这事应该由对方承担或那

事怎么落到我的头上，因为这样做经常引起误会。如果你觉得有必要，每天早晨花一点时间，把当天要做的事列成清单或做个记录，彼此保持沟通并做好灵活变通的准备。

哥哥姐姐

如果你们已经有孩子了，新宝宝的到来也将改变孩子们的生活。在这个过程中，几乎没有家庭能完全避免某种形式的同胞争宠（做好准备，尽管同胞争宠未必立即发生）。如果你和你的爱人彼此间表现出关爱和尊重，同时对所有的孩子也是这样，那么即便某些时候他们在不得不与新宝宝分享你的关爱时态度摇摆不

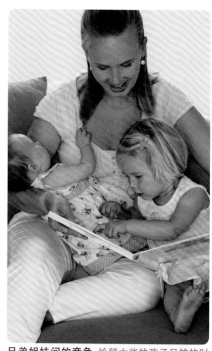

兄弟姐妹间的竞争 给稍大些的孩子足够的时间和关注，将使他们更容易接受家里的新生儿，减轻嫉妒。

定，也会更倾向于相互爱护和尊重。让所有的孩子都加入照顾宝宝的工作中来，这至关重要；与此同时，给每个孩子都留出与你单独相处的时间——对继子女或者你的前段婚姻留下来的子女也应如此。

最终，宝宝的哥哥姐姐们将成为你和新宝宝的坚强后盾，为你提供帮助，为新宝宝提供无条件的关爱，这将一直延续到他们长大成人。

继子女

新宝宝的降生对继子女来说是一个再明确不过的暗示——父亲或母亲已经完全走出了原来的家庭。一些继子女把新宝宝看作将整个家庭（旧的和新的）连接起来的黏合剂，乐于迎接新宝宝的到来；而有些孩子则对新宝宝充满怨恨。像待新宝宝一样，你们应尽可能多地陪继子女一起玩耍并给予帮助。避免使用"同父异母（同母异父）的兄弟或姐妹"这样容易产生距离感的称呼。相反，经常同他们谈论新宝宝会多么喜欢有个大哥哥或大姐姐。

如果继子女不与你们同住，那么应保持与之前相同的探视频率，计划一些你们过去都很喜欢的活动，确保继子女们相信你们对他们的爱永远不会改变。

大家庭

不但你们升格为父母，你的父母、你爱人的父母、你们的兄弟姐妹也分别升格为祖父母、外祖父母、姑姑、姨妈、叔叔和舅舅。欢迎你们的大家庭进入宝宝的生活，保持相互间的正常联系，让他们有机会体验作为家族成员的独特感受，在这个世界上找到自己的位置。如今，人们通常与父母和兄弟姐妹分开住，大家聚到一起并不容易。如果你也是这

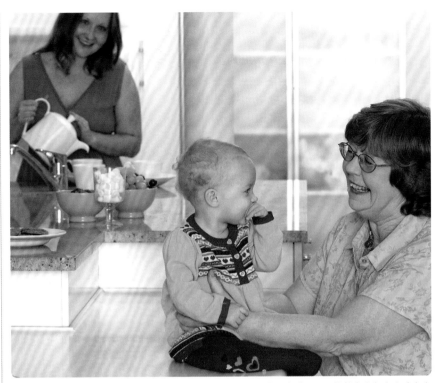

家庭纽带 让家庭成员进入宝宝的生活不仅使你得到急需的实际帮助，而且能使宝宝与家人建立亲密而持久的亲情关系。

样，可以考虑让你们的父母经常过来小住，或你们搬去父母家，与他们住在一起。带着宝宝与长辈同住也许让你感到为难，但是这样做将有正向的收益。祖父母经常见到孙子女并主动照顾他们，与只是偶尔短暂来访相比，祖孙之间的亲情关系更加紧密。而且，对宝宝的关爱让你们有了一个共同的纽带拉近彼此的关系。

为了便于每周的定期联系，加入社交网络就可以联系亲戚并分享照片，或者下载聊天工具并买个网络摄像头——即使你在另外一个城市或地球的另一端，宝宝仍可在浓浓的家族亲情关系中成长。此外，宝宝喜欢看人的脸，待他大一点后，给他看亲戚们的照片，并逐个对应着告诉宝宝他们的名字。这是一个让宝宝感受到他生活在一个大家庭中的好办法。

单亲家庭

尽管家里只有你和宝宝两个人，你同样能够为他提供他所需要的一切——从食物到衣服，特别是爱。你是最了解宝宝的人，直觉将确保你和其他初次为人父母的家长一样不会出错。

作为单身母亲或单身父亲并不意味着你孤立无援。如果你觉得孤独无助，不妨拿起电话，找个人倾诉——既可以是朋友、助产士，也可以是家族成员——来分享你的感受。特别是在宝宝刚刚降生后的最初几周，做好准备，随时向那些乐于帮忙的朋友或亲戚求助；在你调整自己、适应为人母或为人父的角色时，你甚至可以考虑与别人住在一起，比如你的父母。

15

学做父母

说到好的为人父母之道，并没有什么硬性的规则可以遵循；属于你自己的方法会在宝宝出生后适时出现。

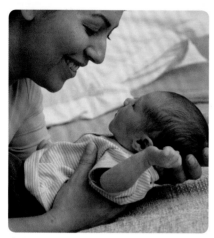

完美的父母 完美的父母并不存在，但是始终给予宝宝足够多的爱和宽容，你们就是世上最好的父母。

在宝宝出生之前，对于养育宝宝的方法，哪些是正确的，哪些是错误的，你或许已经形成了一套固定的观点。事实上，一旦你习惯了父母这个新角色，那些你曾经认为没有商量余地的为人父母之道突然变得不那么重要了，而另外一些事情则被提上议事日程。除了满足宝宝对爱、养育、回应、喂奶、穿衣等基本需求外，在你伴随宝宝成长的过程中有太多的知识需要学习。针对如何照顾宝宝，未来几年里对宝宝的行为设定怎样的期望值等问题，很有必要与你的爱人充分交流。

其中有一件事情是明确的——当宝宝长到蹒跚学步时，他很快就会知道父母中哪个比较好说话，哪个比较严厉，以及他是否能利用你们俩之间的分歧而获利。因此，无论你准备采取哪种养育方式，表达统一的立场并给出清晰一致的信息是成功的关键。

你的影子

你的为人父母之道不可避免地在一定程度上反映了你父母养育你的方式。同时，它也将反映出你的文化背景、价值观和信仰。另外，它还将反映你的个性：如果你做事拖拖拉拉，很可能你教育宝宝的方式也拖拖拉拉；如果你做事有计划、有条理，你照顾宝宝的方式也很可能是按部就班、有序进行的。没有所谓的权威方式，你需要选择一种使你感到舒适、愉快的方式，只有这样才能坚持下去，并以这种方式给宝宝的成长提供一个安全舒适的环境。

设定界限

新生儿的智力还没有发育到能够敏锐地理解和区分对与错、是与否、好与坏。但是仅仅几个月后，他就会开始通过触摸和抓取来探索未知世界，此时小心地给他划定一些范围，让他既有机会感知周围事物，又能确保安全。

随着他感知能力的增强，在你设定的范围内，他会有安全感，反之则会在视觉、听觉、味觉、触觉以及嗅觉等方面遇到困扰。他需要在你的引导下表现出合适的行为举止。设定边界并不是要让你成为执行严苛纪律的暴君，而是给宝宝的生活建立一个重要的框架，当涉及对和错的问题时给他的行为提供一套道德准则。归根结底，这些都是为了让他感到安全。

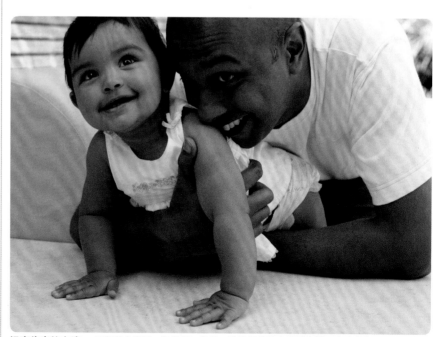

远离伤害的方法 一旦宝宝会爬了，你必须一次又一次地把他抱离危险区域。向宝宝解释某些地方是禁止入内的，把他抱到更安全的地方或做其他活动，转移他的注意力。

引入纪律

在宝宝成长的第一年，几乎没有办法对他说"不"。你没法教导宝宝控制他自己的行为，因为此时他还做不到——宝宝大脑中控制社会理解和行为的那部分要一两年后才能发育完全。因此这一阶段的"纪律"应该是温和的制止，或者分散他的注意力，只有当宝宝的行为危及他自己或他人时才说"不"。

无论你设定怎样的界限，重要的是每次都按照同样的方式予以制止。"重申—移走—分散注意力"是个有效的办法。大致就是，你重申设定的界限（例如不要碰花瓶，否则会打碎它），然后移走诱惑物（把花瓶拿走）或把宝宝抱离危险区域（如果有），然后快速分散他的注意力。下次当他做同样的事时，按同样的顺序回应：重申—移走—分散注意力。

通过你前后一致的言语和行动，宝宝将从9个月起开始把特定的要求与相应的后果联系起来。这对于蹒跚学步的年龄是至关重要的一课：当其他宝宝学着去挑战界限时，你的宝宝确信你说到做到。

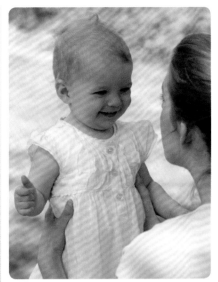

告诉宝宝原因 给宝宝解释为什么有些事情不能做，这样做将有助于他理解，但你也别期望太高。

给出原因

在你要求宝宝不要做某事的时候，用简单的词语让他知道为什么，如"别碰烤箱——烫，痛啊"，同时模仿触摸热东西的动作和表情。尽管第一年里他不能完全理解，但也会逐渐开始明白。对宝宝发脾气没有任何收获。随着他的成长，当你平静地教育他时，他更乐于倾听和回应你。吸引他的注意力，清楚地表达，并亲自给他示范。

问与答……儿童心理学家

父母们的育儿方式是从何时开始从鼓励变为强迫的？

我们生活的世界里到处存在激烈的竞争，父母用各种各样的活动填满孩子（哪怕是幼儿）的时间，以使他们"赢在起跑线上"，这种竞争性育儿方式有日益增长的趋势。但是儿童的成长是不能速成的。鼓励儿童学习意味着给予时间让他们自己去探索世界，并给予一定程度的自主权去发现身边的事物、"因"与"果"之间的规律（无论是行动上、语言上还是声音上）。同时，鼓励也意味着当儿童有了新发现、表现好或自己学会做某事时，给予他尽可能多的赞扬。最重要的是，儿童在玩耍的过程中学习的效果最好，他们在玩耍时既快乐又放松，并能按自己的节奏进行。如果你给宝宝尽可能多的游戏时间，和他一起讲故事、唱歌，宝宝将获得智力发展所需的足够多的鼓励，从而按照理想的节奏发育成长，而不是被催促着过快成长。

清单

积极的育儿方式

不论你的价值观和养育方式的细节如何，遵循某些基本原则将使你的育儿方式更有效、慈爱，而另一些方法则最好避免采用。积极的育儿方式就是要激发宝宝身上好的一面。儿童在表扬中能够茁壮成长，同时他们也渴望得到关注。如果他们的良好表现得到足够多的表扬和关注，而不良表现受到惩戒或忽视，他们将很快学会专注于好的方面。

积极育儿的特征

当宝宝的行为合乎要求时，给予大量表扬和关注。

■ 表现出你是多么以他为骄傲。即便很小的进步也要用鼓掌或欢呼的方式庆祝。宝宝将爱上这些并很快想再次引起同样的反应。

■ 表现出对宝宝的尊重。

■ 保持规则和期望的一致性，并把对良好行为的奖赏坚持到底。

■ 通过给予全心全意的关注和大量的身体爱抚，让宝宝感受到你对他的爱。

需要避免的方式

即使你感到沮丧，也不要把怒气撒到宝宝身上。如果你保持冷静，宝宝也将保持冷静，并很可能以积极的态度回应你。

■ 永远不要批评宝宝。在他成长的过程中，应关注他的行为（"你没有分享玩具"），而不是他本人（"你太自私"）。

■ 坚持你的规则和日程安排。如果宝宝知道即将发生什么事，他会更有安全感。

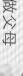

父母的权利和福利

宝宝一出生，你就会收到各种表格，你要花时间填表以登记他的身份，申领有关儿童的政府资助。

在宝宝出生后一切都处在混乱之中的时候，填表也许是你最不愿意做的事。但是，政府规定了登记和申领的截止日期，因此要尽快完成填写并提交。请注意，在某些地区，如果宝宝先天残疾，你也许有资格申请进一步的财务援助和实际的帮助——告诉医生或相关专家，他们会给你一些建议。

出生登记

通常，当你给宝宝进行出生登记之后，会收到宝宝的出生证明，出生证明将在你为宝宝主张儿童权益时用得到。例如英国，父母最多有42天（6周）的时间为宝宝进行出生登记，超过期限后将收到去当地登记机构报到的正式通知；如果在收到通知后依然没去，父母将面临起诉。

你可以去任一行政区的登记机构进行注册登记，而不必局限于宝宝出生的行政区。登记前通常需要提前预约。如果你计划在其他行政区为宝宝办理登记，需要将详细资料提供给该区的生育管理办公室，只有这样办公室才会签发出生证明。

只有少数几个人可以为宝宝办理出生登记。如果你和宝宝的爸爸已经结婚，你们中的任何一人都可以独自办理此事。如果你们尚未结婚，则要看当地规定，也许需要你们一起去办理，或者其中一方签署声明，同意另一方独自办理宝宝的出生登记。这是为了确保如果双方都有意愿，可以将双方的名字都登记在宝宝的出生证明上。

一旦你办理了宝宝的出生登记，就可以拿到一份免费的精简版出生证明，但在付费后便可以获得一份完整版的出生证明。在大多数行政区，登记时购买出生证明比事后申领便宜得多。谨记在给宝宝申领护照时需要完整版的出生证明（见97页）。

你还会收到一张表格，上面有宝宝的健康服务号码，你需要记下号码并把它交给医生。这将是伴随宝宝终生的唯一号码，医疗人员用它来登录并更新他的医疗记录。

申请儿童福利

在有些地区，如果你是17岁以下孩子的监护人，或者有年龄更大一些但正在接受某种全日制教育的孩子，你则有资格申领儿童福利。第一个孩子的补贴金额高于后面的孩子。通常，儿童福利每月直接存入你的银行账户。如果你是靠收入保障津贴或者求职者津贴生活，或者你是单亲家庭，也可以协商每周领取。宝宝出生后，你不必立即申请，但儿童福利的计算是从接受申请之日起仅回溯3个月，因此最好在拿到宝宝出生证明后尽快申请。

你所在地区的儿童福利办公室负责办理此事，你需要提交宝宝的出生证

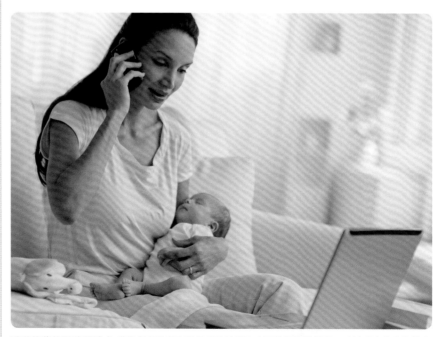

看看能获得哪些帮助 你能获得何种程度的权利和津贴取决于你的经济状况。确认所有你有资格申请的权益，避免遗漏。

陪产假

与我们的父辈相比，现在有更多的父亲愿意积极地参与宝宝的养育。基于这一事实，法律方面的调整虽然进展缓慢，但确实在进行着。

例如在有些地区，你的丈夫只要在公司服务的时间符合规定，就有资格申请两周的基本陪产假，两周陪产假必须连续休完，但并不一定要在宝宝出生后立即开始。他也许有资格申请基本法定陪产假工资（或公司为初为人父的员工提供的更好方案）。你和你的爱人应商量好休产假的最佳时机。如果在宝宝出生后的第一周有祖父母

帮忙，那么在之后的两周陪产假更有意义；如果家里还有其他的学龄儿童，你也可以考虑等到他们放假时再休。

享有与妈妈同等权利的爸爸们，在妈妈重返工作岗位后代替妈妈承担照料宝宝的主要工作，这种情况变得越来越多，被称作额外陪产假。额外陪产假必须在宝宝出生后 20 周至 1 岁前休完。你的爱人甚至可能有资格申请政府标准税率的额外法定陪产假工资。如果他不符合申领额外法定陪产假工资的条件，也可以休无薪的额外陪产假。所有这些都不会影响你们的休假权。

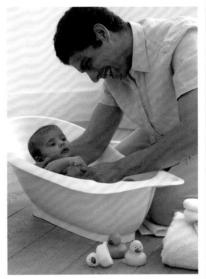

爸爸亲身实践 在最需要爸爸们搭把手的时候，陪产假给他们创造了照顾宝宝、磨炼育儿技能的实践机会。

明原件。需要注意的是法律对于申领儿童福利的条件总是变来变去，因此最好事先打电话给福利办公室或相关政府机构，了解相关信息。

你的权利和福利

在有些地区，如果宝宝没有早于预产期出生，而且你一直在岗工作，就有资格申请生育福利。生育福利既可以是法定产假工资，也可以根据你所在公司的政策申请。例如英国，法定产假工资最多发放 39 周（从休产假之日起算）。通常情况下，公司在最初的 6 周支付你部分工资，剩余的 33 周由政府按周支付。此后，你有资格再申请 13 周的假期照顾宝宝（与此前的休假合计可长达 1 年），但在此期间，政府将不再支付生育福利，不过也许你所在公司的政策有相关条款可以替代。

如果你是自由职业者，可以向政府

申请固定金额的生育津贴，生育津贴从你申领之日起支付 39 周。在你申请法定产假工资或生育津贴期间，你有权工作且不会影响你的福利——联系当地的福利办公室以获取最新信息。

当你在休产假期间或结束正常产假回去工作（头 26 周）时，你有资格重返之前的岗位并得到与生育前同等的薪酬。如果你是在接下来的 26 周产假期间或产假结束后回去工作，若之前的工作岗位还在，你有资格要求回到原来的工作岗位并得到与此前同等的薪酬。如果此工作岗位无空缺，雇主必须给你提供与此前类似的工作岗位，并且薪酬和福利与你生宝宝前保持一致。

如果你计划在 52 周的产假中间回去工作，应提前 8 周通知雇主。如果你决定离职，则必须按照与公司签订的合同条款办理离职手续。

作为单亲家长，我能得到哪些额外的帮助？

在某些地区，如果你是独自养育宝宝的单亲家长，政府实施的一些方案能够帮助你较好地实现工作和生活的平衡。举例来说，如果你属于低收入阶层，也许有资格申请儿童税收抵免和（或）工作税收抵免。此外，你可能还有资格申请一笔育儿补贴，这是一笔用于购买婴儿必需品的一次性补贴。在宝宝 5 岁前，你还可以为宝宝申领免费的维生素和牛奶。

在某些地区，单亲和低收入的家长们通常也有资格申请房屋税减免。政府的网站上列有你申请时所需的所有信息，你可以致电当地的福利办公室或相关政府机构，询问相关信息。

理解宝宝

随着时间的流逝，你将会发现更多婴儿成长发育的规律。

宝宝有他自己独特的基因组成，当然至少有一部分特征遗传自你。在生命的第一年里，他将达到若干发育里程碑，并形成自己的性格特征。对于他将来会成长为怎样的孩子，在第一年里你就能掌握一些线索并推断出来。

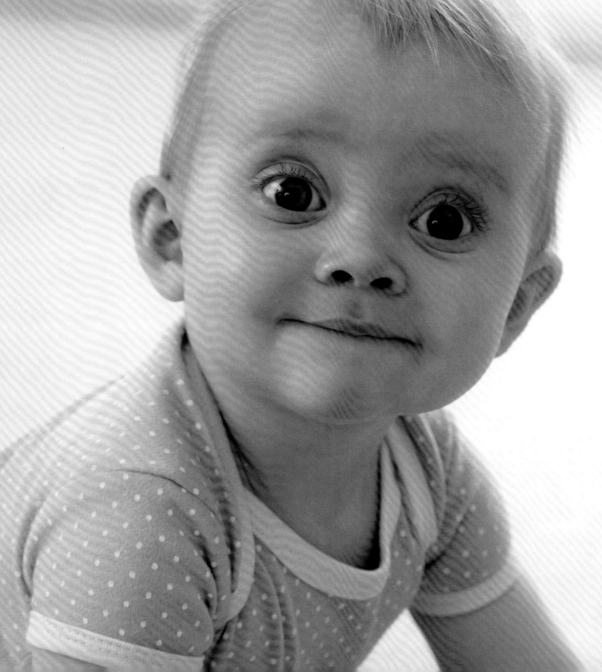

宝宝的遗传特征

朋友和家人们总喜欢看宝宝是像妈妈还是像爸爸。随着宝宝的成长，你会逐渐发现宝宝继承了来自你们俩的遗传特征。

你和你爱人的基因构成了你们的宝宝。他能够继承这些来自你们的基因，是因为你们俩的 DNA 存在于创造宝宝的染色体中。这些染色体通过分裂和复制，形成混合有你和你的爱人的 DNA 的新染色体，创造出属于宝宝自己的细胞。因此，尽管宝宝继承了来自你们俩的遗传特征，但他不会是你或你爱人的完全复制。进一步讲，你自己的 DNA 是由你父母的 DNA 组成的，这也就是为什么有些儿童看上去与祖父母或外祖父母惊人的相似。

显性基因和隐性基因

是否拥有某种显性基因或隐性基因决定了某些特定的身体特征，这意味着你能够预测宝宝的某些外貌特征。

例如宝宝出生时眼睛的颜色或蓝或灰，但并不一定一直是这样。如果你和你的爱人都是蓝眼睛，由于宝宝继承了来自你们俩的隐性蓝眼睛基因，他也将

拥有一双蓝色的眼睛。但如果你是棕色眼睛，你的爱人是蓝眼睛，你必须通过你父母的基因来确定宝宝眼睛的颜色。如果你既有棕色眼睛的基因又有蓝色眼睛的基因（因为棕色眼睛基因是显性基因，所以你的眼睛是棕色的），宝宝将有机会拥有一双蓝色眼睛。然而，如果你有两个棕色基因，那么即使你的爱人是蓝色眼睛，宝宝也将拥有一双棕色眼睛，因为宝宝总是继承显性基因。

按此方式传递的遗传特征还有头发的颜色（黑头发是显性遗传，而金发和红发则是隐性遗传）和头发的曲直（卷发是显性遗传，而直发则是隐性遗传）。

多基因遗传性状

多基因遗传性状是指由一组而不是一个基因决定的特征。例如，由于身高是多基因特征，所以很难预测宝宝长大后的身高。专家们提出的准则是：把父母的

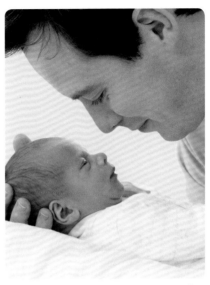

家族特征 宝宝一开始看起来更像爸爸，随着年龄的增长，这种相似将逐渐减少。

身高取平均值，女儿的身高在此基础上减去 5 厘米，儿子的身高在此基础上加上 5 厘米，这样你就能对宝宝将来的身高作出大致的判断了。

然而，基因自身包含显性和隐性的触发器，称为"等位基因"。举例来说，即使你和你的爱人的身高都不高，但你们的基因中仍可能拥有"高"（显性的）等位基因，只不过因为你们拥有更多的"矮"（隐性的）基因，所以你们身高不高。假如宝宝继承了大部分或全部的"高"等位基因，那么他将来的身高会比预测值高。

多基因遗传性状经常受环境因素的影响，例如营养供应的好坏。其他的多基因遗传性状包括智力和肤色。

问与答……儿科医生

宝宝是会像我一样喜爱音乐，还是会像他爸爸一样运动能力超群？

2001 年，英国伦敦圣托马斯医院的遗传学家与美国马里兰的耳聋研究所合作，发表了基于数百个双胞胎样本的研究成果，其结论支持音乐能力是可以遗传的观点。例如，约翰·塞巴斯蒂安·巴赫出身于受人尊敬的音乐世家。因此，通常来讲，宝宝可能像你一样擅长音乐，特别是如果鼓励他听各种

音乐，并让他学习各种乐器，启发他的天分和潜能的话。

同样，如果你是个运动健将，宝宝很可能追随你的脚步而身体强壮、协调性好。当然后天的培养也发挥着作用。如果你擅长音乐，你会自然而然地鼓励宝宝热爱音乐；如果你热爱运动，你就会鼓励他进行体育活动。这些反过来又加强了他的天赋。

不断成长的宝宝

宝宝第一年的成长速度令人惊叹，他的一生中不会再有哪个阶段像这一年的成长那么显著和迅速了。

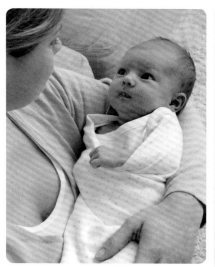

柔和聚焦 最初，只有你靠近的时候，宝宝才能看清你的脸；但到了8个月大时，他已经能辨认房间另一头的人或东西了。

问与答……儿童心理学家

我是否过于溺爱宝宝了？

宝宝需要有安全感，而父母正是能为他提供这种感觉的最佳人选。通过给宝宝尽可能多的关注来表达你的爱，可以陪他玩耍，满足他的需要，总是在他身旁，给他多多的拥抱和亲吻，这些并不是溺爱，而是让他确认自己是你们世界的中心。有了来自于你们的深度安全感，他的信心才会建立起来，从而独立地探索世界。

随着宝宝的成长，爱是以给他的行为设定范围和界限的形式来表现的。父母每次都妥协并不符合宝宝的最佳利益，更重要的是让宝宝明白怎样做是安全的，要教会他分辨对错。

体格上的重大变化

宝宝在第一年里最惊人的变化体现在体格方面。1岁的宝宝和刚出生时相比，身高大约长了30厘米，体重增加了2倍。在此期间，他的肌肉张力和身体协调性将得到发育。2个月大时能够抬头几秒钟，3个月大时能够翻身。6~7个月大时，宝宝的肌肉力量发育到能独立坐着，并逐步由坐开始学着爬（通常在6~9个月期间），在接下来的时间到1岁之前，他也许能够不借助外力站立，甚至可能开始学习走路。

宝宝的精细运动技能从3个月大时拍打物体开始，逐步进展到8~10个月大时能用钳握式抓住小东西。10个月大时，他能在大人帮助下用训练杯喝水，12个月大时能够用蜡笔或粉笔在纸上点点画画。

这些体格上的重大变化大多是可见的。与此同时，宝宝的身体也在以很多看不见的方式发育着。在第一年里，宝宝的视力从仅能看到距离脸20~25厘米远的物体，逐步发育到能够区分物体的厚度和距离。他以相当快的速度学会识别不同的声音，几个月大时就能知道发声的方向，并转过头去察看。

早期学习的里程碑

宝宝的大脑具有可塑性，意味着大脑能够根据日常生活带来的所有体验创造、适应并改变神经通路。这种可塑性确保了宝宝的智力快速发育。出生后几天内，相比别人而言，宝宝更喜欢你的面孔并能识别出你的气味。这些体验让他感到安全。

6个月大时，宝宝的语言技能发育到足以知道你在叫他的名字；到了9个月大时，他能明白你在说"不"（尽管他并不总是那么听话），当你和他一起读书时，他甚至能根据你的要求在书中找到正确的图片。

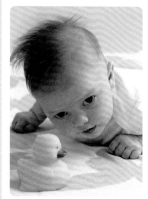 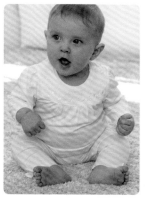 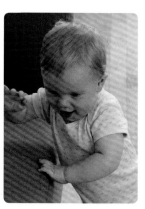

头部控制 几个月后，宝宝颈部的肌肉将强壮到足以支撑他抬头（左图）。**舒适地坐着** 大概半岁，宝宝不需帮忙即可独立坐着（中图）。**站立** 大多数婴儿在快到1岁时，借助一点外力就能站起来了（右图）。

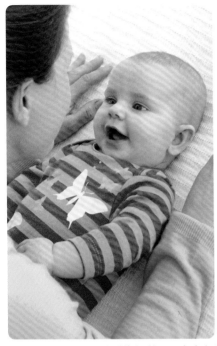
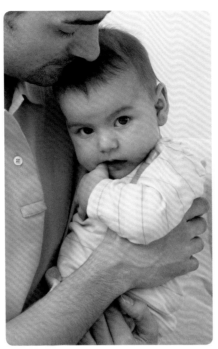

牙牙学语 宝宝喜欢与亲近的人对视，互相咿咿呀呀说话和放声大笑（左图）。**别走开** 在 6~8 个月的阶段，宝宝将经历分离焦虑，相比其他人，他更喜欢和爸爸妈妈在一起，当他不得不由其他人照顾时会感到不安（右图）。

我们携带的固定基因谱是与生俱来的，这决定了我们自身的强项和弱项，也决定了特定的性格特征。但是，大部分心理学家现在都接受一个观点：尽管婴儿从基因上更倾向于在某些领域做得比他人好，但养育方式和环境因素（例如他的营养状况）也将影响能力的开发。

通过陪宝宝玩耍，给他读书，让他探索未知世界（安全地），从而把他好的一面激发出来。断奶后，给他提供均衡且丰富的营养，当然最重要的是给他构建充满爱意和安全的环境，给他信心，以使他的潜能最大化地发挥出来。按此方式，你能培养出造物主赐予你的任何天才。

宝宝开始发出能被识别的声音。最初几个月时，他会轻声地哼哼、咯咯地叫，或发出奇怪的元音；到 10 个月大时，他的咿咿呀呀演变为可辨别的"妈妈"或"爸爸"，不过此时他还不大可能区分使用。到 1 岁大时，他能成功地说出第一个有意义的词——通常是"爸爸"。因为对宝宝来说，"爸爸"比"妈妈"更好发音。"咔咔"和"卜卜"也是常被婴儿们说出来的第一个词。

行为和个性的里程碑

到宝宝生命第一年快结束的时候，对这个初学走路的小家伙，你的脑海里不再充满种种神秘和未知；至于他将来会成为怎样的人，已经表现出清晰的迹象。

当宝宝的胃逐渐发育到能够容纳足够多的食物时，他就不再因为饥饿而醒来，需要你夜间喂奶了。随着与睡眠有关的行为逐月得到改善，你也会感觉轻松一些。快到 1 岁时，他能够睡上一整夜——晚上 7 点左右睡下，大约 12 小时后才醒来。

起初，宝宝会偏爱特定的某个人——比如你或者他的爸爸、哥哥、姐姐，或者其他负责照顾他的人；6 个月大时，他开始对陌生人表现出警惕。到 6 个月大时，他也开始表现出明显的个性特征，比如他会觉得一些事物很有趣，而有些事物则让他觉得受挫。当他遭遇那些让他受挫的事物时，可能会摔玩具或愤怒地大哭。

8 个月大时，他会认为所有东西都是他的，即使你拿走一件小小的玩具他也会反对。在不得不离开你时，他仍会感到忧虑，但他会对其他小朋友感兴趣并和身边的大人"交流"。他想取悦你并在你的挚爱中茁壮成长。

女孩和男孩

婴儿们的发育速度不同，这与他们的性别无关。然而，在早期学习的某些特定方面，女孩更具优势，或者正好相反。例如，有研究表明，女孩在学会理解语言和学说话方面比男孩快，而且更加擅长精细运动技能（例如，女孩学写字也比男孩快）。

另一方面，男孩体力更好，进入学步期时，他们的粗大运动技能通常领先于女孩。

剑桥大学的一项研究表明：相对女孩而言，男孩能更快地理解运动规律——他们比女孩更快地理解球滚动的速度和方向。女孩更倾向于谨小慎微，而男孩更大胆无畏。不用说，事物本身也不可避免地自我平衡，是先天还是养育的结果导致了女孩和男孩的固有行为，仍是广泛争论的课题。

养育宝宝的基础知识

掌握照顾婴儿的基础知识将有助于你为宝宝降生后的最初几周做好充分准备。

宝宝出生后，待办事项清单上有诸多的事情需要你立即去处理，因此事先学习得越多，例如怎样给他喂奶、哄他入睡、换尿布、给他洗澡等，你就越有信心掌控局面。

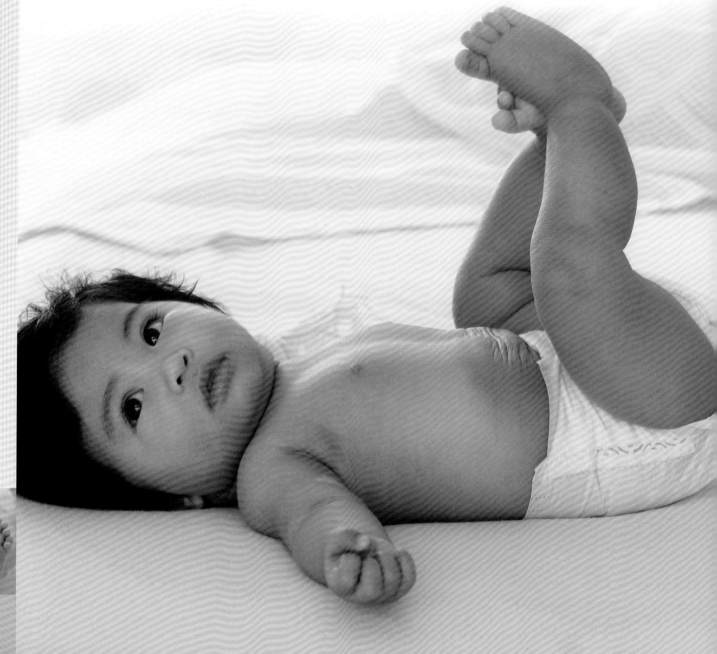

给宝宝喂奶

母乳或配方奶为宝宝提供了最初几个月所需的全部营养，也是他生命的第一年里最主要的食物。

无论你选择母乳喂养还是人工喂养，掌握早期营养和喂奶的基础知识有助于你在宝宝出生后迅速起步。对喂奶感觉有点紧张或焦虑是完全正常和可以理解的。你希望把最好的东西提供给宝宝，以保证他的人生有最好的开端。知道将要做什么，能使这一过程更加容易，成功率更高，同时也更轻松。

为何选择母乳喂养？

母乳喂养是确保宝宝获得所需全部营养的最好方法，而且对宝宝有许多益处（见本页）。为满足宝宝在不同成长阶段的需要，母乳的成分也会发生变化。母乳中含有的健康脂肪（包括必需脂肪酸）是宝宝健康成长和最佳发育（尤其是大脑发育）所必需的营养，而且母乳中的钙也比配方奶中的钙更易于宝宝吸收。

母乳中含有的某些激素和生长因子能促进宝宝正常的体重增长和生长发育。它还能减少宝宝患糖尿病、儿童期和成人期肥胖的风险，也可预防过敏、哮喘和湿疹。母乳喂养也将降低宝宝发生婴儿猝死综合征的风险（见 31 页），并能促进你们之间情感纽带的建立。最新研究也表明，母乳喂养能促进婴儿面部结构的发育，从而增强婴儿的语言能力和视力。

你也许听说过，就宝宝大脑的成长发育而言，母乳喂养也被人们风趣地称作"第四孕期"。另外，在宝宝自身的免疫系统发育成熟之前，你的抗体可通过母乳传递给宝宝，将有助于他保持身体健康。

你所获得的益处

母乳喂养不仅让宝宝受益颇多，对于妈妈来说，母乳喂养也是最健康的选择。母乳喂养可以降低女性患乳腺癌、卵巢癌以及骨质疏松症的风险。已经有越来越多的证据表明，母乳喂养能减少妈妈心脏病发作，降低患心脏疾病和卒中的风险。

当你进行母乳喂养时，每天将消耗约 500 卡路里的能量，这将促进产后体重的减轻，并延迟月经恢复的时间。最后，但同样重要的是母乳喂养非常方便——你既不需要清洗或消毒奶瓶，喂奶前也不需要进行准备，更不需要将一大堆瓶瓶罐罐搬来搬去。

宝宝的第一年

通常情况下，奶是宝宝前 6 个月的唯一食物。无论你是选择人工喂养还是母乳喂养，在接下来的几个月里，他将需要更多的奶，而且奶应是他 1 岁以内的主要食物（见 199 页）。

一般到了 6 个月左右，你就可以开始给宝宝添加辅食了（见 234~235 页），通常是一些比较稀的糊状食物（用婴儿米粉混合他平时吃的奶调制而成）和蔬菜泥、水果泥。在他接受这些食物后，其他食物也可以加进来——尤其是那些富含铁和蛋白质的食物，例如肉、鱼和鸡蛋。根据宝宝的接受情况，食物结构也应迅速做出调整，从糊状食物到颗粒状食物，再到块状食物。到 1 岁时，宝宝将能够按一日三餐进食。

在本书中，我们将指导你成功度过断奶的每一个阶段，帮助你在合适的时间做出正确的选择。你也许决定采取婴儿主导的断奶方式，也就是宝宝按自己的节奏从添加辅食过渡到完全食用固体食物，而不必经过果蔬泥阶段（见 235 页）。

母乳喂养是怎么回事

这是一个基于供需关系的自然过程——宝宝的吮吸将促使乳房制造更多的乳汁来满足他的需求。

母乳喂养

在放松的状态下进行母乳喂养更容易成功，找个舒适的地方坐下来，并垫高你的双脚。

■ 哺乳妈妈经常需要很快（往往在瞬间）让宝宝触到乳房，因此必须穿着能轻松拉开拉链或解开纽扣的宽松舒适的衣服，你可能还需要能够单手解开和扣上的哺乳文胸。

■ 宝宝在吃饱前应一直喂，如果他刚吃一会儿就打瞌睡，轻轻地拍背或抚摸脸颊唤醒他，让他继续吮吸。

■ 确保整个乳晕都含在他嘴里，他将通过挤压乳窦刺激乳汁的流出以及补给（见本页）。如果他只含住了一部分乳晕，你可能不得不终止母乳喂养，还要面对乳腺管堵塞（见59页）、乳头疼痛以及一个饥饿的宝宝！

■ 不要担心他吃没吃饱。在最初的几周，宝宝的体重将会被密切监测，只要他体重增加、打湿很多尿布（见44~45页），而且醒着时很精神，就说明一切正常。

■ 尽量不要中途放弃！母乳喂养可能需要花一段时间去适应，之后便成为一种舒适的体验，过了最初的几周就容易多了。请记住你所做的对宝宝来说是最佳选择。

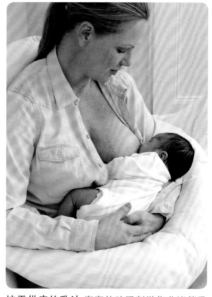

按需供应的乳汁 宝宝的吮吸刺激你分泌催乳素，而在催乳素的刺激下，将有更多的乳汁分泌出来。

早在怀孕期间，你的身体已经开始为母乳喂养做准备了。乳晕颜色变深，有些人认为这将有助于宝宝看清并刺激进食。乳晕周围的小凸起会增大且更为明显，这些凸起称为蒙哥马利结节，它们分泌油脂，滋润乳头，防止乳头干燥、开裂以及喂奶时感染。此外，在胎盘刺激下释放的激素也促使母乳生成。

所有女性一出生就有乳腺管（在乳房内输送乳汁的一系列通道）。在怀孕期间，这些乳腺管便开始为哺乳做着准备，你的乳腺将急剧增大，以至于在妊娠末期，每个乳房最多可以增重约600克！

乳房内的泌乳系统很像一棵小树，乳腺聚集在一起，像一串串葡萄一样，负责分泌乳汁。乳汁将通过乳腺管从乳腺向下输送，而乳腺管在乳晕下扩大，形成乳窦。乳窦在乳头处大约有20个小的开口，在宝宝吮吸的刺激下，乳汁从开口流出。

宝宝的吮吸动作将向你的脑垂体发送消息，释放催产素——这是一种让你感到平静和慈爱的激素，促使泌乳细胞排空乳汁，并把这些乳汁输送到乳腺管里。这就是所谓的泌乳反射。同样能触发泌乳反射的还有宝宝的哭声（有时也有可能是别人家的宝宝在哭哦！），甚至只要你一想到宝宝，就可能触发这一反射。

乳汁从乳腺管流下来后，宝宝的牙龈挤压乳窦，乳汁便开始蓄积。如果宝宝只是吮吸乳头而不是整个乳晕，那么只会流出少量乳汁，你也会感到不适。这就是为什么必须让宝宝从一开始就正确衔乳（见27页）。

宝宝的吮吸也会刺激乳头上的神经，将信息发送至脑垂体，释放催乳素。这种激素负责确保乳汁根据宝宝的需要不断分泌出来。乳房流出的乳汁越多，你的身体也将制造越多的乳汁来补充。因此，如果你无法立即进行母乳喂养，即使是把乳汁挤出来，也能帮助你维持乳汁的供应量。

初乳

从妊娠15~16周起，乳房就开始制造初

乳，这将是宝宝的第一顿奶。初乳是非常有营养的黄色液体，含有高质量的蛋白质、碳水化合物、健康脂肪和抗体。它非常易于消化：在你的乳房充盈之前，几茶匙初乳就能为宝宝提供超浓缩的营养，并为他补充水分。初乳能对宝宝产生轻度腹泻的效果，帮助他排出胎便，这点是很重要的。因为排泄物中含有过多的胆红素，如不及时排出将导致黄疸（见 404 页）。

母乳的浓度

在宝宝出生 2~3 天后，你的乳房开始充盈（有时会晚几天，例如采取剖宫产），你会感到乳房肿胀，甚至有点痛。宝宝每次吃奶，会吃到两种乳汁。第一种乳汁被称为"前乳"，相对较稀，颜色清淡，可以给宝宝补水，缓解口渴。接下来他将吃到第二种乳汁——更浓稠的"后乳"，含有更多营养素和热量，提供了宝宝生长发育所需的一切营养和能量。

每次喂奶应确保乳房完全被排空，这样宝宝才能吃到两种不同的乳汁。如果他只吃了一些前乳，过不了多久他就会饿，需要再次喂奶。

问与答……母乳喂养咨询师

仅仅母乳喂养很短一段时间是否值得？

答案是肯定的。母乳是完美的新生儿食物，能给宝宝的人生提供一个良好的开端。特别是初乳中含有的一种抗体，称为分泌型免疫球蛋白，从字面上可解释为"涂层"，它将附着在宝宝的肠道中起到保护作用。有证据显示，哺喂初乳的新生儿能更好地抵抗致病的细菌和病毒，过敏的可能性也大大降低。

如何……

让宝宝正确衔乳

轻触宝宝的面颊或者嘴角刺激觅食反射，他会自然地张开嘴巴寻找食物。下一步就是确保他正确衔乳。做到正确衔乳能使母乳喂养更舒适，同时也更高效。

宝宝大大地张开嘴巴后，把他抱向你的乳房——而不是反过来用你的乳房凑近宝宝！他的舌头会向下压并向前伸，当你把他放在你的乳房上时，乳头应该对准宝宝的上腭。当他正确衔乳的时候，乳头和整个乳晕都应该被他含在嘴里。如果他的肚子对着你的肚子，说明宝宝已正确就位。他的下颌抵住你的乳房，而下嘴唇则向外翻。他下方的手臂夹在你的胳膊和身体之间，上方的手臂则可以伸过来，用小手抓住乳房。他的鼻子不应挨着乳房，这样他就可以舒适地呼吸。

如果宝宝正确衔乳，你应该只听得到低沉的吞咽声，而不是咔嗒声或咂嘴声；你也能看到宝宝的下巴在动，这是哺乳成功的标志。一开始你的乳房可能会痛，换换姿势能让你舒服些。你可以多尝试几种母乳喂养的姿势，找到最适合你和宝宝的姿势（见 58 页）。

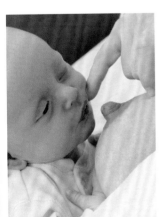

觅食反射 通过轻触宝宝靠近乳房的那侧脸颊引发觅食反射，他会噘起嘴准备吮吸。

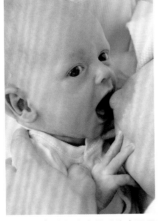

姿势正确 确保宝宝的舌头向下压并向前伸，在衔乳的时候你的乳头应对准他的上腭。

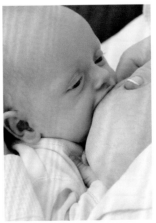

衔入乳头 确保乳头和整个乳晕都被含在宝宝的嘴里，只有这样才是正确衔乳。

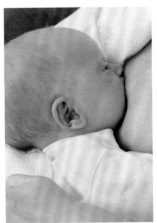

最佳姿势 宝宝的头和身体呈直线，这样才能轻松地吞咽，他的下巴应触到你的乳房。

按需喂养

宝宝一饿就喂奶这种方式能促进乳房产出满足宝宝需要的乳汁。给宝宝定时喂奶确实很诱惑人，但这样做可能会让宝宝饿肚子并感到迷惑，而且你的乳房将无法产出足够的乳汁来满足他的需求（见58页）。

一次成功的喂奶过程通常持续20~30分钟，但是小宝宝需要每隔几小时就喂一次，因此你可能感觉自己几乎每时每刻都在喂奶。如果宝宝在吃奶的过程中睡着了、注意力不集中或四处张望，这表明他可能不怎么饿，你最好过一会儿再喂。

获取支持

母乳喂养开始时总会遇到一些困难，你可以向医生、相关专家或专业的母乳喂养咨询师寻求帮助。新妈妈们也可以去当地设立的母乳喂养服务中心，建立起正确的母乳喂养方式。除此之外，你还需要得到家人的支持。你每天需要花很长时间给宝宝喂奶，而且直到你能把母乳挤出来（见本页），用奶瓶喂给宝宝之前，你的爱人并不参与喂奶的过程。但他必须知道的是你所进行的母乳喂养能让宝宝的人生有最好的开端。

有研究表明，家庭成员和朋友们在新妈妈决定是否采取母乳喂养的过程中发挥着重要作用。得到家人和朋友支持的女性对于采取母乳喂养更有信心，而且进行母乳喂养的时间也往往更长。

挤奶

在宝宝出生后1个月或6周时，乳汁分泌量稳定以后，你可以开始把乳汁挤出来了。这样做不仅使你有机会自由活动，偶尔让你的爱人或其他人喂给宝宝吃，而且也可以把乳汁冷冻存储，在你返回工作岗位后使用。

对有些人来说，挤奶并非易事。你可能需要尝试不同的吸奶器（例如手动的、电池供电的或接电源的），或者直接用手来挤奶（见85页），以得到足够多的乳汁。如果你一天喂奶8次，那么通常每次90毫升就够了，因此无须担心你挤出的乳汁是否够用。放松地待在宝宝附近，能使挤奶变得更容易些。你也会发现，如果每次仅用一侧乳房给宝宝喂奶，那么可以同时从另一侧乳房挤奶。

如果宝宝是早产儿，起初他可能无法直接吮吸乳房。在这种情况下，你可以在他人协助下挤出乳汁，以建立正常的乳汁分泌量，为宝宝身体恢复后吮吸乳房做好准备。

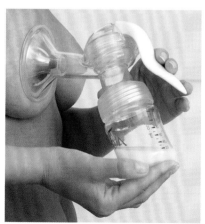 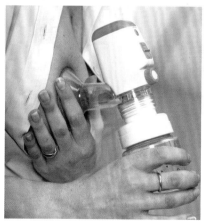

手动吸奶器 手动吸奶器价格经济实惠，重量轻，静音且易于使用。你只需按压手柄即可挤奶（左图）。**电动吸奶器** 由于是自动的，因此通常速度较快，如果你需要频繁挤奶的话，这一款更适合你（右图）。

问与答……母乳喂养咨询师

哪些情况不能进行母乳喂养？

几乎所有母亲都能进行母乳喂养，并能分泌足够多的乳汁，满足婴儿的需求。即使乳房较小或乳头内陷的女性也可以成功喂奶，因此不要担心。女性往往事先就认定母乳喂养是件很难的事，但只要你下定决心去做，在爱人和医生的帮助下，你完全可以成功实现母乳喂养。

但也确实有不适合母乳喂养的情况：母亲正在服用某些可能对婴儿造成危害的药物，或有乳房感染，或罹患乳房疾病，例如乳腺癌。如今，在各种手段的支持和帮助下，只有极少数的母亲无法分泌出满足婴儿需要的乳汁量。进行过缩胸手术的女性可能会遇到哺乳困难（但也不全部如此）。不能进行母乳喂养的原因还可能在于婴儿。有些婴儿可能无法吮吸乳房，例如早产，出生时太小，吮吸困难，舌系带过短，嘴有出生缺陷（例如腭裂），或存在消化问题。如果你遇到这些情况，也许希望把乳汁挤出来，以后再喂给宝宝（见本页）。

你的新生宝宝 ■ 养育宝宝的基础知识

人工喂养

如果你不能进行母乳喂养，或不愿意采取母乳喂养，或只打算进行短期的母乳喂养，你就需要掌握人工喂养的方法。

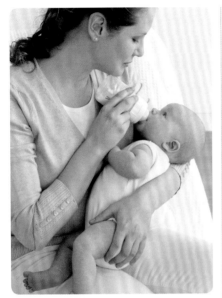

舒适地喂奶 在用奶瓶喂奶时与宝宝进行眼神交流，能增强母婴间的情感纽带并给宝宝提供安全感。

不能或选择不进行母乳喂养的妈妈们不必感到内疚。市面上有许多种高品质的配方奶可供选择，同样能够促进宝宝健康成长和发育。让人工喂养的过程充满温暖、营养和愉悦，是完全能实现的（见 59 页）。

人工喂养用具

你需要准备 6~8 个奶瓶、奶嘴和瓶盖，一个用于清洁的奶瓶刷，一个奶瓶消毒器，一个量杯，配方奶，以及一个用来烧水的水壶。使用烧开并冷却的水冲调配方奶。市面上可供你选择的奶瓶和奶嘴有很多种，从防胀气奶瓶到自动消毒奶瓶，从中等流速的奶嘴到慢速或快速的奶嘴，种类繁多、琳琅满目。宝宝出生后，你需要多尝试几种，看看哪些奶瓶和奶嘴更适合他。

应给新生儿使用慢流速的奶嘴，在他成长的过程中逐渐更换流速更快的奶嘴。硅胶奶嘴更持久耐用，而乳胶奶嘴通常与乳头的感觉更接近。你既可以选择传统的钟形奶嘴，也可以选择制造商所称最像乳头的有正畸作用的鸭嘴形奶嘴，或是更易于小宝宝使用的更扁平的奶嘴。

选择配方奶

根据宝宝的年龄选择适合的配方奶。大多数配方奶包含的有益成分基本相同，不过也许你打算购买含有益生菌和欧米伽油的配方奶，益生菌能促进消化系统的健康，欧米伽油则有助于大脑发育。你既可以选择粉状配方奶，也可以选择液体配方奶，或即食配方奶。母乳中含有两种类型的蛋白质，即乳清蛋白和酪蛋白。其中乳清蛋白含量更高，两者比例为 60∶40（60% 乳清蛋白，40% 酪蛋白）。因此，选购与母乳蛋白质比例完全一致的配方奶是个好主意。婴儿通常很难消化酪蛋白含量高的配方奶。配方奶旨在为婴儿提供适量的必需营养物质。它既保证易于婴儿消化，又能满足婴儿对水和食物的需要。因此，严格按照制造商的说明冲调配方奶是极为重要的。

第一次人工喂奶

很多医院可提供配方奶，但如果你更倾向于某一特定品牌，可以带一些即食的盒装配方奶到医院（因为你现在可能没有时间，也没有机会来冲调液体配方奶或粉状配方奶）。另外，你需要准备几个奶瓶。

在用奶瓶给宝宝喂奶时，应抱紧宝宝并和他肌肤接触，模仿母乳喂养的体验，同时看着宝宝的眼睛，以增强你们的情感纽带。医生和护士会向你示范最佳的人工喂奶姿势（见 59 页）。一开始，宝宝吃得很少，而且需要频繁喂奶，所以不要强迫他一次吃完一瓶。当宝宝饿了的时候，让他吃需要的量即可。

问与答……医生和护士

为什么要对所有的人工喂养用具进行消毒？

仔细清洗奶瓶非常重要，确保奶瓶里没有奶液残留。然而，想要把可能导致宝宝出现健康问题的细菌全部杀死，这样做还远远不够。宝宝用过的奶瓶、奶嘴和冲调配方奶时所使用的哺喂用具都需要进行适当的消毒，你可以采用蒸汽等高温消毒的方式，也可以用能杀死细菌的消毒片冷水处理。市面上有各种各样的奶瓶消毒器可供选择，包括可以用于微波炉的。如果你的洗碗机加热温度能够达到 80℃ 或更高（只有达到这个温度才能杀灭有害的细菌或病毒），也可以把奶瓶等物品放入洗碗机中清洗。将哺喂用具消毒可避免宝宝因接触致病的细菌和病毒而生病。

睡眠安排

婴儿出生后的头几个月，大部分时间都在睡觉，因此有必要给他创造舒适且安全的睡眠环境。

问与答……医生

我想让宝宝睡在我的床上，但这样做安全吗？

婴儿与父母同睡是否安全存在很大争议，你要仔细考虑各种观点并做出最适合自己的决定。

支持婴儿与父母同睡的观点认为，同睡便于喂奶，有助于喂奶完成后的母婴睡眠。也有人认为同睡保证了婴儿能感受熟悉的气味和呼吸节奏，因此婴儿的睡眠质量会更好。一些研究表明，与母亲同睡的婴儿长大后更加独立和自信。其他一些研究指出，同睡能降低婴儿猝死综合征的发生率，这也许是因为婴儿在同睡过程中能更早地模仿成人的呼吸方式。

但是，有些专家认为 4 个月以下的婴儿不应与父母同睡（见本页、31 页）。即使在宝宝 4 个月以后，你也必须采取一切预防措施，避免宝宝被挤压或发生窒息。如果你和你的爱人有任何一人喝醉了，通常睡得很沉，或因服药而沉睡，以及吸烟，都不应与宝宝同睡。为了保护宝宝的安全，你需要购买一个床中床，或在你的床上安装隔板，或者买一张比大床略低且一侧护栏可拆卸的婴儿床，将其放在大床旁边。有些妈妈警告说，习惯于与父母同睡的宝宝在长大后难以单独入眠。另外，宝宝与父母同睡也会影响到夫妻间的关系。

当你给宝宝购买第一张床时，不仅面临多种多样的选择，而且很有可能在完全没有必要的功能上花很多钱。举例来说，尽管摇篮床看起来更容易哄宝宝入睡，但如果他习惯于在摇动中入睡的话，那么将来过渡到婴儿床的过程将更困难。因此，无论你的预算有多少，在宝宝睡眠安排的问题上，最重要的考量因素永远都是安全性和舒适度。

小床

在子宫里被包裹着发育成长几个月后，宝宝在狭窄贴身的环境中更容易安静下来入睡并感觉安全。出于这一原因，他的第一张床应足够小，以使他觉得温暖

舒适。现在，专家们建议婴儿在出生后的前 6 个月应和母亲睡在同一个房间，因此一张"便携"床，例如婴儿提篮（又称摩西篮）是一个实用的选择。请注意，如果你家采取地热供暖，应避免把提篮直接放在地板上，因为这样存在过热的危险。

摇篮床和婴儿床移动性较差，这在早期可能是个缺点，但许多父母还是更喜欢较为牢固结实的物品。宝宝的第一张床可能只用几个月，因此通常不值得花费太多的钱！如果你选择购买二手婴儿床，建议你买一个新床垫，有助于降低发生婴儿猝死综合征的风险

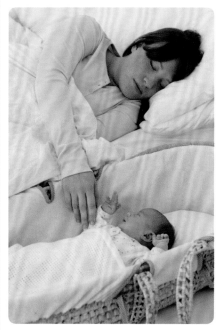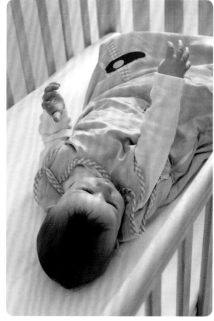

便携的婴儿提篮 对新生儿而言，分量轻的婴儿提篮是个理想的选择，因为在宝宝睡觉时你可以方便地把他移到你身边（左图）。 **睡袋** 等宝宝大一些后，如果你发现他睡觉时爱动，总是踢掉毯子，那么睡袋能确保他的睡眠温暖舒适。

你的新生宝宝 ■ 养育宝宝的基础知识

（见 31 页）。

如果你购买了标准尺寸的婴儿床，有些功能将有助于确保宝宝的安全，使你的投资物有所值（见 113 页）。制造床垫的材料包括泡沫、天然纤维或中空纤维，床垫必须与床架的尺寸匹配且严丝合缝，以确保宝宝不会卡在缝隙里。床垫保护罩应该易于清洁。当宝宝很小的时候，你可以让他睡在便携式婴儿床或婴儿提篮里，然后把婴儿提篮或便携式婴儿床放在标准尺寸婴儿床上，有助于他以后能轻松地移床。

宝宝的床上用品

你需要准备 2~3 个床垫保护罩、3 个床笠、3 条被单和 2~3 条毯子。薄的棉质被单和多孔毯子是最实用的床品，因为它们可以根据需要盖上几层或者拿走几层，以确保宝宝不会过热或过冷。羽绒被和枕头都不适合 1 岁以下的婴儿。婴儿睡袋不宜给小婴儿用，但在婴儿长大一些开始蹬被子或睡觉不老实的时候可能会很有用。

什么温度合适？

保持婴儿卧室的温度凉爽些，这一点很重要。你的宝宝不仅能睡得更好，而且因过热而产生的风险也会大大减少——过热与婴儿猝死综合征有关。室温保持在 16℃ ~20℃ 是最理想的。一般来说，室温如果为 18℃，那么宝宝需要 1 条被单和 2 层毯子，或者保暖系数为 2.5 的睡袋。请记住，室温越高，宝宝盖的应该越少。

早期规律

如果白天小睡和夜间睡眠是在同一个地方，很多婴儿会感觉更安全。创建一个与睡眠联系在一起的熟悉环境，更易于宝宝入睡且睡眠时间更长。在你的卧室给宝宝辟出一块地方作为睡眠角，或在白天睡觉的时候，把他的床移到你身边，以便你能随时照看他。

有些妈妈喜欢让宝宝每天晚上回到婴儿床上睡觉，而在白天则让宝宝在便携式婴儿床或者婴儿推车里小睡。这种做法的好处是能帮助宝宝区分白天睡眠（时间短）和夜间睡眠（如果你希望他至少睡上几小时的话）。

这样做也具有更大的灵活性，因为这意味着无论你在哪里，例如外出购物，甚至当你在花园里享受温暖的阳光或蜷在沙发上阅读时，宝宝能在婴儿推车里愉快地睡觉。

婴儿猝死综合征

婴儿猝死综合征（SIDS，又称摇篮死）指的是原因不明的婴儿意外死亡。以 4 月龄以下的婴儿发生概率最高，但 1 岁以内也有可能发生。时至今日，导致婴儿猝死综合征发生的原因仍然是未知的，但大量的研究已深入到识别风险因素和研究有效的预防措施方面。

请记住，婴儿猝死是很罕见的，所以不要因过于担心而无法快乐地与宝宝一起度过头几个月的生活。请遵循下列建议，能尽可能地减少风险：

■ 将宝宝放平仰睡，双脚挨着床脚。用多层纯棉被单和多孔毯子盖好并稳妥地掖在床垫下。避免使用羽绒被、棉被、楔形靠枕、露营时使用的防水铺盖卷和枕头。

■ 出生后的头 6 个月里你应和宝宝待在同一个房间里。

■ 让宝宝的头露在外边，以防止过热。

■ 怀孕期间不要吸烟，也不允许任何人在宝宝的房间或者家里吸烟。

■ 当宝宝身处沙发或扶手椅上时，你一定不能睡觉。

■ 将室温维持在 18℃，以避免宝宝过热。

■ 切勿让宝宝睡在热水袋或电热毯上，或挨着暖气、取暖器，以及在阳光直射下睡觉。

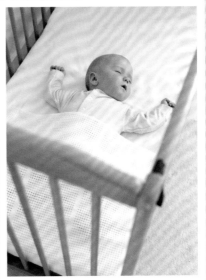

安全的睡眠 为降低婴儿猝死综合征发生的风险，应让宝宝仰睡，双脚抵着床脚。

■ 如果宝宝是早产儿（37 周之前出生）或出生时体重不足 2.5 千克的，不要与他同睡一张床（见 30 页）。

■如果你或你的爱人有吸烟的习惯（即使你们从不在家里吸烟），以及在感觉很累、最近醉酒或正在服药等可能导致睡得很沉的情况下，不要和宝宝同睡一张床。

■ 母乳喂养可降低发生婴儿猝死综合征的风险。

■ 安抚奶嘴可降低婴儿猝死综合征的风险。但母乳喂养的头 4 周不能使用，且只有宝宝将要睡觉时才用。

关于尿布的那些事

宝宝要用好几年尿布，因此，选择最适合你生活方式的尿布类型是非常重要的。

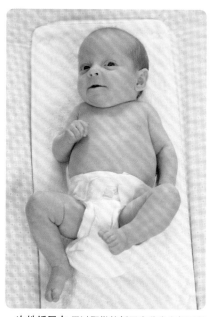

一次性纸尿布 用过即抛的纸尿布非常方便且吸收效果好，但花钱多。

市面上有两大类型的尿布可供你选择：一次性的和可重复使用的，两者各有优点和缺点。很多家长选择这两种类型的组合使用——外出、度假或在夜间使用一次性纸尿布，因为它们的吸水性通常更好；而在其他时间里使用可重复使用的尿布。制订出一个最适合你的方案。如果你感到自己负荷的压力已经到了极限，再纠结于自己未能为保护环境做贡献就没有多大意义了。用烘干机处理成堆的衣服和尿布吧。

如果宝宝容易长尿布疹，那么他的皮肤可能更适合用一次性纸尿布。如果你的预算紧张且组织统筹能力无可挑剔，那么可重复使用的尿布就是你的不二选择。对于如何选择尿布，没有所谓正确

的方法。无论你选择哪一种，都是一个关乎平衡和操作性的问题。

一次性纸尿布

毫无疑问，一次性纸尿布更方便，较少发生尿布疹，也较少发生侧漏，需要更换的次数也更少。然而，它的价钱相对更贵，会产生大量的废物，需要进行适当的处理。多数一次性纸尿布含有人造化学物质。

从出生到如厕训练期间，宝宝大约需要用 5000 片一次性纸尿布，可能对环境造成相当大的影响。应选购完全不含漂白剂的一次性纸尿布，因为漂白剂的生产和分解过程将产生大量的污染物。

既不会对宝宝的臀部产生刺激，对环境也更有益的是那些不含凝胶、香料、染料和（或）乳胶的一次性纸尿布。至少含有 50% 可生物降解成分的纸尿布有助于减少日益严重的垃圾填埋，由可再生资源（即绒毛浆来源于可持续经营的森林）制造的纸尿布也将对环境产生好的影响。

如果你选择使用一次性纸尿布，请记住你平均每天要用 8~12 片，因此应确保自己有充足的储备！请医生和护士帮忙，根据宝宝的体型和体重，确定适合他的纸尿布，这样就不会出现刚买了很多尿布却很快就太小了的窘境。最好先购买 1~2 包新生儿型号的一次性纸尿布，然后在使用过程中观察是否需要换大号的。可以露出肚脐的比基尼式尿布有助

换尿布的地方

尽管你把宝宝房的换尿布台装饰得温馨可爱，但可能并不实用。宝宝常常需要很"即时"地换尿布，特别是在哺乳过程中，抑或在你完全没有准备的情况下来一次突然袭击！你会发现这样做非常有用：随身携带一个换尿布包，或在家中给宝宝喂奶的地方，或婴儿床边上，或陪他玩的地方，布置一个迷你换尿布台。准备一个篮子，装好尿布、湿巾、隔离霜，尿布袋和（或）塑料袋，盛装可重复使用尿布的桶，以及一个可折叠的换尿布垫。每晚检查换尿布台的物品，以确保它们未过期、整洁且储备充足！

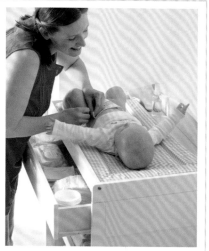

换尿布台 婴儿通常在睡觉前和睡醒后需要换尿布，因此在宝宝房里放一个专门的换尿布台是很有必要的。

更换可重复使用的尿布

使用方毛巾布或棉质尿布给还不听指挥的小宝宝包好、扣牢可不是件容易的事，不过这种日子一去不复返了。如今，可重复使用的尿布有多种不同的样式和颜色，而且通常搭配操作简单的夹子或尼龙搭扣，使其能够快速而有效地紧固。在一个温暖的房间专门辟出一个清洁、干燥的区域给宝宝换尿布（有一个换尿布台就更理想了），准备好全部物品：一块干净尿布，棉片和水，也可以用婴儿湿巾，一个用来装脏尿布的尿布桶或尿布袋，以及隔离霜（如果宝宝容易出现尿布疹的话）。

如果你使用的是一次性尿布衬垫，可以在换完尿布后将脏的尿布衬垫直接扔进马桶冲走；如果你使用的是可重复使用的尿布衬垫，在将其放入尿布桶之前，你需要擦掉或冲洗掉表面的大便。

给宝宝换上干净尿布时，确保它紧贴宝宝的肌肤，但不应太紧，否则可能会勒痛宝宝。

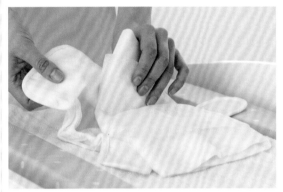
做好换尿布的准备工作 把尿布展开放在换尿布垫上，再把尿布衬垫放在尿布上。在给宝宝换下脏尿布的时候，将干净的尿布移到旁边。

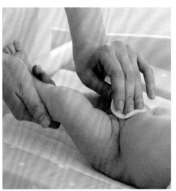
仔细清洁宝宝的皮肤 用棉片蘸水或用婴儿湿巾，彻底清洁宝宝尿布包裹处的皮肤。

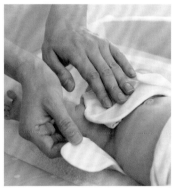
舒适的贴合度 把尿布推到宝宝臀部下的合适位置，将尿布裤折好，并粘紧搭扣或扣上按扣。

于保护脐带，使其免于发炎。不妨购买尿布袋（可生物降解），它能有效地在家里和户外处理尿布（见44页）。

可重复使用的尿布

可重复使用的尿布产生的废物更少，而且在其制造过程中使用的原料也更少。宝宝的肌肤接触到的是柔软的天然纤维。但是清洗可重复使用的尿布会浪费大量的水，而且要使用清洁剂。除非你能负担得起洗衣店的洗衣服务，否则洗尿布也将占去你很多时间。由于可重复使用的尿布吸水性较差，因此你需要更加频繁地给宝宝换尿布。

有两大类可重复使用的尿布可选。两片式尿布包含一片尿布和一个尿布裤。尿布既有需要别针或回形针固定的传统毛巾布、免折叠尿布（也需要加以固定），也有加工成形的尿布。在尿布的外面需要穿一个尿布裤，以防止尿液渗出或侧漏。尿布裤既有短裤型，也有环绕型（通常用尼龙搭扣固定）。一体式尿布是将内层的尿布和外层的尿布裤组合在一起的防水尿布套装。这种尿布看起来更像一次性纸尿布，通常采用尼龙搭扣固定。有些妈妈觉得这种尿布很难清洗和完全干透，而且它们也会有侧漏的情况。你还需要一次性尿布衬垫，它能在尿布纤维和宝宝的皮肤之间形成一道屏障，也能使你更容易地移走和处理大便。吸收力更强的尿布衬垫在夜间很有用处，能提供更大的吸收能力。如果你选择用免折叠尿布或毛巾布，还要准备别针或夹子。相对于别针来说，塑料尿布扣是一个更好的替代品，不仅能更轻松地固定，而且还能防止意外刺伤。最后，你需要准备一个带盖的大桶和一个外出时使用的塑料包，用来盛装脏尿布。

可重复使用的尿布也应根据宝宝的体重选择合适的型号。一开始，你需要购买20片尿布和3~4个尿布裤。不要买太多，因为宝宝发育的速度快得超出你的想象，很快就要换更大的型号。当然，也不要出现这种情况：只剩下一块干净尿布和一堆没有洗的脏尿布！尽管每隔几个月就要在尿布上花一大笔钱，但从长期来看，使用可重复使用的尿布更便宜。

必须准备的物品

尽管去商店逛一次就能知道你需要准备什么，但是买一大堆新鲜玩意对你来说毫无用处——准备好关键物品就足够了。

哺乳用具

母乳喂养不需要任何设备即可进行，但有了某些小物件的辅助，能让你感觉舒适，并且在挤奶的时候也能用（见 28 页）。而人工喂养则确实需要一些必需品。

母乳喂养

■ 3~4 个高质量且可单手解开的哺乳文胸。

■ 防溢乳乳垫。

■ 收集溢乳的溢乳收集罩。

■ 用于缓解乳头疼痛或皲裂的护乳霜。选择羊毛脂成分的，在哺乳时无须清洗，可留在乳房上。

■ 如果你愿意把母乳挤出来的话，则需要吸奶器；2~3 个奶瓶（带瓶盖和奶嘴）用于存储挤出来的母乳。如果你打算返回工作岗位，你需要提前准备更多的奶瓶，以便把母乳冷冻储存起来。你还需要准备奶瓶消毒器。

■ V 型哺乳枕头，能让你在长时间喂奶时感觉更舒适。

人工喂养

■ 6~8 个奶瓶，小奶瓶更适合新生儿和每次吃奶不多的宝宝。当然也需要瓶盖和奶嘴。

■ 奶瓶消毒器和奶瓶刷。

■ 烧水壶。你需要快速而稳定的冷开水供应，用于冲调配方奶。

■ 专用的量杯、勺子和小刀。

在卧室里

■ 婴儿提篮或小婴儿床、摇篮。它们能在宝宝刚降生的日子里保证他的安全，不过它们很快就会用不上了。因此，如果你的预算紧张，可以直接买一张标准尺寸婴儿床。

■ 标准尺寸婴儿床。如果你使用的是小婴儿床，这项可以等几个月再买。

■ 床上用品（见 31 页）。

■ 换尿布台。任何达到你臀部高度的硬质表面均可，包括宝宝房里的抽屉柜顶部。如果你准备买一个，选择台面边缘向上翘起的，以防止宝宝跌落。

■ 换尿布垫。选择容易清洗且柔软舒适的；也许你还想多准备几个可折叠的，用于迷你换尿布台。

■ 婴儿监视器。双向监视器是个理想的选择，因为在你听到宝宝声音的同时，他也能听到你的声音！

■ 换尿布台需储备的尿布和其他用品（见 32 页）。

■ 便于在不同房间搬动宝宝的婴儿摇椅。

■ 夜灯，帮助你在深夜喂奶；或台灯，其亮度应使你能照看宝宝，但又不至于让他完全醒来。

■ 用来装东西的抽屉柜或篮子。

■ 用来盛装待清洗尿布的桶，或装脏了

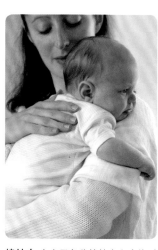 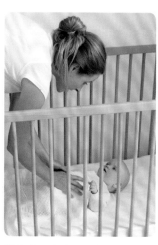 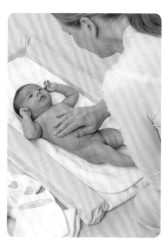 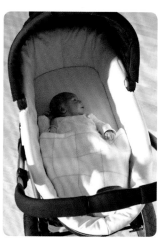

棉纱布 在家里备些棉纱布方巾绝对是很值得的，它们除了能保护衣服，也便于擦拭脏东西。

婴儿床 婴儿床是一个重要的选购项，因此事先做好功课有助于你做出正确的选择。

换尿布垫 在家中宝宝经常活动的重点区域放上几块，或至少准备一个能放进妈咪包的折叠式垫子。

平躺睡觉 在你计划带宝宝外出时，婴儿推车比婴儿提篮更便于宝宝睡觉。

的一次性纸尿布的垃圾箱，最好有个盖子！

■ 如果你打算与宝宝同睡，你可能需要买床中床或在床上加装隔板（见30页）。

出去走走

■ 配有便于操作的五点式安全带的背向儿童安全座椅适合这个阶段的宝宝。出于安全考虑，不建议使用二手货。成套的婴儿旅行系统中包括儿童安全座椅，除此以外，还包括婴儿推车和能固定在基座上的便携式婴儿床。

■ 婴儿背带。在你需要腾出手来时，婴儿背带可以用来转移宝宝或使他保持安静。选择宽肩带的婴儿背带以保护你的背部，如果宝宝的爸爸也打算用它，要确保它对你们俩都合适。

■ 婴儿推车。新生儿需要平躺，因此传统的婴儿推车的底板是平的，能给宝宝提供安全舒适的环境。现在，大多数婴儿推车可以调节放平。等宝宝大一些后，调整座位，他可以坐在里面。有多种类型的婴儿推车可选，应确保你所选购的推车配有五点式安全带和双重锁定折叠装置，易于折叠和立起，并适合你的身高和生活方式。如果你日常更多的是去购物而不是慢跑，存储空间大比增强型减震功能更有用处。宝宝的第一辆婴儿推车应是背向的，即他面朝你。

■ 妈咪包。当你外出或旅行时，妈咪包非常适合于携带宝宝所有的随身用品，有些妈咪包还自带可拆下来的换尿布垫。妈咪包有多个口袋，便于你把奶瓶、尿布和干净的衣服分开放置。

保持清洁

■ 湿巾。选择不含香料或其他化学物质的水性湿巾，最好是能够生物降解的。

■ 小而薄的法兰绒布，用来擦拭宝宝身上的小皱褶，也可以用脱脂棉（棉球有时会留下刺激皮肤的绒毛）。

■ 专门为婴儿设计的多效合一沐浴产

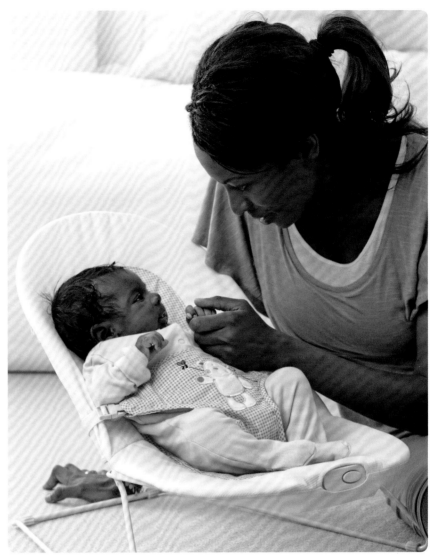

摇椅 婴儿摇椅能帮助宝宝看到周围的人和物，而且轻柔的摇晃有助于安抚宝宝。

品。每次只需要用一点，因此买一瓶高质量的纯天然产品是很值得的。

■ 棉纱方巾。当你抱着宝宝喂奶和给他拍背打嗝时，可用来擦拭溢出的奶和口水，并防止弄脏你的衣服。

■ 可清洗的围嘴。喂奶时能够轻松套在脖子上或在脖子后面固定，有助于防止弄脏他的衣服。

■ 婴儿浴盆——尽管不是必需的。在标准尺寸浴缸甚至是厨房水槽里给宝宝洗澡也是完全可以接受的。如果使用浴缸，需要购买防滑垫，用旧被单或茶巾把厨

房水槽围起来，让他觉得舒适。如果你打算买婴儿浴盆，确保它足够坚固，并可以轻松地注水和排水。

■ 温度计。如果你担心自己对洗澡水的温度估计不准的话，可以准备一支温度计。

■ 2~4块浴巾——最好是连帽浴巾。当你用浴巾擦干宝宝的时候，能使他的头部保持温暖和干燥。在给他洗澡时，你也许需要用两块（见57页），而其他的浴巾可能正在清洗！

■ 用来给宝宝擦洗的碗（见45页）。

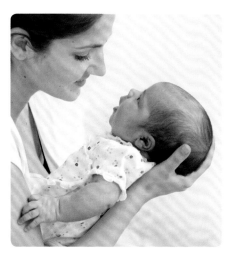 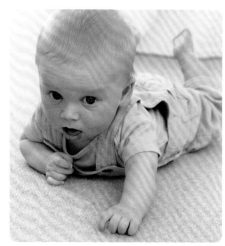 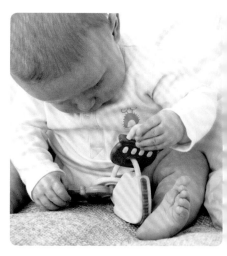

宝宝的第一年将一晃而过，每一天对你和宝宝来说都是一次崭新的探险，充满了欢笑和泪水、惊人的进步和偶尔的退步。你有很多知识需要学习，所以，本章将陪伴你度过宝贵的每一天，并指出前行路上可能遇到的精彩和困难。从喂奶、睡眠到爬和交流，当然也包括保持为人父母所必需的理智，这令人难忘的12个月将是独特而发人深省的。

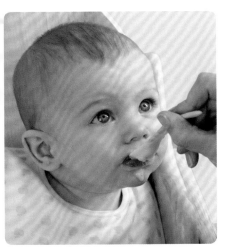
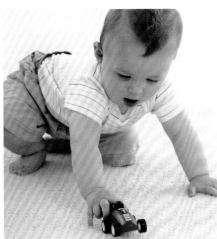
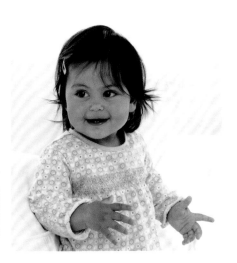

宝宝日日记

你的宝宝（1~3个月）

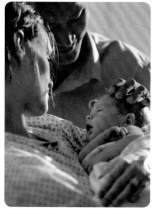

无助的新生儿 你的宝宝此时完全依赖于你，但他的感官功能相当敏锐——他熟悉你的气味和声音。

头部支撑 刚出生的婴儿几乎没有任何肌肉控制能力，也无法抬头。第一个月内你需要用手支撑宝宝的颈部和头部。

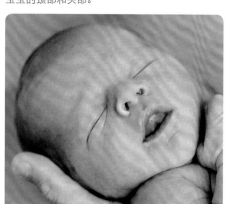

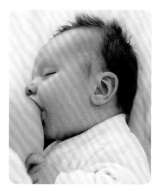

频繁喂奶 小婴儿需要频繁地喂奶——如果你采取母乳喂养，按需喂奶有助于刺激乳汁分泌。

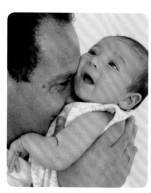

身体接触 婴儿在被抱着或抚摸时感到安全，身体接触也有助于情感发育。

你知道吗？ 第一个月末时，大多数婴儿每天能清醒2~3小时。

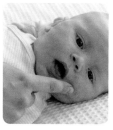

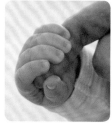

模糊的视力 婴儿的视力在早期是模糊的，但在30厘米内他就能看清你的脸。到6周大时，他可以看清60厘米内的东西。

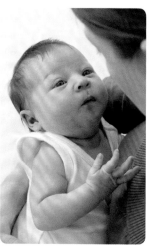

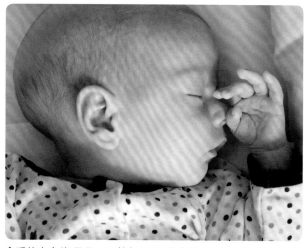

原始反射 婴儿与生俱来的反射能力是他生存技能的一部分。这些反射包括图中所示的脚蹬、手抓和爬行等反射，除此之外还有很多其他反射。其中有些反射会在出生后头3个月消失。

贪睡的小家伙 婴儿一开始每天睡18小时，3个月后减少到大约15小时。但是他还不可能睡上一整夜。

从一个无助的新生儿发育到有自己想法的快乐宝宝，婴儿的成长速度是惊人的。

第一次微笑 婴儿第一次真正意义上的笑通常出现在 6~8 周之间，那时婴儿的面部肌肉已经发育。

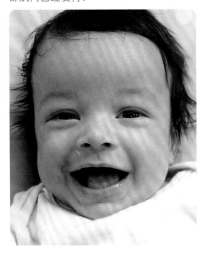

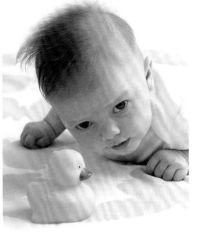

抬头 到了 8 周左右，婴儿在俯卧时能短时间抬头，也可能会把头从一侧转到另一侧。

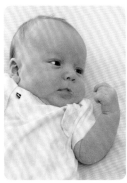

发现双手 大约 2 个月大时，婴儿会发现他的双手，但还没意识到这双手是他的。

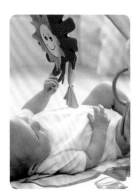

伸手 一旦发现了双手，婴儿就开始挥击任何他能够触及得到的物品。

喔喔啊啊 婴儿开始发出轻柔的"喔喔""啊啊""啊咕"之类的声音。

自我表达 2~3 个月大的婴儿能用一系列的面部表情告诉你他的感觉，以及他是否累了或饿了。

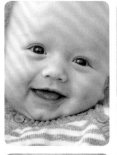

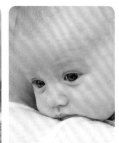

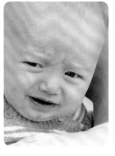

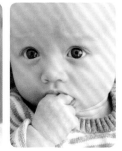

抓东西 到 3 个月大时，婴儿对手的控制能力进一步增强。他能抓住一个拨浪鼓，而且握得足够紧，以至于可以握着它摇晃。

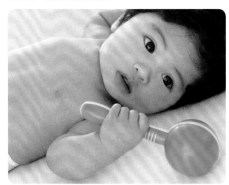

你知道吗？很多（尽管不是全部）3 个月大的婴儿在俯卧时，可以把头抬到 90°。

有些婴儿出生时已长了满头的头发，而有些婴儿的小脑袋基本是光秃秃的。

产后立即与宝宝进行肌肤接触，并在后续几周甚至几个月持续进行，将有助于母婴间建立亲密的情感纽带。肌肤接触也有助于稳定宝宝的心率和呼吸，并能帮助他维持正常的体温。

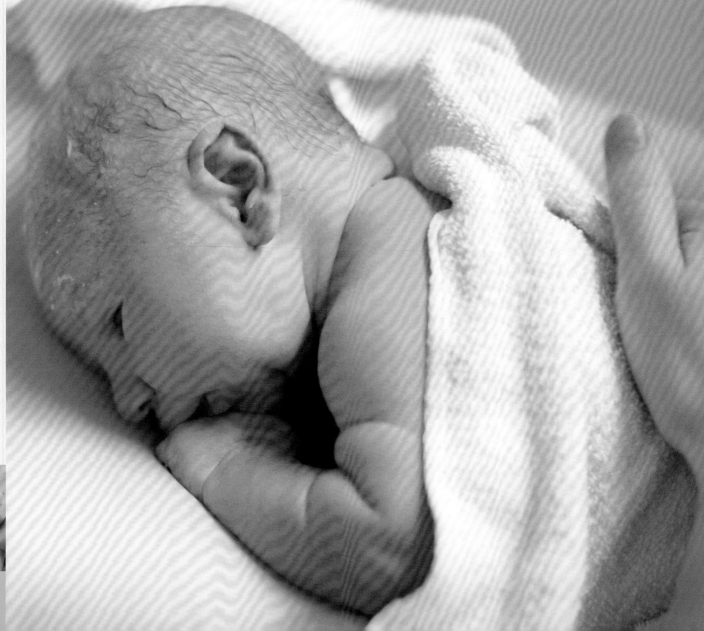

宝宝出生后

在你好奇地端详着宝宝的时候，医生和护士已经开始检查宝宝是否一切正常了。然后，你就能正式跟宝宝打招呼了。

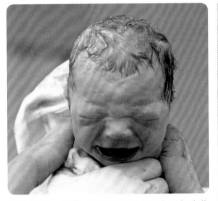

宝宝的第一印象 刚出生的婴儿通常看起来像是被压扁了，全身皱巴巴的，但在一两天内，他们就变得光滑舒展了。

经过长达 9 个月的漫长孕育，今天你终于能第一次把宝宝抱在怀中了。也许你会体验到难以抑制的情绪爆发——你可能热泪盈眶，为宝宝感到自豪，心里涌起对他强烈的爱意，同时又感到筋疲力尽，还有莫名的欢欣鼓舞。对于照顾一个这么幼小而脆弱的生命，你可能心存畏惧；对于他未来的健康和幸福，会感到担忧。照顾孩子需要体力和情感上的巨大付出，而与此同时，产后的你还需要时间来休息和恢复。

宝宝的样貌

如果刚出生的宝宝看起来与你想象的完全不同，也不要惊讶。他的身上覆盖着白色蜡样的胎脂，胎脂能够在羊水中保护他的皮肤；他的身上可能还带着经过产道时留下的血痕。如果在生产时他排便了，那么他的皮肤、头发和指甲会沾有黑色焦油状的胎便。如果宝宝是早产儿，他身上会覆盖着一层细细的毛发，称作胎毛。

宝宝的生殖器看上去可能有点大，而为了适应产道，头部会有点变形，看起来像是被挤过或者拉长了。他的鼻子扁平，眼睛膨肿或紧紧闭着。如果你恰好瞥见他的眼睛，颜色可能是蓝色或灰色的。所有婴儿在子宫里时眼睛都是蓝色的，只是因种族不同，有的亮些，有的暗些。在出生后的 6 个月到 3 年期间，婴儿眼睛的虹膜会发育成最终的颜色。

许多新生儿都有胎记，例如通常位于眼睑或颈背部的橙红色斑，这些胎记会随着婴儿的长大而逐渐变淡消失。

如何……

一出生就喂奶

即使你不打算长期进行母乳喂养，也有必要在宝宝出生后一小时内给他进行第一次母乳喂养，这样能确保他吃到含有高质量的营养物质、抗体和其他有益健康成分的初乳（见 26 页）。喂奶也有助于减少妈妈发生产后大出血的风险，并能对子宫产生温和的刺激作用，从而帮助它收缩并恢复正常大小。

医生和护士会帮助你掌握正确的姿势，而宝宝甚至能拱着小嘴找到乳房自己吮吸。让他挨着你躺在你的手臂下方，这样他能很容易地吮吸你的乳房。宝宝应把嘴张得大大的，把整个乳晕含在嘴里，这就是正确的衔乳方式（见 27 页）。

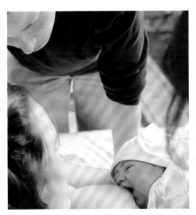

把宝宝直接放到乳房上 实践证明，在宝宝出生后立即把他放到你的乳房上，这对你们俩都有好处。

阿普加评分

婴儿出生后，医生要对他的呼吸、脉搏、运动、肤色和刺激反射进行评估。这个检查称为阿普加评分，也称为阿氏评分、新生儿评分，一般在婴儿出生后 1 分钟和 5 分钟时进行，有时也在 10 分钟时进行。对于每项指标给出 0~2 之间的分数，再把所有指标的分数累加，得出阿普加评分。1 分钟测试评分 7 分及以上为正常，低于 7 分则说明婴儿需要帮助。许多婴儿出生后身体虚弱，在呼吸和适应外界环境等方面需要帮助。

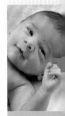

你和新生儿

宝宝开始逐渐适应新环境，医生和护士会检查你是否恢复良好。

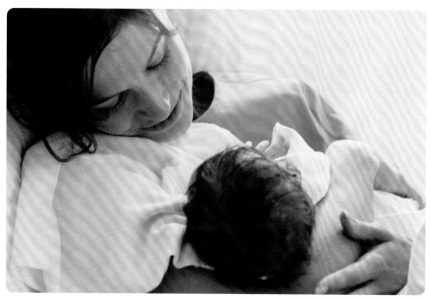

最初的几小时 现在你可以花时间好好认识一下你的新宝宝了，与他建立情感纽带，把他捧在你的臂弯里，感受并欣赏每一个令你骄傲的小特征。

经历过分娩的劳累后，你很可能感觉身上黏黏糊糊的，出了很多汗，特别想洗淋浴。你还可能想上厕所。第一次排尿时可能会有刺痛，尤其是那些缝过针的妈妈们。因此，上厕所时带上一个杯子，倒些温水，一边排尿一边冲洗，能缓解疼痛。

产后的身体

产后补充已耗尽的能量储备，这个想法不错——一杯茶，几片吐司或几块点心，在此时就是美味佳肴。

护士会检查你的脉搏和血压，确保它们恢复正常。护士将对你的子宫进行触诊，观察子宫回缩是否正常，检查阴道出血是否过量，并检查会阴部，以评估伤口或撕裂是否需要缝合。你的体温也需要被监测。产后体温稍许升高是正常的，但体温升高的情况若持续存在，或体温更高了，这可能是感染的迹象。医生将进行尿检，确保你的肾脏功能正常；他还会询问你，以确认你是否已经排尿。持续的阴道出血，也被称为恶露，是正常的。通常，出血量比平时月经量多，最初几天出现小血块也是常见的。你需要使用产妇专用的产后卫生巾，而不应使用内置卫生棉条，因为后者可能会引发感染。

刚出生的宝宝

在宝宝出生后的第一个 12 小时内，除了检查宝宝的阿普加评分（见 41 页），护士会给宝宝做快速全身检查。在出生后的数小时内，宝宝有可能变得越来越精神，频繁睁开双眼，凝视着你的脸。他那细小纤弱的手指和脚趾已经长出了指甲。此外，他的身上可能有一些轻度的斑点或皮疹。由于在狭小的子宫里蜷缩了数月，所以他的胳膊和腿是弯曲的，但在未来几周将逐渐舒展开。宝宝很可能回应你的声音，并表现出一些与生俱来的反射（见 47 页）。他会哭、睡觉，或四处张望，查看他周围的新环境，即使此时他能看到的距离大致不超过 30 厘米，差不多是喂奶时你的脸到乳房的

剖宫产后

剖宫产是大手术，因而你需要给身体一些时间来恢复。你可能在术后出现颤抖、疲倦、泪眼婆娑、昏昏欲睡、恶心等症状，这些症状都是正常的。医生会给你开一些药物来止痛。如果你的剖宫产手术并不是事先计划的，你可能想同医生谈谈为什么要进行剖宫产手术而不能顺产。剖宫产手术伤口可能对你的身体产生一些影响，所以护士和医生会告诉你如何舒适地给宝宝喂奶，如何上厕所，如何翻身下床，并教会你抱起宝宝而又不影响伤口的方法。医务人员会鼓励你多下床活动，多活动可以防止大腿部位形成血栓。但与此同时，你一定要尽可能多地休息。

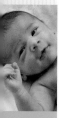

距离。

黄金时间

婴儿出生后的第一小时被称为黄金时间，因为这一小时是建立母婴依恋的时机。婴儿一出生，新妈妈的大脑立刻产生一些化学变化，以增强她们哺育子女的愿望。相关研究已经证实，此时裸身抱着婴儿，皮肤贴着皮肤，能够促进母亲和婴儿之间情感纽带的建立，并且能起到安抚婴儿的作用，增强婴儿抵抗感染的能力，还能为成功的母乳喂养建立良好的开端。

如果你错过了建立情感纽带的第一小时，也不必过分担心，这也许是因为宝宝一出生就需要就医。显而易见，先让他得到最需要的医疗护理比建立情感纽带更为重要。你可以稍后采取"袋鼠式护理"（见 54 页），与宝宝肌肤相亲，弥补失去的时间。

在产房内

如果是顺产，你也许几小时后就能回家了。如果产程长或难产，剖宫产或考虑到宝宝的因素，你留在医院的时间可能要稍微长一些。如果你确实需要住院，利用这个机会好好休息，并就喂养或护理宝宝的问题，向身边有经验的医护工作人员咨询。

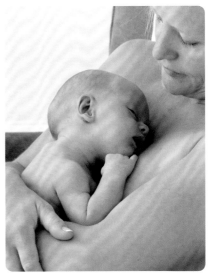

黄金时刻 宝宝出生后第一小时，与他进行肌肤之间亲密的接触对你们两个都有很多益处。

新生儿体检

在你出院回家之前，医生会对宝宝进行一次体检（如果你不是在医院而是在家中分娩的，则会在 72 小时之内由你的全科医生或社区助产士进行体检）。他们会给宝宝称体重，测量身高和头围，即从他的头顶到脚跟的长度以及绕头一周的长度。测量结果会被绘制在图表上，显示他与其他婴儿各项指标的对比关系。医生会触摸宝宝的肚子以检查内脏器官，并检查他的肛门开口。如果宝宝是男婴，医生还将查看他的阴茎，并检查睾丸是否下降到阴囊。此外，医生还将检查宝宝的眼睛是否有白内障，并进行听力筛查。如果需要在医院外进行新生儿体检，你应该提前安排并且做好充分的准备。

一旦宝宝通过了所有检查项目（大多数婴儿没有任何问题），你就可以带他回家了。如果宝宝的状况一切正常，他的下一次检查将在 6~8 周大时进行（见 94~95 页）。

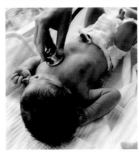

心脏和肺 医生用听诊器听宝宝的心跳，并根据肺部声音判断是否健康，是否有胸腔积液。

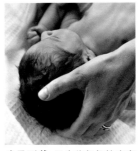

头骨形状 医生将仔细检查宝宝的头部，检查囟门（头骨之间的柔软部位）是否异常。

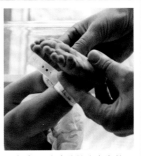

手和脚 医生也将检查宝宝的手掌和脚底，数脚趾和手指的数目，并会检查反射。

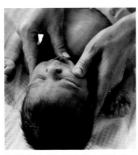

口腔和上腭 宝宝的口腔也是检查项目之一，医生将查看顶部（上腭）是否正常，舌头是否可以自由活动。

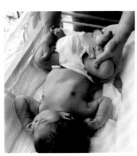

髋关节 分开双腿并向上弯曲，检查关节的稳定性，查找有无发育性髋关节发育不良及其他关节错位的迹象。

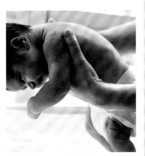

脊柱 医生会托起宝宝的身体以检查他的脊柱，看看脊柱是否是直的以及有无其他异常的迹象。

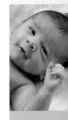

早期看护

一开始，当你喂奶、换尿布、抱宝宝的时候，可能感觉自己有点笨拙，不过不要害怕——很快你就会熟练起来的。

如果你是母乳喂养，即使第一次喂奶并非如教科书般顺利起步，也不必担心。在接下来的一两天里，宝宝吃奶的欲望可能无章可循，尤其是出生后的24小时内。在他想吃的时候喂他就好，不要期望出现什么固定的喂奶模式。在接下来的2~3天，你的乳房将主要分泌初乳。这是一种高度浓缩的黄色液体，初乳中富含抗体、各种免疫增强成分和蛋白质，它们都能为宝宝提供营养并且保护他远离疾病。这个时期，你很可能没觉得自己的乳房有什么不同，因为宝宝需要的初乳量非常少——他那小小的胃每次只能容纳几茶匙的奶。

尽管宝宝现在不需要太多的乳汁，但只要他愿意，一定让他多吮吸，因为吮吸会刺激乳房在接下来一两天里分泌乳汁，并有助于在乳汁大量分泌时，减少乳房的胀痛感。

继续保持与宝宝之间的肌肤接触，鼓励宝宝找到正确的衔乳姿势，这将使母婴双方在母乳喂养的过程中都感觉更舒适。

如果是人工喂养，宝宝同样需要少量多次进食，每隔2~3小时喂一次。只要他想吃，就让他吃——假如他不想吃了，也别强迫他吃。

宝宝的尿布

新生儿大便次数每24小时可以多达8~10次，因而你需要给他换8~10次尿布，让他感到舒适并预防尿布疹。通常他吃完一次奶之后会排便一次，但如果

更换一次性纸尿布

规律地给宝宝换尿布尤为重要，因为尿液和混着细菌的大便可能使他的小屁股感觉刺痛。如果你之前从未给宝宝换过尿布，可能需要稍加练习，但你很快就能熟练地以最佳方式保持尿布平展并妥善扣好（尤其是侧漏过几

次之后）。你要事先把所有需要的东西都准备好，尽可能让换尿布的过程变得更加快速简单。如果宝宝不太喜欢换尿布，讨厌冷冰冰的塑料换尿布垫，可以试着在换尿布垫上铺一条毛巾，让他感觉舒服点。

当你给宝宝清洁臀部时，如果是女宝宝，记得从前往后擦拭，避开阴道部位，这样能最大限度降低感染的概率。如果你给男宝宝换尿布，先用干净的衣服或尿布盖住他的阴茎，这样你就不会被意外尿湿。

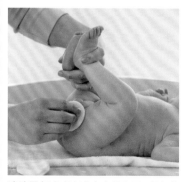

清洗臀部 轻轻抓住宝宝的脚踝，抬起他的小屁股，然后用蘸水的棉片轻柔地清洁干净。

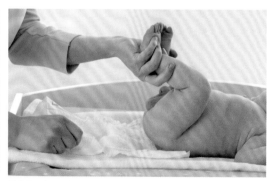

放置尿布 抓住脚踝，抬高宝宝的小屁股，然后把打开的干净尿布插在他的小屁股下面，尿布的腰贴部分应对准宝宝的腰部。

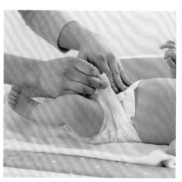

稳妥固定 将左右腰贴拉到前面固定好，把尿布边缘向下折叠，把脐带残端露出来，以保持干燥。

给宝宝擦洗身体

想让小宝宝保持清洁，擦洗身体是洗澡的最佳替代方式，同时也是大宝宝们在两次洗澡之间保持清洁的好方法。你只需轻轻地帮宝宝从头部擦拭到脚趾，关注所有的皮肤褶皱和折痕。重要的是每天都应该这样做，因为灰尘、绒毛或奶渍一旦积累，会刺激宝宝敏感的皮肤，出现不适和疼痛。这样做还可以预防皮肤感染。

开始擦洗身体前，要准备好所需物品：温水；毛巾或棉片；浴巾；干净的尿布；隔离霜（如果有必要的话）；干净的衣服（如果要换衣服的话）。开始的时候，让宝宝穿着衣服，轻轻擦拭他的脸、下巴、颈部、手、脚以及被尿布覆盖的部位。然后，脱掉他的宝宝服，清洁他的肚子，注意脐带残端（见51页）和腋下，腋下是容易藏污纳垢的地方。

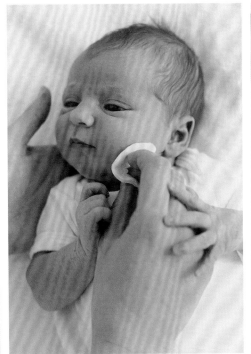
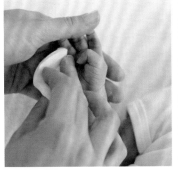
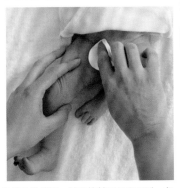

脸和脖子 擦净宝宝的脸和脖子；每只眼睛都用一片干净的棉片做清洁，然后擦拭耳朵和耳后，但不要试图清洁耳朵里面（左图）。**手和脚** 擦洗他的手和脚，小心清洁他的手指缝和脚趾缝（右上图）。**尿布区** 清洁宝宝的臀部和大腿的褶皱处，擦洗过程中应经常更换棉片（右下图）。

没有排便也别担心：只要每天至少有一次大便，他可能就是正常的。出生后的几天内，宝宝会排出胎便，即黑色柏油样物质，这些是宝宝在子宫里时的肠道内容物。如果你看不出宝宝的尿布是否湿了，可以通过尿布的重量来判断。当你换尿布的时候，如果他的尿布比干净的尿布重，表明他体内水分充足。

保持干净

你还用不着考虑宝宝的洗澡问题。一些专家建议，在宝宝身上覆盖的白色蜡状胎脂干燥脱落前，不要给他洗澡。这个过程可能需要一周左右。就目前而言，给他擦洗身体要容易得多（见本页）。给宝宝擦洗身体时分别清洁上半身和下半身或尿布区，每次换尿布时也应清洁尿布区。

肌肤接触

如果到目前为止，你还没有太多机会和宝宝进行肌肤接触的话，那么现在就尽情享受你和宝宝在一起的时光吧，因为产后你已经得到适当的休息了。肌肤接触有助于宝宝改善衔乳姿势，反过来将能提高你的乳汁分泌量。

肌肤接触的最佳时间是喂奶的时候。如果是母乳喂养，解开宝宝的睡衣或掀开他的背心，让他的肚子贴着你的肚子。若天气不太凉，他可以只穿着尿布裤。你也可以给他披一条薄毯子或被单，防止他受凉。许多母乳喂养初期遇到困难的妈妈们发现，有了肌肤接触

后，她们更容易成功。

假如是人工喂养，把你的衣服解开露出上半身，便于肌肤接触。这样做有助于促进母婴之间情感纽带的建立，使宝宝感到安全。

爸爸们也可以脱掉上衣，与宝宝进行肌肤接触，建立他们之间温暖的亲子关系。

当宝宝年龄稍大一点时，你或你的爱人不妨同他一起洗澡，从而实现肌肤接触，对于害怕洗澡的宝宝而言，这样做尤其管用。当宝宝难以平静下来时，抱着他贴近你的肌肤，也许就能让他安静下来。

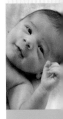

出生后的第一周

45

摸索你自己的方式

起初，照顾新生宝宝这件事可能会令人手足无措，你也许根本无法确定他需要什么——尽量放松，顺其自然。

如果你是顺产，或在家中分娩，你可能已经在家里安顿下来，能够带宝宝熟悉新环境了。你可能很开心地一天到晚抱着宝宝不离身。事实上，专家也推荐在前6个月里，宝宝和你睡在同一个房间。然而，虽然经常抱着宝宝让你觉得心满意足，但把他放下来同样重要，以便你抽时间休息一会儿。即使是最顺利的生产也容易导致身心疲惫，你需要一些时间养精蓄锐，以恢复体力。当宝宝需要

你的帮助时，他会让你知道的，而不久之后你就能区分各种哭声的含义了。在早期，很多时间他都在睡觉，只有在饥饿的时候或者仅仅只是想要抱着寻求舒适感的时候，他才会醒过来。

回家

如果你是在医院生产的，当医生和护士认为你和宝宝都很健康，并认为你能照顾好宝宝时，他们会安排你出院。大多

数顺产产妇，若无并发症，可在分娩后的24~48小时出院。若是剖宫产，你需要住院的时间稍长些，通常是3天或4天。当你出院回家时，需要给宝宝准备儿童安全座椅，而你则应坐在后排座位陪着他，让他知道你就在身边，可能更容易安抚他。

有些地区拥有完善的支持网络，其中包括在你分娩后的7~10天会有助产士和产科护士到你家访问，确保你和宝宝一切安然无恙（见50~51页）。在你分娩之后，健康随访员的随访可持续10~14天。

喂奶

你将持续分泌初乳，它是宝宝首选的理想食物。宝宝究竟需要多少乳汁取决于他自己，但是平均来说，2天大的宝宝每次喂奶大概只需要3茶匙（14毫升）。在这个阶段，每次喂奶持续的时间为40分钟或更长。如果你的乳头开始感觉有点痛，或感觉喂奶过程很痛苦，那么很可能是因为宝宝没有正确衔乳。尽量确保将整个乳晕塞进他的嘴里，并调整自己的姿势，让他的小肚子与你的肚子相对（见27页）。

如果你确实感到不适，可以向医生、护士，以及专业的母乳喂养咨询师求助。护乳霜能缓解不适。选择那种在喂奶时无须擦掉的护乳霜。把乳头上的水分轻轻拍干后，抹上豌豆大小的护乳霜。

如何……

抱起你的新生宝宝

要抱起这么柔弱的宝宝，你可能感到有点没信心，但这个动作将很快成为一种本能。宝宝并非你想象的那样脆弱，但请务必轻轻地抱着他，让他感觉温暖、舒适、安全。一定要稳妥地抱着宝宝，以防他的身体向后挣脱。婴儿的莫罗反射是与生俱来的（见47

页），如果你不支撑着他的颈部和头部，他们的胳膊会向外伸展。

新生宝宝的颈部肌肉相当弱，四肢悬空将使他不舒服，所以当你抱他的时候要搂住他的整个身体，让他贴近你。

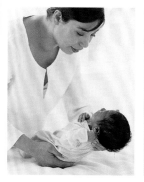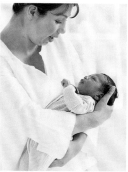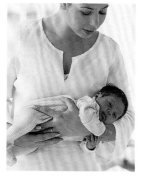

抱起宝宝 一只手托住宝宝的颈部，稳妥地支撑住他的头部，另一只手托住臀部，轻轻将他举起来（左图）。**支撑头部** 把他的头放在你的手掌中，略高于他的身体（中图）。**面朝下抱** 一只手臂支撑宝宝，让他的头靠着你的肘窝，你的另一只手放在他的双腿之间，用双手支撑着他的肚子（右图）。

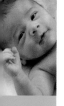

宝宝成长日记 ■ 你的宝宝（1~3个月）

婴儿出生时具有 70 余种反射，这些反射是保护他不受伤害，并提高生存能力的自然方式。大部分反射会在出生后 6 个月内消失。

主要的反射有：

■ **莫罗反射**（又称惊跳反射）当颈部或头部失去支撑时，婴儿会张开双臂。

■ **握持反射** 这种反射也称为掌抓握反射。当你把手指放在婴儿手掌中时，他的手指会本能地蜷起来绕着，并紧紧地握着。

■ **吸吮反射** 当你把东西放在他嘴里时，婴儿会吮吸。这种反射能确保他获得营养。

■ **觅食反射** 当你抚摸婴儿的面颊时，他会转向你，寻找食物。

■ **踏步反射** 当你让婴儿直立在平坦、坚硬的表面上时，如果你支撑着他的重量，他的一只脚会举步迈到另一只脚前面"走"起来。

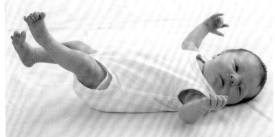
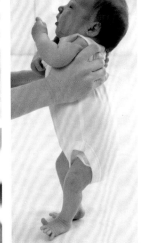
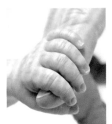

莫罗反射 当婴儿被突如其来的噪音惊吓时，他做出的反应可能是张开双臂（上图）。**踏步反射** 新生儿能做出这样的跨步动作（最右图）。**握持反射** 这种反射可能是人类在漫长的进化过程中遗留下来的，灵长类动物的宝宝一出生就必须牢牢地抓住母亲（右图）。

如果你是人工喂养，那么宝宝吃奶可能吃得多一些，但每顿也不大可能超过几茶匙（30 毫升）。人工喂养往往比母乳喂养速度更快一些，但也并非始终如此。人工喂养的婴儿每次喂奶时间为 20~40 分钟。

体重减轻

出生后一周，新生儿的体重往往比出生时的体重轻了，这是正常现象。母乳喂养的婴儿通常比其出生体重轻 7%~10%；人工喂养的婴儿平均减重 5%。人们通常认为，新生儿体重减轻是因为出生时稍微重一点能确保他们在出生后能够生存。大多数婴儿可在 10~14 天的时候把丢失的体重补回来。只要宝宝进食正常，有大小便，看起来很健康，应该没什么可担心的。

尿布上的东西

宝宝将继续排出胎便。胎便很黏稠，不易清洗。在温水里加一滴婴儿浴液有助于清理最糟糕的部分，但试着只用清水来清洗宝宝的生殖器。宝宝的尿应该是浅色或稻草色液体，如果颜色加深或有臭味，请咨询医生。

我的宝宝睡觉时鼻子呼哧呼哧的，还不断地打鼾和打嗝。这种情况是正常的吗？

婴儿在睡眠过程中可能会弄出很多动静，你可能会听到呼噜声、呻吟声、小声啜泣、短暂的哭声，甚至打鼾以及打嗝的声音。婴儿甚至还可能出现长达 15 秒的呼吸暂停，也被称为"周期性呼吸"，6 个月内的婴儿都可能出现这种现象。

出生后，婴儿的呼吸系统里的黏液可能不断积聚，其中也包括鼻子里，他会通过抽鼻子、咳嗽、打鼾等方式来清除。这种情况通常在 4~6 周大时好转。如果宝宝的鼻子看上去似乎不太通畅，进食吃力，请告知医生。宝宝可能感冒了或出现其他感染，需要用生理盐水滴鼻剂来疏通鼻子（见 408 页）。

如何护理宝宝的生殖器？

在出生后的几周内，婴儿的外生殖器看上去有些肿胀，这是由于他体内留存的一些来自母亲的孕期激素造成的。婴儿的生殖器非常娇嫩，出生后几周内需要用温水仔细清洗。此后，可用一点中性的婴儿浴液小心地清洗，保持生殖器洁净。

如果你家是女宝宝，要记住总是从前往后擦拭，而男宝宝则要提起阴茎和阴囊，清洁周围部位，而且别忘了拉回包皮。在某些地区，如果宝宝已经接受过割礼，即包皮环切术，医生会告诉你最好的清洁方式，从而保持生殖器部位的清洁。在出生后不久，宝宝的生殖器有点分泌物是正常的，但如果分泌物有臭味或颜色呈黄色，应该向医生报告。

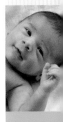

适应新角色

很快，你就是一位已经上任72小时的妈妈了——绝大部分是不眠不休的时光。太疲倦的话就很难应付得过来，所以你应该尽量多休息。

尽管宝宝看起来是那么的娇小和脆弱，简直到了不可思议的程度，但他每天都变得强壮一些，醒着的时间也更长些。在这个阶段，他的需求相当直接，有规律的喂奶、换尿布和你的陪伴将帮助他感到安全和满足。

然而，新生儿在开始的几天里经常啼哭，部分原因是对全新环境感到震惊，同时哭也是他所掌握的唯一的沟通方式。宝宝哭泣可能会令新手父母不安，尤其是当你完全搞不清楚哪里出问题的时候。最佳方法就是逐一查找导致宝宝啼哭的原因，并用自己的方法尝试解决（见68~69页）。记住，这只是一个阶段，随着对宝宝的了解不断加深，你将能够分辨他的哭声，越来越容易预判他下一步需要什么。

新生儿是不可能被"溺爱"的，每次都积极回应宝宝的哭声，将增强你与宝宝之间的情感纽带，教会他这个世界是安全的，鼓励他去信任这个新世界。毫无疑问，当有些宝宝想让人知道有不对劲的地方时，哭闹会比别的宝宝多些。如果他并非需要被你抱着、拍嗝、喂奶或换尿布，那么尽量减少外界对他的刺激，这样反而有助于安抚他。

在一间幽暗安静的房间找一个舒适的地方，让他侧身躺着。有节奏地轻拍他的背，直到他入睡。然后给他恢复仰面躺着的姿势。当你无法让宝宝停止哭泣时，很容易感到手足无措，但尽量放松并提醒自己，婴儿就是这个样子，与你为人父母的能力高低无关。

获取支持

记住你不是孤军奋战，当你发觉自己连淋浴或喝杯热茶的时间都没有了，就去寻求他人的帮助。婴儿们天生掌握着一个诀窍，往往当你刚准备休息时，他们就会醒来并需要你的关注。最初几周，若有人帮你抱抱宝宝，或者在他哭的时候哄他，对你来说便是莫大的帮助，你可以趁此机会放松一下，梳洗、换衣服、吃顿饭。

假如你已经筋疲力尽，对宝宝没完没了的哭闹难以应付，不妨请你的爱人或其他家庭成员照看宝宝几小时，这样你能有一点时间补充睡眠。当你得到适当的休息后，便可以再次接手了。如果把宝宝放下来令他难过，尝试用婴儿背带将他吊在胸前，这样既能解放你的双手，又能安慰他。当有人来你家帮忙时，

如何……

冲调配方奶

务必严格按照配方奶制造商的说明书来冲调。冲得太浓稠可能导致宝宝便秘或口渴，冲得太稀薄则意味着他得不到所需要的营养。首先，你需要把水煮沸（以杀死细菌）并冷却。当你冲调好一瓶配方奶以后，把奶瓶放在一罐热水中缓慢加温。不要用微波炉加热，因为用微波炉加热将导致奶液受热不均匀，有可能烫伤宝宝的嘴。你最好在喂奶之前新鲜冲调。如果有特殊需要必须提前冲调好，则应把奶瓶放进冰箱靠近后壁的位置，在4℃以下的环境中储存，且储存时间不应超过24小时。

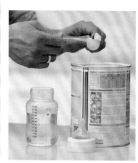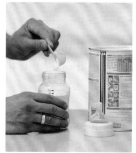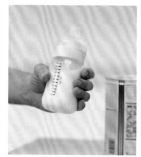

准确量取 量取配方奶时，应按照平勺的量来量取，用小刀刮掉多余的部分（左图）。**倒入配方奶** 先往奶瓶里注入煮沸冷却的水，然后再添加配方奶（中图）。**混合** 晃动奶瓶，确保配方奶完全溶解、没有结块，使奶液口感顺滑（右图）。

给宝宝拍嗝

大多数婴儿吃奶时会吸进少量空气。这些留存在消化道里的空气可能引起疼痛。而且，这些气体也会使宝宝感觉吃饱了，从而妨碍他吸收足够的营养。给宝宝拍嗝，促使他打嗝，帮助他排出胃肠道里的空气，能够缓解不

适。除了在喂奶结束时拍一会儿之外，你还可以在喂奶半程时增加一次拍嗝。如果宝宝在拍嗝 5~10 分钟后都没有打嗝，就不用再拍了。这可能是因为根本没有需要排出的气体，或者稍后才排出。

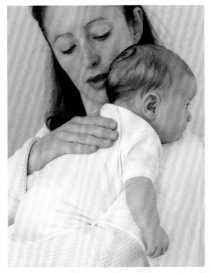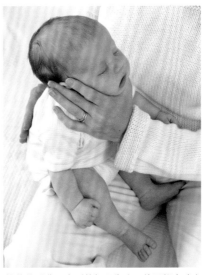

把他抱起来让他趴在你的肩膀上 轻轻抚摩或轻拍他的后背，直到他打嗝为止。他可能会吐出一些奶，所以在你的肩膀上垫一块棉纱方巾（左图）。**让他坐在你的大腿上** 使他身体稍微前倾，支撑他的头部，轻轻抚摩或轻拍他的后背，直到他打嗝为止（右图）。

宝宝就在我身边，我不是应该欣喜万分吗？可我为什么想哭、情绪波动那么大呢？

据统计，60%~80% 的新妈妈在分娩后都有过哭泣，感情淡漠，感到筋疲力尽和焦虑的经历，这种现象就是人们俗称的"产后抑郁"，这些情绪被认为是由于孕激素水平突然下降的同时，伴随母乳喂养所产生的激素激增所致。

你发现自己经常眼泪汪汪、烦躁易怒、沮丧、疲乏，所以想知道该如何应对。产后抑郁可能持续几小时，也许长达 5 天，在此期间你会莫名其妙地情绪低落。没必要对哭泣或焦虑而感到不好意思。向你的爱人解释你的感觉，在此期间接受所有的帮助和支持。

如果一周后你尚未好转，与医生或护士谈谈，他们会评估你是否从产后抑郁进展为产后抑郁症。若确诊是产后抑郁症的话，你可能需要得到进一步的帮助。

合理安排好淋浴、吃饭和午睡；别为不能"尽地主之谊"而感到内疚。为你提供帮助的人很乐意花时间同宝宝相处，并愿意帮助你进行产后恢复。把需要帮忙的事情列出来贴在冰箱上，便于亲朋好友准确知道如何帮忙。

宝宝吃的乳汁

今天，你的乳汁很有可能大量"涌出"，这意味着你的乳房开始分泌"过渡乳"了，这是一种初乳和成熟乳的混合物，看起来像淡黄色的奶油。你的乳房可能变得有点硬，也许略微有些肿胀，让宝宝难以吮吸。试着将整个乳晕塞进他的

嘴里（见 27 页），从上向下按摩乳房，推挤出一些乳汁，使他更容易将乳头含在嘴里。

接下来的 10 天左右时间，初乳将越来越少，到宝宝 2 周大时的母乳被称为"成熟乳"。你的身体将为宝宝分泌出正好满足他需求的乳汁量，所以只要宝宝需要，就给他喂奶，确保满足他的需求量。你喂得越多，乳汁的分泌越旺盛。你可能会发现，每次喂奶时间在 30~60 分钟之间（有时候时间更长些），而宝宝在喂奶的过程中可能吃着吃着就睡着了。轻轻触碰他的脸颊，温柔地把他推醒。

当他离开乳房后，在睡着之前，轻轻地给他拍嗝。大多数母乳喂养的婴儿 24 小时喂奶 8~12 次。如果你是剖宫产，乳汁大量分泌的时间可能稍微延长些，但是一定让宝宝多吮吸。如果有任何问题和疑虑，向医生和护士报告，他们会为你提供帮助。

在宝宝吃奶量这个问题上，人工喂养的妈妈能更直观地感受到，因为自己能看得到。宝宝出生一周左右，或者在他的体重达到 4.5 千克之前，需要每 2~3 小时喂一次，宝宝每次可能只能吃 30~60 毫升。

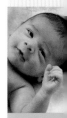

出生后的第一周

49

接受检查

在产后一周内，医护人员会持续关注你和宝宝，确保你们俩健康状况良好。

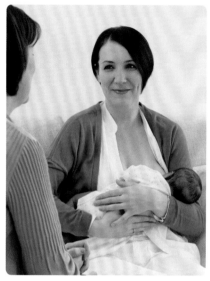

随访 在某些地区，社区助产士会到家中随访，看看你是否应付得过来，还会对你和宝宝进行一次诊察。

在有些地区，产后一周左右的时间内，助产士或健康随访员会经常到你家随访，这可是你咨询问题的大好机会。如果你是母乳喂养，会得到鼓励和支持；助产士或健康随访员还会给宝宝进行检查，确保他身体健康、发育正常，体重开始增加。同时，助产士或健康随访员也会解答你担心的任何问题，无论它看起来多么微不足道。即使在最好的情况下，承担起照顾新生命的责任也是艰巨的；通过咨询，那些令你望而生畏的事情可能用非常简单的方案便可解决。

对妈妈的检查

如果你生产的时候因会阴撕裂、会阴切开术或剖宫产而有缝针，助产士或健康随访员会查看该部位是否很好地愈合。助产士或健康随访员也会问你的出血（恶露）情况，并触诊腹部，查看你的子宫是否回缩良好，是否正稳步恢复到孕前大小。助产士或健康随访员将给你测量体温，还可能测量血压，以确定它们在正常范围内。

任何疼痛或母乳喂养中遇到的任何问题都可以毫不犹豫地讲出来。得到专业人士的建议将使你感到放心。确保你的情绪健康也是助产士或健康随访员的一项重要工作，因此当助产士或健康随访员问一些相对私人的问题时，例如你感觉如何，是否应付得过来时，不要感到惊讶。不必因为某些问题触及隐私而感到尴尬，如实告诉助产士或健康随访员。大多数新妈妈在开始的日子里都经历过难熬的时刻，若有必要，一定要争取帮助和支持，以免事态失控。

对宝宝的检查

你会被问到很多问题，内容涉及宝宝的吃奶情况、睡眠模式、排便、尿布打湿的情况和整体的幸福感，这些都能为评估他的整体健康状况提供依据。在有些随访中，会称宝宝的体重，以监测他的体重是否开始增加。

母乳喂养的宝宝往往体重增加得慢些，所以如果宝宝未如你预期的那么圆润，不要惊慌。如果宝宝的体重令人担忧，助产士或健康随访员会让你知晓，同时也将评估你的母乳喂养技术。在多数情况下，改善宝宝的衔乳姿势，为了提高泌乳量而让他吮吸的时间更长些，就能够保证宝宝吃到他所需的奶量，使体重以良好的速度增长。

给宝宝称体重时，可能会脱掉他的衣服，助产士或健康随访员将查看宝宝的身体上有无皮疹或斑点，并给你提供一些建议。在早期，宝宝的身体上有些斑点是正常的，如果你担忧，现在可以提出问题。在最初的几周里，助产士或健康随访员将持续密切关注着宝宝，如果你担心的话，他们会为你消除疑虑。

是时候考虑……

新生儿疾病筛查

新生儿疾病筛查在婴儿出生后的 5~8 天进行。所有婴儿都要进行筛查，目的是筛查囊性纤维化、先天性甲状腺功能减退、镰状细胞病、苯丙酮尿症（PKU）以及在某些地区被称为中链酰基辅酶 A 脱氢酶缺乏症（MCADD）的代谢性疾病。检测时，医生将用针刺婴儿的足跟，挤出几滴血滴在滤纸上，然后送到实验室检验。

假如婴儿正在服用抗生素，应推迟验血，因为此时的结果可能不准确。

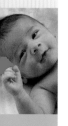

直到 6~8 周大时，宝宝才会进行一次完整的体检。

助产士或健康随访员将把宝宝的体重以及所有与健康相关的事项记录在他的个人健康档案上，请妥善保管。如果你觉得需要得到额外的支持，助产士或健康随访员的随访时间可长达一个月，足以使那些有困难的妈妈们安心。在有些地区，产科护工和产后服务中心也能够为新妈妈们提供额外的帮助。

当助产士或健康随访员家访时，应坦诚相告，承认自己已经疲于应付或对哭闹不止的宝宝束手无策并不丢人。同样，也不要害怕在他们的面前哭泣或表现出焦虑和担忧。这些专业人士对处理各种困难拥有丰富的经验，能为你提供宝贵的帮助和建议。不要觉得他们随访时，你必须唤醒宝宝；在很多情况下，他们与你聊天的同时瞥宝宝一眼就足够了。同样，也无须为了迎接他们的到来而特意收拾房间，或者因为没能热情款待他们而感到抱歉。这些专业人士随访的目的是看你和宝宝。他们明白做家务暂时不是你的首要任务。

如何……

护理宝宝的脐带

保持宝宝的脐带残端清洁和干燥很重要。专家们已不再推荐使用酒精、抗菌软膏、滑石粉或其他液体来护理脐带了。相反，你只需使用清水，如果这个部位有点脏，可以加点婴儿浴液。

尝试用比基尼式尿布，这种尿布的腰贴位于肚脐下方，可以避免刺激脐带残端，你也可以将普通尿布的边缘折下来。脐带残端看上去可能有点脏，这是正常的。如果它颜色发红，或者看起来会痛的样子，或者分泌物有臭味，请就医以排除感染。

宝宝出生后的 5~15 天，脐带残端会干燥、变黑并脱落。脱落后会有一个小小的伤口，在接下来的几天即愈合。

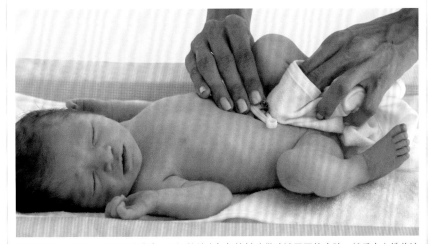

清洁脐带 为了防止脐带残端感染，用湿的绒布轻轻擦拭脐带残端周围的皮肤，然后小心地将该部位的水分拍干。

问与答……医生

宝宝是不是得黄疸了？

在出生后的最初几天，有 2/3 的足月婴儿会出现黄疸（见 404 页）。这是由于婴儿血液中的胆红素积聚在体内造成的。胆红素是红细胞的代谢产物，在人体内循环并经肝脏从体内清除。宝宝的肝脏还需要一些时间才能发育得足够成熟，以应付这种需求。在大多数情况下，黄疸在出生后 10 天左右即可消退。在消退之前，宝宝的眼睛看起来稍微有点黄。要确保他晒到充足的阳光，并且要经常给他哺乳，这样做有助于胆红素从体内清除出去。

我有一对双胞胎。我的身体能够制造足够多的乳汁，同时满足两个宝宝的需求吗？

你的担心并不少见——许多双胞胎新妈妈都担心自己的乳汁不够两个宝宝吃。但是，母乳喂养的工作原理是供给和需求之间的关系，因此你的身体能够分泌出满足两个宝宝精确需求量的乳汁，即使在他们的快速生长期亦是如此。

我该叫醒宝宝吃奶吗？

大多数父母都不愿意唤醒熟睡的宝宝，因为他熟睡的时候正是爸爸妈妈们用来补充睡眠或做家务的唯一机会；然而，宝宝确实需要经常喂（至少每 2~3 小时喂一次），以获得足够的奶量供他成长和发育，因此，如果两次喂奶的间隔时间比上述时间长，你可能需要唤醒他吃奶。同样重要的是，时常把他置于你的乳房上吮吸（理想情况下，每 24 小时内 8~12 次）能帮助你建立起足够的母乳供应量。

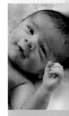

与宝宝建立情感纽带

你和宝宝之间的情感纽带从怀孕期间便开始建立，而且将持续一生，它是你与另外一个人之间形成的密切而且强大的联系。

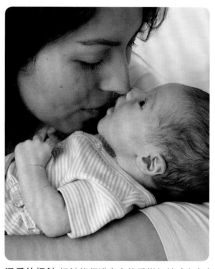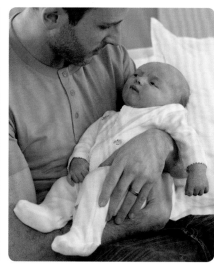

温柔的抚触 抚触能促进宝宝体重增加并减少宝宝的恐惧，也能减轻你和他的焦虑（左图）。**爸爸的怀抱** 给你的爱人足够多的机会参与宝宝的护理，让他花时间建立与宝宝之间健康的亲子关系（右图）。

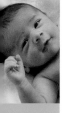

亲子关系是父母和宝宝之间培养起来的强烈的依恋关系。它促使我们去爱我们的宝宝，对他充满感情，保护和养育他。它是驱使我们半夜起床给宝宝喂奶的动力。亲子关系同样也能为宝宝建立安全感和自信心。肌肤接触（见45页）能在亲子关系的建立过程中起到促进作用。宝宝的爸爸也可以用这种方式进行肌肤接触，建立起属于自己的健康的亲子关系。

婴儿是感官触觉动物。爱抚宝宝将触发他体内催产素的释放。血液中催产素的水平升高，将使人产生幸福、放松和安全的感觉。并不是所有的妈妈都能轻易建立亲子关系，尤其是遭遇难产的妈妈。保持耐心，看着宝宝的眼睛，抱紧他，给他唱歌，和他说话。他会回应你的气味和触摸，以及他在子宫里就已经熟悉的你的声音。

与爸爸建立情感纽带

或许在你第一次做超声波扫描时，或从第一次感受到神奇的胎动开始，你的爱人可能就已经开始与宝宝建立情感纽带了。值得一提的是，通常在宝宝出生后，爸爸直接与宝宝接触的时间较少，的确需要得到机会来提高自己护理新生儿的信心。给你的爱人足够多的机会与宝宝独处，试着远离他们，这样他才能找到自己的方式。如果他提出要求请你帮忙，就去帮助他，当爸爸给宝宝换尿布时，给宝宝擦洗身体时，以及哄宝宝入睡时，要保证他能方便地拿到必需的物品——如此重复多次，他就能像你一样了解宝宝，并建立起极其重要的情感纽带。

与双胞胎建立情感纽带

由于护理双胞胎需要付出大量的体力，可能会削弱建立亲子关系的情感能量，双胞胎或多胞胎的父母发现建立情感纽带的过程极具挑战性。与单胎宝宝一样，情感纽带并非总能马上建立起来，所以你需要给自己一些时间，才能感受到对双胞胎浓烈的依恋之情。

假如你与双胞胎之一建立起更强烈的情感纽带时，你就要当心了。当其中一个宝宝需要你付出更多的时间和精力时，这种情况是经常发生的。尝试将更多的轻松和愉快的时间分配给那个你感觉情感纽带较弱的宝宝，这样可以帮助你平衡自己与他俩的亲密感。

你可能还会发现你的爱人与一个宝宝更亲近，而你则与另一个更亲点。这是一个非常实用的方法，能确保宝宝们都能获得安全感，而这正是他们情感健康所需要的。

是时间考虑……

进行出生登记

别忘了给新生儿进行出生登记。在有些地区，例如英国，婴儿出生后，最多有42天（6周）的时间进行出生登记。这个期限过后，父母将收到去当地登记机构报到的正式通知。因此，应抓紧时间联系所在地或全国任何一家登记机构，预约办理出生登记（见18页），领取出生证明。

酣睡的宝宝

这一周可真辛苦啊！在这一周里，宝宝花了大量时间用来睡觉，间或醒来吃奶——当然也不都如此！

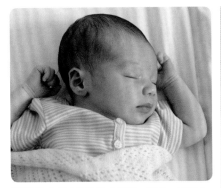

睡眠模式 很少有新生儿能睡一整晚；事实上，你能期待的最长时段大约是 5 小时。

大多数新生儿每 2~4 小时就会醒来吃奶。他们的胃很小且仅依赖奶类饮食，消化非常快。宝宝在饿的时候醒来，累了便睡觉，而你却不能强迫他改变！所以你的期待最好还是切合实际一些。

假如是母乳喂养，你现在要确保他吃得饱，才能促使他长得好。如果可能的话，每次让他吃双侧乳房的奶。你的奶水现在已经很充足了，可以做到按需哺乳，每侧乳房的喂奶时间通常是 5~30 分钟。宝宝应该吃完一侧乳房再吃另一侧，这样可以保证他能够吃到富含脂肪的后乳，后乳是在每次喂奶末尾时段分泌的。

人工喂养的宝宝通常睡眠时间稍长，因为配方奶比母乳消化得慢一些。

白天和晚上

许多婴儿半夜醒来的时间长，而整个白天却都在睡觉。起初，跟着宝宝的节奏还容易些，当他睡觉时你也睡觉。你可以在入睡阶段通过保持房间安静、调暗光线的方式，制造昼夜之间的差异。如果宝宝在晚上醒着不睡，就要试着哄他睡觉。如果他在吃奶过程中睡着了，就会因胀气而感到不适。你可以允许他在吮吸中入睡，但是要在他睡熟之前给他拍嗝，然后放到床上。

注意避免给他穿得过多。天气暖和的季节，尿布加上毯子就够了，如果他看上去有点凉，可以多加一两层毯子。如果他半夜醒来，迅速给他喂奶并更换尿布，别跟他说太多话。

最紧要的事……

睡眠不足将使你感到焦虑和沮丧。这种情绪不仅会传递给宝宝，使他烦躁不安，同样也使你难以得到良好、舒适的睡眠。哄他睡觉时，试着保持平静。请记住，这只是一个阶段，你最终会把那些不眠之夜补回来的。

如何……

给宝宝包襁褓

当小婴儿受到过度刺激时，把他包裹起来可以帮助他镇静下来，并防止他受到莫罗反射的干扰（见 47 页）。莫罗反射将导致睡眠中的他背部伸展、双臂伸直、头向后仰。用柔软的棉质被单包裹宝宝，因为厚重的毛毯可能导致过热。包裹的目的是让他感到安全，而不是保暖。让他的双臂能够自由活动，若他安静不下来，则可以把胳膊收进来松松地包裹一下。

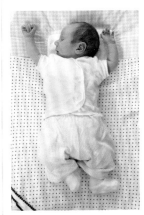 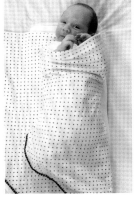 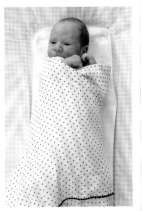

安置好宝宝 摊开被单，两角对折呈三角形，长边在上。把宝宝放置在长边中心的位置（左图）。**第一折** 拿起三角形的一角，把它塞到宝宝另一侧身体的下面。确保不要裹得太紧（中图）。**第二折** 把另一角绕过来裹住他。把边角妥善地塞在宝宝身下（右图）。

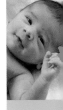

需要特别护理的宝宝

如果宝宝是早产儿或者出生时身体不适，他可能已被安置在婴儿特别护理病房或新生儿重症监护室，以便专科医生和护士为他提供最好的医疗救助。

如果宝宝需要在婴儿特别护理病房进行紧急治疗，你可能无法立即享受与宝宝的肌肤接触，或马上进行出生后的第一次喂奶。宝宝不在身边，你可能会感到失落，极其迫切地想了解他的健康状况，尤其是当他躺在恒温箱里时。不过，尽量不要被那些线缆和显示器吓着——恒温箱能保护婴儿免受感染，在需要的时候为他提供氧气，监测他的体温、氧含量、心率和肺活量。

给宝宝喂奶

如果宝宝无法直接吃母乳或用奶瓶吃配方奶，医护人员将从他的嘴或鼻子放置插管，直接插到胃里。母乳或配方奶将通过这根插管喂给宝宝。如果你希望正在接受特殊护理的宝宝吃到母乳，你需要在产后开始挤奶（见28页），即使宝宝现在还没有准备好。毋庸置疑，母乳是小宝宝或身体欠佳的宝宝的最佳选择。母乳中的抗体有助于预防感染。此外，它还能为宝宝建立强健的免疫系统，并为宝宝最佳的成长和发育提供所有必需的营养物质。

医护人员会告诉你如何挤奶：大多数医院设有专用的房间，有舒适的椅子和专用的电动吸奶器。你需要每隔几小时就挤一次奶，以维持并提高乳汁的分泌量。即使初期你只能挤出一点点乳汁，也将改善宝宝的整体健康状况。乳汁将通过插管喂给宝宝，或者通过注射器、奶瓶或杯子，直到他能够趴在你的乳房上吃奶为止。

当你把宝宝放在胸前，他可能并没有真正吮吸，但能享受与你亲近。如果你把挤出来的乳汁滴在乳头上，宝宝便

袋鼠式护理

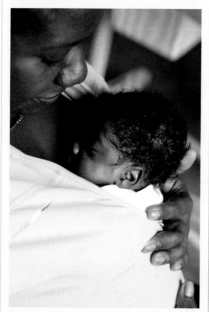

抱紧你的宝宝 有研究发现，抱紧宝宝，让你的肌肤贴着他的肌肤，这样做可使宝宝受益匪浅。

无论是早产儿还是足月婴儿，促进新生儿健康发育的最佳途径之一就是进行袋鼠式护理。袋鼠式护理很简单，你只需要把宝宝放在你双乳中间，紧紧抱着他。宝宝可以只穿尿布裤，或许再戴一顶帽子保暖，与你进行肌肤之间的亲密接触。调整他的头，使他的耳朵贴着你的心脏，环抱着他，让他感觉你的温暖和爱意。袋鼠式护理可以让新生儿在适应严峻的现实世界的过程中，体验到与子宫接近的狭小环境。

对于婴儿来说，袋鼠式护理有一系列好处。事实上，研究还发现，与没有接受过袋鼠式护理的特护婴儿相比，接受过袋鼠式护理的婴儿（即使每天的时间很短）有如下特点：

- 心率更稳定。
- 呼吸更均匀（其中睡眠呼吸暂停风险降低75%）。
- 血液中的氧含量增加。
- 调节体温。
- 体重增加更快，大脑发育也更快。
- 哭闹减少。
- 清醒时间更长。
- 母乳喂养更成功。
- 较早建立起亲子关系。

接受袋鼠式护理的婴儿发育速度提高，主要是源于当他依偎在妈妈怀里时能够熟睡。睡眠使得婴儿能够保存能量用于成长和发育。同样，爸爸也可以采取这种护理方法，建立亲子关系。

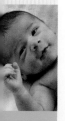

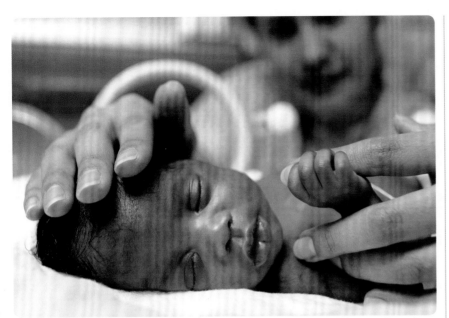

治愈的触摸 当医护人员不允许你抱着宝宝的时候，专家建议你多多爱抚宝宝，轻柔地触摸他。尽可能多地花时间与宝宝待在一起，和他说话，为他唱歌，这样做能帮助宝宝放松。

可以闻到并品尝母乳的味道。

即使是娇小的早产宝宝也喜欢舔食滴在嘴里的乳汁。第一次喂奶时，不要期望太高，因为早产儿或生病的宝宝容易疲倦，同时也需要学习如何正确吮吸。如果宝宝对吃奶表现出明确的兴趣，你需要得到一些指导，帮助他正确衔乳（见 27 页）。

宝宝需要你

虽然他看起来脆弱得不可思议，还被一堆线缆和管子包围着，抱着这样的宝宝确实令人生畏，但是为宝宝提供尽可能多的亲密的身体接触是必需的。他能辨别出你的声音和气味，你的心跳声以及他已熟悉的温暖怀抱，从而得到抚慰。尽可能多地抱抱他，如果他在恒温箱里不允许你抱，那么就轻轻抚摸他的身体，这样做能大大改善他的身心健康。经常触摸能促进宝宝体重增加，加快身体恢复，甚至帮助他建立更加舒适放松的睡眠模式。唱歌给宝宝听，用平和的声音

与他说话，安抚他；他将从你的声音里得到安慰和积极的刺激。有趣的是，研究表明，与宝宝说话有助于刺激他的大脑建立连接，也让他感觉更放松。

参与其中

说到照看宝宝，你可能觉得自己不在行，想把换尿布、洗澡、喂奶这些事情交给训练有素的专业人员来做，但是，你若是参与到照顾宝宝的日常生活中，将对

宝宝有很多好处。你的照顾不仅能安抚他，还能增强你们之间的母子亲情，从医院过渡到家里的生活也将变得更加容易。如果你信心不足，请护理人员示范怎么照顾宝宝，而且回家后对宝宝的卫生也丝毫不能马虎。

照顾好你自己

尽可能多休息，饮食应富含营养且规律，以维持你的能量水平。从家人和朋友处获取支持，如果你不能一天 24 小时都同宝宝在一起，也别感到内疚。

用日记记录你的感受，庆祝宝宝达到的发育里程碑，无论它多么微不足道。当日后回首往事，你会看到他惊人的成绩，并为他的进步感到欣慰。同时，列出需要向儿科医生和护士问的问题，并记下答案。我们无法每次都能立刻消化所有的信息，当我们有机会放松、反思时，才能更好地消化吸收。

咨询医院是否允许陪护，以便你可以日夜与宝宝待在一起。最重要的是你要意识到，内疚、痛苦、焦虑以及一系列其他情绪都是正常的。和你的爱人以及医院里的专业人士交流，他们随时准备支持你和宝宝。

发育游戏与活动

第二个家

试着在病房里与宝宝互动，如同在家里照顾他一样。用家人的照片装饰他的恒温箱，以备你不在时宝宝能看到家人的脸。他会逐渐熟悉你们，看到你们在身边会让他感到安心。你可以播放节奏舒缓的音乐，或者录下你的声音，在你离开时播放给宝宝听，这样能安慰他，并帮助他建立与你的亲子关系。

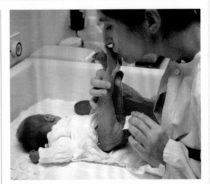

私密接触 试着忘记你周围的医院环境，想象着你和宝宝是在家里。

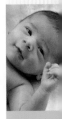

1周

在刚开始的几周里，婴儿只有10%的时间是醒着的。

尽管宝宝出生后不久就能够认出你，但在这个时期，宝宝的视力仍然是模糊的。当他醒着的时候，他会对这个全新的世界，以及你，展现出极大的兴趣。你的眼睛和你的声音令他着迷。

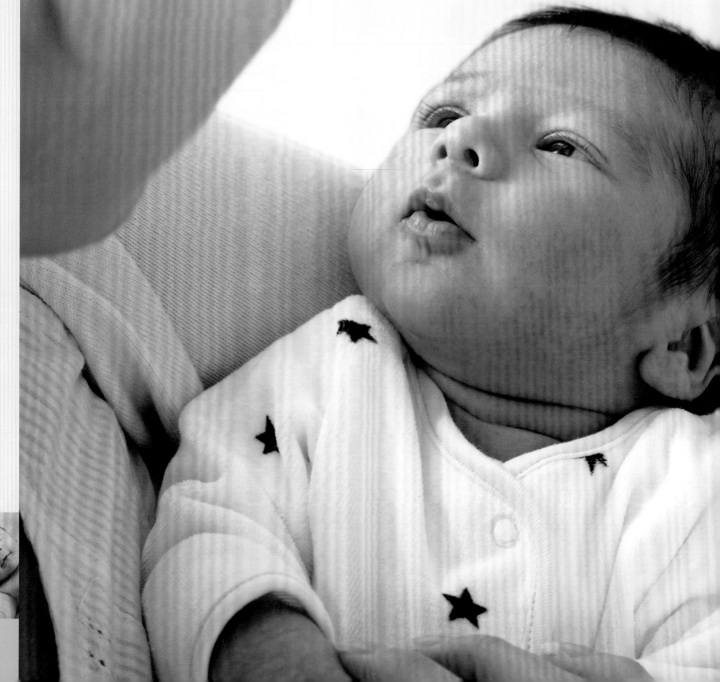

宝宝认识你

从出生时起宝宝就已经熟悉你的声音和体味。现在，当他看到你时，他能够认出你的面孔，这让他很有安全感。

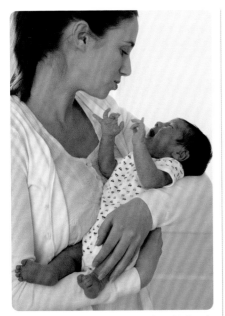

交流 啼哭是宝宝让你知道他不舒服的唯一办法。

尽管这时候的宝宝还太小，双眼不能清楚地聚焦，但是他能认出你的面孔，而且他最喜欢做的事就是凝视你的双眼。研究发现，婴儿会长时间凝视熟悉的面孔，所以你可能经常发现宝宝聚精会神地看着你。事实上，每当宝宝受到刺激或对你感兴趣的时候，他就会停止其他动作，专心致志地看着你。你应该满足他的热情，回望他的双眸。目光交流不仅对母子之间情感纽带的形成是必要的，同时也是你和宝宝早期交流的一种形式。

为了让宝宝了解你——把你的脸靠近，距离他30厘米的位置——这对他来说是最佳的聚焦距离。你的眼睛和发际线形成鲜明的反差，这些部位是宝宝最容易聚焦的地方。用不了多久，他就能伸出小手触摸你的脸了。

形成依恋

婴儿出生后几天到数周，母亲和婴儿之间就产生一种独特的倾向——想要彼此亲近。持续的肌肤接触让宝宝觉得安全。他在子宫里就能辨识你的心跳，而你的体味则使他觉得舒适，还能鼓励他吃奶。另外，他逐渐熟悉了你的抚摸，并通过你触摸他的方式感受到一种新的信任，这有助于他获得安全感。

问与答……医生

为什么每次我把宝宝放下来睡觉的时候他都会哭？

大多数婴儿喜欢被抱着，特别是在刚出生的头一两周内——这段时间他们刚刚开始适应子宫外的生活。给宝宝包个襁褓（见53页），有助于他感到更加安全，还有一个办法就是在宝宝醒着的时候把他放下，轻轻地抚摸他，直到他安静下来。记住，大多数婴儿每天哭1~3小时，或许宝宝只是累了，需要大哭一场来放松。

如何……

给宝宝洗澡

如果你还没有给宝宝洗澡的话，这周之内你可能想给宝宝洗澡了。大多数婴儿喜欢水，洗澡时间将成为你们日常生活中令人愉快的时刻。要保证房间是暖和的，准备好干净的浴巾，以及干净的尿布和衣服，这样就万事俱备了。在婴儿浴盆里倒半盆温水，用你的肘部试试温度（用温度计测量应是37℃）。洗澡后别忘了快速给宝宝擦干，防止感冒。

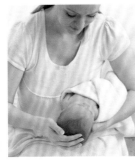

洗头 用一块浴巾把宝宝的身体包裹起来，一只手支撑着他的头部和肩膀，用另一只手给他洗头。

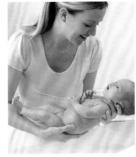

放入浴盆 缓缓把宝宝放入浴盆，请务必小心地支撑着他的头部、肩膀，另一只手托着他的臀部。

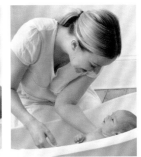

洗净全身 支撑着他的头部，轻柔地用水泼湿全身。根据个人喜好选用绒布或海绵给宝宝进行清洗。

成功喂奶

给宝宝喂奶很费时间，但当你看着他在乳汁的滋养下茁壮成长时，会感到自己付出的所有努力都是值得的。

母乳喂养

毫无疑问，无论对你还是对宝宝来说，母乳喂养都是一门需要稍加练习才能掌握的艺术。在确保宝宝吃到生长所需的乳汁这个问题上，是否正确衔乳的结果将有天壤之别。一旦你和宝宝都掌握了正确方法，母乳喂养的效率就会提高，适当的刺激能使乳房分泌出宝宝所需要的乳汁量，你的不适感也会大大减轻。

错误的衔乳方式将导致你的乳头疼痛并可能皲裂。通常在喂奶开始后的10秒左右，感觉到"牵扯痛"是正常的，但整个过程中始终疼痛的话就需要检查了。如果你感觉身体不适，不要犹豫，告诉医生、相关专家或者母乳喂养咨询师。

你的泌乳量至少还需要几天的时间才能满足宝宝的需求，而你则可能要花更长的时间才能适应喂奶的感觉，并对喂奶感到完全的舒适和自信。有些妈妈在一开始的时候不喜欢母乳喂养，一旦两三周后各方面都适应和习惯了，她们都很高兴自己坚持下来了。

一次喂奶需要多长时间？

不要试图给喂奶限定时间。什么时候宝宝吃够了他应该吃的奶量，喂奶才算结束。有时候他在10分钟内便能吃空你的一侧乳房；而有时候他则昏昏欲睡，吃空一侧乳房要花上20分钟或更长时间。不要催促他。有时候他吃奶不过是为了获得安慰，但这也是一个增加泌乳量的自然方法。

大多数新生儿每天需要喂8~12次。在起初的几周，虽然吃饱了的宝宝有可能睡3小时，但常常每90分钟就需要喂一次。

吃空双侧乳房

最好让宝宝吃空一侧乳房后再去吃另外一侧，以确保既吃到补充水分又解渴的前乳，又吃到富含营养的后乳。

吃空双侧乳房有助于防止出现诸如乳腺管堵塞（见59页）之类的问题。如果宝宝无法一次把两侧乳房都吃空，下一次喂奶的时候可以让他先吃充盈的那侧乳房，这样可以确保两侧乳房最终都被吃空。要记住上一次喂奶时宝宝吃的

调整合适的喂奶姿势

为了让宝宝能够正确衔乳，妈妈的姿势和宝宝的姿势都很重要。如果你的后背能被很好地支撑的话，你会感到舒适：靠垫或枕头在喂奶时是很有用的物件。你可以尝试多种不同的姿势，最终找到一两种最适合你的。以"摇篮式"将宝宝抱在胸前，他的肚子与你的肚子相对，这样会感觉很舒服。如果你乳房疼痛的话，用"橄榄球抱式"把宝宝夹在你的胳膊下面，可以防止宝宝吃奶时拉拽你的乳房。夜间喂奶或剖宫产后喂奶时，让宝宝平躺在你身边会有所帮助。喂奶的时候最好让他的头略微向后倾。他的下颌应该靠着你的乳房，这样才能顺畅地呼吸。

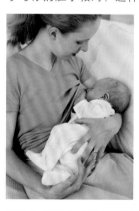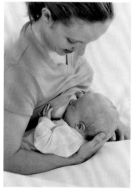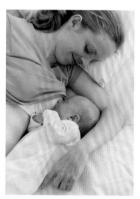

摇篮式 把宝宝抱在腿上，让他的肚子和你的肚子相对，用臂弯围住他的头部。伸展你的前臂支撑着他，用另一只手臂收拢他的双腿，膝盖朝向你（左图）。**橄榄球抱式** 收拢宝宝的身体夹在腋下，就像把一个橄榄球抱在胸前一样，并用前臂支撑他的颈部（中图）。**平躺** 平躺下来，让宝宝的脸正对着你，把他挪到你的乳房上，伸出手臂环抱着他（右图）。

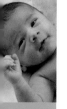

给双胞胎喂奶

在你适应母乳喂养之前，你可能更愿意分别给双胞胎宝宝喂奶。如果你选择这样做，那么当一侧乳房受到刺激时，有可能导致另一侧乳房泌乳（被称作"双侧泌乳"）。用一个消毒过的容器收集溢出来的乳汁——你可以把乳汁放进冰箱里储存，以后再用。

若打算同时给双胞胎宝宝喂奶，一定要记住，多数情况下其中一个宝宝比另一个更能吃。把这个宝宝先放在你胸前，以便你有更多的时间调整另外一个宝宝的姿势。双侧泌乳对后吃奶的宝宝有利，他吃起来就不用太费力。如果宝宝们很小，你可以把他

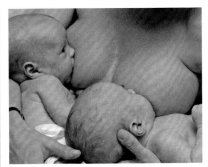

安置好宝宝们的位置 这位妈妈综合了摇篮式和橄榄球抱式两种方法，你也会找到最适合你的喂奶方式。

们都抱在你的腿上，让他们的肚子与你的肚子相对。如果这样不舒服的话，你可以试试橄榄球抱式（见58页），他们的头靠在你的乳房上，身体分别夹在你的两侧腋下。

是哪侧乳房。

人工喂养

对于人工喂养来说，姿势舒适同样重要，所以你要选择一把舒服的椅子，后背最好有支撑物，调整姿势，以便直视宝宝的眼睛。和母乳喂养一样，人工喂养也是一个

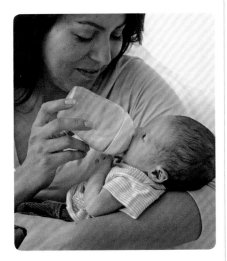

人工喂养的姿势 让宝宝以斜躺着的姿势被你抱在怀里，支撑起他的头部。

培养亲子关系的过程，如果你模仿母乳喂养的姿势，情感纽带的建立也更加自然。给宝宝喂奶时紧抱着他，让他对着你的胸部，这样他就能听到你的心跳，闻到你熟悉的体味，从而感觉舒适安逸。要有规律地换手，这样你和宝宝都舒服。

抱好宝宝

当你准备给宝宝喂奶的时候，轻轻触摸他的脸颊，引发觅食反射，觅食反射将促使宝宝张开嘴要吃奶。当宝宝躺着的时候，不要给他喂奶——奶液会流进鼻窦或中耳，造成感染。你应该以一个略微倾斜的角度抱着宝宝。为了防止宝宝吞进空气，应将奶瓶倾斜，使奶液充满奶嘴和瓶颈部。

在刚出生的几周，新生儿每次喂60~120毫升配方奶，每3~4小时喂一次。遵从宝宝的意愿：宝宝不会撑着自己，如果他吃奶吃得比通常多，那可能是太饿了。

常见问题

在多数情况下，导致哺乳不适的原因都是衔乳错误。调整哺乳的姿势便可以解决。其他问题包括：

乳头疼痛或皲裂 可以尝试喂奶之后将乳汁涂抹在乳头上，或者垫一块凉的法兰绒布，也可以在文胸里垫一块水凝胶乳垫来减轻不适。护乳霜可能也有用。喂奶之后要让乳房"通风"，并勤换防溢乳垫。

溢乳 溢乳在早期是正常的。当婴儿在一侧乳房吃奶时，另一侧乳房有可能溢乳；而且婴儿的哭声同样会引发泌乳反射。使用防溢乳垫，频繁喂奶能够防止乳房过度充盈。一般6~8周内情况就可以改善。

乳腺管堵塞 一旦母乳喂养成功建立，很有可能因衔乳错误和（或）没有完全吃空乳房，从而导致过量的乳汁蓄积在乳房里。如果你的乳房组织疼痛或者乳房局部发红，要更频繁地给宝宝喂奶，使乳汁流淌顺畅。如果情况仍没有改善，告诉医生。

乳腺炎 乳房出现炎症或感染会导致局部红肿，以及伴有类似于流感的症状，比如体温升高。受影响的那侧乳房可能会感觉胀满且疼痛。继续频繁地给宝宝喂奶，但是如果几小时内你觉得情况仍没有好转，需要去医院就医。

鹅口疮 引起鹅口疮的白念球菌可感染乳头，导致喂奶时感觉尖锐的刺痛感。医生可能给你开具处方，将一种凝胶涂抹在乳头上进行治疗，而宝宝可能也需要进行检查。

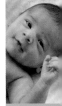

宝宝的体重

在这个时期，几克的体重都至关重要，特别是当你希望宝宝稳定增加体重的时候。

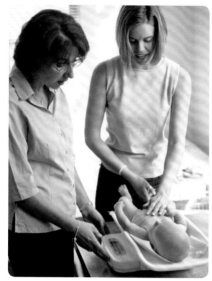

出生后称体重 每次称重的数字将被记录在宝宝的健康档案上。只要他在健康的范围内增加体重，他的健康状况就一切良好。

如果是母乳喂养，宝宝现在的体重可能是你重点关注的事项。由于不知道宝宝到底吃了多少奶，你很可能担心他没有摄入成长所需的足够食物。特别是宝宝在上一周体重减轻了（这是正常现象），而增重又很缓慢的时候。当医生或护士告诉你，宝宝只增加了一点点体重——或者更糟——体重一点也没增加时，足以让你陷入盲目恐慌。

但这通常没有必要担心：只不过是由于有些婴儿比别的婴儿稍微晚一点增加体重而已。一般来说，婴儿出生后3天左右，妈妈开始分泌乳汁，婴儿的体重大约每天增加25克。大部分婴儿在两周内恢复到出生时的体重，但有些婴儿则会晚一点才能达到这个水平。在这个

时期，体重并不是问题，婴儿的外表和身心健康才是反映他实际状况的更加重要的指标：如果宝宝总的来说是机敏的，一醒来就想吃奶，肤色健康，声音响亮，而且每天至少打湿6~8块尿布，那么他就是健康的。

如果宝宝看起来昏昏欲睡，无精打采，而且肤色苍白，每天大便甚至不足一次，或者出生5天之后的大便量少而且颜色是黑色的，出生一周后皮肤颜色没有变浅反而更黄了，或者在出生一周之后皮肤仍然皱巴巴的，就很有必要去寻求帮助，以确认你的喂养是有效的。只要继续坚持按需哺乳，宝宝将很快开始稳定增重。

如果是人工喂养，宝宝从现在起到3个月大时，他将每天增重25克左右。你需要每天给宝宝喂奶6~8次，每次60~80毫升：宝宝的胃很小，无法容纳太多的食物。如果喂完奶，奶瓶里还剩下一点奶液，你就可以判断宝宝已经吃饱了。

如何……

给宝宝剪指甲

宝宝的手指甲长得很快，因此最好经常给他剪指甲，防止他抓伤自己的皮肤。宝宝的脚趾甲长得比较慢，但是它们也会划伤宝宝，而且有时候会长成内生甲。当你拿着指甲剪或者指甲钳靠近宝宝的指甲时，这场景似乎有点让人心惊胆战，但是如果你用的是婴儿专用

工具，就不会弄伤他。趁宝宝睡觉或者吃奶的时候给他剪指甲，在这种时候他比较平静，或者请你的爱人帮你握住宝宝的手和脚，再给他剪。切记不要剪得太短——永远要留一点白边。脚趾甲可以直接剪平，而手指甲则要剪成小圆弧状。

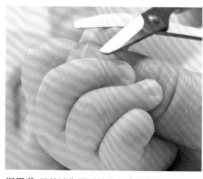
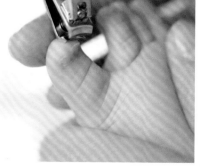

指甲剪 用前端为圆形的婴儿专用指甲剪给宝宝剪指甲（左图）。**指甲钳** 婴儿专用指甲钳的钳口小巧，用来剪宝宝小小的脚趾甲比较安全（右图）。

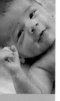

外出

如果生产之后你还没有出过门，这几天你可能感觉闷得快发疯了。现在，你可以试着和宝宝一起出去——这对你们都有好处。

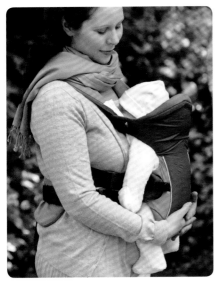 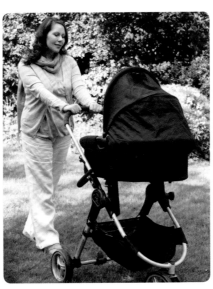

婴儿背带 前置的婴儿背带既能让你和宝宝亲密接触，又能让他感觉舒适而温暖（左图）。宝宝一出生就可以使用婴儿背带，前提是宝宝的体重大于背带要求的最小重量。**使用婴儿推车** 推着婴儿推车能让你轻松点，而且车子行进起来会使宝宝感觉舒适（右图）。

策划一次完美的外出，这件事本身就够有诱惑力的，再加上你和宝宝整天待在家里，新鲜空气和不一样的环境能让你暂时远离忙碌的家庭生活，改善情绪。阳光能够促使人体合成维生素 D，它能够保护牙齿健康，促进骨骼生长，同时也是舒适的睡眠所需要的，还能帮助你防止情绪低落和减轻产后忧郁。

你可能还不适合远行（或者为远行而穿衣打扮），但即使是短暂的散步或去便利店购物，都会使你感受到更多与外界的联系。

如果这是你产后第一次外出，把时间安排在喂奶之后，这样宝宝会感觉放松。一般来说，给宝宝穿的衣服应该和你自己差不多，额外给他加一件外套，防止风吹。如果天气冷的话，一件宝宝服、一件暖和的外套、一顶帽子和一条毯子足以使宝宝温暖舒适。宝宝的头摸起来应该是温暖的，但不热，而手和脚则要稍微凉一点。别忘了带上钥匙、手机和钱包（照看宝宝导致的疲倦使你心不在焉），而最重要的是好好享受你的第一次外出。

额外的装备

如果你计划外出的时间在一个半小时以上，就需要带上一些必需品了。

■ **棉纱方巾** 用来擦拭的妙物——而且你什么时候想给宝宝喂奶了，就可以折一块直接搭到肩膀上。

■ **妈咪包** 包里有干净的尿布，婴儿湿巾，用来装湿衣服或脏衣服以及脏尿布的塑料袋，宝宝的换洗衣服，隔离霜和便携式换尿布垫。

■ **配方奶和奶瓶** 如果你是人工喂养，带一些即食的盒装配方奶和一两个经过消毒的奶瓶。

■ **水和零食** 给你自己带一瓶水和一些零食，用于补充能量。

草莓斑

也称草莓状血管瘤。草莓斑很常见，没什么可担心的。它们常常长在婴儿的头部或颈部，但也可能长在婴儿身体的任何部位。草莓斑既可能在婴儿出生时就有，也可能在出生后的几周出现。刚开始可能是很小的平坦区域，呈艳红色；但是它们通常会逐渐凸起来，看上去就像一颗草莓。在1~4 岁期间，草莓斑会继续长大，之后开始逐渐缩小。它们可一直伴随儿童到 10 岁，但是大多数草莓斑会在儿童到了上学的年纪时自然消失，不需要进行治疗。如果草莓斑确实妨碍视力，或者长在了其他不合适的地方，建议采取治疗措施，以促进其萎缩消失。

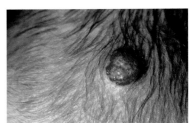

凸起的肿胀 草莓斑是因毛细血管增生导致的。

1周

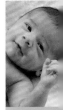

61

关注自身健康

你一直专心致志地照顾宝宝，但不要因此忽视了自己的健康。健康的身体能给初为人母的你提供足够的能量。

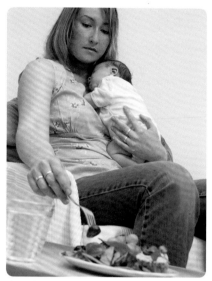

吃得健康 简单快捷的营养膳食，比如一份沙拉，能为你提供必需的维生素并有助控制体重。

由于你很难腾出时间准备一顿丰盛的餐食，所以提前确定你的食谱很重要。喂奶后吃一点含糖的零食，确实能使你有力气撑到下一次喂奶，但你的能量水平和整体健康最终将受到损害。

在冰箱里储存一些随时能吃的健康食物：籽类食物、坚果、新鲜水果和蔬菜、鹰嘴豆泥、酸奶、果昔、奶酪、鸡蛋、全麦吐司和大量的水，这些食物能使你的血糖水平保持稳定，有助于你平静和放松。

保持水分平衡非常重要。母乳喂养的母亲每天需要大约 2.7 升的液体。这些液体 70%~80% 来自饮品，20%~30% 来自食物。果昔和低脂牛奶也同样计算在内。因为咖啡因会进入母乳，所以最好避免饮用含咖啡因的饮料，比如咖啡和可乐。

即使时间很紧张，也能吃得好。几分钟就能做好一碗营养丰富的汤，再配上一个全麦面包卷。争取每天吃 5~6 份水果和蔬菜，以保证获取足够多的维生素 C，因为你的身体需要维生素 C 来帮助吸收铁元素。富含铁的食物有红肉、水果干、强化早餐麦片以及豆类。

如果朋友或者家人愿意给你做饭，就好好享受他们的好意吧。在准备餐食方面接受帮助并没有什么不好意思的，这能让你集中更多的精力，在照顾好宝宝的同时，让自己的身体尽快恢复。

锻炼

虽然这个时候进行身体锻炼仍然为时过早，但如果可以的话，你应该试着到户外去呼吸新鲜空气，做一点轻微的锻炼。睡眠减少导致身体疲劳，而缺少活动则会加重疲劳。锻炼对你和宝宝都有好处，能使晚上的睡眠更香甜。尝试把去公园散步纳入你的日常活动安排，或者不驾车而是步行去商店。

如果是剖宫产，你可能觉得自己还没能力出去走路，尽管徐缓的日常散步（甚至只是在花园里来回走）有助于你恢复身体。只有当你确定自己有能力时才出去走。如果有任何疑问，一定先和医生确认。

问与答……母乳喂养咨询师

母乳喂养有什么食物是不能吃的？

你可以正常饮食，但是如果你吃了某种食物之后，宝宝吃奶的时候表现烦躁或者胀气，你就应该避免吃任何可能影响到宝宝的食物。

最常见的罪魁祸首是那些容易引起胀气的食物，比如洋葱、大蒜、西蓝花以及卷心菜，重口味的调味品（比如咖喱和辣椒）以及柑橘类水果和果汁。

我能用乳头保护罩吗？

一般不推荐使用，因为乳头保护罩会导致宝宝吃到的奶量减少，因此也将减少你的泌乳量。

有什么我不能喝的东西吗？

早期应该避免摄入含酒精的饮料，酒精会抑制泌乳反射，但后期喝一点点是可以的。咖啡因的摄入应限制在每天一杯咖啡以内，因为咖啡因会导致宝宝烦躁易怒。不要过量饮用草药茶。比如，有人认为母乳喂养的妈妈饮用薄荷茶对平缓宝宝呼吸、减轻宝宝胀气和肠绞痛有用。但是，过量饮用薄荷茶则会使泌乳量下降。

我能吸烟吗？

吸烟将把宝宝置于危险的境地。尼古丁含有损害宝宝健康的化学物质。有烟环境将增加发生婴儿猝死综合征、哮喘以及耳朵感染的风险。

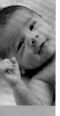

你对宝宝最了解

初为人母也许让你感觉如履薄冰，而且你可能也不确定自己是不是做得对。要相信自己，你就是最了解宝宝的人。

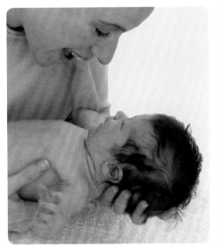

日常游戏 眼神接触、欢笑、交谈以及互动都在增强你和宝宝的情感纽带。

如果宝宝降生的时候附带一本说明书的话，那么这一周半时间便没那么难熬了。大多数母亲发现，养育孩子的学习曲线实在过于陡峭，而且时常令她们担心自己是否在照顾宝宝方面做着"正确的事"。你所具备的倾听宝宝需求的能力将指导你如何回应他。读懂了宝宝的信号，你就会拥抱他，对他轻声低语，给他喂奶，为他换衣服，在他需要的时候轻轻地摇摇他。

每个宝宝都是独特的个体，因此，对别的宝宝来说正确的方法，对你的宝宝则未必正确。同样地，也尽量不要和别的妈妈比较养育宝宝的技巧，因为你最了解你的宝宝，不管育儿指南怎么说或你的朋友怎么想，你将自然而然地做出对宝宝来说最好的决定。

如果你目前还不是特别喜欢关注宝宝的需求，不必担心，也不要认为自己是个失败的母亲。新父母感觉他们自己只是在做样子敷衍了事，而不是积极主动地珍惜与宝宝在一起的每时每刻，这种情况并不罕见。还有少数父母在应该为宝宝花多少时间和精力上意见相左。如果发生这种情况，可以向家人或者朋友寻求帮助，并向健康方面的专家诉说自己的感受。你可能已经筋疲力尽了，所以安排你的爱人或者朋友来接手照顾宝宝，给自己留出时间休息。

不要对自己太苛刻，当事情没有按计划进行的时候也不要惊慌失措。有宝宝的家庭每一天都有新状况发生，你需要懂得变通，有些时候还要降低对自己的期望值。

问与答……医生

生病期间可以喂奶吗？

可能你觉得不能再喂奶了，但务必继续喂奶，以保持你的乳汁供应量。因为你不但不会把疾病传染给宝宝，反而可以通过母乳把你自身针对所患疾病产生的抗体传递给宝宝，从而使他不容易罹患这种疾病。大多数非处方（OTC）止痛药在哺乳期服用是安全的，但是应在服用任何药物之前核对说明书或者咨询药剂师的意见。比如，你应当避免服用某些抗生素和减充血剂。就你经常服用的药物的安全性与医生讨论。

双胞胎同睡

让双胞胎睡在一张床上叫作同睡。不必担心双胞胎过热或令对方窒息。研究显示，双胞胎睡同一张床和分开睡的风险是一样的。

照顾一个宝宝的原则同样适用于照顾双胞胎，这非常重要。例如，确保每个宝宝在床上都是脚朝向床脚方向。这意味着你要让双胞胎仰卧，头对头，他们的脚各自对着床头和床脚；或者肩并肩，脚都对着床脚。

肩并肩的姿势并不会带来更大的风险，即使双胞胎中的一个宝宝突然把手臂挥到另一个宝宝的身上。事实上，这样的姿势可能令他们感觉很舒适。同睡也有更实际的作用，尽可能长时间的同睡——6个月比较理想——能减少婴儿猝死综合征发生的风险（见31页）。

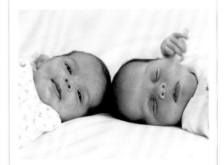

分享一张小床 让双胞胎睡在同一张床上是非常安全的，不管是头对头还是肩并肩。

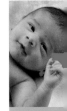

对生育的思考

很多新父母都喜欢与别人分享、探讨生育经历。谈论这个话题有益健康，尤其是在事情未如预期进展的时候。

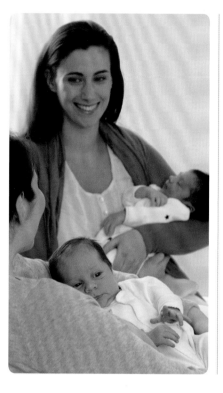

分享经验 与那些渴望分享自己生育经历的妈妈们分享你的生育体验，会对健康十分有益。

不论你的分娩过程是出乎意料地又快又简单，还是费尽周折地利用了计划中的每一项医疗干预措施，才使宝宝顺利生下来，或许你都很想与别人聊聊你的生育过程中的所有细节。分娩是一件生死攸关的大事，也是一段刻骨铭心的经历。生了宝宝后内心充满骄傲又心神不宁是正常的，而你感觉有必要把这些事厘清理顺也是正常的。

对于分娩的经历，有些女性和她们的爱人的感觉并不愉快，而少数人则会感觉精神受到了伤害。对于女性而言，分娩的过程可能比她们想象的更长或更痛苦，还可能出现并发症。对于男性来说，感觉失去控制，因妻子的不适而苦恼、焦虑，都可能影响他们对生育的看法。你可能希望事情能如你所愿，或者你本可以不这样做，又或者你不能理解为什么非要经历那些过程以及采取医疗干预措施。

同样的，你经历的可能是一次精彩而积极的生育过程，使你的内心充满欢乐，并希望和别人分享这个鼓舞人心的故事，尽管你已经和你的爱人、家人、产前班结交的朋友以及负责指导你照顾宝宝的医生分享了你的生育经历，但仍然忍不住想要聊一聊那些令人难忘的体验和你的思考。

如果你对生育的任何事项感觉不安或不确定，一定不要犹豫，去告诉医务人员，并向他们提出问题。健康专家会给你支持，他们理解你，提问是接受生育经历的一部分。分娩是一件不可思议的事，而且你会发现大多数人都会着迷地倾听你讲述宝宝是怎样来到这个世界上的。

关注积极的方面

不管你经历了什么，都要试着关注那些积极的因素，以及你成功地创造了一个新生命的事实！当事情没有按照计划进行时，感觉失望，甚至有负疚感都是很正常的——尤其是当别人都有更好的体验，或者完成了"自然"的生产时——此刻，你的怀里正抱着一个健康的宝宝，这就是最好的结果。为你所创造的美妙生命而自豪吧。

问与答……医生

我宝宝的眼皮粘起来了，这正常吗？

新生儿有轻度的眼部感染是很正常的，这是由于在出生过程中血液或液体进入他的眼睛所导致的。你可能发现宝宝睡醒后，他的眼睫毛上有结痂或粘连在一起，甚至连上下眼皮都粘住了，而且内眼角处可能还会有分泌物。你可以轻柔地用棉片擦去眼睛周边的分泌物，以保持宝宝眼睛的清洁。这种状况通常会自然消失，但是如果3天之后症状还没有减轻的话，就需要去医院就医了。

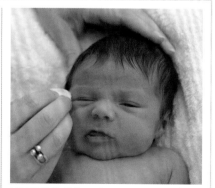

清洁粘住的眼皮 用冷开水或者你的乳汁（母乳中含有抗体）润湿一块棉片，从内眼角向外眼角方向擦拭。记住每只眼睛要用一块新棉片擦拭。

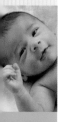

身体复原

即使是最顺利的生产过程也令人感觉疼痛和不适，如果你还有缝针或者接受剖宫产手术的话，那么可能感觉自己已经累垮了。好消息是有一些促进身体恢复的办法能使你振作起来。

你的盆底

盆底支撑着骨盆中的所有器官，而宝宝、胎盘和羊水的重量则给你的盆底施加了巨大的压力。在分娩时，这个部位也会被拉伸，以便宝宝的头部能够伸出子宫，通过阴道。

如果宝宝个头太大，或在生产的时候有严重的会阴撕裂，或是通过助产分娩的，你的盆底肌可能变得过度紧张和虚弱，导致你在打喷嚏、咳嗽或者锻炼的时候尿液漏出，即压力性尿失禁，几乎半数的新妈妈都会出现压力性尿失禁——但是通常都能得到改善。盆底虚弱还将引发身体不适，阴道部位也会感觉重压。

好消息是一旦你觉得身体舒服点了（越早越好），就可以通过进行盆底肌锻炼来改善，这种锻炼称为凯格尔运动。从平躺、侧躺在床上或在浴盆里开始。下面是你要做的动作：

■ 吸气，然后轻轻吐气，在吐气过程中挤压你的盆底肌使之提升、凹进，就好像憋尿或屏住呼吸一样。

■ 正常呼吸，保持挤压状态4~5秒，然后放松。

■ 重复5次（如果感觉不舒服就停止），每天做5~6组。试着把收缩的时间增加到10秒。

尽管开始几天好像没什么效果（肌肉重新获得足够的力量需要时间；而被拉伸的神经其修复也一样需要时间），但你这样做将促进盆底部位的血液供应，加速康复并且恢复肌肉张力。锻炼盆底肌还有助于治疗痔疮。

如果采取剖宫产，凯格尔运动就轻松一些了，因为你的会阴部位不那么疼。尽管如此，凯格尔运动还是很重要的，因为怀孕使你的盆底肌变得虚弱。

你下垂的肚子

下腹部肌肉与盆底肌一起支持着你的背部和骨盆。锻炼这部分肌肉可以帮助你恢复孕前的身材，并使的腹部变平坦。拥有强健的腹肌还能帮助减轻背部的疼痛。轻柔地倾斜骨盆（见下图）是改善产后腹部下垂的理想方法。

快速解除疼痛

如果你的会阴部或剖宫产后的切口伤疤疼痛，用一块湿的茶巾裹着冰块或者用冷藏过的水凝胶乳垫对疼痛部位进行冷敷，可以减轻炎症、缓解疼痛。洗温水澡或者淋浴可促进血液循环，辅助治疗。

如何……

进行骨盆倾斜运动

如果你是顺产，分娩后，当医生认为你没什么问题的时候，就可以通过骨盆倾斜运动来增强你的下腹肌。仰面躺下，膝盖抬起，双脚平放在地板上。把双手放在肚子上，这样你就能感觉到腹部肌肉的收紧。收紧腹部肌肉，尽量将后背贴向地板。收紧臀部。保持这个姿势数到6，然后放松。如果你是剖宫产，6~8周之后再锻炼你的下腹部。为了促进血液流动到这个部位，收紧腹肌之后保持这个姿势一两分钟。

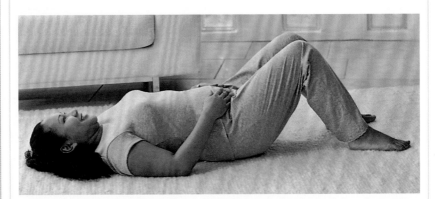

骨盆倾斜 收紧腹肌，将腰背部贴向地板——想象着把你的肚脐向脊柱方向拉拽。以做3组动作、每组10秒为目标，但是如果感觉累的话就停下来。

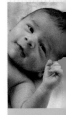

2周

大部分母乳喂养的新生儿每天要喂8~12次。

持续时间长又有规律的一次次喂奶，让宝宝乐在其中，他看起来胖嘟嘟的，而且到目前为止，他在第一周减少的体重都恢复了。现在的他强壮了些，不再那么脆弱，你抱着他时感觉更有信心了。

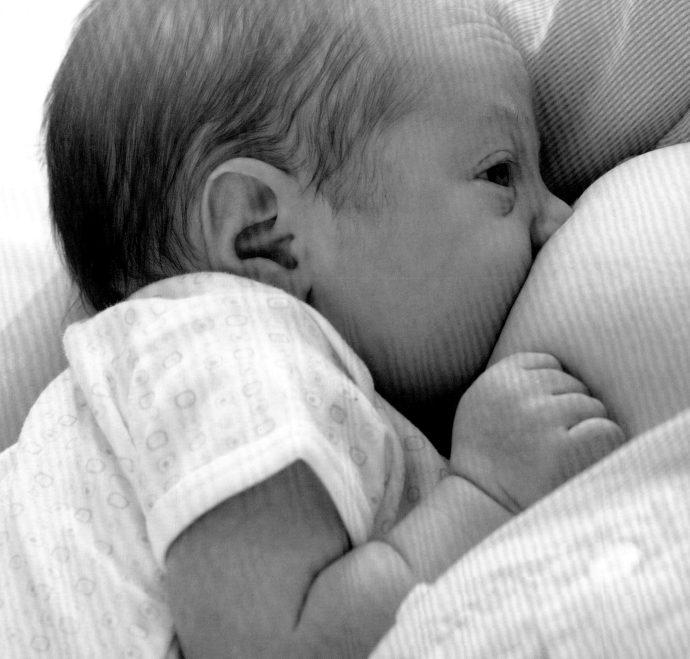

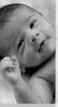

享受家庭生活

对每个家庭成员来说，适应一个新生宝宝都是需要花时间的，保持强大的家庭凝聚力对你们所有人都有好处。

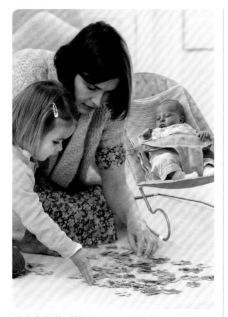

留出充裕的时间 给予大一点的孩子一些关注和时间，有助于他们接受新生宝宝。

成为一家人是一桩妙事，你的生命也会从此不同。当你的父母成为外祖父母时，你和他们的关系将更加亲密，你也将花更多的时间经营这个大家庭。你家里可能还有年龄大一点的孩子，或者上一段婚姻带过来的孩子，他们也需要时间来适应家里有个新宝宝，以及接受拥有一个不同家庭组合的想法。你在家庭中的角色已经从简单的"配偶"转变成"配偶和父母"，这可能改变你对另一半的看法和相处之道。有了孩子，你便得到机会，去做一些不同寻常的事情。

如果你还有其他孩子，与你的爱人轮流照看孩子，例如你照看小宝宝，他来照顾大一点的孩子，这个想法看上去很有诱惑力。但创造机会以家庭为单位进行活动，才能使大家都能获得丰厚的回报。无论是坐下来一起看电影，还是出去逛公园，玩一次桌游，或者只是在院子里消磨时间，你们都是在建立情感纽带，而情感纽带是构成欢乐家庭生活的基础。

共度美好时光能使每个家庭成员都能感受到自己的重要性，获得安全感。即使是一些简单的事情，诸如一起做饭、洗碗之类的，也有助于分散负担，使每个人都感觉自己出了一份力。家人间的爱、玩耍、交流和放松还可以提升自信心，增强家庭活力，并制造快乐的回忆。

黄疸

黄疸在新生儿中相当常见，特别是母乳喂养的婴儿；黄疸导致婴儿的皮肤和巩膜发黄（见 404 页）。黄疸一般可在两周内自行消失，但有 10% 的婴儿两周后黄疸仍不消退。虽然看上去仍有可能是"母乳性黄疸"，但也有可能是诸如肝病之类的潜在疾病的信号，尤其是婴儿的大便呈白色的时候。

把宝宝的情况告诉医生或者相关专家，宝宝可能需要进行一次血液检查。

祖父母的重要性

欢迎祖父母和外祖父母进入宝宝的生活！这也是庆祝家族日渐兴旺的一部分。对于老人们提供的帮助，你或许心存感激，或许不是，这取决于你同他们的关系。让他们知道你需要什么，以及怎样做才能最好地帮助你。例如，如果他们住得近的话，祖父母可以负责做饭，而外祖父母负责做家务。你还会发现，一次让一对老人在家帮忙就足够了，太多的"帮忙"反而会使帮忙本身变成累赘。

老人们很乐于给你提建议。你可以优雅地接受，但要相信自己的育儿技巧和直觉。他们的建议可能是世代相传的金玉良言，所以要倾听；但请记住——自己做决定也没什么不好。

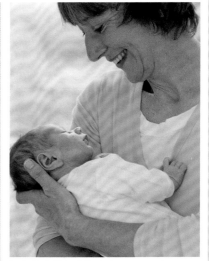

把宝宝交给可靠的人 祖父母和外祖父母乐于在刚出生的宝宝身上倾注大量的爱和感情。这将有助于他们从一开始就建立起强有力的情感纽带。

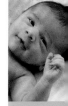

啼哭

所有婴儿都通过啼哭来进行交流，一开始你很难理解你的宝宝想要表达什么。但你很快就能学会区分宝宝哭声的含义，更加容易地找到抚慰他的最好办法。

平均来说，即使获得最大满足的婴儿一天也要哭 1~3 小时，而有些婴儿更像是在不停地哭。刚开始，宝宝的啼哭令你苦恼，你会竭尽所能使他平静下来。最好的办法就是放松，并且理性地思考。大部分婴儿啼哭都是出于同样的几个原因，找到解决方法的第一步是查看哪里出了问题。你的焦虑只会使宝宝更加烦恼；婴儿很容易感受到焦虑，这将使情况变得复杂。

我的宝宝为什么哭？

啼哭的婴儿并不一定就是不开心，他只不过比较擅长向外界传达自己的需求罢了。所以，当你为了让宝宝平静下来而在房间里走了 50 个来回之后，往积极的一面想想：你养育的是一位交流专家呢！现在是时候弄明白他啼哭的原因了。

用试错法来安慰宝宝。昨天有效的方法今未必奏效，除非你能找到一劳永逸的绝招。如果有什么方法是所有父母都擅长的，那就是适应。时间长了，你就能够分辨宝宝的哭声——你会知道他是饿了还是感觉孤单了，或者应该小睡一会儿了。你能意识到什么时候他需要一个拥抱，或者应给他一点时间独处。他可能不怎么喜欢换尿布或者穿衣服，但你可以运用一些技巧让这些事做起来更有趣，或者快速做完这些事。

饥饿

婴儿肚子饿或者口渴的时候就会哭，一直要哭到水足饭饱才肯停。在宝宝的快速生长期，当你的母乳供应量还未跟上需求时，他可能会比平时更容易饿，哭得更多。让他吮吸你的乳房，不仅能够给他安慰，还能增加你的泌乳量。

感觉太热或太冷

婴儿还不能调节自身的体温。检查宝宝有没有穿得太多，衣服是否穿好。给宝宝穿好衣服并给他盖上薄的被单和毯子让他入睡，能使他更快地凉快下来或者暖和起来。如果宝宝体格娇小或者比较瘦，他可能需要多穿衣服来保持体温。胖宝宝通常喜欢少穿衣服。

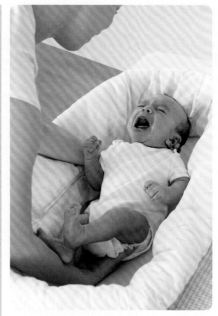

啼哭引起注意 小婴儿不会无缘无故啼哭；他们通常是有需求，需要得到关注。

潮湿或不适

潮湿或者脏污的尿布导致婴儿感觉不适。有些婴儿的皮肤特别敏感，需要给他们抹点隔离霜来保护皮肤。如果被尿布覆盖的部位皮肤发红，起疙瘩，或者红肿，那么宝宝有可能患了尿布疹（见 73 页）。短时间内不要给他用尿布，这样能促进康复。

孤独

婴儿天生爱社交，喜欢被紧紧抱着的感觉。你的存在会让宝宝感觉兴奋和快乐，而且知道你在他身边，宝宝会感觉更安全。宝宝哭的时候要立即把他抱起来。他在传递实实在在的需求，而满足这种需求很重要。

刺激不足

婴儿也会感到无聊！如果一连几小时都

问与答……医生

我怎么分辨宝宝哭是因为肠绞痛还是胃食管反流引起的？

有 1/4 的新生儿会出现肠绞痛。原因尚不明确，但它与胀气有关，表现为难以控制的啼哭（经常在白天或晚上同一时间段出现），而且不舒服的时候他会蜷起腿来。大部分婴儿在 3 个月后可逐渐摆脱这个烦恼（缓解肠绞痛的方法见 77 页）。

当胃内的含酸液体返回到食管就是反流，导致胃灼烧感和不适。这使婴儿非常烦躁。因反流引发的哭闹常常发生在吃奶时或者刚刚吃完奶后，而且不像肠绞痛那样在夜间哭闹得更厉害。反流导致婴儿吐奶，有时甚至是大量吐奶。如果你怀疑宝宝存在反流的可能性，要告诉医生。

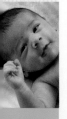

躺在婴儿床上或者坐在儿童安全座椅里，宝宝可能需要一些互动或者变换场景。适度地玩耍，和他聊天，把他带到家里别的地方，甚至在他的床上悬挂床铃，都能逗乐他，让他开心。

过度刺激

少量的刺激能够促进婴儿成长，但是婴儿也有需要安静的时候，他所获得的技能和信息需要在安静的时段得到巩固。婴儿还需要放松，以使睡眠更加安稳，从而适应新世界。虽然玩耍是一种美妙的学习体验，但应慢慢地一点点积累，因此应避免长时间刺激婴儿。如果宝宝在活动之后变得烦躁易怒，这时就需要帮助他平静下来，好好睡一觉。进行婴

儿抚触（见 125 页），或让他饱饱地吃一顿奶，有助于他平静入睡。

疲劳

疲劳的婴儿容易烦躁和沮丧。过度兴奋或者没有机会释放和放松就入睡，会让婴儿烦恼。如果宝宝没来由地啼哭、揉眼睛、打哈欠，那么就摇着他，直到他安静下来，把他裹紧，然后放下来让他睡觉。不要尝试在宝宝生气或者情绪低落的时候把他放下来，否则他会拒绝睡觉，使问题更复杂。

想要安慰

有时候，婴儿并不知道自己要什么。他们只知道自己需要妈妈或者爸爸的臂膀

来获得安慰，或者进行一些身体接触。一个拥抱或一次轻柔的按摩就足以让宝宝平静下来——也许他是想吮吸你的乳房或安抚奶嘴来获得安慰。虽然你不想鼓励宝宝"吃零嘴"，但有时候只有这个办法奏效。

感觉不适

如果婴儿身体不适，他会因为不舒服而啼哭，或者他根本不哭，而不哭本身就应该引起关注。给宝宝测量体温（见395 页）；如果他体温高，那可能是感染了，需要带他去医院就医，找出问题所在。父母诊断出小婴儿患了什么疾病的可能性几乎为零，因此如果宝宝啼哭而且明显不舒服，带他去医院就医。

清单

安抚烦躁婴儿的几大秘诀

■ 婴儿对被抱着或摇晃反应良好。如果宝宝很容易在摇晃中入睡，就把婴儿推车推进房间，你选择一个舒适的位置坐好，以便单手或单脚摇晃婴儿车。
■ 如果宝宝需要持续的安慰，用婴儿背带把他置于你的胸前，这样他就能听到你的心跳声。
■ 有节奏的声音，例如低沉的音乐，甚至是吸尘器发出的噪声，对于很多婴儿来说都能起到安抚作用。

■ 很多婴儿喜欢被包裹着的感觉（见 53 页）。在哄他入睡前用一条被单包个襁褓，可使宝宝安静下来。
■ 有些婴儿需要吃着奶才能入睡或者平静下来，这就是为什么他们烦躁的时候几乎不停地吃奶。如果宝宝不饿，可以通过安抚奶嘴寻求安慰。
■ 轻柔的按摩能使婴儿安静下来（见 125 页）。
■ 如果将母乳换成配方奶，或是更换了

配方奶品牌，宝宝吃完奶后开始啼哭，应向相关专家或医生咨询。这种配方奶可能不适合他。
■ 深呼吸，放松。如果需要的话，把宝宝放下来，离开房间待一会儿，给自己一点空间冷静下来。啼哭的婴儿使人精疲力竭，还可能让人不知所措。把宝宝放在一个安全的地方待几分钟对他没有害处，而你则可以短暂地休息一下。

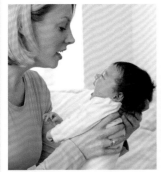
面对面聊天 直视宝宝的双眸，和他说话，分散他的注意力，可防止他啼哭。

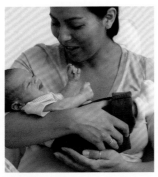
摇摇你的宝宝 只需轻轻地来回摇晃宝宝就能够安抚他，让他感觉舒服。

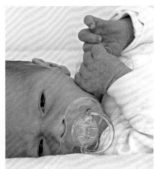
安抚奶嘴 宝宝喜欢通过吮吸得到慰藉，安抚奶嘴能够帮助不肯睡觉或烦躁的宝宝平静下来。

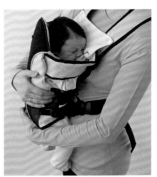
婴儿背带 你的宝宝可能喜欢待在婴儿背带里，但务必确保他的颈部得到很好的支撑。

模仿天才

宝宝会模仿你的面部表情，学着你的样子睁大双眼或者张开嘴巴，当他咕咕发声的时候则是在模仿你的声音。

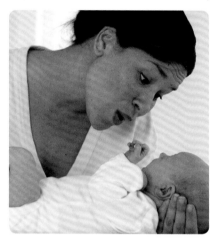

做鬼脸 当你和宝宝聊天的时候经常使用夸张的面部表情，他更容易模仿你。

一项有趣的研究显示，当父母对着他们的宝宝伸出舌头并左右摆动舌头的时候，宝宝会做同样的动作来回应他们。研究人员总结道，模仿是婴儿与生俱来的智慧中最强大的一种学习工具。所有他在未来会做的事情，他都会通过观察和模仿身边的人进行学习。你会发现宝宝一直"练习"着新技能，直到他能够熟练掌握它们。

如果在你们的亲子互动环节中，你总是有规律地做同样的鬼脸，他会认为这些鬼脸很"熟悉"，并越来越快地回应你。模仿标志着宝宝已经能够通过一种非常复杂的方式处理信息了：他不仅要弄明白你在做什么，还要控制身体的不同部位来模仿你。这种信息处理过程从他出生后数小时就开始了，并且贯穿他生命历程中最初的数周乃至数月。

宝宝啼哭时声调的抑扬变化与你的口音是相匹配的，这是他待在你的子宫里时学会的。研究人员发现，婴儿以模仿妈妈的"母语"的方式啼哭（例如，法国新生儿会用"升调"啼哭，而德国新生儿哭的时候则是"降调"）。这被认为是婴儿试图与他们的妈妈建立早期的情感纽带。

宝宝音

宝宝已经准备好说话了。他的"喔"和"啊"很快就会发展为牙牙学语，构成早期的语言基础。你要仔细听哦！

是时候考虑……

去诊所登记

当你去给宝宝办理出生登记时（见18页），你会领到一张登记表，带着这张表去医生的诊所，宝宝就能以患者的身份登记了。在有些地区，你还可以使用他的健康服务号码在诊所进行登记。宝宝的出生登记越早办理越好，以防万一他需要看病。

毫无疑问，啼哭仍是婴儿最重要，而且可能也是最有效的交流方式。与此同时，宝宝开始在醒着的时候发出一点声音了，还会在你和他说话或者刺激他时以宝宝音回应你。当他受到惊吓，或是认出了你的面孔，或者听出爸爸的声音时，他都会发出宝宝音。

最早发出的宝宝音通常是"喔喔喔喔"和"啊啊啊啊"，以及一点咕咕叫的声音。除了他想和你说话的尝试之外，你还能听到大量的打嗝和打喷嚏这样的声音。鼓励宝宝去"聊天"——靠近他，使他能看到你的脸，和他说话。当他用自己的声音回应你时，等待片刻，然后模仿他的声音来"回答"他。他将开始理解交流的基础，并对这种互动产生反应。时常和宝宝说话，比如当你给他换尿布时，告诉他你在做什么。他会聆听你的唠叨并逐渐熟悉你所使用的话语，当他学会说话的时候，就有足够的词汇量可供使用了。

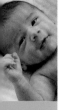

把宝宝"穿在身上"

所有婴儿都喜欢被人抱着。把宝宝"挂"在胸前不仅能使他平静，感觉安心，还可以促进你与宝宝之间建立情感纽带。

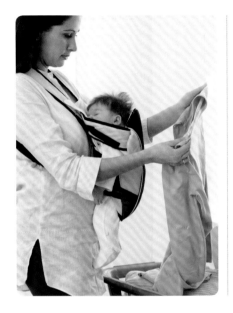

解放双手带孩子 用婴儿背带"携带"宝宝是个理想的方法，在你做零碎事情的同时，能让宝宝紧靠着你。

婴儿被紧紧地限制在子宫里长达数月，这种经历使他依赖于通过触觉感受安全。婴儿出生之后，触觉对他而言同样重要，也能使他安心。研究发现，触摸可以让婴儿平静下来，还能帮助他适应新的环境。触摸能够促进婴儿与父母建立情感纽带，促进婴儿健康成长和发育，甚至还能提高免疫力。事实上，新生儿需要不断被爱抚和触摸，从而成长为健康、快乐的孩子。在孤儿院中进行的研究发现，没有得到爱抚或触觉需求未能得到满足的婴儿发育状况不佳，成长比较缓慢，而且在以后的生活中易出现社交问题。

尽管没有比连续几小时抱着新生的宝宝更令人满足和放松了，但是为了维持家庭运转，你必须处理一些事情。用婴儿背带把宝宝背在身上是个好方法，在你做家务的时候能让宝宝紧紧靠着你。当你紧抱着宝宝或者让宝宝听着你熟悉的心跳声、轻柔地摇晃他入睡时，他睡的时间很可能会比较长。你的呼吸模式会刺激宝宝的呼吸，他能够感觉到你就在他身边，让他有安全感。

通过触摸来安抚宝宝

宝宝不但会积极回应你的触摸，还会因为触摸变得平静和安心，所以要经常触摸宝宝，特别是当他需要安慰和平静下来的时候。无论是人工喂养还是母乳喂养，喂奶时紧紧抱着他，让你们俩裸露的皮肤接触是最理想的（见45页）。经常进行肢体接触——轻抚他的小脸，轻轻抚摩他的后背，拍打他的小手，用你的双手感觉、探索他的身体。当他啼哭的时候摇摇他或者紧紧抱着他——任由一个新生儿哭泣，你所传达的信息就是你不会总是在他身边，这将使他没有安全感。婴儿期没有时间进行"睡眠训练"。给宝宝洗澡，然后把他抱在怀中——当你抱他上床时，他会感觉放松并准备安静下来，进入舒适的沉睡中。

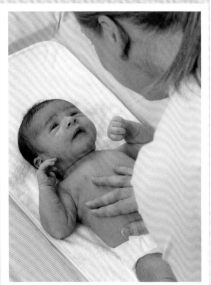

轻柔的爱抚 给宝宝换尿布的时候轻轻地抚摸他的身体并同他说话，这样做能够帮助他感觉自己不那么无助。

问与答……母乳喂养咨询师

我现在可以挤奶了吗？

宝宝出生后，只要你感觉准备好了，随时可以挤奶，但最好还是等到宝宝4~6周大的时候再开始挤奶。这是因为你的乳房需要这么长的时间来分泌出宝宝所需的奶量，宝宝也需要这么长的时间来学习如何有效地吃奶。如果你过早使用奶瓶喂奶，将引起宝宝"乳头混淆"（见89页）。而且，这个时候的宝宝的胃还很小，每24小时要喂8~12次，在不打乱下一次喂奶的前提下，你几乎没有挤奶的工夫。尽管如此，如果你的泌乳量很大，而且计划每天挤奶来建立冷冻奶的库存，以备以后使用，那么你可以试一试。

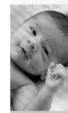

2周

感觉孤独？

如果你的爱人已返回工作岗位，而你的母亲又回家了，你可能第一次感到自己和宝宝是如此孤独。

独自照顾宝宝不仅艰难——没有人帮你抱宝宝或者帮忙做家务——而且你会发现在长时间喂奶和照顾宝宝之余却没有人可以和你说说话，嗯，总之有点无聊。此外，你也无法参与社交活动，错过与朋友们的聚会。当你想找机会和别人聊天的时候，朋友和同事们正忙着工作而不便打扰。

打听一下你所在的小区是否有亲子小组，你可以在那里遇到其他的新爸爸和新妈妈们，得到他们的支持和陪伴。如果你参加过产前培训班，或许能够和你的同学们聚会，轮流请客。如果宝宝的祖父母就住在附近，你可以定期拜访他们，这样便可使你有所期待。你还可以和爱人谈谈你的感受，他或许可以更频繁地打电话回家询问你和宝宝的情况，或者适时安排早点回家。不管怎样，你要利用喂奶的时间来调整和休息。另外，为什么不在喂奶的同时看点儿好看的DVD呢！

问与答……相关专家

我可以给宝宝喝水吗？

母乳喂养的婴儿从母乳中获得了完美的液体平衡，即使在生病的时候有一点脱水，也不需要补充任何其他液体。人工喂养的婴儿可以从配方奶中获得他们所需的水分，但是如果天气很热或者婴儿有点不舒服的话，可以喝一点水。婴儿只能喝冷开水，容器要事先消毒。

在公共场所喂奶

对于大多数女性来说，在自己家里喂奶轻松又舒适，但在公共场所喂奶却是另外一回事，一开始都有点拘谨。

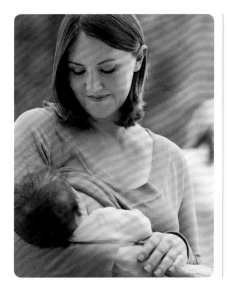

如果你与众多女性一样，对在公共场所喂奶感觉尴尬，那么很有可能直到现在，你都没有尝试过。但是你没必要那么为难，非要躲起来。

有很多种谨慎的方法可以尝试，没必要担心其他人怎么想。有些国家，例如英国，在公共场所喂奶是受到法律保护的，了解这些信息也许能使你安心。

不露痕迹地喂奶 一件宽松的上衣能使你轻松喂奶又不会使身体暴露太多。如果能使你感觉舒服的话，可以额外用一条纱笼或一块披巾团团围住你和宝宝。

如果你因此遭受不适当的对待，这种行为会被认定是性别歧视。当你在一家餐馆里喂奶时，被要求离开或被拒绝服务，餐馆就是在违反法律。

如果你感觉有点尴尬，用披巾盖住你的胸部和宝宝，穿一件方便喂奶的衣服（见111页），上衣采用层叠穿衣法，当你把宝宝裹在里面时身体被完全覆盖着。最好选购能用单手解开的文胸。

最重要的是尝试放松。如果你自己急躁又紧张，想给一个饥肠辘辘的宝宝喂奶就不那么容易了。

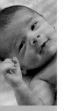

宝宝的恒温器

在婴儿长得足够大之前，他们都无法调节自身的体温，所以检查并确认宝宝是否过冷或过热十分重要。

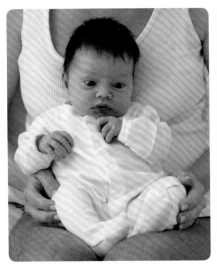

给宝宝穿衣服 一般来说，宝宝需要比成人多穿一件衣服。

婴儿的身体无法有效调节体温。他们通过头部散热，但多数情况下依靠父母或看护者来维持合适的体温。

除非感觉宝宝太热或怀疑他感染了，否则没有必要给他测量体温（见395页）。相反，要经常把手放在宝宝的脸颊上检查，摸上去应该是温暖的，还要确保他的脚和手是凉的，不能太热或太冷。给宝宝穿衣服遵循层叠法，必要的时候增减衣物。你要用自己的直觉来判断宝宝的衣服是否穿得正合适。

卧室的温度设定在16℃~20℃，这样的温度对宝宝刚刚好。过热将导致婴儿猝死综合征的发生（见31页）。在晚上，给宝宝穿背心和宝宝服，然后再盖上轻薄的棉被单和多孔毛毯，直到他看起来很舒适。

白天，宝宝穿的衣服应大致和你差不多，额外再多加一件。避免让宝宝靠近暖气或者炉火，或受到阳光直射。宝宝应远离打开通风的窗口。天气凉的时候，给宝宝戴顶帽子是个好办法，但是躺在床上的时候不应该戴帽子，除非他很小或者是早产儿，以便必要的时候通过头部散热。乘车旅行时，宝宝的身体经常会变得过热，所以不需要给他盖毯子，除非天气很冷或者你正开着冷气。始终牢记一点，进入室内就要给宝宝脱掉外衣。

最重要的是放松。在大多数情况下，宝宝冷或者热能很容易看出来或摸出来，你一眼就能知道他是需要加一件羊毛衫还是应该把袜子脱掉！

是时候考虑……

避孕

你现在应该考虑采取何种避孕措施了，和医生讨论一下。恢复生育能力所需要的时间因人而异，因此最好不要冒险。在宝宝出生之后数周发现自己又怀孕了，这种情况是很有可能出现的。如果你是人工喂养或者混合喂养，通常在生产之后4~10周，月经周期就会恢复正常。

如果全天都采取纯母乳喂养，在宝宝6个月之前，将为你提供98%的保护，避免怀孕，但前提是你没有恢复月经。

如何……

处理尿布疹

尿液和大便会刺激婴儿娇嫩的皮肤，导致宝宝长尿布疹。为了预防尿布疹，要给宝宝勤换尿布。如果宝宝的臀部发生了溃疡，每天至少要有两次让他不穿尿布裤玩耍和活动，以便空气在溃疡部位流通。如果你使用的是可重复使用的尿布，要多加一次漂洗。使用金盏花软膏或护臀软膏促进痊愈。如果宝宝的疹子几天之后还不见好转，要去医院就诊，检查是否是被引起鹅口疮的白念球菌感染，医生可能会给你开一支抗真菌的软膏。

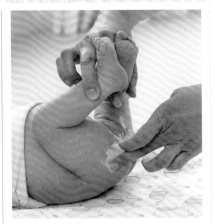

隔离霜 使用隔离霜，比如氧化锌，可以减轻炎症，还能在尿布被打湿的情况下保护宝宝的皮肤。

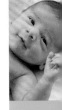

73

3周

婴儿会啼哭，但是在大约3周大之前，他们哭的时候还不能流眼泪。

现在，你或许已经能够预知宝宝什么时候会饿，什么时候需要换尿布，以及什么时候要小睡一会儿了。他很可能一天睡16~18小时，而在喂奶的间歇则可以睡3~4小时。他一天天强壮起来，说不定哪天会转过小脑袋看看你。

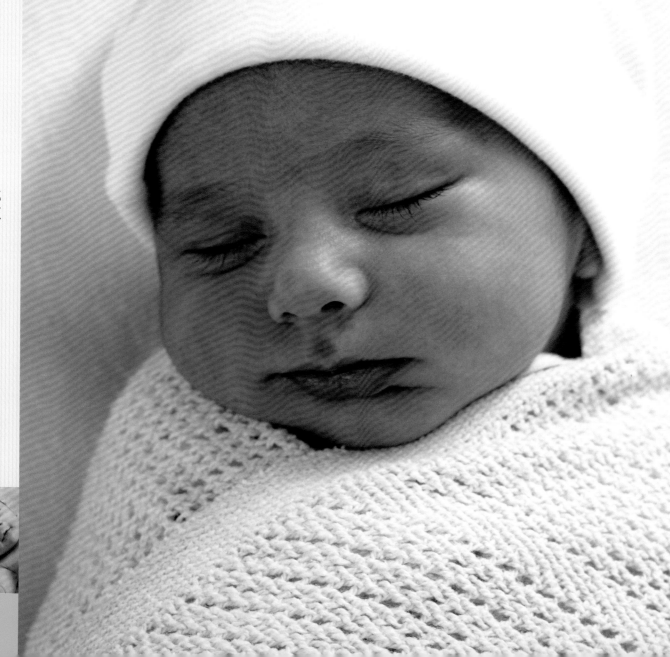

开始让宝宝忙起来

现在，宝宝清醒的时间更长了，和他玩耍能够刺激他的感觉，促进协调能力的发育。

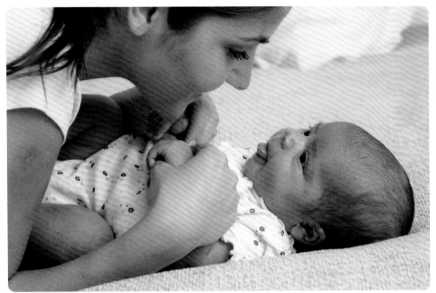

亲密的交谈 与宝宝进行眼神接触，近距离对着宝宝微笑，和他说话，可以提高他的听力和语言技能。

当然，3周大的宝宝还不懂玩耍的概念，但是在这个年龄段，"玩耍"的意思简单来说就是多花时间和宝宝在一起。玩耍给他提供了学习的机会，多得远远超出你的想象。玩耍还可以促进你们之间建立健康的情感纽带，有利于宝宝的情绪健康，提升幸福感。

与此同时，避免过度刺激也很重要。每天在宝宝平静且精神的时候进行几次交流就可以了，每次5~10分钟；这会给你和宝宝都带来极大的快乐，并帮助他全方位发育。尝试让你们的玩耍配合他的情绪——如果他很活跃、有精神，可以尝试轻轻地鼓掌、挠痒痒这样的游戏，或者带他出去逛逛花园；如果他很安静，那么聊天和唱歌可能更合适一些。玩耍

的关键是收获快乐，因此要使玩耍轻松且有趣，不要总琢磨宝宝能从玩耍中学会什么。至于他能学到什么，你很快就能知道啦！

玩耍以一种轻松快乐的方式为宝宝创造了解这个奇妙世界的好机会。你要和宝宝玩各种各样的游戏，以此来开阔他的眼界，开发他身体和大脑的不同部分。他会非常开心，享受和你在一起并学习新技能的机会。

婴儿们会"练习"学到的技能是一种本能。你的宝宝可能会在游戏结束之后尝试新的技巧，例如，如果你鼓励他伸出舌头做鬼脸，他可能每次看到你都会试着做鬼脸。

发育游戏与活动

黑白图案

当你的宝宝开始与他周围的世界互动的时候，那些具有强烈视觉反差效果的图片，以及独特的几何造型和图案对他来说非常醒目，能够给予他视觉刺激。

为了促进这种视觉刺激，不妨亲手为宝宝制作一些黑白图案的卡片，你可以用记号笔画出图案和形状（条纹和三角形对宝宝来说特别具有吸引力），你也可以去书店买几本有类似图案的图书。这些图案能够提高宝宝眼睛的聚焦能力，增强他的空间意识和视觉感知。每天花几分钟时间和宝宝玩这个游戏，但不要过度刺激宝宝。在宝宝熟悉新世界的过程中，过多的视觉刺激容易使宝宝分心，反而影响他融入新世界。

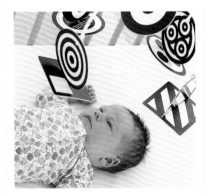

视觉刺激 醒目的、移动的图案会吸引宝宝的注意力，这些图案有助于他聚焦能力的发育。

哄宝宝睡觉

如果你能分辨宝宝什么时候需要睡觉，就能掌握他的疲劳曲线并使他平静地入睡。

过度疲劳导致婴儿烦躁而且不容易安静下来入睡，所以一旦发现宝宝累了就要哄他睡觉，他在这个时候更易快速入睡并进入深度睡眠。一般来说，在清醒一段时间之后，婴儿需要休息一会儿。小睡间隔时间的长短因人而异，所以学会辨别宝宝什么时候准备睡觉了，这一点很重要。

不论白天还是黑夜，宝宝在准备睡觉的阶段都会有一段昏昏欲睡期。如果你错过了这段时间，就要再等上好几小时才能等到下一次，因为宝宝会进入另一个"活跃—困倦—睡眠"的周期。当他打哈欠和揉眼睛时你要当心——这是他想睡觉的明显标志。他也可能会哭一会儿或者没有来由地哼哼唧唧。他可能会嘟哝一阵子或者发出低吼，开始时很平静，最终号啕大哭起来。有些婴儿疲倦时皱眉，有些婴儿则会显得很着急，手脚扑腾——可能显出很懊恼的样子！不要尝试在宝宝疲倦的时候分散他的注意力或者推迟入睡。这样的话，他会受到过度刺激，你将花更长的时间来安抚他。

休息一会儿

虽然宝宝的大小事项由你全权掌管是一件很诱人的事情，尤其是在母乳喂养的情况下，但有规律的休息能让你恢复精力。

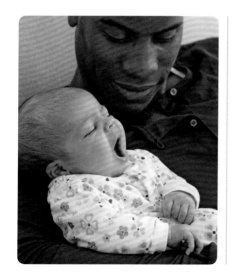

可能你像很多妈妈一样，觉得放手很困难——特别是在你通过不断尝试改进了哄宝宝睡觉的方法，或者已经能够高效地换衣服或安抚他以后。即使如此，抽时间休息给自己充电，以便从生产中完全恢复过来也是十分重要的。在浴缸里泡澡，见见朋友，进行体育锻炼，小睡，变换生活场景，以及打破日复一日的日程表，你的身体状况和情绪健康将大不相同。

和爸爸在一起的时间 你的爱人也需要了解宝宝，以及理解他的需求。

爸爸乐于得到机会，磨炼带孩子的技能，有足够的时间与宝宝建立亲密关系。他会对照顾宝宝更有自信，从而减轻你的压力。设定一个固定的时间让爸爸接手——在你洗澡的时候或者周六上午。即使时间很短，也能给父子俩提供一个培养亲子关系的机会——同时让你得到休息。

大约在宝宝4周之后，母乳喂养的你就可以开始挤奶了（见28页），于是爸爸也能偶尔接手喂奶工作了。到那时，你可以利用轮休时间外出。

按需喂养

宝宝正在学习体会饥饿是怎样的感觉，你通过喂奶满足了他的胃，从而让他感到安心，帮助他获得更多的安全感。

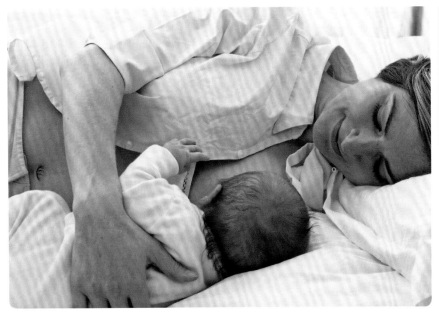

食物与安全 只要宝宝饿了就喂给他吃。他的胃仍然很小，只能吃少量的奶，所以他需要有规律地吃奶。

坚持按需喂养很重要——无论母乳喂养还是人工喂养——因为宝宝正在学习怎样回应身体的饥饿提示。当他饥饿的时候，他会让你知道。而当你满足了他、让他吃饱了的时候，你不仅通过满足他的基本要求增进了他对你的信任，增强了他的安全感，还教会了他肚子饿的时候要去吃东西。

到目前为止，宝宝可能每隔3~4小时吃一次奶，但如果这个模式突然改变的话，你也不要吃惊。也许那是因为宝宝进入了快速生长期。处于快速生长期及白天身体活动量的增大会使他更加容易饥饿，你可能感觉他的吮吸似乎没完没了，但他这样做也提高了你的母乳分泌量。

如何……

应对肠绞痛

喂奶之后小心地给宝宝拍嗝（见49页）能缓解肠绞痛（见68页）的症状。尝试洗温水澡使宝宝平静下来，然后用一点温热的橄榄油或葡萄籽油以画圈的方式按摩他的下腹部和腰背部。

母乳喂养的宝宝会对妈妈的饮食做出相应的反应，因此你减少乳制品的摄入量或许能使情况有所改善，同时避免摄入含牛奶蛋白质的加工食品，例如某些饼干、蛋糕和馅饼。避免吃大蒜、洋葱、卷心菜、豆类和西蓝花也会有好处。如果是人工喂养，试着

用防胀气奶瓶，它能够减少宝宝吃奶时吸入的空气量。你也可以尝试更换配方奶，因为他也许更适应其他品牌，不过事先应向医生咨询。肠绞痛的宝宝可以通过运动缓解症状，试试带他开车兜风，用婴儿推车推着他走动，或把他放在婴儿背带里轻轻摇晃。对于1个月以上的婴儿来说，肥仔水（又称宝宝水、肠痛水，一种含小苏打的草本药水）可能有用。一般在婴儿3个月大的时候，肠绞痛就会自然消失——但如果3个月了还没好转，需要去医院检查，医生会为宝宝开具一种温和的抗痉挛药物。

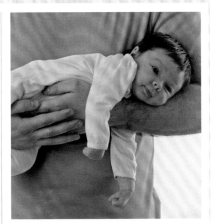

肠绞痛宝宝的抱法 让宝宝脸朝下趴在你的前臂上，你的手从他两腿间穿过，形成稳定支撑，这种姿势有助于缓解肠绞痛症状。试着四处走走。

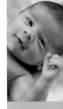

意见冲突

听取朋友或者家人善意的建议并没有什么害处，但不要觉得你有义务将这些建议付诸实施。

你可能会惊奇地发现，从你的婆婆到街角杂货店的店主，每个人都非常清楚地知道应该怎样带孩子，以及应该怎样把孩子养大成人。当你在这些人的眼神中读出一个信息：你所做的一切都是错的，这种时刻让你感到相当不安。

初为人母的你能学到的最重要的一项技巧就是选择建议——脸皮要变得厚一点，礼貌地倾听，然后忽视那些不适合你养育理念的建议。这项技巧不仅当前很有用，未来也一样有用，它将贯穿你家宝宝的童年以及青少年时期。当人们给出建议的时候，不管他们多么有经验，应记住：时代在改变，而且每个人都有自己的一套方法。因此，20 年或 30 年前被推崇的方法现在看来可能并不合适。同样，每个宝宝都是独一无二的，需要不同的照顾方式。相信你自己的知识，并且礼貌地化解建议或者批评。如果你愿意的话，当然可以尝试那些可能有用的建议，采纳那些善意且实用的窍门，但是要坚持自己的立场，按照自己的方法做事。

问与答……医生

我家宝宝头皮上有大块干燥的皮肤脱落。这是湿疹吗？

你的宝宝得了乳痂，这种现象很普遍，特征是头皮上出现淡黄色、油腻且呈鳞状的斑块。为了控制症状，减轻瘙痒和不适，可以在晚上给宝宝的头皮抹一些橄榄油，然后用温和的婴儿香波洗掉。用软毛刷轻轻地把松解的皮屑刷掉，让头痂自行脱落，不要强行揭掉。

小小探险家

宝宝开始对身边所有的新事物表现出兴趣了，而最令他着迷的就是他自己的小身体。

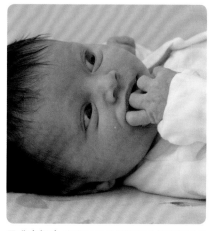

用嘴来探索 宝宝用舌头和嘴唇来检查和试探东西。

在这个阶段，宝宝会探索他的小手，也许还有小脚丫。他会把手举在面前，好奇地看着，然后放到嘴里。吮吸和注视自己的小手令宝宝十分开心，这样做也开发了早期手眼协调能力（控制好自己的小拳头并放进嘴里可不简单）。

宝宝觉得小手有意思的原因之一是手时常出现在眼前，而且他已经能把视线聚焦在手上面了。这些奇妙的"玩具"在他的视野中进进出出，能够长时间吸引他的注意力。然而，他在几个月内都不会知道这双小手是他自己的。

随着宝宝的颈部肌肉变得更加强壮，有声响的时候他会把头转向声音发出的方向，而且努力使自己处于一个能看见和听见你的姿势。当一张面孔或者一件玩具在他的视线中出现时，他会睁开眼睛，好奇并兴致勃勃地看着，而且如果你把它们移走的话，他会努力跟随着移动，这就是追踪（见81页）的开始。追踪时，他的眼睛和头部会随着一个物体的移动而移动。把一个床铃悬挂在婴儿床上方，距离宝宝头部大约 30 厘米的地方，你会发现他的视线会上下左右地移动，仔细地观察每个玩具。

换另一种尿布

现在你感觉没那么慌乱了，可能想换种方式带宝宝，比如从一次性纸尿布改为可重复使用的尿布。

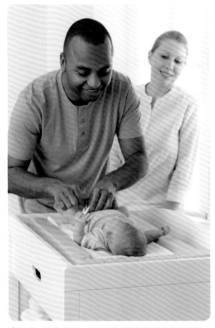

实际的帮助 向你的家人和朋友演示怎样更换可重复使用的尿布，这样他们就能帮你了。

很多家长一开始喜欢用一次性纸尿布是因为它们更方便，而且也不会有堆积如山的脏尿布使人抓狂。但是，随着生活逐渐步入正轨，你可能发现自己能腾出时间来洗尿布了，甚至还有心情研究尿布服务（一种环保的尿布送洗方式）。宝宝长得非常快，所以如果你原本就在使用可重复使用的尿布，现在可能需要换一套新的了。

如果你一直用一次性纸尿布，但是正在考虑更换，那么现在正是好时候。一旦宝宝长到大约 4.4 千克，你就可以购买一套可重复使用的尿布，它们能一直用到如厕训练时期。这样至少不会把钱浪费在小号的尿布上。从长远来看，换成可重复使用的尿布能为你省钱（一次性纸尿布更昂贵），同时又保护了环境。有研究表明，可重复使用的尿布其形状和设计能更好地配合婴儿的姿势，还能帮助他们以"蛙式"保持两腿分开，有助于髋部的发育。

当然，一次性纸尿布也有优点，包括超强吸水性，容易更换。所以如果你不愿意换的话，继续用一次性的也无妨。即使你更喜欢可重复使用的尿布，一次性纸尿布仍然可以偶尔使用——度假的时候，外出活动的时候，甚至当你太忙的时候，或者清洗、弄干尿布的工作太繁重的时候。

是时候考虑……

你的产后检查

距离产后 6 周体检的时间不远了，产后检查可以确认你的身体是否在生产之后完全复原（见 94~95 页）。在某些地区，医生的诊所将主动和你预约，但你还是应该打电话核实具体流程——你可能需要亲自去医院或诊所预约时间。把你想问的问题都记下来是个好主意，这样当你与医生会面的时候就不会丢三落四了。有时候，有些想法只是在你的脑海中一闪而过，如果没有记下来，过后可能就忘记了。

微笑的小宝宝

你有可能在宝宝睡觉的时候看见他微笑，有时候他还会咧着嘴笑。这种笑被称为反射性微笑，从婴儿出生直到 8 周大时都会出现。据说这样能使婴儿更具有魅力，因而得到照顾。社会性微笑是因为对刺激（比如你的笑脸或熟悉的歌声）产生反应而出现的，所以被认为是习得的微笑，尽管一般出现在婴儿 6~8 周大时，但早在 4 周时就可能出现了。然而，即使是心满意足的婴儿也要等到 12 周之后才能真正地笑。到那时，你就知道当宝宝的整张小脸都绽放出灿烂的笑容，甚至连他的眼睛里也满是笑意的时候，是多么的真实。

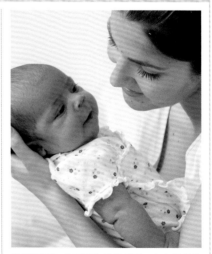

他在笑吗？ 在刚出生的日子里，宝宝的笑容是天生的反射行为的结果，而不是一种回应动作。

3周

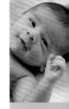

4周

婴儿有300多块骨骼，其中很多骨骼会随着时间的推移融合，最终形成成年人的206块骨骼。

尽管仍然需要支撑，但宝宝已经试着自己抬头了。当他趴在你肩头休息或者趴在地上的时候，甚至会短暂地抬起头来。起初的几个月，他的手还是握成拳头状，但他很快就开始张开和合拢小手了。

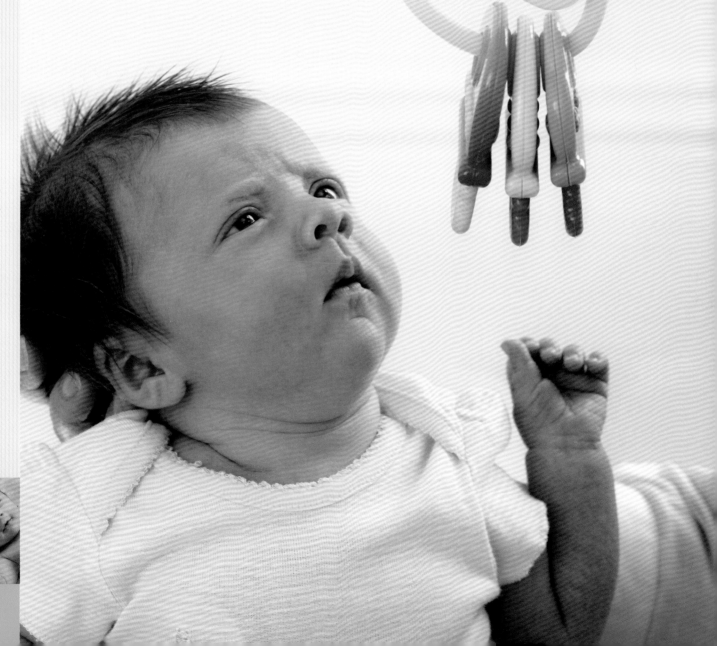

宝宝成长日记 ■ 你的宝宝（1~3个月）

追踪物体

宝宝的视觉发育到这个阶段，一个令人兴奋的成果便是他开始"追踪"移动的物体了。

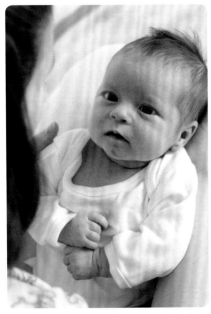

用双眼注视 宝宝能够聚焦但看不了太远，把他感兴趣的物体放在距离他脸庞 30 厘米范围之内。

一开始，为了移动视线，宝宝要转动头部，所以当他要盯着某个移动的物体看时，必须做大幅度的转头动作。起初，他只能水平转动头部追踪物体，这主要是因为对他来说，左右转动头部比上下动更容易。如果你在他眼前移动一个拨浪鼓，他就会试着向一边转动头部以跟随拨浪鼓。

后来，宝宝开始不需要转动整个头部而只是转动他的眼睛，"眼协同"的技巧进一步发育，即可以同时使用双眼。所以不用担心宝宝有时会对眼——在未来的几周，他的双眼会协调得更好，因为他将能更好地控制眼睛的神经和肌肉以防止对眼。追踪视觉反差强烈的物体

对宝宝来说更容易——比如你的脸，或者黑白的几何形状和线条，这些都能引起他的注意，吸引他去聚焦。在宝宝视线范围内举着他所关注的物体，慢慢地从一侧移动到另一侧。他的眼睛会锁定这个物体。相比快速的、忽上忽下的动作，宝宝更容易跟随平缓的移动。

在接下来的几周时间里，你将发现他追踪物体的时间更长，而且对他所追踪的物体展现出更大的兴趣。宝宝 3 个月的时候，你可以着手提高他的垂直追踪技巧。然而，眼下还是为他已取得的精彩成绩喝彩吧。

问与答……医生

当我咳嗽或者大笑的时候好像会有尿液流出来。那里到现在还没收紧吗？

怀孕和生产之后，韧带和肌肉需要一段时间来收紧。和所有的肌肉一样，支撑你膀胱的盆底肌需要定期锻炼才能变得强健。如果你在怀孕期间没有进行盆底肌锻炼（即凯格尔运动，见 65 页），盆底肌在生产之后的恢复就需要花更长的时间，不过无论什么时候开始锻炼都不晚。

双胞胎

区分同卵双胞胎

尽管每对同卵双胞胎的父母都会告诉你，宝宝们是存在细微差别的，但事实是大部分同卵双胞胎的父母自己有时候也很难区分，尤其是在出生后最初的几周。在这段时间里，宝宝们的个性还未形成。但如果他们之间存在明显差别的话，分辨起来就容易多了，比如一个宝宝身上有胎记，另一个宝宝头发长得更浓密，或者他们的哭声不同。

很多父母选择用颜色标示他们的宝宝——比如一个宝宝穿红色，另一个宝宝穿蓝色。你可以把宝宝们在医院里戴的腕带保留得久一些，只是为

了区分他们，然后给他们穿不同颜色的衣服，这样就能知道谁是谁了。可以确信的是，在几周之内，宝宝们之间细微的差异就会变得清晰起来，而且每过一个月，这些差异就会变得更明显。

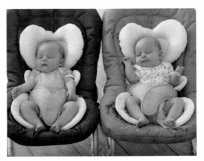

用颜色标示 一个宝宝用一种颜色，以此区分他们。

外出放松

从照顾宝宝的工作中脱身出来，即使只有一两个小时"我的时间"，也能让你重新充满能量，所以任何替你照顾宝宝的提议都要采纳哦。

不管你多么喜欢成为一位新妈妈，生活琐事和一成不变的日程安排总有让你感觉厌烦的时候。你发现自己特别期待与成年人对话，出门转转。但是，养育子女是一件棘手的事，需要大量的计划、磋商，最后达成一致，才能使每件事运转起来。

同样，你们夫妻之间的关系也需要一如既往地投入时间和精力来巩固，所以你们花时间单独相处很重要。虽然没有理由禁止你在家里"约会"，但有了孩子之后，家庭生活不可避免地存在干扰，让你分心，所以最好走出家门，专注于对方，让精神振作起来。

祖父母或你所信赖的亲密朋友可以临时替你照顾宝宝一两个小时。选择宝宝吃过奶、心情愉快的时间，或者睡觉的时候。利用这段时间享受彼此的陪伴，不要让宝宝或者照看宝宝的各种艰辛之类的话题占用时间。当然，你可能很想通过讨论来设定目标，但也要谈论其他话题，以相爱的成年人的模式相处，而不仅仅作为疲倦的父母。你们之间的关系将得到新生，你们个人也一样！

问与答……医生

我的宝宝什么时候才能睡整宿觉？

大部分婴儿直到 6 个月大（有时候会更晚些）才会睡整宿觉。宝宝的胃很小，消化食物很快，所以即使在晚上也需要定时补充食物。同时，宝宝也要再次确认自己紧紧地靠着你。相对来说，母乳喂养的婴儿睡得比较浅，醒得比较频繁。不要惊慌，宝宝睡着了你也趁机休息，晚上喂奶要保持安静，并且记住——这种情况只是暂时的。

欣赏声音

宝宝现在开始对身边的声音有感觉了，而且会对响亮的或者柔和的声音做出回应。音乐是最佳选择！

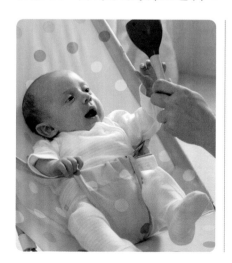

当宝宝听到一个声音并引起他注意的时候，他开始仔细地察看和倾听了。他对新的声音很警觉，会转过头去看是什么东西在发声。响亮的声音可能吓他一跳，摇篮曲则可以很好地安慰他。当你吹口哨或者用手指敲打桌面时看他的反应。播放欢快的音乐，看他蹬着小腿或者满怀兴致地聆听。播放一首柔和的音乐，他会平静下来并明显放松。一些研究显示，音乐能够影响婴儿的神经系统，使他平静入睡，还能消除焦虑。

在游戏时间用音乐刺激宝宝，增强趣味性。根据他和你的情绪播放不同类型的音乐，向他展示构成世界的各种声音。有趣的是，他开始把声音与其所代表的活动联系起来，最终，当他听到浴室传来水流的声音时就知道该洗澡了。让宝宝的生活充满声音和音乐，他会变得灵敏，对身边发生的事情充满兴趣与其保持同步。

摇一摇 宝宝会对他所听到的各种不同的声音感兴趣。

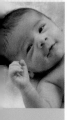

夜晚与白天

很多婴儿的生物钟都与家长的日程不符，晚上长时间地醒着，白天却一直睡大觉。

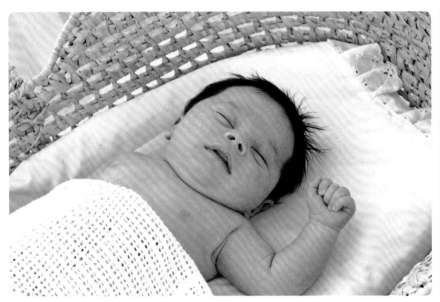

白天的睡眠 为了帮助宝宝区分白天的睡眠和夜晚的睡眠，白天要保持房间有光亮，无须回避日常生活噪音。

当你很想睡一会儿而你的小宝宝却总是精神抖擞的时候，这就有点难办了。尽管在起初的几周，趁着宝宝睡觉，你也睡一会儿是行得通的，但现在的确需要为他制订更加实用的睡眠安排，以便你们两个都能得到必要的休息。

通过制造白天和夜晚的巨大差别，帮助宝宝分辨昼夜。当宝宝在晚上醒来的时候，安静地抱着他，克制住要和他说话或玩耍的冲动。换尿布或者喂奶之后把他放回床上，明确地表明晚上不是做游戏的时间。他可能会抱怨，但很快就能理解这个信息。

白天，宝宝应该待在光线明亮的房间里（但并非卧室），他可以在婴儿推车或者婴儿提篮里睡觉，而你则可以做家务。照进房间的阳光能作用于宝宝大脑里控制睡眠和觉醒的松果体，相对于待在黑暗的房间里，能大大减少他长时间睡觉的可能。另外，如果环境有点嘈杂，他更有可能在一个适当的时间醒来。

白天要给宝宝提供足够的刺激，以便他在夜晚入睡前足够困倦。如果他整个白天都在小睡和吃奶的话，晚上就不太可能疲倦到睡一大觉了。白天，要用大量愉快的聊天、玩耍和歌曲把他从长睡中唤醒，然后找一些事情一起做。宝宝的确需要在白天睡眠充足，但到了现阶段，小睡之间的间隔应该安排一些游戏和活动。到了晚上，你的目标则恰恰相反。

移动的乐趣

如果你有床铃的话，挂在宝宝的床上和游戏垫上，甚至可以挂在换尿布台上，能形成视觉刺激，鼓励宝宝去"追踪"物体（见81页），增强他的空间感。选择可以吸引他注意的亮色，如果可能的话，购买能上发条的款式，宝宝喜欢看着玩具们慢慢地转圈。配音乐的款式对宝宝来说有额外的好处，音乐既能安慰宝宝，也能刺激宝宝，这取决于在什么情况下使用。

既然提篮或游戏毯是宝宝放松或玩耍的安全地带，那么你就可以在他观察新玩具或者聆听玩具发出的声音的时候做家务了。

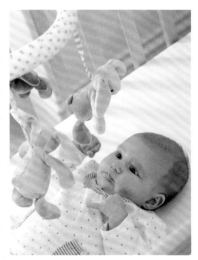

跟着它转 在宝宝头部上方悬挂一个床铃，能让他集中注意力去观察。

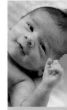

4周

心情时好时坏

有了孩子之后，新妈妈的生活发生了天翻地覆的变化，开始时感觉很艰难，让你情绪低落。

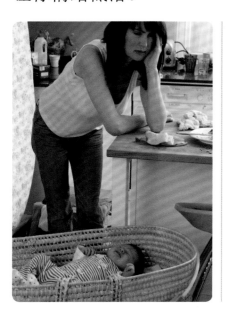

不管你曾对有孩子之后的生活抱有多么乐观的期望，事实却让你筋疲力尽，对某些女性来说，甚至感到窒息。你可能错过了与朋友、同事的正常交流，因而倍感孤独。你也许会感到震惊，因为你发现自己一整天除了照顾宝宝外什么都做不了，特别渴望自由自在的日子。

不要因为这些情绪而感觉愧疚——这并不意味着你不爱宝宝或者不喜欢陪伴他。现在是调整阶段，你将逐渐适应完全由另一个人主导生活的新方式。我

休息时间 照看新生宝宝令人筋疲力尽，你的感觉可谓喜忧参半，这种情况在早期非常正常。

们大多数人喜欢在某种程度上自己掌控生活，而有了宝宝以后，这种状态却是渐行渐远。去参加朋友的聚会，既可以是产前班的朋友，也可以是小区里的其他妈妈，可能会对你有所帮助。把宝宝放在婴儿背带里，带他去见见公司同事。偶尔去户外呼吸新鲜空气，时不时变更日程安排。放心，生活将很快进入更加有规律的模式，到那时你便可以计划做更多事情了。

给自己留点时间。请你的爱人照顾宝宝一两个小时，让你从照看宝宝的忙碌中得到喘息的机会，你可以去看看书，或者去涂涂指甲油。

你和你的身体

有些妈妈很快就能恢复体形，而有些则需要花较长时间——但是至少你再也不用挺着大肚子到处走啦！

不必羡慕那些生产后迅速恢复身材的名人妈妈们——你反倒应该庆幸自己无须承受那么大的压力，自由自在地生活着！有很多新妈妈即使感觉很疲惫，也会随着身体逐步从怀孕和生产的状态下恢复，因身心健康而焕发光彩。

你的肚子现在可能不那么臃肿了，而且对于大多数妈妈来说，重新感觉到身体是自己的就很快乐，她们渴望扔掉肥大的裤子，重新穿上她们最喜爱的牛

仔裤。假如你还没有到达这个阶段，不要担心。你的身体花了9个月的时间才变成现在这个样子，因此重新恢复正常是需要时间的。如果你是母乳喂养，你的乳房会比以前丰满，那么就尽情享受你的性感吧。如果你有妊娠纹，就提醒自己，它们将随着时间的推移而消失。现在还只是早期，要吃得健康，可以的话就做点运动，但不要过分痴迷于恢复身材。一旦你和宝宝适应了日常生活，你就可以着手做这件事了。

> **问与答……医生**
>
> **我现在正采取母乳喂养，但月经周期已经恢复了！这正常吗？**
>
> 尽管大多数女性的月经周期大约6个月之后才恢复，但也有人提前至产后4周左右，而有些人则会延迟至生产后一年才恢复。出于这个原因，不要想当然地认为母乳喂养是一种可靠的避孕方式。

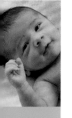

挤奶

把母乳挤出来能让你拥有一点点自由时间，而你的爱人则能加入到喂养宝宝的队伍中来了。

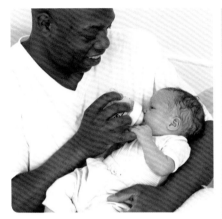

特殊的时刻 爸爸很乐意给宝宝喂奶，而你可以好好地休息一下。

为了能在重返工作岗位后继续母乳喂养，或者想争取更多的弹性时间，时常请别人帮忙给宝宝喂奶，有些女性从现在开始挤奶了。你可以用吸奶器（见 28 页）或者用手（见本页）挤奶。最佳的挤奶时间是你放松的时候。你很快就能知道一天中什么时候奶量最大——很多女性早晨一醒来就发现她们的乳房是满满的。用一侧乳房给宝宝喂奶，同时从另一侧乳房挤奶，或者先去洗热水澡，再把睡在提篮里的宝宝放在身边，挤出剩下的乳汁。

当你把乳汁挤出来以后，你的乳房将分泌更多的乳汁。然而，泌乳量的增加需要几天的时间，所以挤出少量的乳汁即可，经常让宝宝吮吸。你可能注意到，与配方奶或者牛奶相比，母乳看起来要稀薄一些，但它的浓度对宝宝来说称得上完美。如果把乳汁迅速冷冻起来的话，可以储存长达 4 个月。把乳汁储存在盖子严密的塑料奶瓶里，你也可以购买无菌的母乳储存袋。在奶瓶或者袋子上标注日期，这样你就知道应该什么时候用了。虽然将母乳冷冻起来会破坏其中一些抵抗疾病的抗体，但它的营养价值并不会受到影响。当你打算使用冷冻母乳时，提前一晚把它置于冰箱冷藏室里解冻，也可以把奶瓶或储存袋放在一碗热水里解冻。千万不要用微波炉或者火炉加热，这样做将破坏母乳的营养成分。

新鲜的乳汁在 4℃ 或更低温度下的冰箱里可保存 5 天，在制冰室可以保存 2 周，在 -18℃ 以下的冷冻室里可保存 3~6 个月。

如何……

手动挤奶

有些女性发现用手挤奶比用吸奶器更容易操作。找一个舒适的姿势，宝宝在你身边的话就更好了。挤奶之前洗热水澡，可以让你放松。一只手呈杯状握住乳房，用另一只手按压乳房，乳汁就会顺着乳腺管流向乳晕。然后，用拇指和食指按压乳房组织，把乳汁挤出来。重复按压和松开的动作——你将摸索出一个舒服的节奏。乳汁流出来可能需要几分钟。如果你感到有点不顺利，想象一下宝宝吃奶的样子，你甚至可以伸手摸摸他，以促进乳汁流出。双手不时地换位置以重新定位，可以刺激乳腺，促使乳汁流出（见 26 页）。

准备好一个干净的碗或者经过消毒的奶瓶来盛装乳汁。两侧乳房都要挤奶，直到乳汁流速变缓——可能大约持续 5 分钟。你可以轮流挤，直到感觉双侧乳房都空了。如果打算冷冻的话，要给奶瓶或储存袋标记时间。

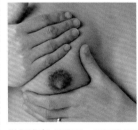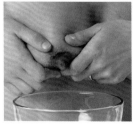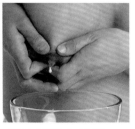

做好准备 当你用一只手推挤着乳汁从乳腺管流向乳晕时，用另一只手支撑着乳房（左图）。
按压与松开 用拇指和食指轻轻地按压乳房。按压，然后松开（中图）。
挤奶与收集 找到一个舒服的节奏，用一个干净的、已消毒的容器收集乳汁（右图）。

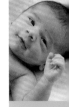

5周

刚出生时，婴儿的眼睛是成人眼睛大小的75%。

从现在开始至宝宝3个月，他开始对某些声响做出回应了——首先是转过头去，小脸上的表情也发生了变化，然后嘴里发出嘟嘟囔囔的声音。他真的开始交流了。

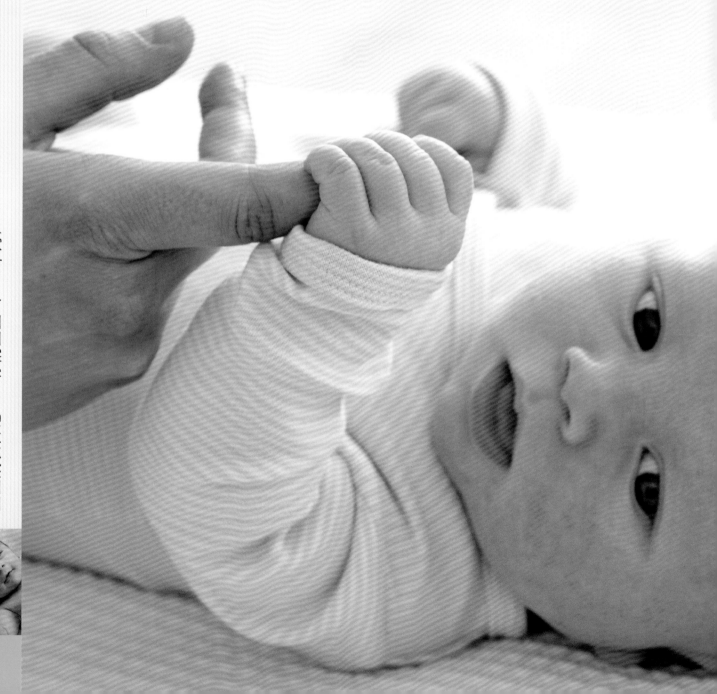

听与学

婴儿的听觉敏锐，这使他成为一位不错的听众，而且这也意味着声音对他而言是一种很好的信息来源。

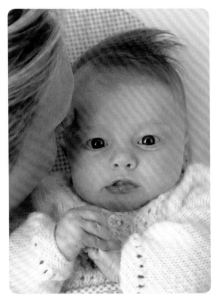

听妈妈说话 宝宝是你最忠实的听众，他喜欢听你的声音。

当宝宝还在你肚子里的时候，他就能够听到你的声音。现在，他每天都听到你的声音，而且明白这声音与他的健康成长之间的联系，所以他觉得这声音令他非常舒服；爸爸的声音也一样。考虑到他是如此喜欢听到你的声音，尽量利用这一点——和他说话、唱歌（见 88 页）。听到周围有你的声音，他会感到安全。

重复的声音

重复的声音帮助宝宝学会期待和预测，尤其当它们伴随着重复动作同时出现的时候，比如《黄鼠狼砰的一声来啦》舞蹈中的"砰"，或者《围着花园转啊转》歌曲结尾的咯咯笑声，因为他会意识到特定的声音和特定的结果之间存在着联系。专家们相信，重复的声音能够帮助提升婴儿的记忆力。

新声音

宝宝会被突如其来的声音吓一跳——他可能张开手臂，把腿缩到胸前，甚至会哭起来。突然的大喊大叫或者"乒乓乒乓"的声响都会引发同样结果，但如果他习惯了哥哥姐姐的吵吵闹闹，也能学着对所有声音都浑然不觉，除了最响的那个声音。

对声音表现出害怕的样子证明宝宝的听力正常。如果你听到了狗的叫声或者一架飞机正飞过头顶，就评论这些声音，并使宝宝安心，然后开始教导他所有声音各有其意。

发育游戏与活动

演奏音乐

一些研究显示，经常听多种风格音乐的婴儿长大以后拥有良好的听力和音乐鉴赏能力。音乐，特别是古典音乐，能够促进新生儿大脑中神经通路的发育，改善思维过程，并能刺激产生与平静感有关的阿尔法脑波。

将各种不同风格的音乐带到宝宝的生活中。例如，上午播放活泼欢快的音乐，在游戏时间给他唱儿歌，当你想让他安静下来，为入睡做准备时，可以给他播放能起安抚作用的古典音乐。

发现问题

当你说话的时候，宝宝应该明显安静下来或者被你的声音干扰了注意力，即使他动作的停顿很短暂，必须仔细观察才能发现。此外，如果你在宝宝的头后拍手，他应该被吓一跳。如果你认为宝宝似乎一直对你的声音或者大的噪声没什么反应，要向医生咨询，医生将安排听力测试来确定宝宝的听力发育是否正常。

通常情况下，婴儿直接学会了忽视身边的声音，尤其是在他们觉得安全的时候；同样，小婴儿能在非常嘈杂的环境中熟睡。因此，即使有听力发育不正常的可能性，但足月婴儿很少有听力问题，除非其他家庭成员存在听力问题。

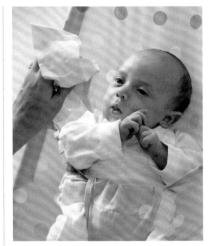

探索声音 给宝宝听一些新的声音，比如揉纸团时发出的沙沙声，这样做有利于感觉系统的发育。

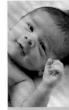

儿向语

经常和宝宝说话有助于他语言和交流能力的发育。

你会惊讶地发现，自己在不经意间竟然用唱歌般抑扬顿挫的高音调和宝宝说话，而宝宝也以相同的方式回应你。这其实是父母们使用的自然的、相当本能的交流方法，称为儿向语。全世界所有语种都有儿向语。研究者发现，婴儿对使用儿向语进行的对话更关注，也更喜欢。儿向语能够促进父母和孩子进行交流，帮助婴儿学习语言的入门知识。使用儿向语不仅仅能吸引婴儿的注意，还能帮助他更快地学习词汇，没有儿向语的话则会慢得多，而且它对婴儿的智力发育也起到一定作用。

用缓慢、高音调的声音说一个简单的词汇（甚至只是咿咿呀呀），还要重复很多次，这可能让你感觉不舒服，但是宝宝却感到了安慰，而且他真的开始理解你以及语言的细微差别了。和宝宝说话会对他的发育产生不可思议的影响，所以不要犹豫，在照顾宝宝的时候和他说话。向他解释你正在做的事情。他一开始不明白你的意思，但在未来的几个月，他便能知道这些声音代表你的动作或他身边的物体。

研究显示，和婴儿说话能帮助他确定词汇从哪里开始、在哪里结束，并为他提供发育语言技能所需要的线索。你会发现大多数成年人——甚至包括儿童——在和婴儿说话时都会使用儿向语，这是一种本能的说话方式，并将获得远期回报。

分担负荷

如今的爸爸们与老一辈相比更喜欢亲力亲为，所以如果你打算与爱人一起分担照顾宝宝的工作，说到做到很重要。

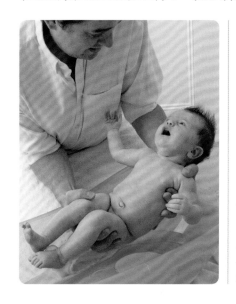

和爱人分担照顾宝宝的责任是个好主意——你们都有时间与宝宝相处，从而保证了你或他不会感觉被排除在外，或者对照顾宝宝缺乏自信。宝宝既喜欢你的抚摸，也喜欢爸爸的抚摸，共同带孩子意味着宝宝对你们俩都非常熟悉，你们也能摸索出自己的带宝宝大法。

探讨怎样才能更好地分担照顾宝宝和操持家务的责任。比如，在他照顾宝宝的时候你去购物，或者当你准备晚饭

轮到爸爸了 当你和爱人共同分担照顾宝宝的工作时，你们不仅分摊了工作量，还能学到新的技能。

的时候，他负责给宝宝洗澡或者哄他睡觉。尝试公平地分配谁都不爱做的工作，这样你们俩都不会有怨言。当你的爱人照顾宝宝时，如果他的方法和你的不一样，不要批评他。如果你知道怎样做对宝宝最好，提供一点指导是可以的，但是不要贬低他的努力。

如果是人工喂养，你们可以轮流给宝宝喂奶（在早期，建议只由你们俩喂宝宝，因为此时正是建立情感纽带的关键时期）。如果采取母乳喂养，一旦成功建立，你可以挤出一点母乳，偶尔让你的爱人喂给宝宝。

用奶瓶喂奶的诀窍

不管你是从一开始就采取人工喂养还是正打算开始，抑或你一直在挤奶，建立母乳库存，下面这些方法能保证用奶瓶给宝宝喂奶可以顺利进行。

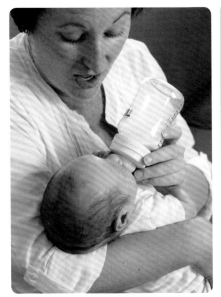

调整奶瓶角度 为了防止宝宝吸入过量的空气，要保持奶瓶倾斜，让奶液充满瓶颈和奶嘴。

如果你采取母乳喂养，大多数专家建议在4~6周内不要用奶瓶，以避免"乳头混淆"。吮吸奶嘴不用花很大力气，宝宝将习惯用更快的速度吃奶。然而，如果你能够在前6周顺利地建立起母乳喂养，那么宝宝就能学会吃奶的技巧，以后在奶瓶和乳房之间转换时就不那么令他气馁了。

请记住，你的泌乳量取决于宝宝的需求量。如果他用奶瓶吃奶，他将不"需要"你的乳汁，因而你的乳汁供应量就会减少。如果你计划重返工作岗位，从现在开始就不时地用奶瓶喂他。如果开始得太晚的话，有些宝宝会对奶瓶有抵触情绪。一旦你开始挤奶（见28页、85页），每周用奶瓶喂他一两次，

宝宝从母乳喂养到人工喂养的转换将更加容易。

奶需要加热，先滴一滴在你手腕上，感觉温热说明温度合适，没吃完的奶要倒掉。把挤出来的母乳倒掉看上去是种浪费，但是不这样做的话，存在滋生细菌的危险，可能导致宝宝患胃肠炎。

有时候，即使一出生就采取人工喂养的宝宝也经历种种不适，出现各种各样的问题。如果宝宝吃奶时很吃力，要检查奶嘴的流速。如果宝宝需要超过20分钟才能吃完奶瓶里的奶，你可能要换一个流速更快的奶嘴了。如果宝宝呛着了或者奶液喷溅出来，说明奶嘴流速太快了。

如何……

让母乳喂养的宝宝适应奶瓶

选择宝宝心情平静且不怎么饿的时间。有些婴儿很容易接受奶瓶，而有些婴儿则会非常抗拒。如果宝宝不愿意用奶瓶吃奶，试着把母乳挤出来喂他，而不要用配方奶，在奶嘴上涂一点你平时用的护乳霜。选择一个流速慢的、形状像乳头的奶嘴来模仿母乳喂养的体验，解开你的上衣，这样宝宝能够感觉到你温暖的皮肤。在他接受奶瓶之前可能要尝试好几次。如果

你运气不好，请宝宝的爸爸接手。有时候婴儿闻到了妈妈身上奶的味道，知道给他吃的是不同的东西，而且很可能不怎么合意。如果妈妈不在他身边，他可能会接受这种"不同"，因为这是一种全新的体验。如果宝宝变得不高兴，改天再尝试，先像平时一样采取母乳喂养。宝宝把奶瓶和不愉快的体验联系起来恐怕是你最不希望看到的。

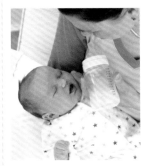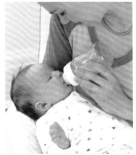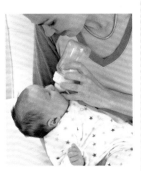

用奶瓶喂奶 轻轻触碰宝宝的脸颊触发觅食反射，小心地把奶嘴塞进他嘴里（左图）。**喂奶过程中** 和宝宝聊天，如果他喜欢的话，喂奶中途可以暂停。换另一侧手臂抱着他，让你的手臂得到休息（中图）。**移开奶瓶** 轻轻地把你的小指放入宝宝的嘴角，让他停止吮吸（右图）。

宝宝的"停工"时间

养育一个轻松自在的宝宝部分取决于你自己有多放松,所以宝宝每天醒着的时候有一段"停工"时间很重要。

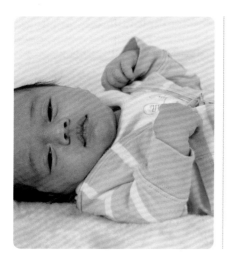

安静时段 给宝宝一段安静的时间,让他躺在那里探索他自己的世界。

新生儿绝不能被忽视,即使只有一会儿,但是这并不意味着一天中宝宝醒着的每分钟你都得和他互动。每天让宝宝花一些时间东张西望,沉浸在没有你的指导的世界中,对他来说是健康的。否则你就将面对一个易怒的、过度兴奋的宝宝。一开始很难在积极的玩耍和休息之间找到平衡点,但是当你逐渐学会解读宝宝的信号,就变得越来越容易了。每天花一点时间——即使只有15分钟——和宝宝一起待在房间里,但是把宝宝留在游戏毯上或者健身架下让他自己踢踢腿,在他触及得到的地方放几个精挑细选的安全的玩具。在"停工"时间里让宝宝仰卧,但是也要确保他每天有点时间练习俯卧。你可以坐在旁边的椅子上安静地观察他,或者利用这个机会读书。像这样安静的活动使宝宝能探索自己的世界,并渐渐爱上这样的时刻。给宝宝留出安静玩耍的时段也能为你自己争取到一点休息的时间。

你的社交网络

和朋友聚会能提升你的精气神,为你的日常生活带来变化,并且让宝宝知道社交陪伴的概念。

无论是和产前班结交的朋友见面,还是去参加亲子小组的活动,都将为你建立有用的朋友支持网络。分享你们的故事与经历,交换窍门和建议,给自己创造机会享受成年人之间的谈话,将使你获益匪浅。父母养育子女有快乐也有辛苦。在志同道合的朋友或者熟人的帮助下,你能从过往的经历中发现有趣的一面,使你确信你所关注的东西有可能是普遍现象,而且是值得分享的。在志趣相投或至少是处于类似境况的成年人的陪伴下,你能够找到解决问题的方法,这是最大的收获。

宝宝也能从社交中受益,被成年人之间的谈话或者其他宝宝的活动所刺激。他还要过很长时间才愿意和其他孩子一起玩,但是这种新体验中的各种事物将令他着迷。

和友好、乐观而且尊重你人生观的人相处。如果你在聚会结束时感觉自己的期望与其他人不符,那可能是因为你选错了亲子小组。社交本应该是一种令人振奋的体验,除了增强你的自信,还能为你提供有用的方法来应对初为人母时遇到的琐碎问题。

> **问与答······儿科医生**
>
> **我的宝宝不喜欢趴着。有什么办法鼓励他?**
>
> 婴儿每天需要30分钟的俯卧时间练习趴着,以锻炼重要的肌肉群,但不能急于求成。可以分3次做,每次10分钟。如果宝宝开始不耐烦了,可以唱歌给他听,或者用玩具分散他的注意力,以便完成任务。随着他变得越来越强壮,他会习惯的。选一个能刺激他的游戏垫,你也趴在地板上,抚摸他的后背,和他说话。

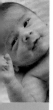

睡觉时间到了

现在宝宝将近6周大了，他可能已经很好地适应了睡前作息安排，而且还很可能乐意独自睡觉。

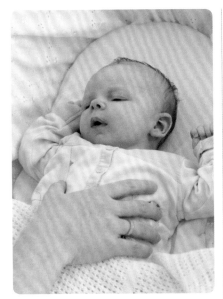

睡觉时间 遵循设定好的睡前作息安排能帮助宝宝轻松入睡。

宝宝还要过一阵子才能睡整宿觉，时间一周周地流逝，他在夜晚还会继续频繁地醒来吃奶或者要求获得安慰。无论你有多疲惫或精神不振，宝宝在夜间醒来时也要试着让自己保持冷静，尽快且尽量安静地回应他的需求。知道父母在他需要的时候会出现的婴儿更有安全感，而且自我安慰的技能也能更早发育起来。

好的睡眠模式必须依靠良好的睡前作息安排才能建立起来，睡前作息安排能帮助宝宝放松，并且期待着完成一系列事情，最终进入长时间的优质睡眠。爸爸下班回来和宝宝一起疯玩并不能使宝宝放松，所以要做一些平和安静的事，给宝宝洗澡，愉快地吃饱喝足，上床之前唱首摇篮曲。婴儿们喜欢重复，所以每天晚上唱同一首歌能帮助宝宝理解并愉快地期待接下来要做的事。

如果宝宝需要，你就留下来陪他一会儿，你在身边能使他得到安慰。在他迷迷糊糊要入睡的时候，不必踮着脚走路，让他熟悉你的声音和各种家务活的动静。他知道你还在那里，逐渐习惯于在嘈杂的环境里入睡，不易被细微的声音惊醒。

所有的婴儿都需要日间小睡，小睡规律的婴儿晚上入睡更好，因为他们得到了充分的休息，并且习惯了这样的安排。当宝宝刚表现出困意的时候（见76页）就让他睡觉，可以避开第二轮活跃期。

最后，既不要对宝宝进行睡眠训练，也不要任由他哭泣。在这个阶段，宝宝需要一套温暖、充满爱意的睡前作息安排，使他可以有足够的信心入睡，而且半夜醒来后可以再度入睡。如果他需要你，让他知道你就在他身边。

婴儿的头发

婴儿出生的时候头发或疏或密，颜色或深或浅，既可能是"怒发冲冠"，也可能像刚被美发师打理过那样有型有款。婴儿出生时的头发与以后的样子一点关系也没有。即使你和宝宝的爸爸都拥有一头金发，他可能生下来就是一头黑发，反之亦然。一般来说，尽管婴儿生下来时头发浓密，但在生命的最初几个月内也会脱落，然后长出与其他家庭成员一致的头发。

婴儿的后脑勺可能会有一块秃的地方，这里是他躺着时枕着枕头的位置；这种情况很正常，而一旦"最终的"头发长出来，这块秃的地方就消失了。

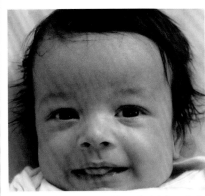 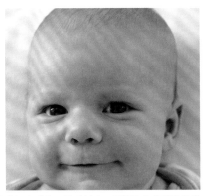

浓密的头发 宝宝出生时的所有头发都可能在6个月内脱落，然后长出不同颜色和发质的头发（左图）。**细绒毛** 如果宝宝出生时没有长头发或者长着幼细的绒毛，那么他在1岁之内将始终保持这个样子（右图）。

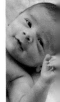

5周

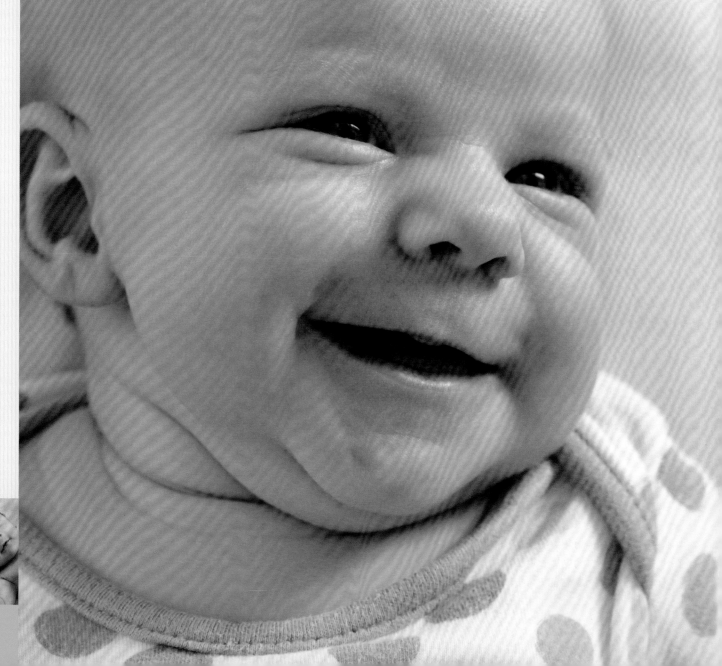

6周

到了6~8周大的时候，大部分婴儿的夜间睡眠都比白天长了。

现在，多数婴儿进入快速生长期，他们经常饥肠辘辘，总想吃奶，所以在这段时间要做好准备，你可能需要增加喂奶次数。如果幸运的话，宝宝第一次真正的笑可能在这周出现。然而，大多数婴儿在8周前都不会笑。

快速生长期

现在，宝宝进入了快速而集中的生长期——有时候他好像一个晚上就长大了不少！

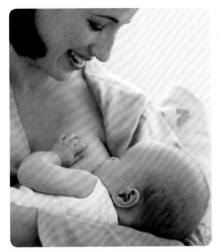

满足不断增长的需求 宝宝想吃的时候就喂他，你的泌乳量取决于宝宝的需求。

睡着了还不老实，睡眠时间延长，最明显的变化则是食量的增加，这些都是婴儿进入快速生长期的信号，特别是当这些信号同时出现的时候。当宝宝睡眠不安稳和食欲大增等情况增多的时候，很多母乳喂养的妈妈误认为是她们没有分泌足够多的乳汁——然而，如果这些信号出现在 6 周左右这个标志性时期的话，原因很有可能是你的宝宝进入了快速生长期。

在快速生长期，很难给宝宝设置一个固定的喂奶时间表，而你已经实施了一阵子的时间表也会因为宝宝时常看起来饥饿难耐而被打破。你的泌乳量将根据宝宝的需求增长，所以任何时候宝宝想吃就喂他，这一点很重要，只有这样你的身体才能加快分泌乳汁，从而满足宝宝的需求。同样重要的是让宝宝完全吃空每侧乳房，以便他能够吃到富含脂肪、营养丰富的后乳。通常情况下，快速生长期过后，宝宝的喂养模式很快便能重新稳定下来，经常几天之内就可以搞定。

如果宝宝是人工喂养，在快速生长期应该给他增加喂奶量，但是每次只可增加 25 毫升。如果不确定的话，可向医生或相关专家请教。

问与答……母乳喂养咨询师

我的宝宝好像总是没吃饱。喂奶的时候能再给他吃一瓶配方奶吗？

尽管你的母乳供应现在已经建立起来了，但泌乳量是在未来的几个月逐渐增加的，以满足宝宝的需要。在此期间，宝宝会有一次快速生长期，你要更频繁地喂奶，从而为他的生长提供能量。吮吸能使你的泌乳量增长，以满足宝宝的新需求，所以当宝宝想吃奶的时候就让他吃是很重要的。在这个阶段给宝宝额外补充配方奶不是个好主意，因为这样做的话，你的乳房就不会受到刺激，从而不能为宝宝分泌足够多的乳汁。因此，如果你想继续成功地进行母乳喂养，尽量避免这样做。通常你的乳房制造足够的乳汁只需要几天时间，所以坚持一下吧，频繁地让宝宝吮吸。

宝宝的个头太大了吧？

如果宝宝出生时超过了 3.6 千克，那么他可能根本穿不下新生儿尺寸的衣服；然而，即使是平均体形的宝宝，也可能在 5~8 周就穿不下最小号的衣服了——有时候还更快。如果衣服开始看着有点紧了（尤其是小脚丫那里），换大一号的衣服能使他感觉舒适。为 0~3 个月大的婴儿设计的衣服应该能穿一个月，但是要准备好灵活变通。逛商场的时候带着宝宝，拿着衣服给宝宝比一下，应考虑到洗涤时的缩水率以及即将到来的快速生长期。如果不能确定的话，索性买大一号的。他完全有可能直接穿 3~6 个月的衣服！

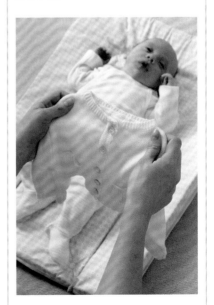

宽大一点 考虑到宝宝突然快速生长，给宝宝买衣服的时候买大一号的。

你的产后检查

当宝宝大约6周大时，你需要去医院做产后6周体检。这项例行检查的目的是确认你和宝宝一切正常，以及你作为妈妈是否在积极应对新生活。这是一个可以和医生讨论问题的机会，所有你关注的问题都可以与医生探讨。

问与答……医生

我宝宝的肚脐凸出来了，会不会有问题？

肚脐的形状和大小千差万别，所以婴儿的脐带残端如何脱落，以及他的肚脐将来会长成什么样，都是完全不可预知的。

但是，如果肚脐明显凸出，特别是当宝宝过度用力或者哭闹的时候，他可能得了脐疝。脐疝并无大碍，与脐带相连接的脐部肌肉比较薄弱的时候会发生脐疝。大部分脐疝在婴儿出生的第一年即可自愈，并不需要医疗干预。但是，有些婴儿需要做个简单的手术。向医生报告宝宝肚脐凸出的情况是必要的，如果宝宝确实得了脐疝，医生将给予诊断并且监控宝宝的状况。

我的痔疮什么时候才能好？

痔疮在孕期很常见，分娩的时候用力也会导致痔疮，大部分痔疮将在生产之后几个月消失。你可以通过健康饮食，比如吃全谷物以及大量水果和蔬菜，多喝水，经常锻炼（包括盆底肌锻炼，见65页），来促进痔疮痊愈。当你如厕时，在肛门扩张的时候把脚抬高也会有所帮助。如果感觉很疼，症状没有好转，或者出血的话，应该去医院就诊。

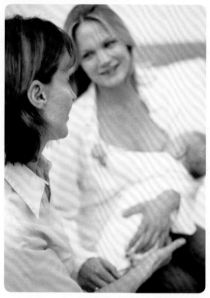

提出问题 产后检查为你提供了一个咨询你和宝宝健康问题的机会。事先把问题列成清单，便不会有遗漏。

产后检查也被称为6周检查，既可以在你分娩的医院进行，也可以去其他医院检查。在有些地区，某些健康信托机构会邀请新妈妈去她分娩的医院产科进行检查。当然，你不一定必须去医院进行产后检查，去你家附近的诊所也是可以的，这完全取决于你所在地区的规定。

检查你的身体是否健康

很可能像产前检查一样，医生进行的第一项检查便是量血压，可能还要进行尿样检查。即使你怀孕期间血压过高或过低，宝宝出生6周之后，你的血压也应该恢复到正常水平（140/90毫米汞柱以下）。如果你曾经患有妊娠高血压，或现在有高血压，以及有任何尿路方面的症状或者妊娠糖尿病的话，你的尿样将被送去检查。

如果你是母乳喂养，医生会问你有关乳房健康的问题——你的乳房有没有疼痛或者乳头皲裂等——如果你愿意的话，医生会为你做一次身体检查。他也准备好回答你提出的任何与母乳喂养有关的问题。

如今，医生们越来越关注产后的妈妈们是否饮食健康，是否养成锻炼的习惯，因为锻炼不但可以加速身体康复，而且能够帮助她们成功减去适当的体重。因此，医生可能会给你称体重，如果需要的话，他将就恰当的饮食和运动给你提出建议，以帮助你恢复到产前体重。等到这次检查之后再着手进行大运动量的锻炼项目是明智的，因为你的身体在生产之后至少需要6周时间才能得到适当恢复。

如果你在生产的过程中，会阴部位有撕裂或者接受了会阴切开术的话，医生会询问你是否需要给你检查会阴部位的缝合以及愈合情况。医生会询问你的阴道出血或分泌物是否正常，以及你是否来过月经。医生还会问你是否有性生活，以及在性生活的过程中是否感觉疼痛。这次检查也是咨询避孕方式以及你是否有健康问题的好机会。如果你在生产之前的3年没有做过宫颈涂片检查的话，医生会建议你在宝宝3个月大之后进行检查。

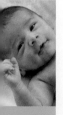

检查你的情绪是否健康

医生想知道你产后的情绪状况，会询问你是否曾经情绪低落，睡眠质量好不好，以及成为一位新妈妈后，你是如何应对诸多需求的。医生还会询问你是否构建起支持网络，即是否有人帮你照看宝宝。医生问这些问题并不是想挑你的毛病，所以诚实地回答医生的问题很重要，凡是关于你和宝宝身心健康的疑虑和担心，无论它多么微不足道，都可以与医生探讨。

医生还将留意你是否有产后抑郁的迹象，如果你看起来可能存在这方面的问题，你将迅速得到帮助。

宝宝的问题

在此次检查中，除了检查宝宝的身体是否健康之外，医生还会询问有关宝宝的吃奶习惯，以及你是否对宝宝的身心健康有疑问。医生还会询问宝宝的大小便是否规律，以及宝宝是否开始笑了。如果幸运的话，宝宝会亲自回答这个问题的！

因为大多数婴儿从出生开始就被小心呵护着成长，所以 6 周检查很少出现新的问题。但是，如果医生对检查的某些方面有所担心，他会建议你预约后续的检查，确保所有潜在问题都能够尽早地被发现、解决或者排除。

清单

宝宝的检查

宝宝也要接受检查，即新生儿 6 周体检，既可以与你的检查同时进行，也可以与医生预约，稍后单独进行。和刚出生时接受的检查类似，你要脱掉宝宝的衣服，所以给他穿容易穿脱的衣服，同时带上备用的尿布。

主要的检查项目包括：

■ **骨骼、关节和肌肉** 医生会让宝宝仰卧，轻轻地摆动宝宝的双腿来检查髋关节是否能全范围移动。他会拉直宝宝的双腿来确认两条腿长度是否一致，查看宝宝的脊柱是否笔直，以及其他关节的功能是否正常。医生也会确认宝宝的囟门外表健康与否（既不凸出也不凹陷，见 99 页）。医生会让你抱着宝宝，使他趴在你的肩上或让宝宝俯卧，以观察颈部肌肉和头部控制的发育情况。

■ **心脏** 医生将检查宝宝的心律和脉搏，排除先天性心脏病。

■ **反射** 医生可能通过一些简单的测试，检查条件反射的发育情况。

■ **眼睛** 医生将用眼底镜检查宝宝的眼睛，以发现先天性疾病，比如白内障。医生还将检查宝宝是否能够追踪物体（见 81 页）。

■ **其他** 医生将通过触摸宝宝的腹部来检查是否有疝气。如果宝宝是男孩，医生将检查睾丸是否已经正确下降到阴囊。

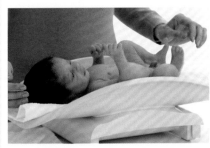

称体重 给宝宝称重并在生长曲线图上标出数值，有助于保证宝宝在相应的年龄段以适当的速度增重。

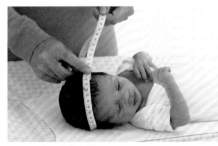

检查头部 宝宝的头围是生长是否正常的一个指标。如果头围是正常的，则表明宝宝的发育是正常的，也表明宝宝的脑部没有任何问题。

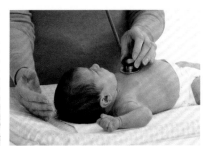

宝宝的心脏检查 医生用听诊器检查宝宝的心脏，这样能帮助医生判断宝宝是否有心律不齐或心脏杂音。

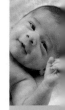

微笑的小人儿

宝宝展现第一个笑容的时刻弥足珍贵，说明宝宝正在按部就班地成长着，而且很快乐。

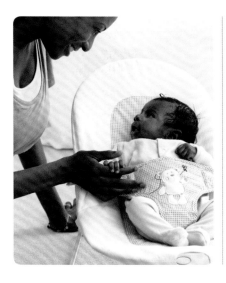

第一次微笑 你对宝宝笑得越多，他就越喜欢模仿你，对着你笑。

在没有做好充足准备之前，婴儿是不会笑的，即使是各方面都得到满足的婴儿也要到7周大的时候才会第一次绽放笑容，有时候可能更晚。但是，有证据显示，和婴儿说话，对婴儿笑，多和婴儿进行眼神接触，能够加快这个进程。男孩可能比女孩笑得晚，但同样要多鼓励。一旦宝宝开始笑了，他会因你的反应振奋不已，一次又一次地笑。

宝宝的第一次微笑发生在对熟悉的听觉刺激做出回应的时候，比如听到你的声音。2个月大的时候，当他的视力提高了，对于自己看到的东西，他便开始以微笑作为回应——通常是他喜欢的人：妈妈和爸爸。

一旦宝宝学会微笑，就达到了沟通能力的第一个发育里程碑：学会了一种啼哭之外的交流方法。宝宝的第一次微笑就像是对你所有努力的最好回报！很快，他就会对着其他熟悉的面孔笑了，比如哥哥姐姐和祖父母。你对他的笑容反应越大，他就越喜欢对你笑。

获得控制

宝宝还不怎么能控制身体动作，但是如果你拿着一个东西让宝宝触碰的话，他会试着伸手去抓。

宝宝会无意识地抓住任何放在他手心里的东西，这是因为新生儿期的握持反射仍然存在。宝宝对自己周围的事物越来越关注了，如果他看到有什么吸引他的东西，就会伸出手或者挥舞胳膊并抓住它。

宝宝可能会举起胳膊，用不协调的动作指向玩具，而不再只是看着它。宝宝还需要很长时间才能有意识地真正张开、合拢自己的小手抓握，现在的他也许能很好地抓住东西，但那是出于偶然，

而不是有意识的，而且很多动作是紧握着拳头做出来的。此时，你需要注意的是在他的小手能触及的范围内没有什么东西会被拽下来压到他。宝宝还会伸手抓你飘动的头发、首饰或者围巾，所以你要小心！

虽然宝宝的动作还有点笨拙，但是随着肌肉和神经系统的持续发育，他的动作将变得更加优雅，也更加有目的性。从现在开始，当他兴奋或者心情愉快的时候，喜欢踢腿或者挥舞胳膊了。

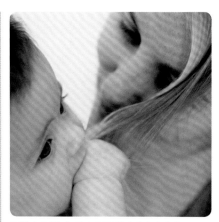

抓住东西的小手 如果你的头发在宝宝伸手可及的范围内，感觉被猛地拽一下时可别惊讶！

视觉改善

当宝宝6周大时，他的视力比出生时有了显著的提高。

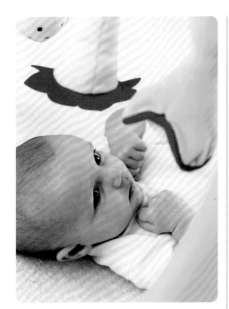

看到色彩 宝宝6周大时，大脑开始辨别红、绿、黄色，稍后还有蓝色。

刚出生的时候，宝宝只能看到距离他30厘米之内的物体——大概是你胸部到脸的距离。他现在已经能看到大约60厘米范围内的东西了。这一重大进步大部分与脑部发育有关，因为他的大脑在解析和处理数据使之成为清晰的图像方面变得更有效率了。你可能还注意到，宝宝开始发现身体的某些部分并关注它们，尤其是他的双手（见110页）。

6周大时，宝宝发育出一些特殊的细胞，称为双眼性神经细胞，能够帮助宝宝提高区分深度的能力。但是，宝宝仍然不能完全协调一致地转动双眼，而且他正确感知深度的能力还需要一个月左右的时间才能形成。

颜色和形状

还要再等上一段时间，宝宝的大脑才能分辨不同的颜色，尤其是同一颜色的不同渐变色，这就是为什么小婴儿更喜欢黑白色或者强烈的明暗反差。

宝宝6周大的时候，他的大脑开始解读红色、绿色和黄色，蓝色则稍迟一点。与直线条相比，他更喜欢鲜明的形状。一些研究显示，婴儿大脑的某个特殊部分能敏锐地进行调节以辨认人的面部，这就是为什么婴儿更喜欢用简单线条画出来的脸，为什么他们会注视着一张脸，学着用微笑来回应它。

运动

宝宝已经能用眼睛追踪以简单轨迹运动的物体了（见81页）。

是时候考虑……

为宝宝办理护照了

给宝宝办理护照意味着任何时候只要想去旅行，你们随时可以出发——或许可以利用你休产假的时间出去玩，或者带宝宝去拜访住在国外的亲戚。在某些地区，需要随申请表附2张宝宝的照片，还要提供完整版的出生证明。你和宝宝的爸爸也可能需要提交你们自己的护照。

办理护照需要一些时间，护照可能要花上几周——或更长时间——才能办好，尤其是繁忙时段或旅游旺季，所以建议你提前计划好，这样你和宝宝才能有一场说走就走的旅行。

问与答……医生

我儿子的睾丸还没有下降到阴囊，他需要动手术吗？

正常情况下，睾丸先在婴儿的下腹部发育，然后在孕期的后半程降到阴囊。婴儿出生时，他的睾丸应该已经下降到阴囊了。但有时候，它们会留在腹股沟处，这种情况称为"睾丸未降"。如果睾丸没有进入阴囊，它们在未来的日子里将无法产生精子——而且罹患睾丸癌的风险也会增加。尽量不要担心，有些婴儿的睾丸最终会自己下降，通常在12个月大的时候。如果到那时宝宝的睾丸还没有下降的话，他可能需要接受手术，称为"睾丸固定术"，手术一般在宝宝2岁时进行。医生会监控宝宝的发育状况，并随时与你沟通。

有时候，在我给宝宝洗澡或者换衣服的过程中，我发现他勃起了，这种情况正常吗？

是的，这种情况是正常的。阴茎很敏感，所有的男婴都会偶尔勃起，有的婴儿次数更多一点，甚至当他们还在子宫里的时候就能观察到阴茎勃起的现象。

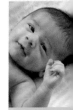

恢复肌肤之亲

你现在可能还没考虑这件事，但是安排时间亲热，能使你们保持夫妻间的亲密关系。

分娩之后6~8周，你的身体已经康复得差不多了。切口或撕裂的伤口都应该痊愈了，阴道出血（恶露）也应该停止了，而你的阴道也已经恢复到怀孕前的大小。如果你是剖宫产，你的切口部位也应该在好转中。

但是，身体恢复并不一定意味着性欲也恢复了。事实上，生育之后几周，甚至几个月，大部分女性雌激素水平显著下降，这会导致阴道干涩。但对于大多数新妈妈而言，性欲减退的主要原因是疲劳和忙于适应母亲这个新角色，而不是因为激素。

如果你担心在性生活的过程中疼痛，可以和你的爱人谈谈，让他知道怎样做你才会感觉舒服。如果你感到自己还没准备好进行完整的性生活，可以考虑以前戏代替。对彼此的需求敏感一点，

对对方保持耐心。如果你想过完整的性生活，开始的时候可以温柔一点，尝试使用阴道润滑剂，能使你们俩都感觉舒适些。

最后，你要注意的是性生活会引发泌乳反射，所以你可能会在性生活过程中溢乳。另外，你需要采取一些避孕措施，除非你相信纯母乳喂养可以避孕这种说法。

啼哭高峰期

如果宝宝整天不停地哭，似乎不打算停下来时，请振作起来：研究显示，这个阶段的婴儿最爱哭。

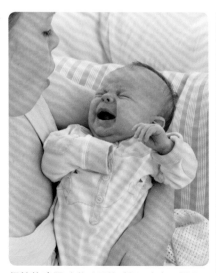

频繁的啼哭 大约6周的时候，宝宝哭得最厉害，而3个月之后就不是大问题了。

婴儿啼哭有很多原因（见68~69页），但通常是因为他们需要得到关注（可能是要抱抱），想吃奶或换尿布。6周的时候，婴儿啼哭确有少量可能的其他原因。

一些医生认为肠绞痛（见68页）在6周时达到顶峰，导致婴儿烦躁不安而啼哭，且经常发生在晚上。如果肠绞痛是宝宝啼哭比之前多的原因，那么除了等待，以及安慰自己之外（一般3个月左右腹部绞痛会明显减轻），你什么也做不了。

身体的快速生长期（见93页）使宝宝更容易饥饿和焦躁。有些理论认为，啼哭可触发你的身体分泌更多的乳汁来

满足宝宝不断增长的需要。学习新的技能让宝宝感到疲劳，比如微笑，反应变得越来越灵敏，哭能使他放松。随着宝宝应对事物更加熟练，啼哭就会减少。

用婴儿背带或者把宝宝抱起来轻轻摇晃，让他安心。放心，这个阶段会过去的。如果你觉得自己疲于应付或需要休息一两个小时，就请朋友或者家人帮忙照看宝宝吧。

如果你觉得肠绞痛很难应对，咨询医生，如果需要的话，医生会给你开一种温和的抗痉挛药物。肠绞痛通常在宝宝12~13周大时改善。

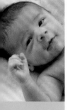

开始锻炼

如果你的6周体检结果一切正常，那么现在就是恢复好身材的时候了。

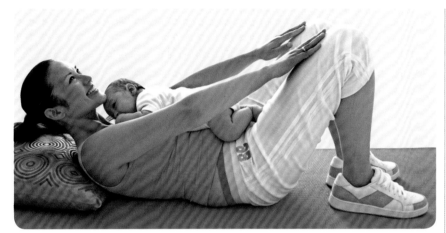

做运动 有些产后瑜伽课也包含宝宝瑜伽。瑜伽能帮助恢复肌肉的力量，尤其是背部、腹部和盆底。

首先，记住每个人的身体都不一样，而且对怀孕的反应也各不相同——所以要面对现实。假如你怀孕前身材苗条而结实，孕期一直坚持运动，你很可能比别人更快地恢复体形——但有时也不一定。无论你处在什么样的健康水平，确定一个可实现的目标，不要期望太多太快——事实是你可能永远无法恢复到和以前一模一样的身材，但是，付出一点努力并假以时日的话，你最终能重新变得苗条、结实、健康和强壮。

放松

因为怀孕和生产是世界上最自然的事，所以很容易忘记你的身体实际上遭受了巨大的创伤。让自己循序渐进地进行锻炼，开始锻炼的时候节奏要慢。你的关节和韧带在3~5个月内还很松弛，因此应该坚持低强度的锻炼，避免做任何剧烈的运动或猛烈的动作，否则可能使你受伤。

运动前后做一些轻柔的伸展运动进行热身，或使自己平静下来。在你锻炼的任何时间段，如果感觉不对劲，应该立刻停止。

多大运动量？多长时间一次？

开始的时候，力争每天做5~10分钟提高肌肉紧实度的练习。如果有可能，每周做3次20分钟温和的有氧练习。当你变得更苗条，而且宝宝也更强壮时，这两种练习都可以适当增加运动量。永远不要让自己感觉超过了能力范围或者不舒服。

你不得不寻找一种既能照看宝宝又能进行体育锻炼的方法：要么趁着周末你父母在你家帮忙的时候做一部分锻炼，要么和朋友组织看护小组，轮流照看大家的宝宝，完成余下的部分。在有些地区，你也可以带宝宝去参加在公园举办的推婴儿车运动班。

囟门

婴儿的颅骨上有两块柔软的地方，称为囟门。囟门的存在使得颅骨能够相互交错滑过，覆盖到彼此上方，以便婴儿的头部能顺利通过产道。在头后部的后囟——三角形囟门，在婴儿大约4个月的时候闭合，而位于头顶的囟门（菱形，前囟）则要在9~18个月时才会闭合。婴儿的大脑由一层厚膜保护，但千万要当心这些柔软且没有颅骨保护的地方，这一点非常重要。

看到宝宝头顶的囟门随着血液循环有节奏地搏动是正常的。囟门在宝宝啼哭的时候会有一点凸起，然后恢复正常。如果你发现它比平时凸起得厉害，或者陷下去了，就需要带宝宝去医院。囟门下陷可能是脱水的迹象，表示宝宝需要更频繁地喂奶。囟门凸起则需要由医生进行检查，他将判断宝宝的颅压是否增高。

不要忘记做骨盆倾斜运动和凯格尔运动（见65页），这两种锻炼方法有助防止产后尿失禁。

最后，让身体变得紧实的最好方法之一是瑜伽。考虑到你最近生育过，产后瑜伽班的动作是经过一些调整的。

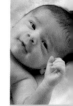

7周

婴儿最初发出的是"啊"和"喔"之类的声音。

即使宝宝在看见你的时候已经会微笑，可能还兴奋地手舞足蹈，可他对陌生人却没这么热情。这是因为他对周围的人和事物形成记忆的能力从现在才开始发育。对于不熟悉的人和物，宝宝会有一点点焦虑，需要你的安慰。

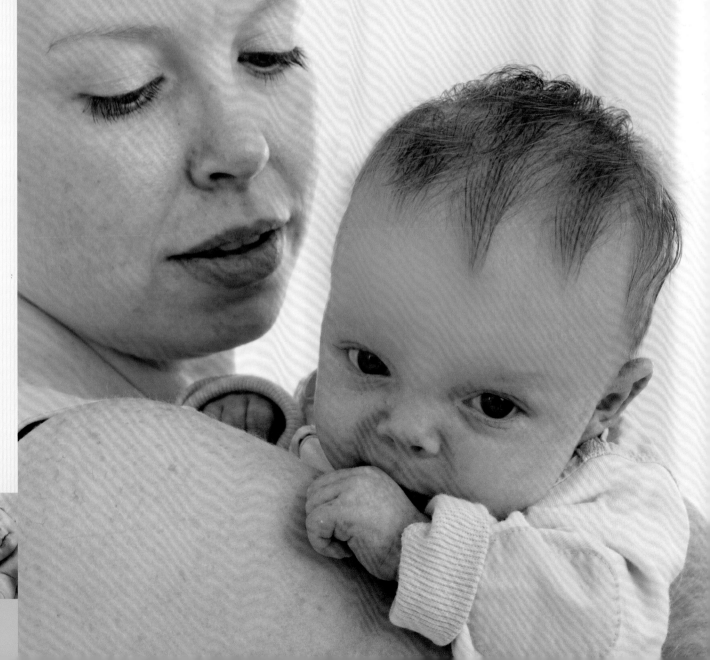

安全事项

现在，宝宝对动作的支配能力增强了，你必须把可能伤害宝宝的所有东西挪到远离他的地方。

关注以下几点注意事项，为你的小探险家创造一个尽可能安全的家居环境。

稳妥地支撑他的身体，始终牢牢地抱着他，以防他突然扭动身体或者从床上摔下来。

把宝宝的床、玩耍区域、换尿布台和喂奶区域附近的电线移走，把窗帘、百叶窗上的绳索捆好。药品、能导致窒息的零碎物品、室内绿植、塑料袋等应该放在宝宝接触不到的地方。

当宝宝坐在婴儿摇椅或者儿童安全座椅里时，永远牢记系好安全带，即使宝宝睡着了或者不活跃的时候。避免让宝宝独处，哪怕只是一小会儿，除非把他放在平坦、安全的地方（最好是地板上），或者让他坐在安全座椅和婴儿推车里，系好安全带。

宝宝睡觉时，确保被单、毯子等床上用品妥善地塞在他的胳膊下面，他的小脚抵住床脚，以免他蜷缩到被单下导致窒息。

安慰物

宝宝的大脑已经具备了记住熟悉事物的能力，因此现在是引入安慰物的好时机。柔软的玩具或者小毯子都是理想选择——买双份，以防万一弄丢了。每当你抚慰宝宝时，把安慰物拿出来，他将把它与舒适感联系起来。通过一件能提供快乐，带来积极和轻松感觉的工具，能够鼓励宝宝学会自我安慰。

发出新声音

聪明的宝宝已经学会了更多词汇，开始能发出双音节的声音了。

咕咕、咯咯——甚至咯咯笑——宝宝逐渐习惯成自然，热衷于跟你和他的爸爸，以及其他家庭成员交流。他的牙牙学语表明他试图说话的意愿，在接下来的几个星期、几个月里，他持续不断地练习那些已经掌握的声音，你将目睹宝宝的词汇量突飞猛进。

宝宝正在学习对话的基本要素，掌握倾听和回应的艺术。语言学家的研究表明，婴儿从约4周大时起就能够分辨那些发音相似的音节，比如"妈"和"拿"。你可以通过重复他的发音来帮助他学习。宝宝很高兴你明白他想说什么，

理解他试图表达的情感。你会发现，当他和熟悉的人在一起时，或者别人用儿向语（见88页）和他说话时，他显得非常活跃。

诸如"啊""呃""噢""喔"等是宝宝最早发出的声音（也是最容易发音的）。然后逐渐进展为"噢啊"之类的声音，接着是诸如"哥"和"摸"这样的声音。你可能已经注意到，当宝宝高兴的时候，他喜欢发出"啊哥噢噢"的声音，但是你很可能还要等待相当长的一段时间，才能听到宝宝第一次发出"妈妈"之音。

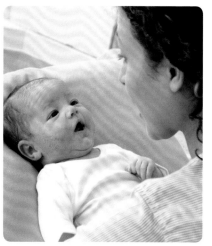

让宝宝张口说话 经常与宝宝"聊天"，帮助宝宝开发交流技能。

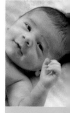

活跃的宝宝

宝宝开始练习控制身体的新本领——常常扭动身体，蹬着小腿，把自己的小身体从一侧扭到另一侧。

如果你还没有给宝宝购买婴儿健身架，那么此时是购买的最佳时机。宝宝对身体的控制能力提高了，他乐于伸展身体，拍打悬挂着的玩具——甚至偶尔能击中它们。他也喜欢伸出胳膊，努力去抓一个玩具，尽管他还要过一段时间才能有意识地握紧拳头抓住东西。如果你把玩具放到他手里，他一下子便抓住了，而且很有可能不愿意放手。

当宝宝兴奋的时候或者他生气了，他的小胳膊、小腿会大幅度地摆动，于是，换尿布变得有点困难。你会发现，

听到舒缓的音乐时，宝宝的动作会放慢，而听到欢快的音乐时，宝宝则激烈地蹬踹他的小腿。现在，宝宝与周围的环境越来越同步，表现得越来越活跃。

宝宝对控制身体的新鲜劲儿可能让他在晚上不怎么爱睡觉，由于他忙着巩固新技能，还常常在不经意间踢掉被子。有些爸爸妈妈在这个阶段选择让宝宝睡在睡袋里，宝宝就不容易着凉。如果宝宝的婴儿床上方有低悬的床铃，记得把床铃收到高处，因为宝宝可能试图把它打落下来。

> **问与答……医生**
>
> **我能给宝宝用安抚奶嘴吗？**
>
> 如果你恰当地使用安抚奶嘴，便不会对宝宝的健康和发育产生不良影响。假如安抚奶嘴确实能抚慰宝宝的话，没有理由不让他用。但需要当心的是，如果你是母乳喂养，当宝宝需要吃奶的时候，不要用安抚奶嘴打发哭闹的宝宝，因为这将影响你的母乳分泌量。尽可能避免滥用安抚奶嘴，只有当你哄宝宝或者他需要安慰的时候才用。

学习形状和颜色

宝宝开始表现出对复杂的图案和形状的兴趣，而且已经能够区分更多的颜色。

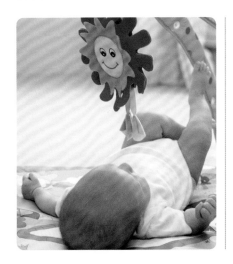

现在，宝宝的双眼能够聚焦在一个物体上了，并且显示出对复杂图案、颜色和形状的偏爱。他仍然最喜欢注视人的面部——你和他的爸爸，其他家庭成员，以及其他宝宝的脸，但他更容易被对比强烈、色彩缤纷的物体所吸引，能着迷地看很久。

鼓励宝宝看那些他感兴趣的物体，

五颜六色的玩具 宝宝喜欢盯着色彩亮丽的物品看，尤其是有人脸的。在宝宝的视野中悬吊一个玩具，非常容易抓住他的视线。

有助于强化大脑中神经通路的连接，促进视觉的发育。经常更换婴儿床上方悬挂的玩具，或在游戏毯上系一个，使玩具尽量靠近，以便宝宝聚焦。

现在，宝宝醒着的时间更长了，因而有更多的机会探索周围的环境。以前，他可能只能聚焦黑白色或亮丽的颜色，而现在，他能识别出很多好玩的图案和多种颜色，这也是为什么彩虹成为玩具制造商最为钟爱的颜色，你可以看到市面上有大量彩虹图案的玩具。

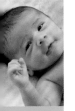

关注……
宝宝的疫苗

免疫接种是保持宝宝身体健康的一项重要预防措施，从而使他日后免于罹患可能导致严重伤害的疾病。你应遵循免疫接种的时间表，按时给宝宝接种，这非常重要。

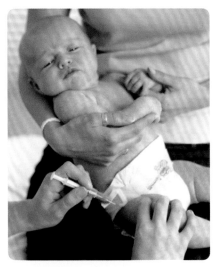

一点都不疼 当医生给宝宝注射疫苗时，你要牢牢地抱住他，给他安慰。

免疫系统的发育过程就是通过接触病原体而获得终身免疫的过程，其中很多病原体是极其危险的，可能引发严重并发症，甚至导致死亡。因此，宝宝需要接种若干疫苗，以获得对某些严重疾病的抵抗力。计划免疫也是从国家层面消除某些严重感染性疾病的一项举措。

免疫接种从宝宝 2 个月大的时候开始，这是在为他的身体做好准备，以便在将来可能罹患某些疾病的时候能够对抗病原体。例如，脊髓灰质炎疫苗可刺激宝宝的免疫系统产生针对脊髓灰质炎病毒的抗体，今后，一旦病毒入侵，这些抗体就可以识别病毒并调动机体消灭病毒。大多数情况下，接种疫苗后可获得终身免疫，但有些需要在 10 年左右进行一次加强免疫。接种疫苗可能会引起一些相关疾病的轻微症状，但发生并发症的危险比罹患这种疾病的危险小得多。你也许担心多联疫苗超出了宝宝免疫系统的负荷，其实不必担心。到这个时期，宝宝的免疫系统已经比之前成熟，对接触过的多种可引起感染的病原体已具备抵抗力。所以，宝宝的免疫系统能够轻松应对多联疫苗。

接种疫苗会有较小概率出现副作用，比如轻度发热和其他一些与该种疾病相关的轻微症状。对于婴儿来说，一般少见过敏反应，但注射部位常可有红肿、触痛的现象。宝宝可能会表现得比较烦躁、易怒或者比平时睡得多。可以给宝宝服用一点对乙酰氨基酚，平静地给宝宝喂奶，有助他安静下来。虽然媒体上有一些关于疫苗的负面报道，但总体来说，疫苗的安全性是非常高的。

做好免疫接种记录
宝宝的免疫接种情况将记录在他的健康手册里，当然你也许想自己另行记录下每次接种的日期和接种后的副作用。有些父母还记下疫苗的商品名称，以便今后搬到其他国家居住或者因其他因素导致接种计划改变时做参考。

减轻宝宝接种疫苗的不适
注射前，给宝宝喂奶可以让他安静下来。接种的时候，保持镇静，用轻柔的口气和他说话，让他感到安心，或者用安抚奶嘴转移他的注意力。注射过程几秒钟就结束，宝宝甚至还没反应过来呢。如果宝宝哭闹，你要抱着他，温柔地和他说话。宝宝很快就能恢复正常，重拾快乐。

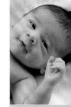

更规律的喂奶

随着宝宝的成长，应该给他养成规律的喂奶模式，以便每次喂奶都能多吃一点，这样宝宝才能坚持到下次喂奶，不至于很快就饿了。

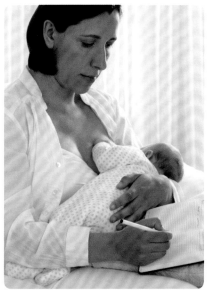

频繁地喂奶 在这个阶段，母乳喂养的婴儿通常每天喂奶的次数为7~9次。

奶是这个时期，乃至接下来的数月里婴儿唯一的营养和水分来源，所以，现在还不能给婴儿"定时"喂奶，建立起喂奶规律，以免婴儿"饥饿"或"口渴"，这一点非常重要。母乳比配方奶更容易消化，因此母乳喂养的婴儿需要比人工喂养的婴儿更频繁地喂奶，但随着时间推移，喂奶之间的间隔将逐渐延长。人工喂养的婴儿夜间睡的时间更长，但这并不是你放弃母乳喂养的理由。

你当然希望每次喂奶都能把两侧乳房吃空，以便宝宝得到均衡的营养和水分（见27页）；然而，如果宝宝吃了一侧乳房就心满意足了，记下喂奶的次数和上次吃的是哪一侧乳房，下次让宝宝先吃另一侧乳房，同时观察宝宝吃奶是否

有规律可循。如果他的体重没有按预期增加，可能是每次只吃了一点，而没有完成一次完整的哺乳。

如果你采取人工喂养，记录喂奶的次数和每次的喂奶量，以便你计算出每天的喂奶量。在这个阶段，大多数婴儿每24小时喂6~8次，每次120~180毫升。如果宝宝的食量多于或少于这个量，请与相关专家讨论或者咨询医生。

如果你想对宝宝的进食规律进行微调，没什么不可以。比如，你希望白天按需哺乳，而到了晚上，可以在你入睡前叫醒宝宝喂一次，这样你就能在他下一次醒来要吃奶之前多睡一会儿了。你可能打算出门且时间比较长，或者准备做家务，可以提前给宝宝喂奶，以避免在不方便之时还需要喂奶。

问与答……医生

宝宝吃过奶后看起来不太舒服，并且还有腹泻的症状。是否需要为他更换配方奶？

如果你的宝宝吃了奶之后反复腹泻或呕吐，而且似乎没有茁壮成长，毫无疑问，你一定要查找原因。有些儿童对牛奶中的蛋白质过敏，而有些婴儿则不能消化糖分（这里的糖是指乳糖，也就是人们常说的乳糖不耐受，见本页）。就这个问题咨询相关专家或医生。

医生可能建议你改用豆奶、无乳糖配方奶或深度水解蛋白配方奶，它们含有宝宝正常成长发育所需的所有营养成分，又不会引发过敏反应。

乳糖不耐受

乳糖不耐受的婴儿常常有消化系统不适的表现，比如腹泻、呕吐，以及肠绞痛，而肠绞痛则可引发持续的哭闹和痛苦。

乳糖不耐受的原因是婴儿的体内缺少一种酶——乳糖酶，它的作用是帮助人体消化包括母乳在内的奶中的糖。在某些国家，例如英国，足月婴儿发生乳糖不耐受的情况极为少见。父母双方均携带此种不能消化乳糖的基因并遗传给婴儿时，那么婴儿则天

生不能耐受母乳或配方奶中的乳糖，从而发生严重腹泻。早产儿较常发生乳糖不耐受，这是因为在胎儿时期，他们体内的乳糖酶在第三孕期结束前未能达到正常水平。

在有些情况下，由于肠胃不适，婴儿可能暂时出现乳糖不耐受的症状。如果是这个原因，医生将开具无乳糖配方奶处方，在宝宝的胃黏膜修复之前，这种配方奶能够缓解消化系统的不适。

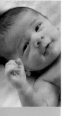

洗澡乐趣多

如果宝宝到现在还不怎么爱洗澡，几件玩具或温柔的泼水游戏，或许能吸引他开始喜欢洗澡。

用充满乐趣的洗澡使宝宝的一天在快乐中结束，可以让宝宝对睡觉持良好的心态。现在宝宝对正在做的事情更有兴趣了，在浴盆里放几件洗浴玩具，吸引宝宝用脚踢或用手拍。仅仅用脚踢几下就能神奇地掀起阵阵水波或浪花，这让宝宝又惊又喜。

轻柔地拍溅水花，用小水杯或洗浴玩具盛上温热的洗澡水，轻轻地浇在宝宝身上，他会爱上这种感觉，迷上水的流动。用温柔欢快的声音唱歌，说话，向宝宝微笑，鼓励宝宝对洗澡形成积极的概念。看到你的笑容，他更可能对你报以微笑，在洗澡的过程中玩得开心。给宝宝唱歌使他放松，找一首歌，每次唱的时候宝宝都能把它与洗澡联系起来，有助于他在洗澡时保持平静和快乐。

现在，宝宝比以前好动了，确保你始终牢牢地抓住他，因为洗澡的时候他的小身体非常滑，特别是当他决意扭动身体以改变姿势的时候。洗澡的时间不宜过长，对这个年龄段的宝宝而言，几分钟就足够了。把宝宝从浴盆里抱出来，迅速包裹上温暖干燥的浴巾，避免他着凉。

如果你的小宝宝还是拒绝洗澡，试着和他一起洗。把所有衣物准备好，放在浴缸旁边，洗澡结束后立即披上浴袍，先把宝宝擦干。当你进出浴缸时，你可能需要你的爱人帮忙抱着宝宝。务必记住，对我们合适的温度，婴儿是承受不了的，因此应该调低洗澡水的温度，保持在 32℃~37℃ 为宜。

香甜的夜间睡眠

起初的几个星期，你只能在宝宝睡觉的时候小憩一会儿，但随着时间的推移，你太想睡一整夜好觉了。

无论你多么乐意给宝宝喂奶，半夜被吵醒也是一件令人郁闷的事，更何况很多妈妈在被吵醒后很难再度入睡。如果宝宝就在你旁边（或者干脆与你同睡一床），你可以在半睡半醒的状态下快速有效地给宝宝喂奶。如果宝宝的尿布还不太湿，你可以稍后再换。这一切听起来似乎令人难以置信，但你将很快进入夜间"自动巡航"模式，即使还睡着也能给宝宝喂奶！

如果你确实夜间醒来后难以再次入睡，运用怀孕期间学习的呼吸法来放松，尽量不去想你还剩下可怜的几个小时可睡，否则你会更加烦躁不安，难以入睡。到了晚上，避免喝任何含酒精和咖啡的饮品，酒精和咖啡因将影响你的睡眠。睡觉前喝一杯热牛奶，吃一块奶酪，或者来一点鸡胸肉，这些食物含有色氨酸，而色氨酸有助于睡眠。如果你是母乳喂养，这些食物中的色氨酸可以进入母乳，对宝宝的睡眠也有好处。

最后，在睡前一个小时左右洗个暖暖的热水澡（水温不要太烫，那样反而会过度刺激），放松一小会儿。在房间里出出进进做家务，绝对不是理想的睡前安排！

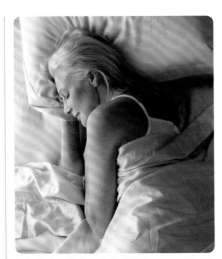

好好休息，给自己充电 放松身体，睡个好觉，对所有的新妈妈都至关重要。

8周

握持反射是婴儿一出生就具备的反射，将持续存在几个月。

随着宝宝的肌肉逐渐变得强壮，他趴着的时候或许能够稍微抬起身体了。大约在这个时候，他"发现"了自己的双手，这双手给他带来无限乐趣。宝宝开始试图伸出手去抓东西，但也许还需要好几周时间，他才能真正做到。

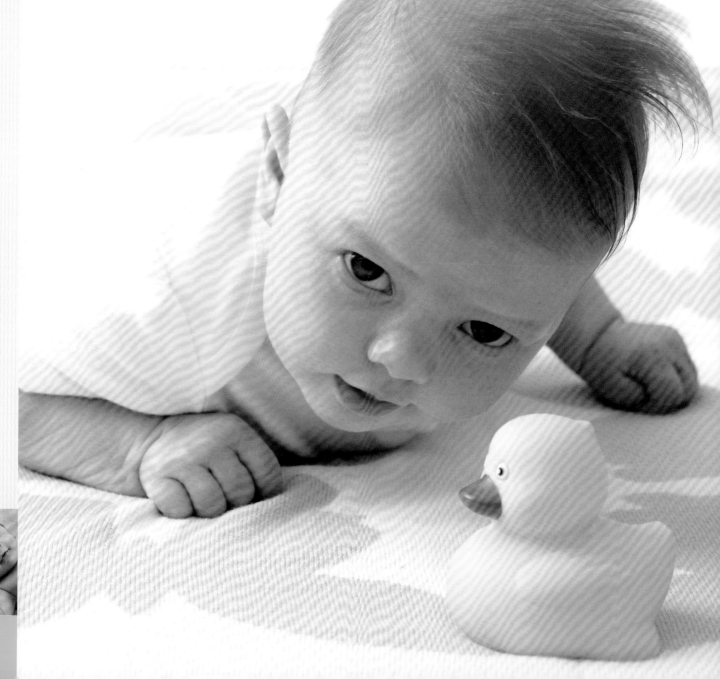

宝宝的免疫系统

现在，宝宝到了2个月这个标志性阶段，他需要你提供更多的帮助，以抵抗疾病的侵扰。

婴儿一出生就拥有一套基础的免疫系统来抵御细菌和病毒侵袭。婴儿的血液中含有大量在孕期通过胎盘获得的来自母亲的抗体，如果你采取母乳喂养，你将通过母乳继续给宝宝提供更多抗体。但是，当宝宝2个月大时，从你那里获得的抗体"储备"开始消耗殆尽，他对疾病的抵抗能力将大大降低。这个时间点也是宝宝开始进行免疫接种的时期（见103页），接种疫苗可以帮助宝宝抵御某些严重疾病。

如果你现在正在母乳喂养，宝宝将可以继续获得来自你体内的5种重要抗体。母乳中还含有一种白细胞，即淋巴细胞，也能帮助宝宝抵御疾病。宝宝现在的免疫功能被称为"被动免疫"，因为抗体多来自妈妈，而并非来自于他自身的免疫系统。

现在，即使不能抵抗全部疾病，宝宝也能抵抗大部分你能够免疫的疾病了。

事实上，母乳喂养的宝宝较少表现出患病的迹象，更少发生耳朵感染。即使生病了，症状也相对较轻。宝宝自身的免疫系统从出生起的头几个星期就开始运转，但他的免疫系统直到多年以后在儿童期的后期才能发育成熟，这也是儿童极易患感冒的原因之一。

环境卫生

保持周围环境的清洁能保护宝宝免受疾病的侵扰。但是，保持卫生并不意味着房间的任何角落都是无菌的，你只需要谨慎保证任何可能被宝宝吃进嘴里的东西（比如奶瓶、牙胶、哺乳用具、安抚奶嘴等）经过消毒处理就可以了。这样做能防止因细菌滋生导致宝宝的肠胃不适，也可以防止来自其他家庭成员的病毒交叉感染。

谨慎对待家中来客

拒绝正在患感冒或其他疾病的客人来访，听起来有些不近人情，但对于刚出生几

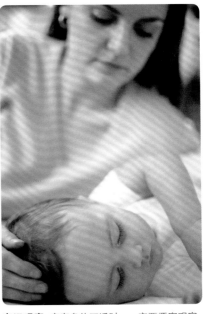

密切观察 宝宝身体不适时，一定要严密观察。如果病情加重，请咨询医生。

周的小宝宝来说不失为一个好主意。因为宝宝的免疫系统还太稚嫩，不能抵抗感染，即使是不值一提的普通感冒病毒也有可能引起严重后果。

细菌感染对小婴儿来说也非常危险。如果有客人到访，请客人（当然也包括家人）勤洗手，把用过的纸巾丢进垃圾桶，在身体恢复健康之前避免抱宝宝。

采取这些预防措施有助于在宝宝免疫力稍微增强之前保持健康。生病的宝宝容易胃口不佳，即使轻微的体重下降也会影响宝宝的体力和整体的身体发育。如果宝宝体温升高，必须去医院就医，以防万一（见400页）。

问与答……医生

怎样辨别我的宝宝是不是耳朵感染？
不去医院就医的话很难判断。患感冒后，耳朵感染尤其常见，但并没有什么特异的症状。婴儿的耳朵可能并不发红，虽然有些婴儿因为疼痛去抓挠耳朵或者拍耳朵，但很多婴儿累了的时候也常常这样做。另外，哭闹、易激惹、高烧、呕吐、腹泻也有可能是耳朵感染所引发的（见410页）。

当宝宝的耳朵有分泌物流出时，意味着感染引起了鼓膜穿孔。到了这个阶段，宝宝的状况看上去似乎好转了，但仍然很有必要就医。抗生素并不是用于耳朵感染的常规用药，但对于病情严重的儿童，仍需要使用抗生素，且婴儿多见这种情况。服用对乙酰氨基酚糖浆，多抱抱他，能够帮助宝宝减轻疼痛。

盛装打扮

虽然没有必要花一大笔钱给宝宝买衣服，但在特殊场合或者有纪念意义的日子里给宝宝打扮起来还是很有趣的，况且你还能拍下珍贵的照片留作纪念。

即使你一直拼命克制自己冲进商场婴儿服饰区的欲望，但当你打算带着你的小可爱出席一个特殊场合时，你就有了一个买衣服的理由了。

在你一头扎进荷叶边和蕾丝缎带之前，请认真考虑穿着的场合。如果宝宝经常被亲戚朋友们抱来抱去，或者需要离开家，在外面待一整天，那么一定要考虑实用性。选择那些不会令宝宝皮肤瘙痒或感到不舒服的衣服，确保穿脱方便，以便你快速换尿布。最好不要购买那些钉着麻烦的纽扣，有紧箍的领子或腰带，以及那些可能限制宝宝肢体活动、导致他过热的衣服。

避免购买价格昂贵的衣服，可能穿上还没几小时，就会由于尿布侧漏或者宝宝吐奶而不得不换下来丢进你的妈咪包。出于这个原因，永远只买那些可以机洗的衣服。另外，为了便于快速换尿布，上下分身且易于互相搭配的衣服是个不错的选择。出门的时候，多给宝宝带几件上衣和裤子，以防万一。

双胞胎

装扮双胞胎

如果你要带双胞胎宝宝盛装参加聚会，准备两套衣服的花费绝对会让你的钱包瘪下去不少。所以，你可以试试网购或者双胞胎衣物寄售店。这种特殊场合穿的漂亮套装可能只穿过一两次，而且通常是别人送的礼物，几乎没有机会穿，你只需花一点儿钱就可以买到全新或九成新的套装。

记忆力发育

宝宝现在正在发展"再认记忆"，这就意味着他可以记住并辨认出熟悉的人和物。

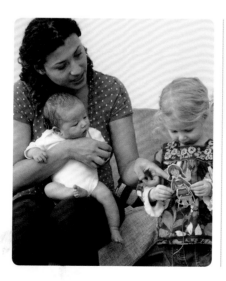

开始关注外界 宝宝现在能够认出并记住的人或物品绝对超出你的想象。

自宝宝一出生或出生后不久，他就能辨认出你的声音和气味，很快便表现出对熟悉面孔的偏爱。现在，宝宝开始能够在事物之间建立起一般联系了。比如，如果他的姐姐总是对他做同一个鬼脸，那么当他看到姐姐的时候可能会试着模仿出来。又比如，他会期待地望着你手里的拨浪鼓，等待听到熟悉的声音。另外，宝宝也开始把你和"奶"与"安慰"联系起来。

现在，宝宝能够根据动作和重复的感觉体验，建立起它们之间的联系。例如，你向宝宝伸出双臂，他自然而然地期待你接下来给予他抚慰。接下来的几个月，宝宝将迅速建立起各种类似的联系，很快，你就会发现他能识别出熟悉的歌曲或故事了。

这种记忆力是一种天然的防御本能，它促进宝宝与主要抚养人之间建立强有力的依恋关系。记住并偏爱熟悉的面孔和物品，是一种使宝宝远离危险、保持安全的方法。

健康饮食

尽管你现在开始对孕期增加的体重怎么也减不掉而感到沮丧，但是先不要急于节食。

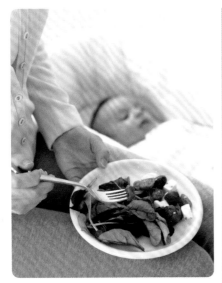

吃健康的食物 吃大量的新鲜水果和蔬菜十分重要，它们都是富含营养的食物。

新妈妈需要摄入大量健康、营养丰富的食物。如果你采取母乳喂养，节食极易导致营养缺乏，使你容易生病，经常感觉疲劳，也会导致情绪波动。而且，假如你过于关注自己的体重，将影响你享受身为母亲的乐趣。

努力构建健康饮食结构，多吃新鲜水果、蔬菜、全谷物（比如全麦面包、糙米、意大利面条）、蛋白质（比如瘦肉、乳制品、鸡蛋、鱼、坚果、籽类和豆类）、健康脂肪（比如橄榄油、葵花籽油，牛油果，油性鱼）。摄入健康食物能为你提供保持身体健康所需的各种营养物质。这些营养物质将进入母乳，因此也能促进宝宝的健康。

问与答……营养师

哺乳期间，每天需要多摄入多少卡路里？

母乳喂养的妈妈们每天将多消耗不超过 500 卡路里的热量，但你不需要额外补充。如果你现在的饮食习惯与怀孕前差不多，你不需要做任何改变，每周可自然而然地减轻 450 克体重，因为喂奶将消耗你体内储存的脂肪。如果你正在进行体育锻炼，还可以减掉更多体重。不必总是担心卡路里：如果你把注意力集中在如何吃得健康上，其实不需要刻意做什么，你的体重也会逐渐减轻的。

提高能量水平

当你需要应付初为人母的各项挑战时，少食多餐是一种保持精力充沛的好方法。低脂奶酪配苹果片，燕麦饼涂抹低脂的酱，或一点杏干，能让你撑到下一顿正餐，还能使你的代谢保持活跃状态。尝试下列方法可以帮助你感觉自己健康又苗条：

■ 每天进行少量低强度的运动。散步、游泳、有氧操和（或）瑜伽（当然是和宝宝在一起）能帮助你燃烧脂肪，促进新陈代谢，从而塑造肌肉。

■ 保持水分充足。口渴常常会被人们误认为饥饿，而且母乳喂养是一项消耗水分的"工作"。你每天大约需要摄入 2.7 升的液体，才能补充身体流失的水分。

■ 接受朋友们为你准备的食物，当你自己有时间烹饪时，不妨养成批量烹饪的习惯。家里有小婴儿的时候，手边随时有食物可吃是个好办法。如果你家的冰箱里塞满了有营养的汤、炖菜，哪怕只是美味的水果燕麦松饼，你也更有可能吃得健康，同时也不太可能依赖那些高脂、高盐的外卖食物。做一份沙拉，与加热速食食物一样既简单又快捷，你很快就会发现自己因此获益良多。

■ 储存一些健康的零食。把胡萝卜、西芹、黄瓜切成条，放进加了柠檬汁的水中泡一下，可以起到保鲜作用。买一些调味汁、低脂蘸酱或鹰嘴豆泥。如果你想吃点甜的，可以吃一杯新鲜的水果奶昔，几小块黑巧克力，或者一碗拌上水果和酸奶的全麦麦圈。

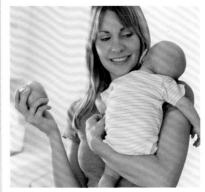

水果助推器 白天常常补充一些健康而富有营养的零食，有助于你保持精力充沛。

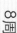

睡得像婴儿一样香甜？

现在，宝宝吃奶的间隔时间越来越长了，夜间也睡得越来越香甜，而你也有可能睡得比以前时间长了。

想让宝宝在夜间睡得好，最佳途径之一便是让他感觉舒适。养成习惯很容易，例如每晚让他穿同款的睡衣，盖上同样多的几层毯子。保持适宜的温度也很重要，太热或太凉，宝宝都容易醒，即使他已经很累了。保证宝宝的卧室凉爽，即使在冬天也应如此。给宝宝盖上几层薄被单和薄毯子，当需要给他降温或者让他暖和起来的时候，能够很容易地拿掉几层或者加上几层，以便宝宝感觉舒适。在炎热的季节，让宝宝只穿一件背

心，裹着尿布，再盖一条薄棉被单就可以了。如果房间里开着电扇，既可以促进空气流通，轻柔的微风又能让宝宝感到丝丝凉爽，但不要直吹宝宝。当你自己想睡个好觉时，记得睡前看看宝宝是否睡得舒服安稳。

如果宝宝开始在睡觉时踢被子，你可以把被单塞在床垫下面，包住他的腿。宝宝的个头可能已经不适合包襁褓了，但是如果他在夜间仍然会被自己的莫罗

反射惊醒，那么你可以考虑给他包襁褓（见 53 页）。

假如你从来没考虑过婴儿睡袋，那么现在它就显得很有用了，无论宝宝有多好动，睡袋都能保证他不会受凉。选购睡袋时，要选择绗缝棉材质的，最好是肩部带按扣款的，方便你在夜间给宝宝换尿布。睡袋的尺寸应该适合宝宝的年龄和体型，且厚度适合室温。有的睡袋做得更像羽绒服，你可以试试。

迷人的手

现在这个阶段的婴儿最喜欢的"玩具"是他自己的双手，这双手在自己的视野里出出进进，观察它们是他的一大娱乐项目。

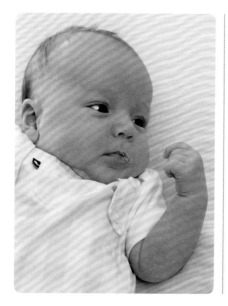

宝宝现在开始能够握拳再松开了，他可能花很长时间着迷地盯着双手看，小心翼翼地放进嘴里尝尝，甚至用它们来瞄准你的脸和胸部。他甚至试图去拍打悬吊在婴儿健身架上的玩具，或者当你拿着拨浪鼓接近他，引起了他的注意时——他也许会两手并用，伸出去触摸。

现在的宝宝是个小小的触觉"达人"，喜欢感受各种不同的质地。他可能会无意识地摸自己的脸，摸你的 T 恤、你的乳房，被当作安慰物的小毯子，或

灵活度大大提高 宝宝现在对双手的控制力越来越好了。

者其他任何能够摸到的东西。当你把一个质地新奇又好玩的物体放到他手里时，比如一个小毛绒玩具或者手感粗糙的牙胶，他也许会用吃惊的眼神看着你。周围的一切都是那么新鲜有趣，他的双手和嘴巴就是他探知一切的最好工具。

给宝宝充分的自由去享受观察自己的双手带来的乐趣，了解它们到底能做什么。在他手里放一个拨浪鼓，让他抓一会儿（可能很快就掉在地上了），给他戴上一个手腕拨浪鼓，吸引他的注意力。虽然宝宝对自己的手非常着迷，但当他学习拍打、抓握等动作的时候还缺乏准确性，常常感到沮丧。

哺乳专用衣物

假如你从宝宝一出生就采取母乳喂养，那么你可能已经准备好摆脱那些松松垮垮的T恤衫和强调功能性的哺乳文胸，提升个人形象了。

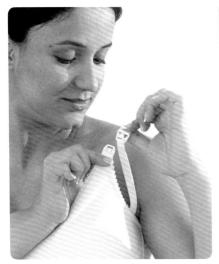

哺乳文胸 基础款哺乳文胸在功能上足够用了，但为什么不试试那些非常漂亮的款式呢？

哺乳文胸

很多母乳喂养的女性一开始都选择购买外观朴素、可以机洗、没有装饰的哺乳文胸。在开始阶段，确实没有多大必要买非基础款的文胸，特别是当你经常涂抹护乳霜，时常溢乳，或者尚处在适应使用哺乳文胸的过程中的时候。如果没必要，当然不用买新的文胸，但要注意的是在头几个月，乳房的尺寸是会变的。出于这个原因，时常去专业人士那里测量尺寸，以确保文胸的号码合适是值得的。假如你确实需要购买新的文胸，商店里有数不胜数的产妇内衣可供挑选，为什么不买几件颜色漂亮、款式性感的文胸犒劳自己呢？

哺乳期间的衣服

与哺乳文胸情况类似的还有哺乳期间穿着的衣服。起初，最重要的考量标准是舒适度，不过一旦你开始感觉身体恢复了一些，或许你想去以前经常光顾的商店买一些"正常"的衣服。即使在哺乳期，你也可以跟随潮流时尚——一两件漂亮的交叉领上衣，或者低圆领、下摆宽松的T恤衫，比较容易掀开，裹住吃奶的宝宝。应选购棉质或其他天然纤维的面料，当你哺乳的时候，身上长时间粘着一个热乎乎的小家伙，很容易觉得热。花点时间试穿，然后再决定是否购买——因为你的体型可能已经改变了。有一些妇婴专卖店和网上精品店，专门售卖为哺乳女性特制的漂亮款式，你也可以去这种地方看看。

发育游戏与活动

有趣的声音

拨浪鼓是非常适合小婴儿的玩具，随着婴儿对周围的事物越来越感兴趣，当心爱的玩具动来动去的时候，他会被它的样子和发出的声音所吸引。

不管是手腕拨浪鼓还是可以放在宝宝手里的带手柄的款式，作为你送给宝宝的第一件玩具，它都是完美的选择。在宝宝摆弄拨浪鼓的过程中，他学习如何手眼协调，并发展对肌肉的控制力。选择容易发出声音、颜色鲜亮的款式，宗旨是让宝宝自己弄出声响——即使他并不是有意识地做到。由于几乎所有玩具都会被宝宝塞进嘴里，所以要挑选质地柔软且容易清洗的。拨浪鼓的手柄必须能轻松地被宝宝的小手抓握。你还要注意的是：宝宝现在的动作仍然不够顺畅，很容易在兴奋的时候挥动着拨浪鼓敲到自己的头。

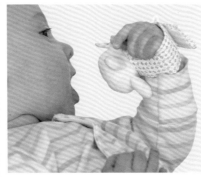

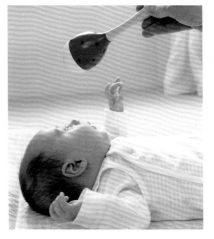

感官刺激 毫无疑问，宝宝喜欢"尝尝"玩具的味道（上图）。

好玩的拨浪鼓 给宝宝一个重量足够轻的拨浪鼓，以便他能轻松抓握（右图）。

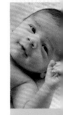

9周

9周大的婴儿能明确地看出物品之间的差异，甚至能发现白色沙发上的白色泰迪熊。

现在，宝宝的体重以每周150~200克的速度增加。睡眠促进宝宝的生长发育——研究表明，80%的生长激素是在睡眠中分泌的。如果宝宝成长迅速，你可以考虑让他逐步过渡到婴儿床。

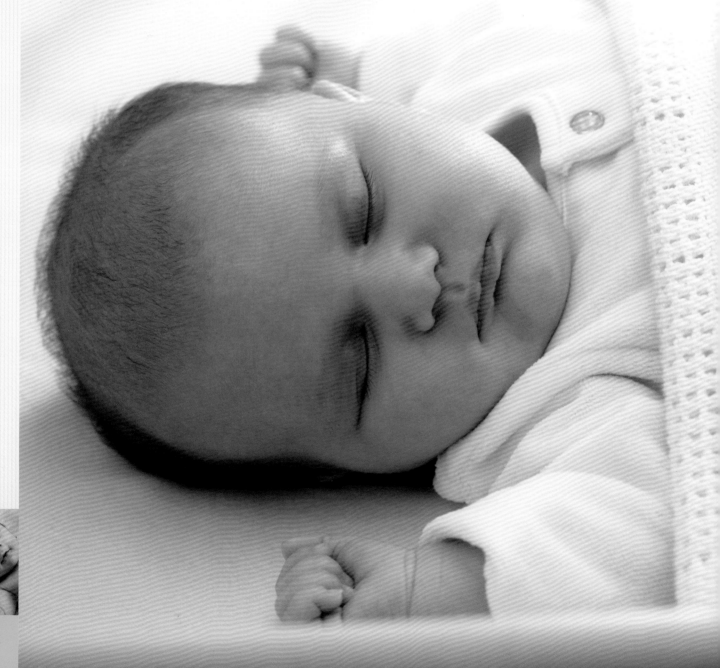

逐渐适应婴儿床

在你把宝宝转移到婴儿床之前，可以先让他睡在婴儿提篮里，再把篮子放在婴儿床上，采用这种方法能够帮助他熟悉新环境。

在3个月大之前，宝宝睡在婴儿提篮里很舒服，不过他现在也许能碰到篮子了——所以他会被弄醒。如果你的宝宝也是这样，你可以考虑移床了。习惯了狭小、温暖又舒适的婴儿提篮，宽大的婴儿床很可能令宝宝畏惧，因此在你真正把宝宝留在婴儿床上睡觉之前，最好让他逐渐适应婴儿床。

如果你已经置办了一张婴儿床，那么它便是宝宝玩耍的安全场所，你可以放心地在宝宝房里干些家务了——整理宝宝的衣物，甚至可以支起熨衣板，消灭越堆越高的待熨衣物。在床上悬挂一个床铃，放几件玩具，在床栏上绑一面婴儿镜子，就足以吸引宝宝的注意力。宝宝将逐渐熟悉婴儿床的环境，到了需要移床的时候，他就不会感到陌生。

在你给宝宝移床之前的几个晚上，可以让他继续睡在婴儿提篮或者便携床里，再放到婴儿床上或安置在婴儿床边。若一开始移床时宝宝痛苦不堪，试着只让他白天在婴儿床上小睡。这样一来，宝宝能够看到婴儿床周围的环境，可以逐渐增强自信。等宝宝能够在白天安稳地睡在婴儿床上以后，就可以考虑让他晚上也睡婴儿床了。

问与答……相关专家

安置婴儿床时应该注意什么？

在宝宝6个月大之前，你应该把婴儿床安置在你们的房间里，以降低婴儿猝死综合征的风险（见31页）。同时，婴儿床的位置应避免阳光直射，远离窗户，床周围也不应该有窗帘绳之类的绳索，以及取暖器、灯具、书架，墙壁上也不能悬挂装饰画、相框等。

我能用二手的床垫吗？

即使你的婴儿床是二手的，也务必购买一个新床垫。床垫要与床贴合紧密，避免宝宝滑落到床和床垫的缝隙间。确保床垫符合最新的国家安全标准，且不应含有聚苯乙烯之类的防火材料。

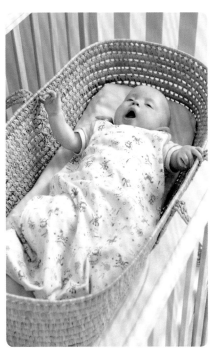

移到婴儿床上去 先把宝宝的婴儿提篮放在婴儿床里，适应几晚，宝宝更容易应付移床。

清单

宝宝的婴儿床

如果你还没有买婴儿床，那么现在是时候考虑买一张了。婴儿床能一直用到宝宝两三岁的时候，因此床的框架和床板必须结实、牢固，边缘务必平直、光滑，没有锋利的尖角。同时，你还要注意下列事项，以保证宝宝的安全：

■ 确保婴儿床符合最新的国家安全标准。护栏的板条宽度不得小于2.5厘米，板条的间隙不得超过5厘米。床头和床尾不要有镂空装饰，避免宝宝的手脚被卡住。

■ 大多数婴儿床的一侧护栏可以放下，床板的高度可调，方便你把宝宝抱进抱出。

■ 防咬条是一种安装在婴儿床护栏横杆上的保护性包边——通常是透明无毒的塑料。当宝宝开始长牙并啃咬东西的时候，防咬条能够保护宝宝的牙龈（以及婴儿床）。

■ 当你组装婴儿床时，确保所有的螺丝、螺栓都安装紧固，以防婴儿床坍塌。没有拧紧的螺丝有可能划伤宝宝，甚至会自己脱落下来，有引起宝宝窒息的危险。

■ 注意！30年前制造或喷涂的婴儿床可能使用含铅的油漆。如果你用的婴儿床是旧的，你需要把以前的油漆全部刮掉，重新喷涂油漆，以保证安全。

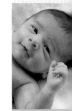

产后健康问题

如果你在生产之后始终不能摆脱抑郁的情绪，时常感觉心情低落、沮丧，那么你有可能是患上了产后抑郁症。

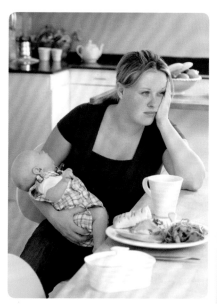

长时间的抑郁 如果你现在仍然感觉沮丧，时常眼泪汪汪，情绪低落，不要犹豫，尽快咨询专业人士，寻求解决办法。

由于体内激素水平的变化，大多数妈妈在宝宝出生后大约3天的时间里受到产后抑郁的影响，导致情绪起伏不定（见49页）。正常情况下，产后抑郁可在数周后自行缓解，因此如果你持续感到情绪低落，身体疲惫，可能是患上产后抑郁症了。

什么是产后抑郁症？

一周又一周，你始终感到抑郁沮丧，觉得别的妈妈都能应付得来而你却不能，或者在宝宝1岁以内持续情绪低落，这些表现都意味着你患上了产后抑郁症。产后抑郁症可持续数周甚至数月——你越早寻求专业帮助，就能越快地恢复过来。

产后抑郁症的典型表现包括：

■ 感觉筋疲力尽，即使刚刚睡醒。

■ 经常哭泣，感觉空虚、悲伤。

■ 因为自己不开心或者对宝宝爱得不够而感到羞愧，有负罪感。

■ 对自己过度焦虑或者担心宝宝。

■ 害怕独处或者外出。

据统计，产后抑郁症的发病率为10%~20%。重要的是要意识到自己状态不好，并及早寻求帮助。相关专家或者医生能根据你的情况做出判断，他们知道如何帮助你，通常会帮你联系当地治疗产后抑郁症的专业机构。医生可能会推荐你进行药物治疗，比如服用抗抑郁药，或者推荐你去专业的心理咨询机构进行心理治疗。

产后精神病

极少数女性（1‰~3‰）会罹患产后精神病，主要症状包括严重抑郁，妄想（例如相信所有人都要谋害她们，她们或者其他人被控制，等等），出现幻觉和思维混乱等。如果你有这些感觉，务必咨询医生。在接受药物治疗，例如服用抗抑郁药物和抗精神疾病药物，以及采取其他的手段之后，产后精神病通常可在几周内得到治疗。

产后激素水平变化

一种被称为松弛素的孕期激素能够使人体组织中的胶原蛋白和弹性蛋白软化，它将在你的体内存留至产后5个月。如果采取母乳喂养，你体内的另一种激素——促使你分泌乳汁的催乳素也具有相同的作用。在这些激素的作用下，你的牙龈会变得柔软且容易出血，从而也容易引起龋齿。请牙医帮你清洁牙齿，评估口腔整体情况。

怀孕后，毛囊便进入"休眠期"，导致你比以前爱掉头发。脱发可能发生在产后6~30周之间的任何时间。一旦激素水平恢复正常，脱发将自行停止，你会长出新头发。

母乳喂养将影响你的骨骼。哺乳期间骨质可流失3%~5%，但在产后6个月，你的月经恢复了，或者你给宝宝断奶了，便可恢复，并无不良影响；实际上，母乳喂养有利于防止在老年时患骨质疏松症，但哺乳期间的确需要在饮食中补充大量的钙，大约每天1250毫克。

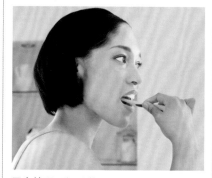

牙齿护理 刷牙和使用牙线能帮助你保护牙齿和牙龈。

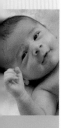

感受大家庭的温暖

家里增添了新成员，为你们之间的亲情欢呼喝彩吧！你的家人将为你和宝宝构建支持网络，在未来的岁月里提供坚强的后盾。

过去的几个月中，你见到的亲戚比以往任何时候都多，他们是来和你一起庆祝大家庭里新生命的降临的。无论之前你多么独立，从不依赖亲友，也许只有特殊场合才碰面，但从宝宝降生起，一切都改变了。或许你已经发现，你与父母之间的情感纽带更牢固了。现在，你也许意识到了，其他亲友对宝宝的生活有多重要。宝宝与亲戚之间培养起来的感情——无论亲疏远近——都将在各个层面丰富他的一生。

试着促进这种关系，时常创造互相拜访的机会。关于如何养育宝宝，你将从亲友们那里收获一大堆热情洋溢的建议，当你和他们的观点有冲突时，你们之间的关系可能变得紧张。然而，善意的亲友即使不赞同，也会温和地选择尊重你的理念和方法。鼓励他们与宝宝建立充满爱意的关系才是最重要的事。

如果你是单亲妈妈，你的家人和亲友就更为珍贵了，他们将支持你，指导你，当然也爱着你。独自抚养宝宝是十分艰难的。你会发觉，当你想找人聊聊宝宝的发育成长和他发育中的重要变化时，身边却无人与你分享。你自己的家人爱着宝宝，为他感到骄傲，因此与家人分享宝宝的发育里程碑是相当令人愉快的体验。

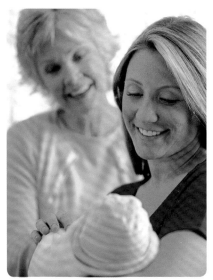

保持亲密关系　与亲友保持紧密的关系将使宝宝的生活变得更为丰富多彩。

容易分心的宝宝

宝宝对身边发生的所有事都很感兴趣，当你给他喂奶和换尿布的时候，让他专心可不容易。

这个时期的宝宝注意力很容易分散，使喂奶变得很困难。如果他吃奶的时候小脑袋频繁地转来转去，而你则希望他专注于吃奶，那么就换个安静的房间给他喂奶，从而避免太多的干扰。

喂奶时关掉电视机，轻声与宝宝说话，使他的注意力集中在你身上，而不是周围所发生的事。用闲着的那只手围住宝宝的头，让他待在正确的位置，一旦他转头，轻柔但坚决地纠正他。尝试在宝宝饥肠辘辘的时候喂奶，因为这个时候他才愿意踏踏实实地好好吃一顿。如果宝宝只是想吮吸或者寻求舒适感，他可能很快就失去兴趣，你不得不一次又一次把宝宝抱到胸前又放回婴儿床，或者频繁地拿起奶瓶又放下。

当你给宝宝换尿布或者换衣服的时候，必须确保宝宝躺在一个安全的平面上，宝宝为了查看周围发生了什么事，身体很可能扭来扭去。宝宝还可能抗拒换衣服，因为他的兴趣点还在别的地方。为了吸引他的注意力，试着让换尿布变得有趣：在换尿布台上方悬挂一个玩具，或者给他系上一个手腕拨浪鼓，当你给他清洁和换尿布的时候，他有东西可看。和他说话，挠痒痒，动作再迅速一些，你就不必长时间和他扭动的身体做斗争了。

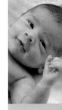

分辨颜色

宝宝现在可以分辨很多种颜色了，与此同时他开始发育深度知觉，这是立体视觉发育过程中的标志性事件。

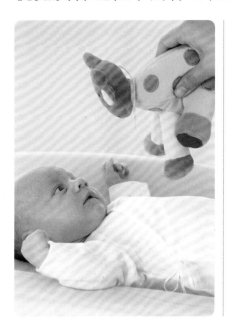

宝宝具备识别各种颜色的能力以及表现出对颜色的浓厚兴趣，意味着鲜明的颜色能够吸引他的注意，他会本能地想要那个玩具——甚至你的 T 恤衫。他特别容易被原色吸引，喜欢看那些粗线条和对比强烈的图片。

虽然深度知觉还要过 4 个月才能发育成熟（通常至少在 6 个月大的时候），但随着大脑和协调能力的发育，宝宝能够看出物体的位置、大小和轮廓了。这种能力让宝宝最终可以成功地伸出手抓住它。此外，他还能判断出相对于其他物体，眼前的物体是近还是远。在他做到这些之前，他的双眼必须能够协调一致地运动。现在，你的脸在宝宝看来是一个个独立的部分，因此你会发现他经常伸手摸你的眼睛或嘴巴。

你会注意到宝宝的深度知觉在逐渐完善。在最初的几周里，他的双眼可以一起运动，但并不能每次都协调一致，所以他的确花了一段时间才把周围的世界看成一个完整的画面。

深度知觉最终能帮助宝宝保证自己的安全，防止他沿着门廊一路走到马路上去，但你永远不能指望深度知觉，因为他的好奇心总能占上风。

五颜六色的玩具 各种好玩的、色块对比强烈的玩具能立刻吸引宝宝的注意力。

卫生习惯和过敏

保持良好的个人卫生能够预防疾病，但也不要走极端，无须处处用抗菌湿巾擦拭：适当接触细菌对宝宝的健康也很重要。

过度使用抗菌清洁产品已经被证明与过敏的高发率之间存在联系——可能的原因是由于没有病原体需要人体抵抗，所以婴儿的免疫系统没有得到机会正常发育。过敏是免疫系统功能失调的一种迹象，在婴儿和儿童时期，任何阻碍免疫系统发育的物质都能使宝宝变得对它更易感。大原则是保持清洁，而不是无菌。这样做既能保证宝宝周围的环境没有被有害细菌污染的风险，同时又适合免疫系统的正常发育。

用热水和普通肥皂清洗宝宝的玩具再合适不过了（但在宝宝 6 个月之前，最好将玩具消毒）。尽量用天然清洁剂打扫房间。宝宝身边充斥的各种化学清洁剂也能引发过敏反应，对他那敏感的免疫系统来说是一种负担。普通的清洁产品——肥皂和水，已经足以保持房间的清洁和清新。

不必担心房间内存在的少许灰尘。研究表明，早期接触尘螨可以预防因尘螨引起的过敏，而且也减轻了你打扫房间的压力。除了尘螨，家庭宠物的毛发、皮屑等也是同样的道理（见 128 页）。

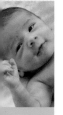

关系角色

你的生活已经发生了巨大的改变，由此引起的夫妻关系的改变可能令你感到惊讶，甚至忐忑不安。

如果你生产前是一位职业女性，无论你多么爱你的宝宝，现在都有可能对生活的巨变感到惶惑。而且由于你的爱人能正常外出工作，你则不得不日复一日地照顾宝宝，因此心里会滋生些许不满。你的职业生涯暂时停滞了。你留在家里照顾宝宝，直到他大一点再出去工作，虽然从家庭财务的角度看是划算的，但长时间离开职场将对今后的工作产生影响仍使你担心。

而且，居家的一方承担大部分家务似乎理所当然，这种情况使你意识到夫妻关系的失衡，产生不平等的感觉。另外，如果你暂时没有工作，便不能像以前一样享受经济独立，而这一点是很难适应的。

重要的是做好角色分配。你很可能在未来的某个时候重返工作岗位，不可能继续像现在这样承担大部分家务和照顾宝宝的工作。和你的爱人一起制订一份公平分配家务劳动的计划，二人共同分担责任。否则，你的爱人就没有机会了解照顾宝宝的辛苦，也不了解一整天下来除了照顾宝宝，其他什么事都不能做的无奈。和你的爱人讨论钱的问题，保证你俩享有同等的经济支配权。告诉对方你的感受，在问题变得严重前得到解决。

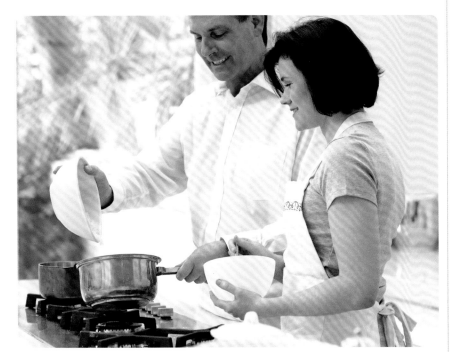

满满的价值感 虽然你们的角色发生了改变，重要的是你和你的爱人都尽了最大努力，公平合理地分担家庭责任。

我是剖宫产，虽然刀口已经愈合，疤痕也基本消失，但我仍然感觉情绪低落和容易疲惫。多长时间才能恢复正常？

每个妈妈剖宫产后恢复的时间长短不一、因人而异，尽管刀口的疤痕在6周内便基本消失了，但有些产妇可能要到6个月才能恢复体力。同样，手术部位持续数月感觉皮肤麻木的现象也是正常的。试着放松，以平常心对待每一天，像其他新妈妈那样正常生活。如果感觉疲惫就去休息。如果骨盆部位有疼痛的感觉，或者感到情绪低落和身心疲惫，可以咨询医生。你之所以这样可能是有原因的（比如贫血或产后抑郁症），这些都是可以治愈的。

我发现性生活后有轻微出血，这严重吗？

有时，出血可能是由于正在复原中的宫颈被摩擦引起的，而性高潮（引起子宫收缩）也可导致少量出血。出血也有可能与体内激素水平波动有关。如果你正在避孕，也许与你服用的避孕药有关。偶尔，阴部侧切刀口或撕裂部位会形成小的皮赘，经摩擦后也会出血。某些特定的感染，比如衣原体感染，也可引起性生活后出血。如果你在性生活之后有出血现象，请去医院就诊。

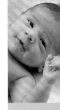

托儿服务

也许你觉得重回职场还遥遥无期，但处理所有事情的原则都是宜早不宜迟，这很重要，你要考虑当你回去工作的时候由谁来照顾宝宝。你肯定不想宝宝的托儿策略是匆匆忙忙拍脑袋决定的。

着手研究托儿服务的时候，先通过口头询问，列出一张简短的清单是个不错的方法——请朋友们推荐托儿所、保姆中介机构或幼儿托管人。然后，你可以在网上查找这些机构或个人的资质报告。你也可以查询一些负责对托儿服务提供者进行监督和管理的政府机构网站。宝宝的身心健康是最重要的，你回到工作岗位以后，托儿服务自然成为你关心的头等大事，务必保证万无一失。

保姆

雇佣保姆意味着请一个人到家里来照顾宝宝。通过信誉良好的中介机构寻找，并且对你名单上的每一位保姆进行面试。面试前，把你准备问的问题记下来，内容可涵盖诸如如何应用纪律，会跟宝宝玩什么游戏等各个方面。如果你要求保姆会驾车，也问问面试者是否有驾照。从总体的工作要求入手，然后详细描述宝宝日常护理的方方面面，以及你对宝宝成长的期望。与每个面试者深入探讨，以便你能够确定保姆的工作方法、理念、想法和道德标准是否符合要求。

一定带着宝宝一起面试，观察宝宝和面试者能否良好互动。你要找的保姆应该是喜欢宝宝，温暖又有爱心，能和宝宝玩到一起的人。仔细阅读面试者的推荐信，确认其经过急救培训，还应查看警方的记录（确保儿童的安全），谈谈婴儿营养、身体锻炼、智力开发方面的问题，以及对看电视的观点等。另外，还要了解面试者每日的工作安排，以确认时间弹性有多大。如果面试者要求每晚按时下班，那么也许不适合你。另外，询问面试者未来 5 年之内是否考虑改变工作地点。如果你希望雇佣长期保姆，最好能知道面试者是不是正在考虑去其他城市工作。

你需要拟定一份正式的雇佣合同，搞清楚作为雇主，你要在法律上承担的税费和保险金等细节。

幼儿托管人

幼儿托管人一般在自己家里照顾你的宝宝，也许同时还需要照顾几个大一点的孩子。例如英国，所有幼儿托管人必须在政府机构登记注册并接受监督。再次强调，务必抽出时间带宝宝去拜访幼儿托管人，以确认宝宝能够适应幼儿托管人家里的环境。与面试保姆一样，所有问题同样适于幼儿托管人，以确保其拥有丰富的照顾婴儿和幼童的经验。幼儿托管人的家是否整洁温馨？是否有很多适合宝宝玩的玩具和书籍？室外的活动空间是否足够大？家里是否有人吸烟？

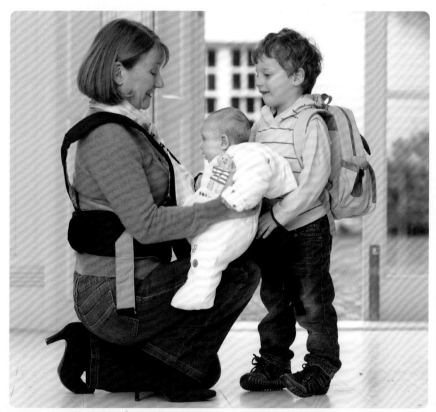

挑选幼儿托管人 理想的幼儿托管人应该具备丰富的照看小婴儿的工作经验，对于大孩子们的各种要求也能应付自如。

是否经常看电视？幼儿托管人的时间是否比较灵活？你不希望当你接宝宝迟到了，还要交纳各种额外的费用吧？问清楚同时照看的孩子一共有几个，询问是否能公平地照顾到不同年龄孩子的需求。小婴儿需要得到更多的一对一照顾，你需要确认幼儿托管人确实能做到这一点。如果你和宝宝在幼儿托管人家里都感觉比较舒服，那么，宝宝很有可能在这里过得愉快。

私人托儿所

私人托儿所可以为3个月大的婴儿（有的甚至接收6周大的婴儿）提供托幼服务。拜访你清单上的所有托儿所，哪家托儿所让你感受到爱的氛围，哪家的气质符合你的要求，你便心知肚明。询问员工的流动率，因为员工服务时间长意味着这家托儿所的环境是比较快乐而有爱的（关于挑选托儿所的更多信息，请参见本页）。最好的托儿所一般排队等候的人比较多，所以多早打算都不为过。

其他选择

如今，在某些地区，政府倡议企业允许有小婴儿的家长实行弹性工作制，甚至干脆在家工作。你和宝宝的爸爸好好制订一份时间表，保证两个人共同承担照顾宝宝的任务，但在你们时间都不方便的时候则要寻求援手。你可能决定在家工作，兼顾工作和照顾宝宝——也许请你的父母或互惠生（为学习语言而寄宿在某个家庭并帮忙照顾孩子的人）帮忙。在某些地区，互惠生不能独自照顾2岁以下的幼儿，但可以帮忙做一些辅助工作或照顾家里的大孩子。最好通过认证过的互惠生中介公司来寻找合适的人选。

有时，宝宝的祖父母乐于参与照顾宝宝的工作，替你带宝宝，但这种安排

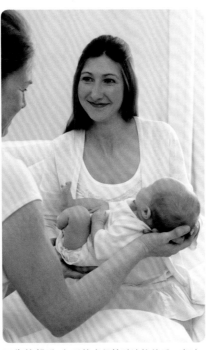

可靠的帮手 与看护者保持融洽的关系，意味着你可以放心工作，无须担心宝宝。

需以尊重他们为前提，事先与他们进行深入的讨论。你并不一定需要支付报酬，但应该随机应变，并且确信自己养育宝宝的方法是正确的。当你建立起良好的沟通机制，照顾宝宝的工作将能够完美地进行下去。否则，双方有可能互相埋怨。所以，务必谨慎对待。

最后，你也许考虑兼职工作，或者改变工作时间，以便工作时不会频繁地被照顾宝宝的任务打断。例如，你的工作时间是从早7点至下午3点，你的爱人负责在上午照顾宝宝，那么你可以每周有5天、每天脱开5小时。与你的爱人就各种可能遇到的状况深入探讨，确保你们俩都同意这种安排。如果你是单亲妈妈，确保有后备力量支持你，当你下班迟了，宝宝或看护者生病了的时候，有人能够接手照顾宝宝。独自一人承担照顾宝宝的责任时常令人不堪重负，因此，当你无法照顾宝宝的时候，务必接受任何善意的帮助。

挑选托儿所

挑选托儿所最重要的一点是相信你的直觉。如果你看到托儿所里的宝宝们表现得快乐而满足，员工们热情、充满爱心，那么你可能找对地方了。通常感觉好的，事实上也是正确的选择。挑选托儿所时请关注以下几点：

■ 员工与婴儿的比例。通常一个成年人可以同时照顾的小婴儿人数在法律上是有规定的；你应该找优于平均水平的托儿所。

■ 照顾小婴儿和大孩子应该是分开进行的，员工照顾小婴儿时不会被大孩子分散注意力。

■ 托儿所的纪律应该是严格而公平的，并符合你的理念。

■ 托儿所的长期员工具备丰富的急救经验，有处置儿童期疾病的经验，知道如何实施救治措施。如果你的宝宝有健康方面的问题，确保负责他的员工能够有效处理。

■ 员工经过良好的培训，具备丰富的经验且经常更新专业知识，熟悉婴幼儿营养、发育以及儿童期的一般问题。

■ 员工热情，充满爱心，喜爱孩子，对孩子们的一切都感兴趣。

■ 每个孩子由指定的员工来负责，保证其个体需求能及时得到满足。

■ 有健全合理的制度，并有明确的证据表明孩子在托儿所里是安全的。

■ 有很多整洁的玩具和适龄的图书。

■ 能为孩子提供大量有益的刺激以便他能健康发育。

■ 能提供安静的环境让孩子睡觉，就餐区域干净卫生。

■ 有相应的制度，每日向家长汇报孩子取得的进步。

■ 管理的理念比较开放，允许父母随时去看孩子。

回国

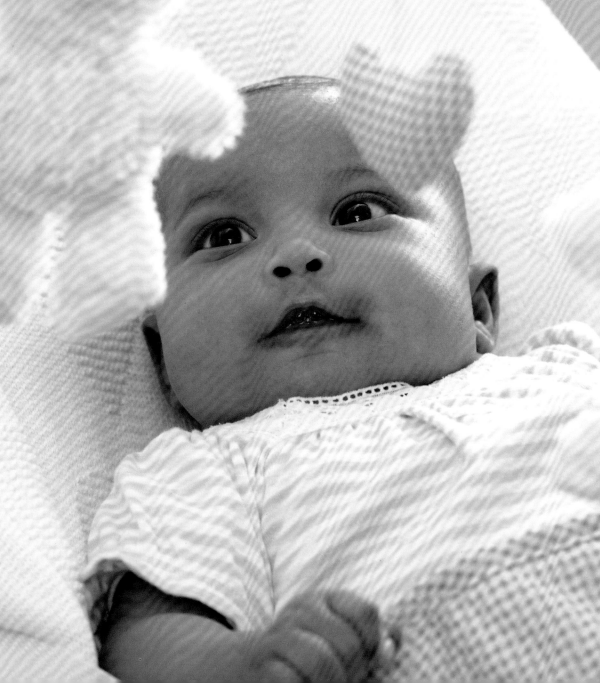

10周

由于婴儿是仰卧睡觉的，所以他们需要"俯卧时间"来锻炼上身力量。

当宝宝看到他感兴趣的东西，比如玩具时，会伸手去拿。虽然他还不能精确地瞄准目标，但这是手眼配合的开始。现在，宝宝变得更爱社交，他也许开始"啊啊""咯咯"地说话了。

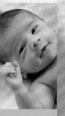

宝宝的睡眠周期

就在你认为已经把宝宝哄睡着了的时候，他马上翻个身又醒了。小家伙睡着时发生了什么？

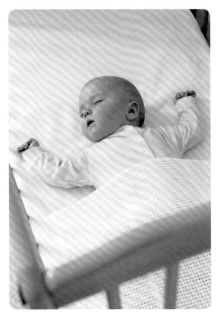

甜美的梦乡 平静的睡前活动有助于宝宝安然入睡。

婴儿和成人一样有两种睡眠时相：非快速眼动睡眠和快速眼动睡眠。当处于非快速眼动睡眠时，身体和大脑的活动都安静下来，呼吸浅，四肢放松。而处于快速眼动睡眠时，虽然闭着眼，但眼球仍在快速运动，大脑处于较为活跃的状态，这个阶段也是"做梦"的时间。

睡眠和大脑活动

当成年人身体疲倦而精神比较放松的时候，通常可以在上床之后几分钟就进入深睡眠。在8个小时的夜间睡眠中，成年人有75%的时间处于非快速眼动睡眠，25%的时间处于快速眼动睡眠，且非快速眼动睡眠与快速眼动睡眠在整晚交替循环出现。在宝宝出生的头几个月里，

每天睡18个小时，有一半的时间处于快速眼动睡眠。有一种理论认为，人生早期阶段的学习和发育生长的速度非常迅猛，需要大量的快速眼动睡眠，这样才能让大脑建立和巩固复杂的连接。处于快速眼动睡眠时，大脑的血流量几乎增加一倍，处于活跃的状态，尽管宝宝看上去是在休息。当宝宝处于快速眼动睡眠周期时，他的眼球快速移动，面部肌肉轻微抽搐，而且小胳膊小腿也会来回摆动。

在20周之前，宝宝还不会形成任何规律的非快速眼动／快速眼动的睡眠周期。此时，他大概有35%的时间是快速眼动睡眠，65%是非快速眼动睡眠。

该怎么做？

即使现在宝宝还很小，如果可能的话，在宝宝进入浅睡眠前，最好把他放下来，让他自己安静地睡觉，这样可以让宝宝开始习惯自己入睡。一旦他迷迷糊糊睡着了，尽量不要移动他，因为你很可能立刻把他惊醒了。如果宝宝看起来似乎要醒来，试着抑制自己的冲动，不要轻拍他的后背或者和他说话——你只会干扰他的睡眠。不要管他，他很可能再次迷迷糊糊睡着。如果宝宝睡在你们的房间里，只要你待在他的周围，他就能感到安心。

随着宝宝逐渐长大，适应了时间更长的睡眠周期，他将睡得更香甜，而不像以前那样容易醒来。

问与答……儿科医生

我的宝宝做梦吗？

研究显示，婴儿不仅从出生起就会做梦，他们在母亲的子宫里时就已经开始做梦了。梦境发生于快速眼动睡眠周期（见本页），此时婴儿睡得不沉，大脑仍然是活跃的，并且，由于他们的快速眼动睡眠比成人的时间长，所以做梦也更频繁。婴儿的梦境通常与他们的日间活动和体验有关，因此这是一个巩固日间学习、情感和发育的过程。有时候，梦境可能令宝宝感到不安，但可以通过你轻柔的声音而安静下来。

我什么时候能对宝宝进行睡眠训练呢？

婴儿是按需睡眠的，任何时候他们想睡的时候就会睡觉，而且他们也没准备好在数周之内不需要夜间喂奶就能睡一整晚。一般来说，在婴儿几个月大之后才适合进行睡眠训练，即让婴儿适应在父母保持最低关注程度的情况下睡得时间长一些。不过，这并非意味着放任宝宝哭而不管，而是要让他知道爸爸妈妈就在身边，从而使他感到安全，更容易入睡。然而，建立一套平静的睡前作息安排，可谓多早开始也不算早！比如通过洗澡、喂奶、讲睡前故事或者唱摇篮曲等一系列活动，鼓励宝宝开始把这些令人舒心的系列事件与香甜舒适的睡眠联系起来。

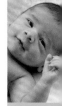

目标训练

宝宝的手眼协调能力正在快速发育。他努力挥舞着小胳膊，踢着小腿，以便触及任何他想触及的目标。

为什么我的宝宝会有喘息的现象？

这是气道狭窄的表现，但通常难以辨别何处狭窄。婴儿通常有气道狭窄的现象，因此喘息并不罕见。感冒是诱发喘息的常见原因之一，但也可能是其他原因引起的。如果是细支气管炎（见 408 页），则属于比较严重的疾病。如果宝宝持续喘息，或看起来不舒服，发热，食欲不佳，或者呼吸困难，请立即去医院就诊。

直到现在，宝宝每次击打到婴儿健身架上的玩具，可能只是由于新生儿的莫罗反射所带来的一次意外惊喜。不过，10周大的宝宝已经意识到，当击中某个物体时，那个物体会移动。他开始将原因和结果联系起来。每当他伸手去碰玩具时，都在向大脑传递肌肉和身体运动的各种重要信息。此时，宝宝的击打和抓拿动作已具有更强的意图。

让宝宝趴着，在他前方放一个小玩具，鼓励他移动身体拿到玩具，这样能教会宝宝，为了得到自己想要的东西，他可以移动身体。把玩具放在他的手心里，让他的本能反射调动他的手指握住玩具，从而教会宝宝抓的动作。把宝宝放在婴儿健身架下，且让他置身于一个合适的位置，以便他能轻松地摸到一两个悬挂的玩具。如果他时不时能成功地抓住它们，他会非常享受这种胜利的感觉。当宝宝平躺着玩的时候，在他的能力范围内用玩具吸引他的注意力。在未来的几个月中，他便能精准地定位玩具，然后把它们拉向自己。

练习趴着

让宝宝仰睡是最安全的姿势，然而宝宝确实需要俯卧时间练习趴着，这将有助于锻炼他的上半身力量。

在 10~11 周大的时候，宝宝也许能小肚子朝下趴着了，而且他会试着抬起头或者东张西望。一开始，他靠前臂的支撑抬起头。还要再过一两个月，他才能依靠双臂和双手的力量轻松而自信地抬起上半身。

这一重要的发育里程碑是运动技能发育的开始，接下来宝宝将学会翻身，最终学会爬。专家建议趁宝宝精力充沛的时候，经常让他趴一会儿。研究表明，由于宝宝是仰卧睡觉的，因而需要额外进行趴的练习，锻炼抬头、抬上身的动作。当宝宝趴着的时候，务必留在他身边。宝宝的颈部肌肉还不太健壮，无法长时间保持抬头的姿势，如果趴的时间过长，宝宝会变得焦虑或沮丧，这时需要你出手去"解救"他。在宝宝身边放一些玩具，鼓励宝宝伸手摸玩具，甚至移动身体去拿（见本页"目标训练"）。

如果宝宝对趴在地板上有抵触情绪，你可以躺在地板上，再让宝宝趴在你的身上来使他放松。当宝宝抬头的时候看到你的笑脸，那么他可能就不那么反感趴着了。

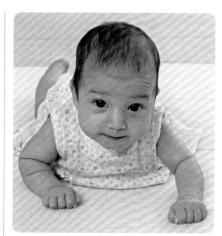

肌肉发育 当周围发生有趣的事情时，宝宝也许会抬起头来查看。

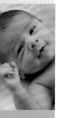

出去走走

宝宝的视力一直在不断发育中，现在他的视力已经相当好了，这是让宝宝多接触周围环境的好时机。

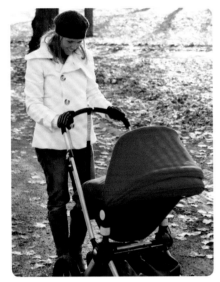

散步 坐在婴儿推车里时能看到妈妈，令宝宝感到安心，他便能放心地观察周围的新鲜事物。

如果你还没开始用婴儿推车，那么现在可以考虑入手一辆后背有支撑、能让宝宝坐着的推车了。有的推车设计让宝宝面朝外坐，而有的则让宝宝面朝内坐，以便他能看到你。

有的专家认为面朝内坐的推车是最好的，这样可以让宝宝与你和你的爱人持续进行情感交流，他还能从你们的闲聊和面部表情中学习，而且因为能看见你们，他会得到安慰。而另一方面，面朝外坐的推车则能鼓励宝宝随时观察周围的环境。如果宝宝因为看不到你而感到气馁，你可以一边走一边和他说话，时不时伸手摸摸他的脸，提醒他你就在他身边。你还可以偶尔停下来，蹲在推车前边，和宝宝说一会儿话。虽然他还听不懂，但可以从你的话语中学习说话的技巧、语调和节奏。

注意安全

时刻系好安全带，确保宝宝的坐姿舒适，不要前倾。调整宝宝小屁股的位置，让他的身体稍微后仰，以便他能舒服地靠在座椅靠背上。你还可以买一个头枕或颈托，让宝宝感觉更加安全。一款好的婴儿推车可以调整为180°平躺的模式，如果宝宝睡着了，你能够轻轻地把他抱下来，甚至不会惊醒他。当你停下脚步的时候，一定记住踩下刹车装置，即使在看上去没有明显斜坡的地方也应如此。意外往往在不经意间发生。避免在推车把手上悬挂重物，那样很容易导致推车翻倒。最好买那种底部有储物篮的婴儿推车，不仅方便你置物，还能起到增强稳定性的作用。请记住，只有一种坐姿、可以折叠的伞车只适合6个月以上的婴儿。

对于多胞胎家庭来说，有很多双座或三座的推车可供选择，有些款式相当方便实用。有的父母可能喜欢前后双座的推车，觉得这样的款式比较节省空间，但这种推车不易操控，转向的时候比较费力。

并排双座的推车更受父母们喜欢，因为比较便于宝宝们相互之间观察和交流。当户外活动时间较长时，这种"娱乐"形式显得更有价值。这种推车的缺点是比较宽，有时难以通过一些场所的入口或通道。

发育游戏与活动

卡板书和布书

最适合这个阶段的婴儿的图书是色彩鲜艳、印有婴儿的脸或小动物形象的，婴儿会盯着这些图片看来看去。

结实的卡板书或布书非常好用，它们易于清洁，当宝宝想自娱自乐的时候，又可以当作玩具。页面上贴着各种材质贴画的书对宝宝来说特别有吸引力。鼓励宝宝用手去触摸贴画。你可以给这些书编一些小故事，或者反复读出页面上物品的名称，帮助宝宝学习。

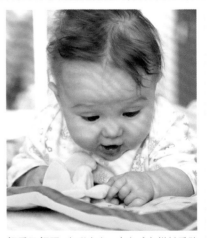

好看又好玩 色彩丰富、有各式各样材质贴画的书对宝宝有莫大的吸引力，能让他忙活很长时间。

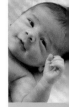

读懂宝宝的提示

蹬着小腿？皱起眉头？理解宝宝正在跟你"说"什么，可以大大减少宝宝的哭闹。

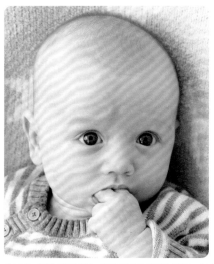 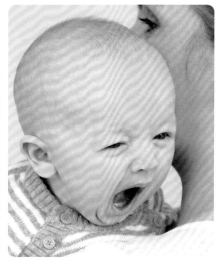

你明白我的意思吗？ 吮吸手指可能是累了、饿了，或是对什么有所警觉的迹象（左图）。**越来越安静** 宝宝打哈欠意味着玩耍时间结束，他准备小睡一觉了（右图）。

问与答……医生

宝宝似乎便秘了。这是真的吗？

婴儿大便的性状多种多样，但如果性状与往常不同，那么就表示婴儿的身体可能出了状况。婴儿大便的次数可以是1天3次，也可以是2天1次。

母乳喂养的婴儿一般不容易便秘，因为母乳中各种成分比例合适，所以婴儿的大便是软便，易于排出。很多婴儿在大便时会用力，这是正常现象。但是，如果大便干硬、呈颗粒状，用力却没有大便排出，或者排便时疼痛，或有时由于肛门的小撕裂而在尿布上出现少量血迹，这些迹象都表明宝宝便秘了。如果有出血现象，请咨询医生。

学着读懂宝宝的表情和肢体语言并做出回应，是和宝宝建立起良好的双向交流的第一步。当你对宝宝的信号立刻做出回应，满足了他的需要，而且经过多次重复之后，宝宝就能学会有需求时，无须哭闹也可以得到满足。宝宝将掌握大量的表情和肢体语言等提示信息，以及各种手势，以便向你传达他的意图，并在接下来的数月里，微笑着期待你的应答。在生命的第一年里，宝宝的交流技巧逐步增强，他对父母的信任感——当他需要你时你就会出现，也将逐渐建立起来。

寻找线索

在最初的几个星期或几个月里，父母面临的挑战是如何学会阅读并理解宝宝的提示信息。你现在很可能已经能够分辨宝宝不同音高和音调的哭声代表"我累了"，而不是"我饿了"。现在，你需要分辨更多特别的信号，其中既包括有声的，也包括无声的。你要小心处理的提示信号包括蹬腿、脸红，以及挥舞拳头，因为这些信号意味着宝宝受到过度刺激，感觉受挫，或者需要换尿布了。留心那些表明宝宝感到疲劳的行为举止——也许他会揉眼睛，打哈欠，或者吮吸手指，等等。以后，当你观察到宝宝开始有这些行为的时候，就可以准备让宝宝上床睡觉了。由于你越来越熟悉宝宝的信号，你也能越来越迅速地做出判断并满足他的需求。

玩还是不玩？

宝宝也能给你提供另一套信号，表明他是特别想玩耍，还是想自己安静地放松一下。这被称为"退出暗示"或"接近暗示"。如果宝宝变得很安静，盯着你的脸，张开双臂扑向你，缓缓摆动胳膊和腿，睁大眼睛看着你，头部向你靠拢，嘴里咕哝，微笑，发出咿咿呀呀的声音，或者抬头，这些都是典型的"接近"信号。宝宝想让你知道，他现在特别希望与你互动。

如果宝宝扭过头不看你，弓起背，扭动身体，蹬腿，身体向后缩，把目光从你脸上移开，皱眉，打嗝，或者打哈欠，这些都是"退出"信号。这些信号意味着宝宝想休息，或者想从正在进行的事件中脱身。他也许不想玩耍，不想吃奶，甚至不想被你抱着。你或许可以给宝宝换个游戏，或者干脆让他小睡一会儿。

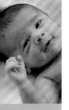

婴儿抚触

婴儿抚触能让宝宝感到身心放松，帮助他缓解因溢奶和肠绞痛引起的不适，甚至能够使他睡得更安稳。

有很多婴儿抚触的课程供你选择，但是用平日里常用的触摸动作给宝宝按摩也是可以的，例如给宝宝拍嗝时抚摩后背的动作，或者玩他的小手和小脚时轻轻揉捏的动作。婴儿抚触的主要目的是使你们共度的时间充满乐趣，同时让宝宝享受爱意满满的抚摸。

尽量选择宝宝比较放松的时间——避开刚吃完奶或者正饿着的时候——确保房间温暖舒适，让宝宝舒服地躺在柔软的平面上。先从胳膊和腿开始，稍微施加点力度，然后按顺时针方向轻轻地抚摩他的腹部。当你给宝宝进行婴儿抚触的时候，一边和他说话，一边注意观察他的反应：一旦他看起来有任何不适，即刻停止。尝试不同的手法，比如滑动、轻拍或者轻揉，挑选一种宝宝看起来最满意的。

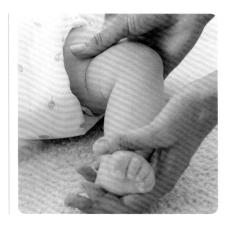

按摩腿脚 从轻柔地按压宝宝的大腿开始，然后再轻轻地按摩他的脚踝和脚。

爱社交的宝宝

宝宝现在越来越喜欢微笑了，也许还叽叽咕咕地和你"说话"。欢迎爱社交的宝宝加入我们的行列！

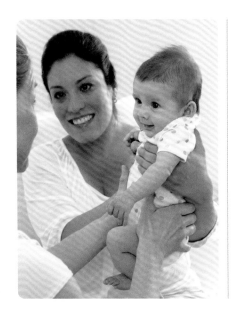

你和你的爱人对宝宝社交能力的培养起着至关重要的作用。当你和宝宝说话时，先等待他做出回应，再给予他回应。这样做是教给宝宝如何发起一次双向交流。

宝宝现在变得越来越爱微笑，而且你会发现宝宝不仅仅是微笑着回应你的笑脸，他甚至还会因为听到你的声音而笑容满面。当其他成年人对他展现笑容的时候，他也开始回以微笑。这些迹象都表明宝宝正在扩大自己的社交范围。在白天，多花点时间与宝宝进行大量面对面的交流。看着他的眼睛，模仿他的表情，和他说话，然后等待他的反应。

在这个阶段，婴儿对谁是熟人、谁是陌生人有了更加清晰的认识，甚至开始表现出对某些人的偏好。让祖父母和朋友们，以及其他值得信任的人多多拥抱宝宝，有更多的机会对着宝宝微笑，逗他玩，从而使宝宝感觉放松。宝宝对其他的宝宝也非常着迷，尤其会被宝宝们的脸所吸引，也许他还会朝他们微笑。尽管距离他与别的宝宝建立稳固的友谊还有相当长的时间（还有两年时间），但这些早期的互动有利于今后社交能力的培养。

宝宝爱社交 当祖父母以及你的朋友们到家里做客时，鼓励宝宝与他们多交流。

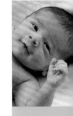

11周

婴儿的嘴里密布神经末梢，每平方毫米的密度远高于身体其他部位。

由于宝宝的嘴巴极度敏感，所以他通过嘴巴来探索世界，无论抓到什么东西，他都喜欢放进嘴里。观察也是宝宝的一种学习方法。他的大脑中有一种被称为"镜像神经元"的细胞，这是一种特殊的细胞，使他能够模仿别人的面部表情和动作。

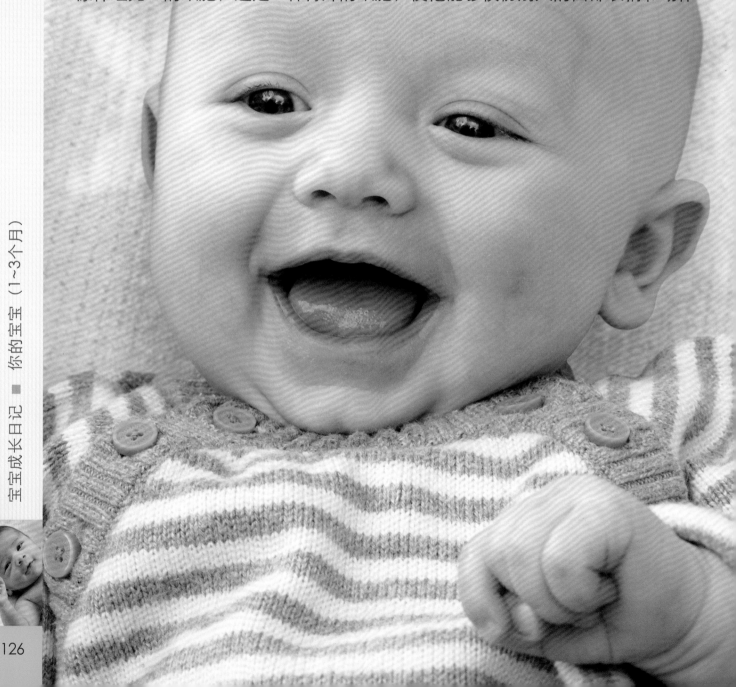

听+看=学习

宝宝观察到和聆听到的所有事物都能帮助他学习如何适应新环境，因此，对他来说，有趣的事物是大脑发育的"养料"。

婴儿出生时，大量脑细胞之间已经建立起了连接，因而他能够完成一些必需的动作，比如吮吸，然后直接吞咽。另外，他一出生，所有的感觉便开始接受大量信息。他所有的体验都强化了脑细胞之间的连接，促使他学习。他也准备好回应你了，比如模仿你的面部表情，发出声音回应你的话语。

模仿宝宝的面部表情，教给他无须语言也能表达情感。如果你模仿他的表情，学他发出的各种声音，宝宝便能学习到他能做的事情其他人也会做——心理学家认为，这种游戏在培养婴儿的自我意识，树立非我和归属概念的过程中

起到极其重要的作用。在11周大的时候，宝宝对于身边发生的事，获取的信息越来越多，开始对周围环境建立起详细的认知。无论是观察哥哥姐姐们随音乐起舞，还是盯着一盏灯看，然后又移开视线，当宝宝的大脑在建立连接时，无数的神经冲动如电光火石般进行着。

尝试让宝宝周围的环境对他形成视觉刺激。虽然在这个阶段，明亮的色彩是最好的选择，但也不必用昂贵复杂的方法来实现。把镜子放在宝宝面前（只要他不打碎镜子），或者选择风和日丽的一天，让宝宝坐在树荫下，旁边放上一个随风转动的颜色鲜艳的风车。

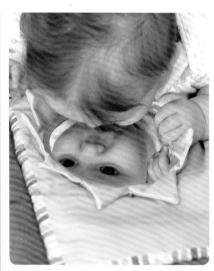

镜子游戏 宝宝会被镜子里自己的影像深深地吸引住。

家庭出游

宝宝很喜欢和全家人一起出去玩，因为他能看到不同的景致，有机会体验不同的环境。

宝宝现在对周围的景物和声音越来越有兴趣了，带他去户外走走，不仅能使你振奋精神，同时还能为宝宝提供新的感觉和刺激，促进他学习。选择全家人都喜欢的出游方式——也许宝宝已经做好准备，可以进行人生第一次郊游了，或者你们更愿意去祖父母家的花园逛逛。最初的几次乘车旅行，尽量选择路途不太远的目的地，避免宝宝长时间待在车里，这样他才能以愉快的心情度过美好的一整天。

选择能够让宝宝有新鲜体验的目的地，比如新的气味、景致和声音。看着你们忙碌地准备野餐的样子，宝宝会觉得乐趣无穷，他也非常乐于和你一起躺在树下，观察树叶的形状。推着宝宝在公园里漫步，哪怕只是沿着宁静的林荫道散步，都可以使宝宝的感官得到新鲜的体验，而且他也确实乐在其中。

无论是在家里还是在郊外，只要是全家人一起经历的，都能成为你在家庭

聚会上分享的记忆和故事，尤其是宝宝看到新鲜事物时表现出来的可爱有趣的样子。实际上，你这样做也能养成以家庭为单位活动的惯例，随着时间流逝，你的生活将越来越忙碌，惯例将逐渐演变为一种积极的生活习惯。

出游时多拍一些照片，记录下宝宝人生的最初体验。等宝宝慢慢长大之后，他喜欢翻看这些照片，看看自己还是个小婴儿时的奇妙经历。

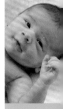

宝宝和宠物

你不仅应该小心看管你自己家的宠物，对于朋友们和亲戚们的宠物也要谨慎小心。

还要过相当长的一段时间，宝宝才能与宠物建立友谊。照顾宠物可以向宝宝灌输责任感，但是现在，你应谨记在心——即使是经过良好训练的动物也有可能变得不可预测，而宝宝又是那么脆弱娇小，永远不要想当然地认为宠物对于宝宝来说是安全的，这一点极其重要。

动物们，尤其是宠物狗，会对家里新来的宝宝产生嫉妒的心理。如果你家养狗，尽量在可能的情况下给予狗特别的关注，从而让它感到自己没有被忽视。确保狗的日常安排一如从前，比如照常带它去散步，按时给它喂食，避免宝宝

的出现完全打乱了它的正常生活。假如宝宝在楼上睡觉，不要让狗上楼；需要的话，安装安全门栏来阻止它。

宝宝现在差不多3个月大了，已经习惯抓、扯他能够拿到的任何东西。如果宠物近在眼前，他肯定去抓宠物的尾巴或者耳朵，而不会在意宠物发出的警告叫声——结果通常是被狗咬伤或者被猫抓伤。出于这个原因，永远不要让宝宝单独和宠物待在一起，而且当宝宝正在房间里玩耍的时候，务必把宠物带离。在任何情况下，绝对不允许宠物在宝宝的婴儿床上睡觉。尤其是猫，它们喜欢

暖和的地方，例如宝宝的婴儿床或者婴儿推车，因此它们会变得非常危险。请使用防猫网加以防范。

出于健康的考虑，确保你的宠物定期注射疫苗，身上没有寄生虫和跳蚤。宠物可引发弓蛔虫病，尤其是小猫、小狗，它们身上可能有各种寄生虫。所以一定要保证宠物的卫生安全，最大程度减少感染机会。绝不允许猫和狗舔宝宝，尤其不能舔宝宝的脸。如果你们拜访养宠物的朋友，以上所有预防措施同样适用——确保宝宝的安全，千万别让他脱离你的视线。

发育游戏与活动

跳舞

是否有一首歌，每次你听到时就想随之起舞？如果有，为何不把它作为你或者你爱人与宝宝进行某项特别活动时的主题曲呢？听着最爱的歌曲，稳稳地抱着宝宝，随着音乐轻轻摇摆。根据音乐的节奏，在保证宝宝安全的前提下，你的动作可以时而轻柔舒缓，时而动感十足。宝宝喜欢运动的感觉，尤其是躺在爸爸强壮的臂弯中，当你们和他一起跳舞时，他甚至会兴奋地笑起来。

最终，宝宝将把这首歌曲与和爸爸妈妈在一起的快乐时光联系起来，每当他听到这首歌就会感到快乐，即使是你外出工作不在家的时候。

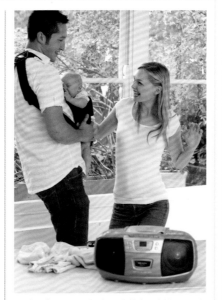

歌曲和舞蹈 婴儿都喜欢随着音乐摇摆——这个时期，即使你跳得笨手笨脚，宝宝也不会介意。

清单

宠物安全

■ 如果你家养猫，用防猫网把宝宝的婴儿床罩住，而且应随时使用。

■ 无论你对你家的狗和猫有多信任，永远不允许它们单独和宝宝待在一起，而疏于监管：宝宝极小的身体动作或者拍打的行为都可能引发宠物发起攻击。

■ 接触过宠物食物或者清理宠物的食盆后务必洗手，以降低与宠物食物相关的疾病的传播风险，比如沙门氏菌感染。同时，使用专门的水池或水桶来清洗宠物的食盆和水盆。

■ 两栖爬虫类与沙门氏菌感染高发相关，你抱过这类宠物即可接触到。因此，有专家建议，有5岁以下儿童的家庭不要养爬虫类宠物。

"品尝"世界

宝宝的口腔里和嘴唇上有丰富的神经末梢，舌头上的味蕾可以告诉他有关味道、质地和浓度的信息。

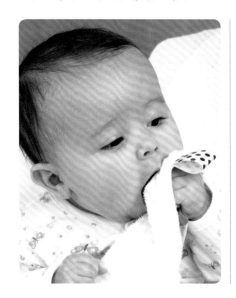

探索世界 宝宝把东西放进嘴巴里，从而获取该物体是什么感觉和味道的信息。

现在，宝宝常常把手指放进嘴里，也经常尝试着抓住一个东西，然后举起来放进嘴里。他热衷于探索，探索每一件物体的味道和感觉，以及咬下去时的硬度。用嘴巴探索的方式将一直持续到宝宝2岁，也许时间更长。

用嘴探索的方式能帮助宝宝锻炼舌头、嘴唇、腭部，以便在未来的几个月，能够更加精准地控制这些部位。这有益于宝宝的言语以及咀嚼和吞咽功能的发育。宝宝无法辨别什么东西不能放进嘴里，所以确保宝宝身边没有任何你不想让他咀嚼的东西。市面上有很多种专门用来给宝宝练习咀嚼的玩具，有些布书甚至也包裹一圈略硬的橡胶边，可以放心地让宝宝磨牙龈。牙胶也是不错的选择，尤其是那些多用的、可当作拨浪鼓的款式。它们通常比较窄，易于宝宝的小手抓握。

你也许发现宝宝喜欢吮吸毛绒玩具的边边角角或者薄绒布——婴儿这么做是为了获得安慰，可以说它们是另一种形式的安抚奶嘴。

呵护宝宝的皮肤

婴儿的皮肤很容易干燥，也经常起皮疹和斑点，令他们感到不适，因此需小心呵护宝宝的皮肤，确保他感觉舒服，这点很重要。

婴儿的皮肤比成年人薄且更敏感，油脂分泌也较少，因此特别容易变得干燥，冬季室内干热时尤为严重。

如果你发现宝宝皮肤干燥，尝试减少宝宝洗澡的次数（每3~4天一次，其余时间擦洗即可），而且洗澡时避免使用香皂或洗泡泡浴。你可以用温度适宜的清水，必要时加入少量有机浴液或防过敏浴液。洗澡时间不宜过长，否则会进一步加剧皮肤干燥。洗澡后轻轻擦干宝宝的皮肤，然后涂抹防过敏的保湿润肤乳或柔肤霜。或者，如果你喜欢天然产品，可以给宝宝涂抹温热的橄榄油或葡萄籽油。

衣服上的清洁剂残留将导致皮肤瘙痒，洗衣服时应改用适于婴儿的清洁产品和衣物柔顺剂，并额外增加一次漂洗。为了避免皮肤瘙痒，不要给宝宝穿羊毛质地或粗纤维的衣服，以及采用尼龙等合成纤维面料的衣服。

宝宝的脸上若出现斑点或小的面疱，可能是新生儿痤疮，在2周到6个月大的婴儿中比较常见。虽然看上去比较碍眼，但无须处理。新生儿痤疮将随着时间的推移而自愈。如果宝宝的颈部、腋窝以及被尿布覆盖的部位出现鲜红色皮疹，可能是痱子，天气炎热时尤其易发。脱掉宝宝的衣物，保持皮肤凉爽通风。有时候，红疹可能是白念球菌（引起鹅口疮的真菌）感染的表现（见405页），相关专家可以为宝宝确诊。

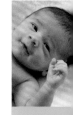

你的宝宝 11周零5天

记录成长

宝宝的体重可能一直稳步增加，但定期带宝宝去儿科诊所称体重能使你感觉更安心。

每个婴儿都是独一无二的，大多数婴儿在6个月之前，每周平均增重120~200克。到了现在这个阶段，婴儿的体重应该是出生体重的2倍，之后的体重增加速度将逐渐变缓。

与人工喂养的婴儿相比，母乳喂养的婴儿头3个月的体重增加较快，之后的增重速度变慢，到12个月大时，母乳喂养的婴儿平均体重反而比人工喂养的婴儿约轻0.5千克。

在最初的几个月，大多数妈妈喜欢去当地的儿科诊所给宝宝称体重。在有些地区，这些儿科诊所由相关专家经营管理，每周营业一次，从而为新妈妈们提供一个碰面的机会，因为在给宝宝称体重时，妈妈们可以咨询任何关于新生儿的问题。婴儿的体重通常被记录在他的健康档案中，并绘制出体重增长曲线。如果宝宝的体重增加趋势与健康档案中的百分位曲线图走向大致相符，说明宝宝正在健康成长。偶尔的快速生长期或

患病可引起体重曲线的上下波动，但是你应该关注体重曲线的整体走势，而不是每一次的数值。假如宝宝健康状况良好，一般建议一个月左右去诊所称一次体重。

如果宝宝的体重增加显著提高或降低，而且持续了一段时间的话，请咨询相关专家。导致体重波动的原因多种多样，相关专家或医生可以帮你判断宝宝是否有问题。

你的宝宝 11周零6天

学习"坐着"

现在，宝宝颈部肌肉的力量已经增强了，足以在短时间内，也许是几秒钟，支撑住他的小脑袋。

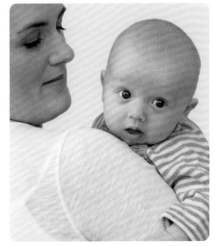

颈部肌肉进一步增强 把宝宝竖抱在怀里，便于他从你的肩上观察周围事物，鼓励他抬起头四处张望。

坐直需要有足够的力量和平衡能力。婴儿必须能支撑起颈部和背部，懂得如何利用双腿来稳定身体，如何用胳膊防止上半身前倾——很可能直到婴儿7个月大时才能具备这些技能，但毫无疑问，现在可以开始练习了。

虽然宝宝已经可以自信地抬起上半身，但他必须继续提高颈部的稳定性才能够坐着。趴着是练习颈部力量的好方法，竖抱着他也能起到同样的效果，宝宝可以抬起头，从你的肩头观察事物。

只有具备核心稳定性才能拥有强壮的背肌。找一个支撑物，让宝宝以坐着

的姿势靠着它，以此来锻炼他的背部力量。确保宝宝的后背和身体两侧有靠垫保护，以防他歪倒了而不至于受伤。同时，当宝宝坐着的时候，千万不要离开他或者疏于监护。因为宝宝这样待着很容易疲倦，所以一旦他表现出不舒服的迹象，立刻帮助他平躺下来放松。

俯卧时间（见122页）是宝宝锻炼胳膊力量的极佳方式，确保每天抽出一点时间，进行"趴"的简短练习。一旦宝宝的力量强壮到可以在较长时间内稳稳地支撑住头部，那么掌握平衡需要的就是不断练习了——当然，无数次栽倒在靠垫上是在所难免的。

带小宝宝旅行

宝宝比以前更健壮了，而且他的适应力也增强了，因此假如你一直想出去走走，那么现在就是合适的时间。只要提前做好准备，你完全可以带宝宝享受悠闲惬意的假期。

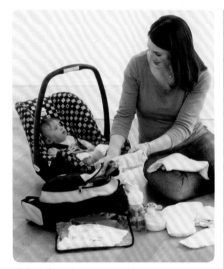

准备工作 带宝宝外出游玩时，成功的关键是做好充足的准备，以应对各种突发状况。

大多数新父母都尽量避免带小婴儿旅行，因为即使在家照顾已经够烦琐了，更何况出门旅行或度假。但是，你的宝宝现在 3 个月大了，他已经可以去旅行了。现在的他不像刚出生时那么娇弱，而且对睡觉的地方也不太挑剔。另外，由于他还太小，还没养成固定的日常作息习惯，所以，日常作息发生小小的改变不至于给他造成太多困扰。

提前计划

如果你计划带宝宝住酒店，那么势必需要一张婴儿床，你既可以带上自己的旅行婴儿床，也可以提前向酒店预订婴儿床。如果你打算在目的地自驾游，预订车辆的时候则务必预订儿童安全座椅。

如果你打算出国旅行，你还要准备宝宝的护照。如果目的地需要接种疫苗，你要提前与医生确认宝宝是否适合进行接种。有些疫苗，比如黄热病疫苗，不适于 6 个月以下的婴儿接种。

乘车旅行

从某些方面来看，自驾旅行是最简单的旅行方式——前提是你的车有很大的储物空间——因为你可以直接把可能用到的物品塞进后备厢。最好给车窗安装遮光板，以保护宝宝的皮肤和眼睛，避免阳光直射。在车里时，把宝宝的帽子和外套脱掉。确保儿童安全座椅稳固地固定在后排座位上，并全程扣好安全带。如果乘车旅行路途较远，尽量避开高峰时段，可以考虑夜间上路，这时宝宝很可能已经熟睡，可以在较长时间内不用喂奶。

乘飞机旅行

旅行前，查询航空公司有关行李重量的

问与答……医生

宝宝多大可以乘坐飞机？

理论上讲，婴儿出生 2 天就能乘坐飞机，但实际上，至少要等到婴儿 2 周大才有这种可能，因为办理护照需要 2 周的时间。如果你是剖宫产，术后 10 天之内你是无法乘坐飞机的。建议你在打算乘坐飞机之前，咨询航空公司的相关规定。

规定。宝宝的尿布、乳液、衣物、配方奶、喂奶用具，以及其他必备物品，会增加行李重量。如果你没有给宝宝购买儿童票，可以提前申请额外的行李重量，而不要等到换登机牌时发现行李超重，不得不支付行李超重费。不妨在出发前称重，确保没有超过航空公司关于行李重量的规定。

某些航空公司允许在随身行李里携带奶和纯净水（必须用奶瓶盛装），以便你在飞行途中使用。机场工作人员将要求你尝一尝（包括大宝宝的辅食），证明它是安全无毒的。

在抵达舱门之前，你可以一直用婴儿推车推着宝宝，但到达舱门口时，你必须把车折叠起来以便存放，或者你可以使用婴儿提篮。

在飞机起飞和降落时给宝宝喂奶：机舱内的压力变化会使人的耳朵感觉不适，而吞咽动作有助于缓解不适。大多数飞机的盥洗室配有换尿布台，在某些长途航线上，甚至配有特殊的便携式婴儿床，宝宝可以在飞行途中安睡。

疟疾

世界卫生组织（WHO）不建议新生儿去疟疾高发地区。如果你依然决定前往，请就如何妥善地保护你和宝宝，咨询医学专家的建议。假如你采取母乳喂养，那么要特别当心。假如在该地区时或从该地区返回后，宝宝出现发热的状况，即使你已经采取过所有的防控措施，也务必立即就医。

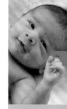

12周

婴儿出生后逐渐呈现出来的性格特征日后将成为他个性的一部分。

现在，宝宝双眼的协调能力越来越好了，立体视觉进一步增强。他的肌肉力量更强壮，当他意识到自己能够翻身了，也许会大吃一惊。他喜欢蹬腿，蹬腿能够加强腿部肌肉力量，为接下来的"爬"和"走"做准备。

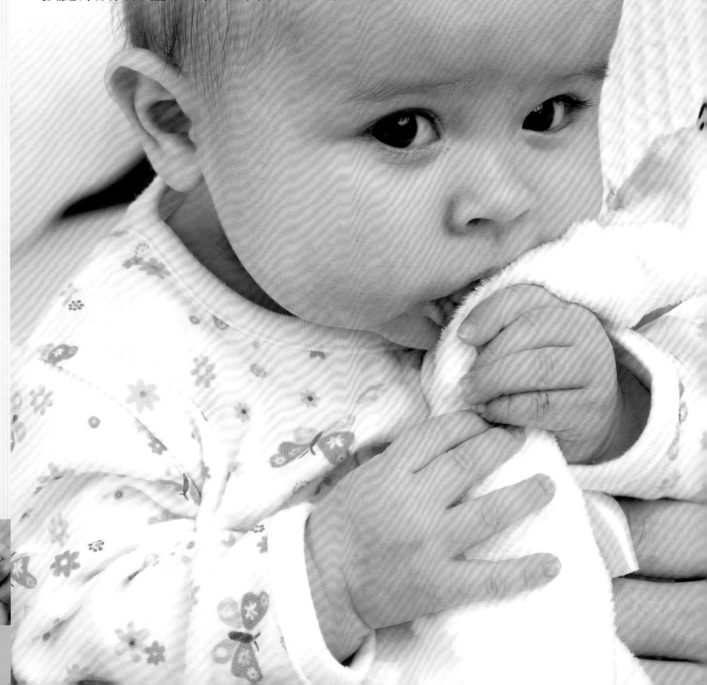

又一次生长高峰期

大约在3个月大时，宝宝将迎来第二次快速生长期，因此你要为他做好粮食储备——并且准备熬过几个不眠不休的夜晚。

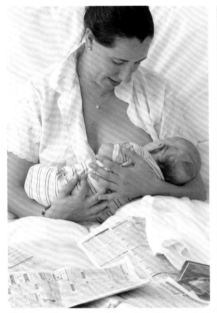

供应与需求 宝宝对乳汁的需求量增加了，频繁要求吃奶，这是一种促进你的身体分泌更多乳汁的自然方式。

6周前，宝宝刚刚经历了他的第一次快速生长期（见93页），你应该还记得在那些日子里，每天没完没了地喂奶或者冲调配方奶，以满足食欲大增的宝宝，以及你第一次面对这种情况时的慌张和不知所措。你也应该对宝宝经常烦躁不安或者整日昏昏欲睡记忆犹新——这是快速生长期的典型特征。

不过，你现在可以有条不紊地应对了，而且3个月时的快速生长期不再像第一次那样令人猝不及防。这几天，宝宝平均每2小时吃一次奶，你可能觉得筋疲力尽，但也不必要求过高，只要尽力而为，顺其自然就可以了。如果你采取母乳喂养，要多吃健康零食，喝大量

的水，准备一本喜欢的书来打发长长的喂奶时间，而且随时准备好哺喂下一顿。为了满足宝宝的需求，你的身体将增加乳汁分泌量。

人工喂养

你也许需要在白天多喂一次奶，或者每次喂奶比原来增加 30 毫升。根据宝宝的胃口决定喂奶量，注意别过量。宝宝每天的奶量不应超过 150 毫升 / 千克体重。因此，如果你的宝宝体重 6 千克，那他24 小时的奶量不应超过 900 毫升。另外，你也应该储备一些液体配方奶，作为宝宝的后备粮食。

睡眠

你会发现宝宝白天睡得比较多，到了晚上反而精神头十足，也许夜间醒来的次数也多了。除非是要换尿布，宝宝醒得比平时早的原因多半是饿了。睡眠被打断的情况将持续几天到一周，但它终归是会结束的，宝宝的睡眠模式将再次恢复正常，所以，宝宝睡觉的时候，你也要抓紧时间休息，这样才能撑下去。

双胞胎

应对双胞胎的快速生长期

两个宝宝一起进入快速生长期或者一前一后接续上了，绝对是令你精疲力竭的过程。在此期间，日常作息安排往往被打破，进入快速生长期的宝宝频繁地要吃奶，而另一个宝宝则不想吃。为减轻负担，你可以挤出一些乳汁，拜托其他人帮你给这个总是饿的宝宝额外多加一餐。

或者，当饿得快的宝宝醒了要吃奶时，你把另一个宝宝也唤醒，哪怕他只吃一点。很多双胞胎的妈妈发现，这种少食多餐的方法对没进入快速生长期的宝宝来说，不但没有影响，反而感觉挺快乐的。不过，快速生长期一旦结束，你会发现你刚适应了频繁给两个宝宝喂奶的规律不得不再次被打破。

最重要的是宝宝睡你也睡，请朋友和家人帮忙做家务，这样才能顺利地度过快速生长期。

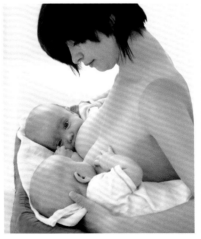

工作量加倍 当两个宝宝同时进入快速生长期的时候，你需要付出更多的耐心，才能应付给他们喂奶的工作。

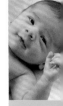

拓宽视野

任何事物对宝宝来说都是新鲜而令人兴奋的，而且他开始专注于更远处的事物了。

宝宝对任何东西都充满兴趣，床铃，壁画，墙上挂的照片，哥哥、姐姐和你们俩，还有家里的猫！到了3个月大时，宝宝的双眼协调能力逐渐增强，双眼能够协调合作。他看起来不再那么斗鸡眼了。当他追踪某个运动物体时，双眼的运动比以前流畅多了，前提是这个物体不要动得太快。

他的深度知觉也在发展，随着眼睛和大脑中的神经细胞逐渐发育成熟，宝宝眼中的世界变得立体起来。他的远视能力也开始形成，当他走进房间时，现在的他能够辨别出你的脸部轮廓。你会注意到他常常注视几米外的物体。

提供大量的物品让宝宝去聚焦和观察，能够刺激他的视觉发育，并给他带来快乐。当你抱着宝宝时，让他面朝外，以便他有机会查看周围环境，将他喜欢的东西指给他看。站在房间的另一端喊宝宝的名字，当他认出你熟悉的面庞时，会表现出开心的样子。站在稍远的位置，用玩具制造出声音，他会循着声音转头看向你。

12周之前，由于视觉还处于发育阶段，很多婴儿的眼睛偶尔还会斜视。这是发育期间的正常现象，不必担心。如果宝宝3个月之后仍然斜视，你应该咨询医生。3个月之后的斜视一旦确诊，必须尽快得到适当的治疗，以避免日后发展为视力问题，这一点非常重要。

翻身

宝宝现在可能要翻身了。请注意——杂技表演就要开始啦！

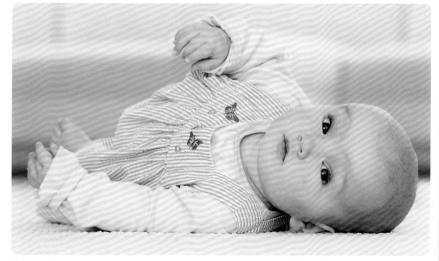

"三会翻" 宝宝3个月时，动作变得越来越顺畅。为了靠近你或者探查某个玩具，他可能会抬高肩部和头部，也许顺势就翻过身来了。

练习趴着（见122页）能帮助婴儿锻炼翻身时会用到的肌肉群。对婴儿来说，最容易的是从"趴"翻成"躺"，因此这个动作通常是最先实现的。在大多数情况下，婴儿是在无意间完成这个动作的——翻身就那么自然而然地发生了。12周大时，婴儿"翻身"还不太常见，然而一旦成功了一次，他就能接二连三地频繁翻身了。因此，你要留意宝宝翻身后可能处于什么位置，他可能接触到什么你不想让他碰的物体。把他放在床上或换尿布台上却疏于监管，哪怕只有几秒钟，也是绝对禁止的。请记住，有的婴儿从不翻身。越过这个发育里程碑没什么可担心的。

宝宝的个性

每个婴儿都有自己独特的性格特点，了解宝宝的性格将有助于你帮他塑造优秀品质。

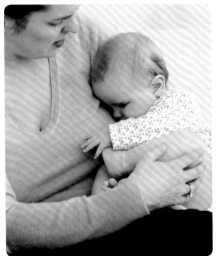
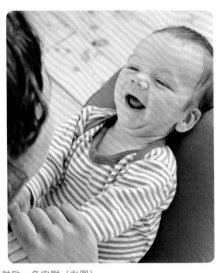

敏感的心 对结识新朋友兴趣不大的宝宝需要你多鼓励、多安慰（左图）。
开朗的心 有些宝宝喜欢与别人交流互动，有客人来访时总能应对自如（右图）。

出生后数周或者数月内，婴儿的性格特点便逐渐显露出来。他可能很容易被取悦，总显得兴奋，甚至有点急脾气、不易安静下来。如果你还有一个大孩子，你会发现他们性格上的差异简直南辕北辙。

遗传性状，他目前的需求，以及他所处的环境——也包括你对他的回应，这些因素共同塑造了宝宝的性格。如果你去问你的父母，你小时候是否也是这个样子的，答案往往非常有趣。你对宝宝的回应方式以及你的思维状态也会影响宝宝的日常反应。

如果你的宝宝冷静、反应灵敏、爱笑，你会感觉照顾他比较轻松，回应与互动相对容易；然而，如果宝宝不那么容易哄，也许在遭遇困境（比如肠绞痛）时容易情绪低落，那么你就要特别留心他

的需求，花更多的时间来安抚他，还需要用一些活动，比如婴儿抚触（见125页），从而使宝宝放松和安静下来。

有些婴儿比较内向，当人多或者环境嘈杂、光线太明亮时容易茫然不知所措，受到过度刺激。假如你的宝宝有机会在温和舒适的环境下接触陌生人，那么他将很快克服与生俱来的恐惧感。

你的宝宝也许活力四射，喜欢肢体运动；也许平静闲适，喜欢凡事由自己掌控；也许很容易不安，有条理的生活才能让他感到安全。总之，每个宝宝都是独一无二的。了解并理解宝宝的个性，能帮助你调整应对策略，决定引入何种游戏与活动。尽量不要给宝宝贴标签，接受他本来的样子。在你的精心呵护下，他将健康成长。

太阳和防晒

婴儿需要通过吸收阳光来合成维生素D，以保证骨骼和牙齿的健康，但他娇嫩的皮肤很容易晒伤，也极易因晒太阳而过热。避免阳光直晒，在一天中最热的时间段（上午10点到下午3点之间）让他在室内活动。

外出时应给宝宝涂抹高防晒系数的（SPF 30~50即可）防晒霜，而且必须是防过敏配方并能完全阻隔紫外线，而非部分过滤的。宝宝用的防晒霜应同时阻隔UVA和UVB，在你带他出门前10分钟涂抹，然后每隔几小时或者游泳后要重新涂抹。给宝宝戴上遮阳帽，一直让他处于阴凉处。宝宝游泳时，要穿着全身连体泳衣，以防紫外线。如果是母乳喂养，要频繁多次喂奶；人工喂养则应额外喂些水，防止脱水。

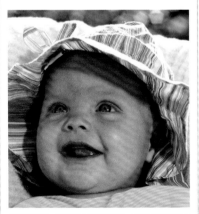

防晒措施 给宝宝戴遮阳帽，涂抹适当的防晒霜，可以保护宝宝柔嫩的肌肤不会被晒伤。

职场父母

如果你必须回去工作，那么你不得不事先克服一系列困难，这是毫无疑问的。但请记住，你并不需要成为超人。

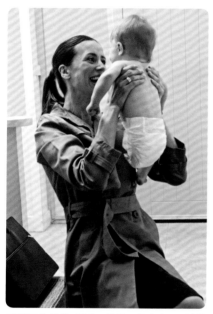

回到工作岗位 回去工作是一件大事，无论你自己，还是宝宝，你们都需要一段时间来适应。

很多父母的工作无法实现长期不在岗，因此，他们往往需要提前结束法定产假和陪产假，也许你也面临着同样的抉择——在宝宝还很小的时候回去工作，这完全由你自己决定。

如果你决定回去工作，尽量务实一些。因为无论你何时回归工作，无论实际情况如何，即使这是你唯一的选择，你仍会对宝宝心怀愧疚。但是，如果能为宝宝找到最优质的看护服务，并充分相信看护者能够照顾好宝宝，那么你对他的健康成长就不那么担心了。

无论上班有多累，每天一回到家，把照顾宝宝放在第一位，陪他玩，享受一对一的珍贵的亲子时间。每天的重聚有助于巩固你和宝宝之间的情感纽带。

宝宝睡觉之前，尽量不要做家务。你也可以考虑雇佣家政人员来做家务，哪怕只是在你平衡工作和家庭、摸索合理日程安排的过程中短期雇佣。不要在保持家居环境整洁上花太多心思；在宝宝长大之前，你的首要任务是关注宝宝的需要。

妥协

与你的爱人或者可以为你提供帮助的家庭成员商量，制订出一套家务方案，从而使家务活能被公平而平均地分配给每个人，同时确立标准，以便大家都不需要花费太多精力就能达标。另外，安心地选择走捷径。如果你无法每天晚上精心准备一顿晚餐，就去市场挑选一些健康的、营养均衡的半成品食物，下班回家后只要用微波炉加热即可上桌。与宝宝共度时光意味着向你往常的标准做一些妥协，但请记住，这些妥协会让你、宝宝以及你的全家最终受益。

对自己好一点，这是最重要的。最初，你可能多少有点慌乱，担心无法把事情做得像从前一样好——不止你一个人有这样的担心。随着时间流逝，所有事情都将步入正轨，而你也能找到处理工作和家庭生活的最佳方式。现在多花时间与宝宝和你的爱人在一起，未来你将获得丰厚的回报，拥有稳定健康的家庭生活，你才能战无不胜。

免疫接种

到了现在这个年龄段（12周），婴儿应该进行第二次免疫接种了，它是8周免疫基础上的加强免疫，另外还要进行流行性脑膜炎的第一次疫苗接种。如果你还没有安排，请与医生预约。当你带宝宝去打疫苗时，尽量不要紧张，因为宝宝很容易被你的情绪所影响而变得比你更紧张。

问与答……医生

我现在仍然感觉疲惫和情绪低落，这是因为贫血吗？

有这个可能，但大多数妈妈疲劳和情绪不佳与因缺铁引起的贫血无关，而是因为要应对照顾宝宝的诸多挑战又睡眠不足引起的。当然，疲惫和情绪低落也是产后抑郁的迹象（见114页），或者是甲状腺功能低下的表现。

贫血还可能引起以下症状：
- 气短。
- 心悸。
- 嗜好吃某种特定的食物或替代品，比如咀嚼起来咯吱作响的蔬菜或冰块。
- 食物的味道与以往不同。
- 舌痛。
- 头痛。

如果你有上述任何症状或感觉极度疲倦，请及时就医。

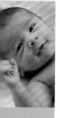

宝宝成长日记 ■ 你的宝宝（1~3个月）

小睡和夜间睡眠

现在，宝宝的日间睡眠时间比以前少了，但他仍然需要白天的3次小睡和优质的夜间睡眠来满足需要。

到了3个月大的时候，婴儿每24小时大约需要睡15小时。其中，大约有10个小时是在夜间（其间可能需要1~2次喂奶），其余5个小时将分配到白天的3次小睡中。

有些妈妈抱怨她们的宝宝不喜欢小睡，但假如你能建立起良好的睡眠规律，宝宝最终可以形成白天小睡加夜间睡眠的睡眠模式。白天得不到充分休息的宝宝受到过度刺激，到了晚上该入睡的时候，需要花很长时间才能安静下来。白天按时安置他睡觉——即使他只是在婴儿床里蹬着腿玩儿——也能帮助宝宝培养小睡习惯，他将很快接受这段安静的时间是用来睡觉的。

如果宝宝夜间睡眠超过10小时，你应在早晨把他叫醒，以帮助他"设定"生物钟。这样还可以帮助他在白天进行正常的小睡，既能够让他得到休息，也能使他精力充沛，提升情绪。

> **问与答……相关专家**
>
> 我的宝宝似乎永远精力充沛，从不觉得累，尤其是到了睡觉时间。如何才能让他安静下来？
>
> 到了晚上睡觉的时间，很多婴儿已经进入第二个兴奋期，这很正常。这是他们过度疲劳的征象，是肾上腺素升高引起的。如果宝宝白天真的累了，注意观察他困倦的迹象，把入睡时间提前半小时，以配合他的生物钟。

爱蹬腿的小家伙

当宝宝的腿部肌肉力量变得强壮，协调能力也提高以后，蹬腿就成了一种爱好。他是那么热爱蹬腿，以至于半夜醒来还在练习。

蹬和伸的动作是在为接下来的"翻身""爬"和"走"做腿部肌肉方面的准备。为了改善他的腿部动作，在他的能力范围之外放一些色彩鲜亮的玩具，让他置身于安全的环境中安心地探索。在接下来的几个月里，与生俱来的好奇心将促使他努力移动身体，然而现在，通过奋力靠近喜欢的玩具，他的技巧和力量得到了发展。

练习趴着主要促进宝宝上半身、颈部和胳膊的发育，而且也使他有机会练习屈腿的动作，稍后他将运用这个动作爬着前行。当他躺着的时候，他将使蹬车动作及其他大幅度的腿部动作更加精准。你可以小心扶着他呈站立姿势，从而给他的双腿增加一些负重，帮助他锻炼双腿。当你这样扶着他时，宝宝会凭着本能弹跳，但无论你觉得他站得有多稳，也别轻易放开他！

宝宝兴奋或沮丧的时候都会蹬腿。蹬腿实际上是一种很好的锻炼，能够刺激他的发育。进入这个阶段后，你要格外小心：他的身体比以前扭得更厉害，而且会利用腿的动作使自己移动。他甚至有可能"蠕动前行"——缓慢而平稳地从一处挪到另一处。

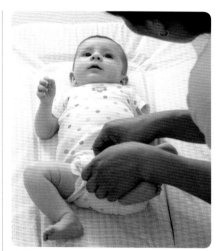

小腿蹬啊蹬 当你给宝宝换尿布时，他很可能使劲蹬着小腿，试图把衣服踢掉。

13周

婴儿常常专注地凝视着感兴趣的物体，好像要记住每一个细节似的。

宝宝进入4个月后，他的社交技能蓬勃发展，他喜欢和你聊天。虽然宝宝出生时就有一整套乳牙，但这些牙齿都包裹在牙龈里。现在，最先萌出的几颗乳牙开始向上生长，这让宝宝感到牙龈疼痛。

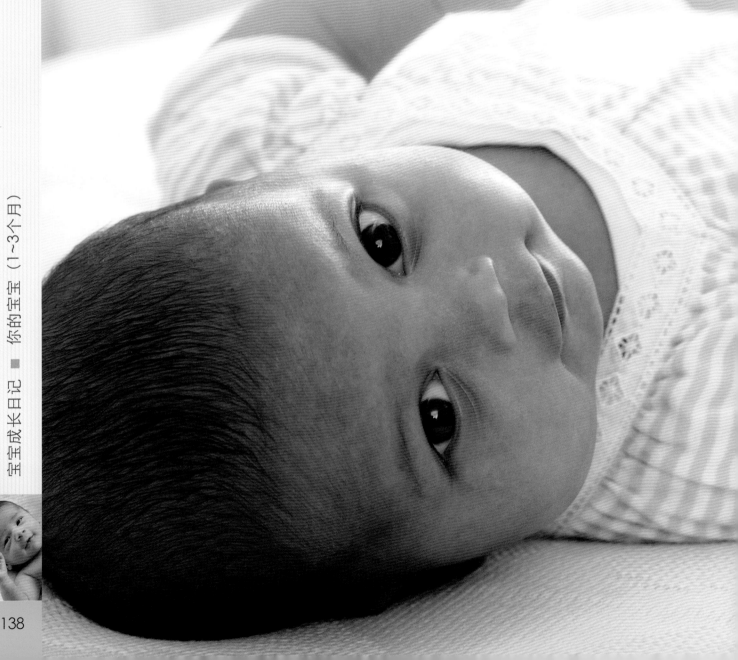

宝宝成长日记 ■ 你的宝宝（1~3个月）

牙牙学语的宝宝

宝宝言语方面的早期尝试代表他找到了与你交流的新方法，所以你一定要回应他！

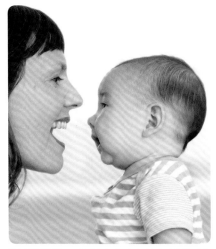

"小话匣子"通过创造机会让宝宝说话来鼓励他使用自己的声音，当宝宝成功发声时，要明确表现出你的欣喜。

宝宝非常热衷于和你聊天，你会发现当你说话的时候，他很认真地倾听。但最重要的是，宝宝喜欢练习他新近学习到的声音。实际上，牙牙学语无论是对宝宝的全面发展，还是对他的语言学习，都是一个重要的阶段。

他用各种构成语言的声音做试验，尝试着把它们发出来，但并不能组成任何一个你能辨别出来的单词。听宝宝咿咿呀呀，简直就像在字母表上穿行一样！他正在收集和巩固他能接触到的全部声音，以便在他准备好说话时立刻派上用场。

宝宝出生时，为了能够在吞咽时保持呼吸通畅，他的喉位于喉咙较高的位置。现在，它逐渐向下移动，而且在一年内，咽也将发育。喉既是呼吸系统的一部分，同时也是发声的重要器官。当喉到达适当的位置时，宝宝将能够发出构成人类语言的所有声音。

尽量多和宝宝聊天，鼓励他形成他自己的声音记忆库。有时候，宝宝看起来可能没听你说话，但实际上他已经全部吸收了。给宝宝创造大量的机会使用声音，并经常给予鼓励、微笑和鼓掌，表扬他。

出牙和睡眠

随着第一颗牙齿开始萌出，宝宝会在晚上因感觉不适而醒来，并需要很长的时间才能再次入睡。

毫无疑问，出牙对于绝大多数婴儿来说都不舒服，你会发现你的小家伙在夜间频繁醒来，啃他的拳头，抓耳朵，或者躺在那里哼哼唧唧。母乳喂养的宝宝可能表现为想吃奶，但只是为了寻求舒适感，而除了让他吮吸之外，任何其他方法都无法使他安静下来，即使是在深更半夜。

虽然针对出牙是否会引起婴儿腹泻尚无定论，但大多数父母发现，他们的宝宝在出牙期间会出现短暂的稀便现象，因此，需要增加更换尿布的频率。

如果你知道宝宝在出牙，要确保宝宝上床睡觉的时候感觉舒适。给宝宝洗个温水澡，轻轻地按摩他的下颌轮廓线和下巴。这样做能使该部位感觉放松，有助于减轻炎症。你可以给他服用儿童用对乙酰氨基酚，并在受影响的牙龈处抹一点出牙凝胶（按照药物说明书建议的剂量涂抹，不能过量，过量使用可能危害宝宝的健康）。在睡觉前喂一次奶，确保他吃了足量的奶，这样可以避免他因为饥饿而醒得过早。如果他晚上还是醒了，可以再服用一次对乙酰氨基酚，并涂抹出牙凝胶——距上次服药至少间隔4小时——并再次按摩他的下巴。多抱抱他，保持耐心——一切很快就会过去。

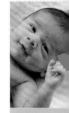

藏猫猫

慢慢地，宝宝开始明白了，他看不见的东西也许还在那儿——玩藏猫猫的游戏可以帮助他理解这一概念。

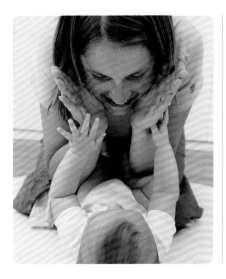

客体永久性的概念是指虽然物体可能听不到、看不到、摸不到，但它仍然存在，理解这一概念是婴儿1岁以内的主要发育里程碑。这个术语是儿童心理学家让·皮亚杰首次使用的，他认为大多数婴儿在8~12个月时能够掌握这一概念。然而，由于每个婴儿都是不同的，因此有些婴儿早在4个月时就开始掌握这一概念了。

"哈哈，我在这儿呢" 起初，宝宝看不到你时就会认为你走了，但他慢慢地意识到，你并没有"消失"。

现在，诸如藏猫猫之类的游戏对宝宝来说简直太有趣了，每次你用手遮住脸，然后"神奇"地出现时，他都表现得又惊又喜。这些游戏也测试着宝宝的记忆力：他正在学习期待，因此他会兴奋地等待着你的脸再次出现。假如你的手在脸上停留时间比以往长，他可能会伸出手，催促你把手拿开！

知道物体——当然也包括你，即使看不见也并未消失，对宝宝的情感安全也是有利的。当你需要离开他几分钟时，他也不会特别担心。

宝宝，稳住！

宝宝还没准备好不靠外力支撑独自坐着，但他喜欢你把他"摆成"坐姿，因为以这样的姿势，他能以一种全新的视角看世界。

宝宝已经准备好增强肌肉的力量和协调能力了，这是坐直的基础。如果宝宝在趴着的时候可以抬头并自如地转动，那么你可以借助游戏的方法来帮助他练习坐姿了。例如，把宝宝安置在一个安全的地方，使他稳当地靠着，然后给他一个能出声的、颜色鲜艳的拨浪鼓，或者鼓励他伸展身体抓住盖在腿上的茶巾。每一次他探出身体，都能使平衡能力精进一步。他随时可能歪倒，所以你要时刻准备着去扶他，而且确保他身边有足够多的起缓冲作用的靠垫。

当你把宝宝置于坐姿时，千万不要让他独自坐着。在他的肌肉力量、协调能力和平衡能力发育完善之前，他很容易因疲劳而变得沮丧，因此你要关注任何表明他想终止的迹象，让他去玩一些轻松的游戏。如果宝宝还没有做好"坐"的准备也没关系。婴儿能坐着的平均年龄是6个月，有些婴儿则要到10个月才能达到这个发育里程碑。

绝佳的视角 当你把宝宝置于坐姿时，你可以把图画书举在他面前，因为这个角度便于宝宝观察。

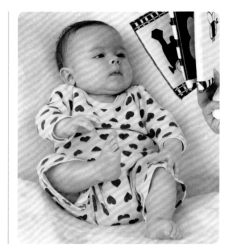

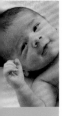

宝宝不喜欢……

即使是最随和的婴儿也要经历一个阶段——不仅表达自己喜欢什么，而且还要表现出讨厌什么——至于宝宝不喜欢的事物，你很快就能知道啦！

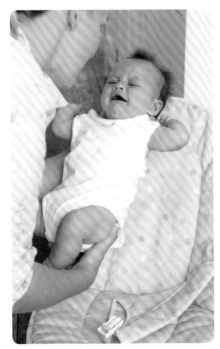

改变策略 如果宝宝不喜欢婴儿摇椅，想想看你是不是让他坐的时间太长了？你最好把他移到别的地方。

随着宝宝记忆力的发育，他将建立与事物之间的积极联想和消极联想。很快，当他看到你走进房间，便开心起来，或者一看到婴儿健身架就叽叽咕咕地出声。可是，他的儿童安全座椅能够立刻引发一阵抗议的哭声；当你把他放下，让他练习趴的时候，他会明确表示抗议。而到了晚上，当你试图让他独自睡觉时，你的努力也许会因一场沮丧的大哭而失败——宝宝甚至会生气！宝宝正在形成自己的思想并不吝于表达出来。13周大的婴儿不喜欢的东西千奇百怪，比如婴儿床、狗、睡觉、婴儿背带、洗澡、穿衣服，甚至包括拍嗝。因此，你要做好

准备，随时迎接宝宝的"不同意"。

积极的联想

在早期，处理"不喜欢"的最好方法是建立积极联想。也许宝宝以前在儿童安全座椅里待的时间太长了，那么不妨进行几次短途旅行，一路上听着他最喜欢的歌谣，带上心爱的毛绒玩具或几本卡板书，情况就可能不同。

如果宝宝不喜欢洗澡或睡觉，可以稍微改变一下睡前作息安排。如果宝宝知道睡觉时间快到了便躁动不安，那么试着制造与平日不同的体验。也许你可以和他一起洗澡，看着他的眼睛、抚摸他。如果他不喜欢你把他放在婴儿床上，你可以待在他身边，用胳膊环抱着他，或者给他包个襁褓。确保宝宝不会过热，也不会太紧，或者在宝宝平静后打开襁褓。用温柔的声音给他讲故事、唱歌，使他确信自己是安全的。

白天，分散注意力常常有助于应对"不喜欢"。在换尿布台上方挂一个玩具；用新玩具装饰他的儿童安全座椅；用婴儿背带时让宝宝脸朝外；换个地方给他穿衣服，一边穿衣一边玩游戏；你甚至可以在他的婴儿床上放一面镜子，当他在床上时可以在镜子里看见自己。

温柔的引导

归根结底，这是你必须经历的一个发育阶段。大部分宝宝抗拒的游戏与活动都是必须进行的，你要温柔且耐心地引导

他完成。平静地和他说话，逗他笑，始终保持眼神交流，尽量控制你自己的沮丧情绪。在未来的数年内，你需要无数次让宝宝确认，虽然你能够理解他的感受并知道为什么（即对他的情绪表示认可），但有些事情是他必须做的。在宝宝学会用语言表达想法，学会与他人协商，理解他为什么必须做他不喜欢的事情之前，你必须想尽一切办法，以最有创造力的方式渡过难关。

问与答……相关专家

我的双胞胎宝宝喜好不同的游戏，我怎样做才能让他们开心地玩在一起呢？

尝试鼓励他们单独玩耍。让每个宝宝玩自己喜欢玩的，但你要把他们都放在身边。虽然为了宝宝们都有东西可玩，你不得不来来回回地折腾，但也必须这样做。也许满足两套完全不同的需求非常难，但只要能鼓励宝宝们表现各自不同的性格特点就好。假如一个宝宝不喜欢洗澡，那么可用擦洗来代替，当你给另一个爱洗澡的宝宝洗澡时，把他安置在一旁的婴儿躺椅里。到了睡觉时间，先安置听话的那一个，至于不愿意睡觉的那个，则要在睡前作息安排里增添新元素。随着宝宝们慢慢长大，他们将开始饶有兴致地观察另外一个在干什么，而且可能也想参与进来。保持灵活机动，在安排活动时尽可能富有创造性，同时也请记住，这只是一个阶段而已。

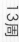
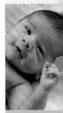

13周

141

制订适合你的作息安排

到宝宝13周大时，他的睡眠模式和喂奶模式越来越具有可预见性，因此你可以调整他的时间表，以便更好地适应你的需求。

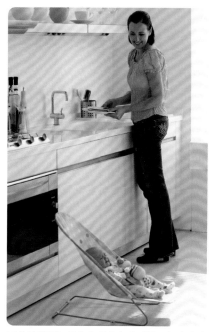

工作和娱乐 当你在做家务的时候，把宝宝安置在婴儿躺椅里并待在你身边，给他一些玩具，他会在躺椅上玩得很开心。

现在，由于喂奶之间的间隔延长，也许宝宝还能睡个相对较长的觉了，因此他的作息时间可以灵活一些。对于妈妈们来说，这是积极的进展。这意味着你可以不必时时刻刻围着宝宝转。假如你把宝宝的作息安排进行微调，使它更适合你的时间表，宝宝也是可以变通的。

你现在可以预计他何时会饿，那么在你出发与朋友吃午餐或是逛街购物之前，挤出一点时间，让他饱饱地吃一顿奶。在每天那些活跃、快乐的时段，你可以把他放在躺椅里，再放几本卡板书，或者让他待在婴儿健身架下，被玩具包

围着，而你则可以利用这段时间做家务，打电话或收发邮件。不时地微调宝宝的作息规律，使他能够更具灵活性，从而给你争取一些自由。作息安排的确是帮助小婴儿获得安全感的好方法，因为他们知道接下来要干什么；然而，婴儿也可能变得过于刻板——因为宝宝需要小睡，所以你所有的午餐约会不得不取消，这恐怕是你最不希望看到的。当你为了给自己腾出自由时间而必须麻烦别人的时候，千万不要犹豫。假如你和宝宝的爸爸可以轮流负责哄宝宝睡觉，那么你们俩便都能摸索出自己的诀窍——无论谁照顾，宝宝都会很高兴。你很快就能发现，生活变得容易多啦！

事实上……

肠绞痛

如果宝宝仍然频繁哭泣，而且你确信是因为肠绞痛，那么请振作起来，大多数婴儿的肠绞痛将在这个阶段消失，痛苦、不适以及一波接一波的哭泣很快会完全停止。

在某些情况下，肠绞痛将持续4个月，或者更长。如果宝宝的肠绞痛在3个月之后仍然持续，并且任何办法都无法使他好转，请咨询医生，以明确是否因其他疾病引起的，如胃食管反流。

发育游戏与活动

娱乐时间

宝宝喜欢安稳地坐在你的腿上探索他的玩具。鼓励他伸手抓玩具，研究和观察这些玩具的材质、声音和形状。能制造声响的玩具更吸引他的注意力，引导他去看、抓和翻转。在他的头部上方或者身体两侧揉搓毛绒玩具，或者摇拨浪鼓，鼓励他伸出手去抓这些玩具。这些活动有助于手眼协调能力的发育，加强肌肉控制能力，而且通过张开手和用手指握住玩具的动作，还能锻炼他的抓握能力。

新游戏 当你把玩具全部装进篮子里，然后再全部清空时，宝宝的好奇心就被激发出来了，他很喜欢自己动手抓玩具。

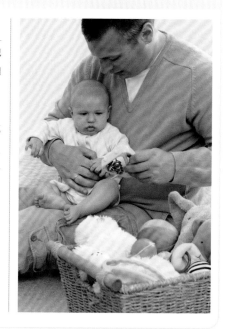

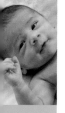

宝宝成长日记 ■ 你的宝宝（1~3个月）

3月龄以上的玩具

宝宝已经能够玩那些可练习抓握、摇晃或挤压的玩具了——他做好了准备，随时迎接新的挑战！

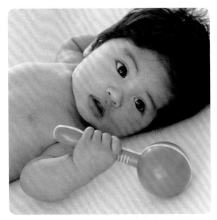

能摇动的玩具 现在，拨浪鼓成为一种能帮助宝宝学习的理想玩具，他意识到"摇"的动作可以让拨浪鼓发出声音。

新生儿的早期反射正渐渐消失，宝宝能够更好地控制胳膊、手和手指了。床铃、健身架、游戏垫和感知纹理的玩具等仍然对他的发育非常重要，你可以引入新纹理、新声音，甚至是那些按钮玩具，当然宝宝需要你的协助才能按下按钮。

给宝宝一个拨浪鼓或发声玩具，他将认识到他自己具有使事情发生的能力。他喜欢挥舞、挤压、摇晃玩具，使它们发出声音，并最终掌握"因果"的概念。

那些五颜六色、能发光或发声的玩具，比如声光床铃或是按下按钮就能发出声音的玩具，非常受婴儿的欢迎。这个阶段的婴儿还喜欢表情友好的脸，它们既令他感觉舒服又充满魅力。你会发现宝宝喜欢看玩偶的脸，特别是在你帮他指出五官之后。然后，你可以指着自己的脸或者温柔地摸着宝宝的脸，说出五官的名称。

不要拿走宝宝喜欢的旧玩具。在迎接新挑战的同时，身边还有自己能轻易玩上手的玩具，宝宝将从这两方面同时获益。否则，宝宝将变得意志消沉并失去玩耍的兴趣。

玩具的安全性

永远给婴儿提供适龄的玩具。为3岁以上儿童设计的玩具带有一些小零件，有引发窒息的风险。确保毛绒玩具的缝线结实，标签牢固。

不要使用细绳或松紧带之类的东西将玩具绑在宝宝的围栏或婴儿床上，以免他的手指被缠住。宝宝尚不能辨别哪个是家用器具，哪个是玩具，为了避免他抓到并放进嘴里，不要在他的周围放置任何不安全的物品。

如果你家里有年龄大一点的孩子，他们的玩具应单独存放，并教育大孩子们不要让小宝宝接触这些玩具，以免小宝宝窒息——但千万不要想当然地认为孩子们能牢记这些规则。

最重要的是不要让宝宝在无人看管时有唾手可得的东西可拿，或把他托付给某个无法完全负责的人，因为这个人也许不能确定宝宝塞进嘴里的东西是否会引起窒息。

清单

合适的玩具

尽管宝宝最喜欢跟你一起玩耍，你的陪伴对于他的情感发育具有无可估量的价值，但对这个阶段的婴儿来说，玩玩具能够大大促进他的生长发育。

■ 拨浪鼓一直是最热门的玩具，有助于宝宝学习控制自己的动作。

■ 介绍纹理质地的布书，有立体插页的胖墩墩的卡板书很吸引宝宝。

■ 有"玄机"的积木能给宝宝带来无穷无尽的乐趣，确保它们适于宝宝抓握——总有一天他能做到。

■ 叠叠圈在相互碰撞的时候能发出声音，宝宝将乐于学习如何把它们套在一起。

■ 能够通过挤压发声和喷水，以及能够漂浮的洗澡玩具能让宝宝的洗澡时间充满乐趣。

■ 当你们外出时，挂在婴儿推车上的玩具能使宝宝在途中有事可做。

■ 通过触碰即可播放摇篮曲或者欢快乐曲的音乐盒会让他非常高兴。

■ 按下按钮就能弹出玩偶的玩具，例如玩偶匣，对宝宝来说魅力无穷，同时还能锻炼他的手眼协调能力。

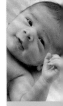

你的宝宝（4~6个月）

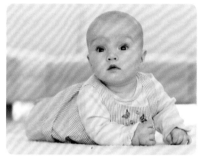

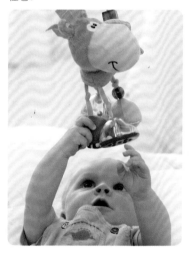

抓握 经过大量的练习，婴儿应该能够更容易、更精确地朝目标物伸出手并抓住它。

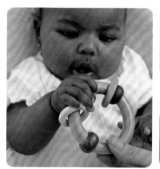
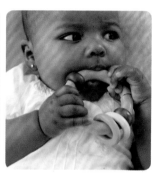

小小探险家 婴儿会抓住他感兴趣的东西并仔细查看，然后本能地把东西放到嘴里做进一步的探究。

你知道吗？ 婴儿的嘴里有数量惊人的神经末梢，因此嘴巴是用来探索和学习物体质地的最佳工具。

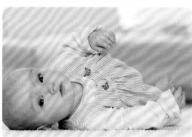

翻身 婴儿可能以惊人的速度学会翻身。大部分婴儿先掌握从趴着翻成躺着，再学会相对较难的从躺着翻成趴着。

看得更清楚 4个月的时候，婴儿的视力范围增加到几米远。离得近的话，他会被颜色和图案所吸引。

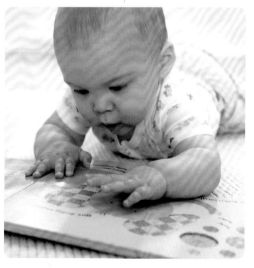

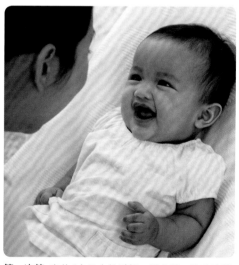

第一次笑 在约4个月大的时候，婴儿第一次咯咯地笑，使人感到既快乐又满足。你很快可以找到许多方法来逗宝宝笑。

你知道吗？ 并不是所有的婴儿都要经历翻身的阶段——一些婴儿会跳过翻身，直接学会坐和爬。

宝宝在探索、欢笑，以及与你互动的过程中也掌握了身体的运动能力和协调能力。

洗澡时间 当婴儿的个头长到婴儿浴盆装不下的时候，可以让他在大浴缸里洗澡。如果你稳稳地抓住宝宝，他很喜欢浸在水中的感觉。

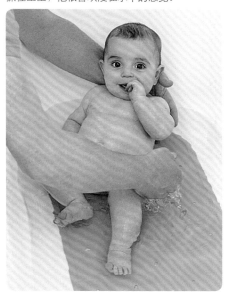

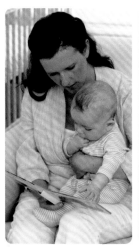

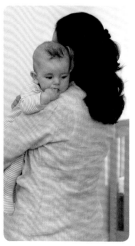

睡前作息安排 现在，婴儿每天晚上大约能睡8小时，不过许多婴儿仍然半夜醒来吃一次奶。平和的睡前作息安排有助于婴儿入睡并养成良好的睡眠习惯。

开始断奶 到了6个月左右，婴儿就做好断奶的准备了，断奶意味着添加固体食物以补充减少的奶量。

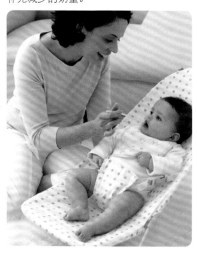

咿咿呀呀和吐泡泡 婴儿正在通过练习新声音来开发他的语言技巧，比如他会把舌头放在双唇之间，发出"噗噗、呸呸"的声音。

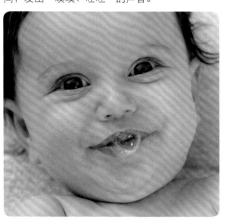

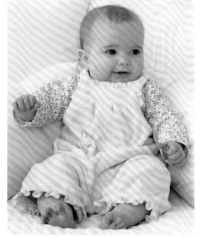

你知道吗？ 现在，有些婴儿的双腿可以承重了，而另一些婴儿则更喜欢躺着蹬腿。

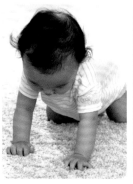

靠着坐 快到5个月末的时候，婴儿可以稳稳地撑住头部，而且在有足够支撑的情况下，他也能够保持坐姿了。

移动身体 大约到6个月的时候，婴儿可能已经准备好移动身体了，他会用双臂撑起上身呈爬行的姿势，或者以小肚子在地上蠕动前行的方式拿到玩具。

14周

由于视力还没完全发育成熟，醒目的图案比较适合这个时期的婴儿。

这段时间，宝宝每次睡觉的时间长了一些，因此你更容易建立一套比较好掌握的时间表，从而给自己留出更多自由支配的时间。从宝宝出生到现在，已过了将近4个月了，你的体力已经恢复，不妨重新（或开始）进行体育锻炼。

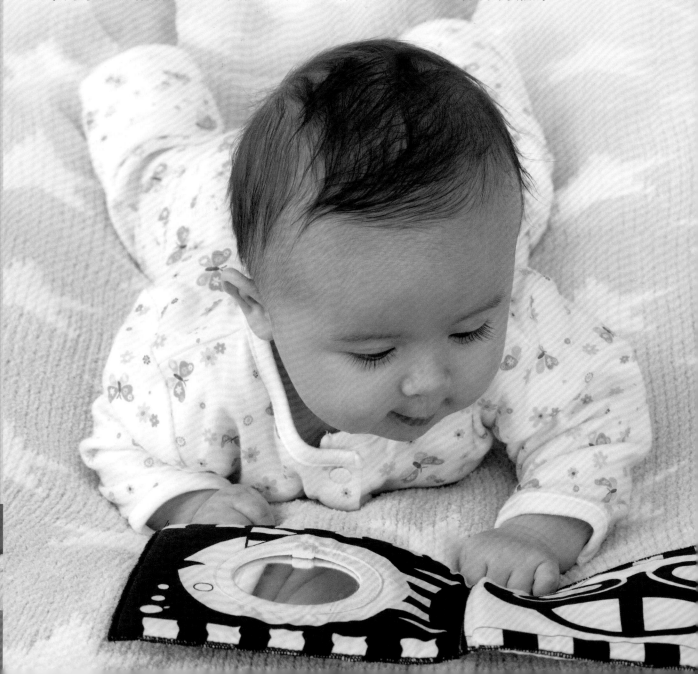

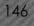

健身的好处

没错，宝宝现在可能还不能站，也不能蹒跚学步——可是一旦他真的做到了，你必须反应敏捷、动作灵巧，而且精力充沛！所以，最好从现在就开始健身。

说服自己进行体育锻炼确实有点难，尤其是在你的夜间睡眠一直被喂奶打断，白天也几乎没有自由时间的情况下。即使你确实有半小时的空余时间，换上运动鞋，做做运动这种事也没什么吸引力。然而，你越早开始把规律的锻炼列入每日的例行安排，你的自我感觉就越好。体育锻炼对新妈妈的好处包括：更加健康和强壮的骨骼、肌肉和关节；身体脂肪减少，体重控制良好；更好的平衡能力、协调性和敏捷性；自尊心提高，精神面貌更积极，受产后抑郁、焦虑或压力困扰的可能性也大大降低。

或许你以前从来没有进行过体育锻炼，但你现在有了宝宝，也许能促使你思考，为了宝宝着想，保持健康是多么重要。常规的（甚至中等强度）的体育锻炼对你的好处显而易见。

进行何种锻炼？
产后 14 周，你已经恢复了足够的体力，足以让你做一些温和的有氧运动。骑自行车，游泳，舞蹈，普拉提和瑜伽，都是不错的选择。目标为呼吸略微急促但不影响说话，以这个强度为宜。不要强迫自己做感觉不舒服的动作，如果运动中感觉不妥，马上停止。

带宝宝一起锻炼
大多数健身房和社区体育中心提供托儿服务，而且大部分可以照顾 3 个月以上的婴儿。虽然把宝宝托付给别人照顾让你担惊受怕，但课程最多持续一小时。

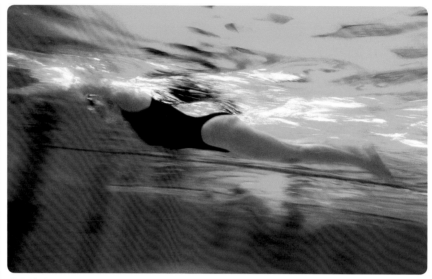

恢复体育运动 在你家附近的游泳池游上一小会儿，在公园里慢跑，或者和朋友打一场网球，这些都是锻炼身体的好方法。

你为自己做了点什么——这种良好的感觉就是对与宝宝分离的补偿。如果你不能去健身房锻炼，你也可以参加社区里亲子小组的活动，比如在公园进行的"推婴儿车散步"，锻炼时还能和其他妈妈见面。

假如把宝宝放在健身房的托幼中心令你不安，可以选择你的爱人在家的时段去健身房。爸爸和宝宝有了单独相处的时间，这对他们俩都有益处。

另外，诸如社区中心、小区会所等场所也有不少为妈妈们开设的健身课程，以及一些户外运动，妈妈们可以带着宝宝一起参加。你可以向相关专家或者亲朋好友咨询。在这些课程中，你有机会碰到志同道合的妈妈们。

自我感觉良好

在有了宝宝的头几周里，你很容易沉浸在初为人母的忙碌中，完全忘记照顾自己。本周，你可以和你的爱人商量，让他分担一部分照顾宝宝的工作，以便你有时间去美发沙龙换个发型，去美容院修指甲、做美容，或者享受全身按摩。如果你不喜欢这些活动，而更喜欢进行体育锻炼，那么可以去打网球（这项运动需要循序渐进）；或者你更喜欢与朋友共进午餐，然后再去看电影。

无论你采取哪种方式，它应该更像是一种犒劳，能让你感到身心愉悦。需要注意的是这类活动应选择提前预约的方式，从而避免你随便改主意。

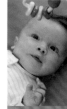

你的宝宝 14周零1天

笑得真开心！

在过去几周里，宝宝的微笑是对你最大的祝福，从他第一次咯咯笑开始，他的每一次欢笑都能融化你的心。

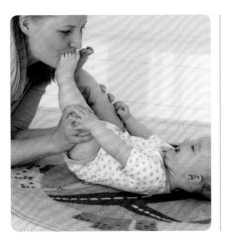

你可能越来越热衷于想办法让宝宝笑。婴儿对眼神接触最为敏感，所以直视他的眼睛并微笑是让宝宝欢笑的最好方式。你可以试着挠他的脚趾、腋窝，或轻轻挠他大腿上的痒痒肉，宝宝的微笑就能变成咯咯笑。他通过尖叫或咯咯傻笑，让你知道他觉得这样做很有趣。另外，由于宝宝越来越善于吸引你的目光，并

挠痒痒 很多宝宝被挠痒痒时会咯咯地笑。把挠痒痒变成有趣的游戏，让宝宝跟着你一起笑。

与你进行面对面的交流，所以，当你在他的大腿或脚趾上挠痒痒的时候，试着做一些有趣的鬼脸（比如夸张的惊奇表情），给挠痒痒游戏增添幽默元素，从而促使宝宝大笑。

婴儿对多种感觉的同步刺激反应更积极，也更容易记住事情。因此，当你在逗弄宝宝的同时发出有趣的声音，宝宝会觉得这样更加有趣，从而爆发出更多的笑声。

你的宝宝 14周零2天

建立依恋

现在，宝宝已经能识别你的脸、你的声音和气味了。当他听到你说话或唱歌，就知道你在他身边。

在宝宝出生的时候，他的嗅觉和听觉就已经完全发育了。大约在14周时，他的视力大大提高。这周，你可能会注意到，当你在房间里走动时，宝宝的眼睛会越来越多地追踪着你，因为他现在可以更好地控制眼部的肌肉了。随着他对你进进出出的认知越来越强，如果你离开房间，或者只要看不见你，他可能就会抗议或者干脆哭起来。

当你在房间里走动时，用抚慰的语气和宝宝说话。如果你要暂时离开房间，告诉他他马上就会回来——尽管他还不能理解你的意思，不过他很快就能把你

说的话和你的行动联系起来。当你回来时，向他微笑，让他知道一切都好。

随着宝宝开始认识到他与你是各自独立的个体，给宝宝准备一些能够带来舒适感的物品抱着，可以帮助他增强安全感。安慰物能让生活变得轻松，特别是在入睡时间，但你也许应鼓励宝宝只在睡觉时或者室内才使用安慰物（除非你整晚都不在）。准备两份安慰物是明智之举，其中一个脏了拿去清洗时，你可以启用备份。由于宝宝也容易对气味产生依恋，所以经常清洗可以确保他不会由于气味突然变得清新而拒绝使用。

问与答……儿科医生

为什么宝宝会流口水？

所有的婴儿都时不时出现流口水的现象，其中有的婴儿口水多，有的婴儿口水少，这都是正常的，你不必担心。流口水的现象会随着婴儿逐渐长大而自行消失。大多数婴儿在长牙时，或者当他们患感冒、鼻塞了的时候会频繁流口水。由于唾液里含有一种保护蛋白，能够形成抗菌屏障，因此，当你的宝宝到了喜欢把各种东西放到嘴里品尝的阶段，流口水还是很有用的。

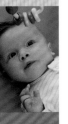

意外的翻身

虽然现在才14周大，但你的宝宝很可能已经开始翻身了，不过那常常只是个意外。

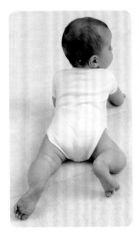
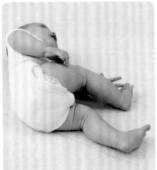
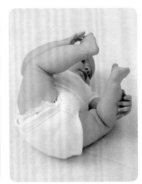

趴着的时候翻身 只需要单臂撑起上身时比平时稍微用力，再加上一个小小的摇摆身体的动作，宝宝就能顺利地从趴着的姿势翻身变成躺着。

一旦宝宝实现了从"趴"翻成"躺"（见134页），他将逐渐掌握五花八门、各个方向的翻身技巧。大多数婴儿到了6个月或者7个月大的时候才真正会翻身，所以宝宝现在能翻身的确不同寻常，但也并不稀奇。即使他成功了一次，也不意味着他已经掌握了翻身的技能：翻身需要足够的肌肉力量、身体的协调性，并要事先制订计划，才能每次都成功。

鼓励宝宝翻身

假如宝宝仍然在为翻身做着准备，你也无须担心。每天安排一小段俯卧时间练习"趴"，鼓励他抬头，用双手撑起上身，这些都是极好的练习方式，以便他达到发育里程碑。对宝宝来说，由于从趴着翻成躺着更容易些，所以多让他趴着。当宝宝能用一只手轻松地支撑起身体时，在他能触及的范围之外举着一件他最喜欢的玩具，稍高于他的身体，用鼓励的微笑来诱导他抬头看玩具并伸手去抓。当他快要抓到时，将玩具移动到他身后，看看是否能吸引他向后扭转身体去接近玩具，从而诱导他向后翻转身体。如果他成功了，用欢呼、鼓掌和欣慰的微笑对他进行奖励，特别是当宝宝对刚刚发生的事茫然不知所措的时候，而且一定要把玩具交给他。鼓励宝宝进行双侧的翻身练习，以防他偏爱向一侧翻身。

翻身时的安全

一旦宝宝能翻身了，当他躺在高处的平面上时，你千万不能离开。在地板上换尿布要好过在换尿布台上进行。在你伸手到旁边取东西时，另一只手要放在他的身上，以防止他乱动。

千万不要让宝宝独自待在没有进行安全升级的房间里。一个会翻身的宝宝其活动范围有多大？当你看到时，会大吃一惊。把所有的小物件放在宝宝触及不到的高处，提醒年龄大的孩子不要遗忘玩具，以免伤害宝宝。

发育游戏与活动

仰卧到俯卧

只有当婴儿的协调性发育到一定程度，与生俱来的反射消失，不再使他在扭头的同时伸展双臂时，他才能完成从仰卧到俯卧的翻身。这个动作还需要婴儿的肌肉张力足以支撑起他的头、躯干和腿，同时具有一定的协调性，并及时收回胳膊以免阻碍翻身。为了鼓励宝宝从仰卧翻身为俯卧，你可以让他躺着，在他身体的一侧刚好触及不到的地方放一个玩具，吸引他去拿这个玩具。当他的胳膊伸出去足够远的时候，他的身体重心将发生改变，从而带动他的身体翻转。一旦宝宝掌握了动作要领，他会把之前的俯卧-仰卧翻身结合起来，充分享受在地板上自由自在地翻来滚去的乐趣。

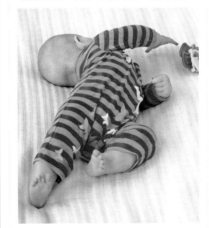

伸出手 当宝宝掌握了先扭动身体，然后向一侧倾斜身体的要领后，他将很快学着利用这个动作，直到完成从仰卧到俯卧的翻身动作。

为宝宝理财

虽然现在考虑宝宝未来的财务计划看上去为时过早，但是提早制订计划的确能使你在将来获得回报。

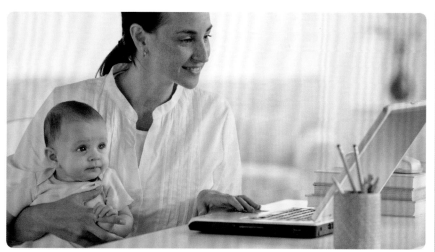

认真研究 无论你打算为宝宝的未来进行何种投资，都需花一些时间做功课，进行充分的研究，寻找最佳投资方案。

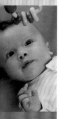

问与答……医生

我家女宝宝似乎屁股疼，我观察到她的阴部有一些红色皮疹，这是什么病？

这可能是白念球菌（引起鹅口疮的一种真菌）感染，被尿布覆盖的部位温暖且潮湿的环境常常使之加重。男宝宝和女宝宝都有可能发病，患病时感觉瘙痒和刺痛。有时皮疹会伴有小的白色脓头。保持该部位的清洁。用湿润的棉片轻轻擦拭皮疹，而不要用水洗，因为水可能会刺激皮疹。勤换尿布，在换上干净尿布之前，稍微等一会儿，让臀部保持"通风"的状态。如果数天后皮疹仍没有消退，请咨询医生。医生可能会开具抗真菌软膏，并且通常会检查宝宝的口腔，以查明口腔里是否有鹅口疮。

为什么现在就要考虑宝宝的大学学费，甚至思考他的第一辆车应该买哪一款呢？毕竟宝宝才14周大啊！好吧，这看起来可能有些操之过急，但从现在开始为宝宝的未来存钱要比你将来再做打算经济负担小一些。从现在开始进行少量而规律的投资，当小家伙长到18岁的时候，投资总额就能积累到相当可观的数量——越早开始投资，资产增值的时间就越长。

而且，因为有了宝宝，宝宝的祖父母、外祖父母或亲戚们很有可能提供一些资助或者赠予丰厚的礼金，所以你必须认真考虑如何利用好这些钱。你可以考虑将钱存入你自己的银行账户或投入已持有的基金中获利。在有些国家，以宝宝的名义开立账户可以享受特别的减税政策。但这样的话，只有宝宝本人才有权使用该账户，并且通常必须等到他成年以后才能支配，而你是无权获得这些钱的，这一点你务必知晓。有些儿童银行卡账户，宝宝到了7岁左右可以自己管理，但这些账户与其说是投资工具，倒不如说是管理零用钱的简单账户。而且，提款的时候还需要父母或监护人的签名。

储蓄账户

为宝宝投资的最简单的方法就是为他开设储蓄账户。例如英国，青少年个人储蓄账户（初级ISA）是一个由政府设立的免税账户，每年存入一定的金额即可享受。无论宝宝名下的收入有多少，都不会被收取利息税。这是一种相对无风险的储蓄，但储蓄的回报可能较低。在未来的18年中，假如通货膨胀率超过了初级ISA的利率，那么按照实值计算的话，你的存款就贬值了。

投资信托和债券

投资信托公司的目的是通过股票市场获得健康的投资回报，虽然可能为你带来更高的回报，但资产损失的风险也更大。你也可以投资债券。债券是一种有价证券，可以上市流通。债券的期限是可以选择的，所以你可以选择只有等到宝宝年满18岁才可以兑现，但你必须在一定的时间段内每月投入一定的金额。提前赎回债券将带来负回报。如果你正在考虑投资，可以咨询金融顾问，或从互联网上寻求建议。

建立睡眠和饮食规律

时至今日，那些无休无止的喂奶和不可预知的睡眠模式该结束了，是时候引导宝宝养成规律的作息了。

现在，宝宝的胃可以容纳的奶量足以支撑他睡更长时间了，这使得宝宝更容易形成生活规律。

早晨的时候，叫醒宝宝起床吃第一顿奶。如果他每天早晨是被你叫醒的，晚上则更容易在你希望喘口气的时候入睡。大多数14周大的婴儿每24小时周期需要喂奶6~8次。如果宝宝常常夜里醒来吃奶，你可以在你睡觉前把他叫醒喂一次。尽量将刺激降到最低，有助于宝宝重新入睡，而且睡眠的时间更长。

在白天，喂奶之后安排游戏时间，有助于区分白天和黑夜。

平均而言，这个年龄段的婴儿每天晚上大约睡10小时，白天睡5小时，但具体情况因人而异。如果你的宝宝适应的话，可以把白天的小睡分为3次：上午10点、午后和下午茶时间。如果你希望他在晚上7点上床睡觉，那么在白天可替换为2次时间较长的小睡。

早安！ 早晨叫醒宝宝，给他喂第一顿奶，可帮助宝宝适应你的作息时间。

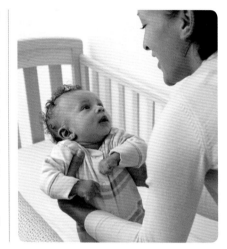

肢体游戏

现在，宝宝更强壮了，诸如让宝宝骑在你的腿上或者玩挠痒痒之类的肢体游戏，能增强宝宝的自信心，唤起他的身体意识。

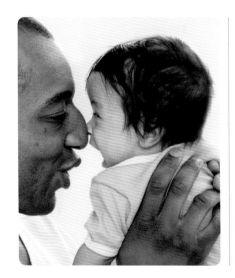

研究表明，婴儿跟爸爸在一起的时候更专注于做游戏，而且爸爸们在玩肢体游戏时也更投入。婴儿将从大幅度的动作和游戏中获益，从而形成关于自己身体的认识。

让宝宝趴着，在他的前方滚球。他会移动双腿和身体去抓那只球。让他坐在你两腿中间，稳稳地扶住他，一起搭软积木塔。他会试着伸出胳膊击打积木，

有趣的脸 让宝宝的脸靠近你的脸，做个鬼脸，蹭蹭鼻子，也许能让宝宝高兴地咯咯笑。

并享受地看着积木在他的脚丫上翻滚。

如果能够被你牢牢地抱紧，宝宝很喜欢左右摇摆身体的动作。如果他抗议的话，就要停止或把动作放轻缓些。假如他能抬头了，玩举高高游戏的时候，你们俩可以碰碰鼻子。

你还可以尝试让宝宝玩水。不妨坐在你家的浴缸或花园里的戏水池内，把他牢牢地抱在怀里。让他拍打水面溅起水花，用玩具水桶盛水。永远不允许宝宝在无人监管的情况下接近水。

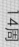
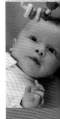

15周

婴儿在6个月或7个月大时才能同时做出伸手和抓握的动作。

宝宝的深度知觉逐渐发育，意味着他现在能注意到更远处的物体。任何在他能力范围之内的东西，他都伸手去抓，但是动作还不精准。宝宝喜欢和你聊天，但面对陌生人时，他可能有点害羞。

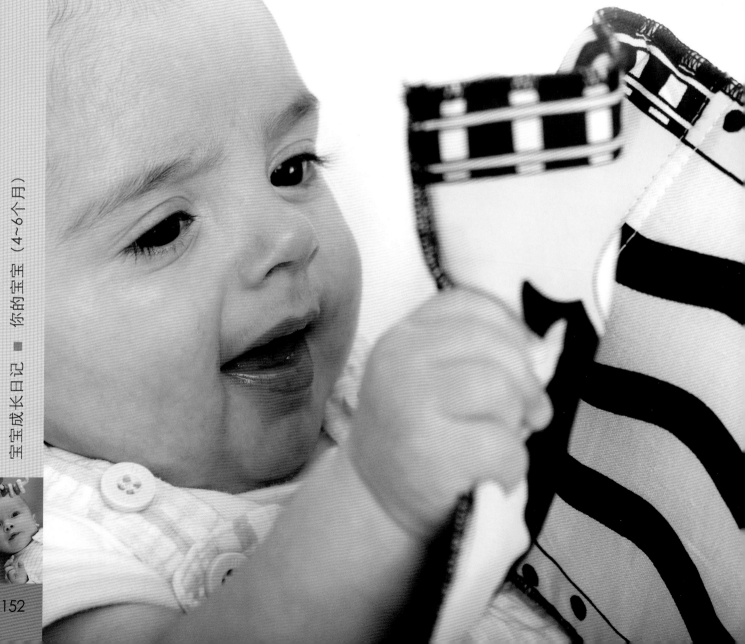

喂奶和出牙

虽然距离第一颗牙齿长出来还有一段时间，但从这周开始宝宝会表现出一些长牙的征象。

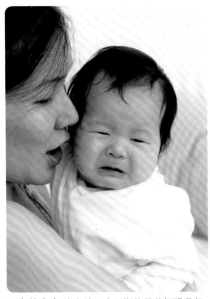

不安的宝宝 许多处于出牙期的婴儿烦躁易怒，有些情况下，当牙齿突破牙龈的时候还会疼痛。

正如出牙会影响宝宝的睡眠一样（见139页），它也会扰乱宝宝的喂养。许多婴儿在出牙期间因为牙龈疼痛而导致食欲不振。如果你发现宝宝脸颊发红，牙龈发红，流口水太多，或者比以前更爱啃咬玩具或手指，抑或在睡眠中频繁醒来，那么他可能正在出牙。有些人把出牙与低热联系起来，但医生们并不认可这样的关联。如果宝宝发热或者看上去不舒服，你不要想当然地认为这是出牙引起的。务必咨询相关专家或请医生检查，以防宝宝有其他部位的感染，需要进行治疗。

每一颗牙齿都需要突破牙龈才会露出来。如果你用干净的手指摩擦宝宝的牙龈，可能会摸到一个硬的突起，并且牙龈看起来有些发炎红肿的样子。

有些母乳喂养的婴儿在出牙期间表现为要求"安抚性"的喂奶。虽然这种额外的喂奶可能会扰乱母乳分泌量，但是不得不承认这可能是安抚婴儿的最好方法。另一些婴儿则表现为吃奶时不安，哭闹，反复吮吸和松开乳头，过后又因为饥饿再次要吃奶。虽然对你和宝宝来说都很烦恼，但你仍然需要坚持按照正常规律来喂奶。大多数情况下，两三天后宝宝就没事了，喂养模式也恢复正常。

人工喂养的婴儿也可能在吃奶时烦躁不安，或者吃奶量不如平时多。喂奶前涂抹一点出牙凝胶可以减轻疼痛，从而使宝宝能正常吃奶。必要时可使用对乙酰氨基酚。如果你很担心，可以咨询医生。

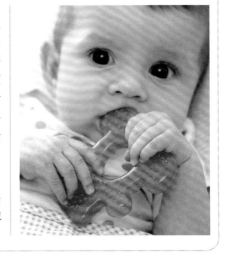

祖父母的照顾

如果你的父母或者宝宝的爷爷奶奶有意愿且有能力，你可以考虑将宝宝托付给他们照顾，以便晚上能睡个整觉。

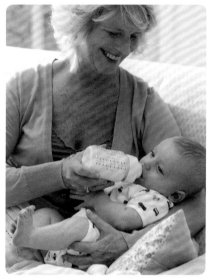

添丁进口的大家庭 祖父母的关怀和疼爱将丰富宝宝的生活，尤其是他们之间的情感纽带已于早期建立起来的情况下。

现在，宝宝的作息安排更加有规律了，如果你采取母乳喂养，你已经能够熟练地挤奶，而且很容易判断宝宝的需求并满足他。现在，你可能想和你的爱人一起享受成年人之间的相依相伴。假如祖父母可以在晚上临时照顾宝宝，你们可以筹划去看电影，外出就餐，或者外宿——适当的空闲能够让你们有时间专心地关注彼此的需要。

这么早就离开宝宝，令有些父母心神不宁，而另外一些父母则发现增进夫妻关系带来的益处弥补了他们对宝宝的担忧。让祖父母帮忙照顾，从而使宝宝开始与他们建立浓浓的亲情。而老人们自然也很期盼能与宝宝共度快乐时光，建立情感纽带。然而，第一次把宝宝留在家里由其

他人照顾是非常个人的选择，归根结底，跟着你的感觉走，怎样舒服就怎样做。

如果你确定现在是让其他人照顾宝宝的正确时机，抑或你需要参加一场婚礼或出席某个活动，是请祖父母到家里来照顾宝宝，还是把宝宝送到外祖父母家，你要做出决定。现在这个阶段，宝宝对睡觉的地点并不挑剔。然后，针对细节与祖父母进行讨论：喂奶的时间，何时换尿布，如何哄宝宝睡觉，以及宝宝醒来该怎么办。确保他们知道当宝宝不高兴时该如何安抚。重要的是你确信自己没有忽略任何细节。当你把各种指令都交代清楚，并留下电话号码后，就没什么可担心的了。告诉祖父母或外祖父母，有任何问题可以直接给你打电话。

是时候考虑⋯⋯

记录宝宝的声音

也许你自认为绝对不会忘记宝宝发出的唧唧咯咯的声音，但是宝宝一天天长大，他发育历程中的每一个阶段都非常吸引你，因此某些重要时刻，以及你们之间那些暖心的交流瞬间将随着时间流逝而被淡忘。从这周开始，花一些时间录下宝宝与你聊天的场景，或者他心满意足的样子。也许你会乐此不疲地将这项活动进行下去，记得每一次都标好录音录影的时间。用这种方式录下宝宝的生活点滴，分享给家人和亲朋好友，或者只是单纯地保存下来，以便日后循着记忆的长廊回忆宝宝幼年时的美好时光。

远方的祖父母

如果宝宝的祖父母家离你家很远，他们或许觉得只有在你发出邀请时才能来看望宝宝，而你还没这个打算！抱着宝宝坐在电脑前，以视频通话的方式与他们聊天，从而让他们参与进来，或者每周给他们发邮件汇报宝宝的发育进展，并附上最新的照片。别忘了报告那些神奇的"第一次"，使他们能跟上宝宝成长的进度。这样的话，无论距离远近，宝宝与祖父母之间的关系将使宝宝在步入成年后获益良多。尽早开始使事情步入正轨，将使宝宝和祖父母的关系更加融洽。

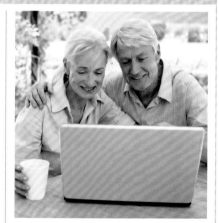

随时跟进 观看宝宝的成长纪录片可以让祖父母见证他的成长并且感觉亲近。

提高社交技巧

宝宝与你在一起时喜欢咯咯笑，不停地和你聊天，嘴里叽叽咕咕不停歇。如果你精心安排他接触新朋友，他也会很高兴结识他们。

婴儿天生偏爱主要照顾他们的人，而且根本没有所谓的情感纽带太过强烈这种事，你可以通过提高宝宝的社交能力，增强他与你的爱人以及其他家庭成员之间的关系。15周大的宝宝已经准备好了——他的社交技巧飞速发展，你教给他的任何东西都能促进他的积极发育。

应为宝宝树立榜样，与你周围的人进行积极的交流。在你的陪伴下度过忙碌的一整天后，宝宝非常乐于看到新鲜面孔并和他们一起玩耍。你的爱人下班

回家时，与宝宝一起迎接。当宝宝的兴趣转移到爸爸身上时，你和你的爱人相互拥抱一下，将使移交充满温情。尽可能多地以家庭为单位聚在一起，宝宝便能亲眼看见你们之间的积极互动。你是宝宝的第一个老师，他能从你这里学习并获得灵感。

研究显示，如果父母善于交际，婴儿也更有可能善于交际。亲子小组可使宝宝接触到其他婴儿和成年人，同时也使你有机会参与社交活动。宝宝是否愿

意接触其他成年人，这取决于他的性格。对宝宝的需求要敏感一些，假如他有点勉强，认识新人的速度慢一些，不要让他感到负担。如果有必要，你可以缩短见面时间，直到宝宝建立起信心。

你和你的爱人应共同分担照顾宝宝的责任。只要你们大致坚持执行同一套作息安排，即使你们的看护技巧略有不同也无大碍。宝宝喜欢和你们两人在一起，他是不会在意换尿布的方式或睡觉时唱的摇篮曲不一样的。

让阅读成为习惯

宝宝的视力和理解力在不断发育，意味着与之前相比，他更加享受书籍和故事带来的乐趣了。

大声朗读故事能教给宝宝如何交流，增强听力技巧、记忆力，以及提高词汇量，引入诸如"故事感"的概念（这对今后的阅读技巧是必需的）。图书以一种兼顾娱乐性和舒适性的方式为宝宝提供一个令人兴奋的视角去观察世界——由色彩、故事、数字、形状、面孔、动物，以及所有他能看到的东西组成的世界。

每天至少一次坐下来与宝宝一起读书。当你把书中的图片指给宝宝看并谈论它的时候，鼓励他看和听，把书中的立体插页翻起来，看看下面藏着什么。用声情并茂的方式吸引宝宝，帮助他在

聆听故事的过程中体验与你进行的积极的社交互动，以促进情感的健康发育。

婴儿都喜欢重复，因此不必对宝宝一直要求你读同一本书而大惊小怪。重复能够促进宝宝记忆力的发育，因此请不要停止！

在这个阶段，任何东西都会被宝宝放到嘴里品尝，所以图书的材质要能禁得起宝宝的啃咬。坚韧而色彩丰富的童谣书，有婴儿和小动物图片的书，有互动功能的书（例如有立体插页和触摸材质的书），能吸引宝宝参与到故事中。

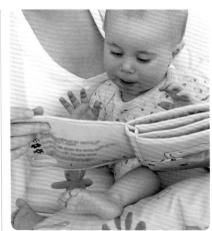

阅读时间 培养宝宝养成阅读习惯，他长大以后便可以独立阅读。

伸出手并抓住

宝宝现在知道自己有一双手了，他开始勤奋地练习伸出手抓握的技能。

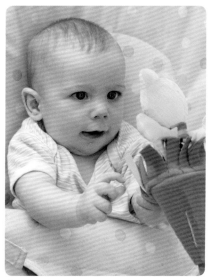

熟能生巧 通过练习，宝宝伸手去触摸甚至抓握物体的动作变得越来越精准。

几周以来，宝宝一直在击打物体，而且尝试去抓住物体。他已经弄明白，这双手是他自己的，他现在的目标就是径直伸向物体而不用先看自己的手。

一旦宝宝可以自信地用手瞄准一个物体，他就能伸出手并抓住那些易于抓握的、颜色鲜艳的小玩具或拨浪鼓。它们可能直接被宝宝塞进嘴里，但他也有可能花点时间观察它们，丢掉它们（通常是出于意外），然后再伸手去抓。

在这个发育节点上，伸手和抓握的动作是同时进行的。宝宝还不能在伸手的过程中纠错。如果第一次没有抓到，他将再次尝试，仍然是伸手的同时抓握。当宝宝看到自己碰到那件好玩的玩具时，他会牢牢抓住它。通过一次次反复尝试，他的手眼协调能力得到了提高。

为了鼓励宝宝伸手抓东西，你可以在他身边放一些分量轻，不会摇摇晃晃的玩具，以便宝宝能够轻易抓住。选择形状各异的玩具，确保其形状、边缘或质地都适合宝宝的小手掌。既要给宝宝提供静态的物体，也要给他能动的物体——有很多玩具是可以振动的，或者可以滚动，这样能吸引他的注意力。宝宝每一次尝试伸手抓握，你都要给予赞赏，如果他气馁了，把玩具移得近一些，避免他产生沮丧的情绪。但是，你尽量不要干预，乃至替他完成。他需要进行练习，并且从失误中学习，这样才能锻炼技能。

一旦宝宝可以抓住东西了，必须把所有具有危险性的物品收起来。例如：你的包包（里面的小物品可能引起窒息），热的饮料或食物，宠物，线或绳子，硬的或不卫生的物品（这些东西可能被宝宝放到嘴里），电线，植物，以及药品。

发育游戏与活动

拍手游戏

虽然要到7~9个月大，甚至更晚的时候，宝宝才会拍手，但是玩拍手游戏，当然是由你抓住他的双手轻轻地拍击，可让宝宝体验到双手在身体前方合在一起的感觉。一边拍手一边唱歌给他听。然后放开他的手，鼓励宝宝抓住你的手，左手抓左手，右手抓右手，然后由他带动你的双手合在一起——宝宝在拍你的手。《幸福拍手歌》简直就是专门为拍手游戏打造的完美的背景歌曲。宝宝将把这首歌和拍手的动作联系起来，在接下来的几个月里，随着拍手的能力逐渐提高，他随时准备和你玩这个游戏。

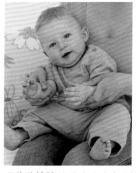 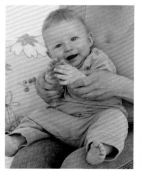 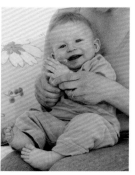

唱着歌拍拍手 宝宝非常喜欢拍手时的戏剧感和动感，也非常喜欢爸爸妈妈抓着他的小手一边拍一边唱歌、做游戏。

宝宝现在能看到什么？

宝宝的视觉每时每刻都在发育。他仍然会被明亮的色彩所吸引，但他现在也可以区分更微妙的颜色对比了。

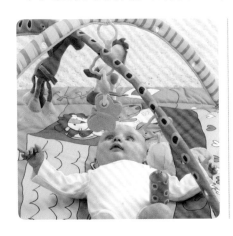

在大约4个月大的时候，宝宝的视力已经敏锐多了，虽然仍然喜欢盯着眼前的人看，但是现在的他能看见并且注意到房间那头的物体了，因此在喂奶时仍要继续和他进行大量的眼神交流。

宝宝的双眼能够顺畅地同步运动了，它们会跟随着房间里的物体和人转动。

视力逐渐成熟 大约在这个年龄段，与之前相比，宝宝能更准确地区分颜色和深度知觉了。

如果你发现宝宝斜视或有其他视力问题，请告知医生。

宝宝现在或许能够区分更微妙的颜色对比了，比如红色和橘红色，但还是无法区分淡色调之间的微妙差别。你可能还注意到，宝宝眼睛的颜色开始改变。大约在宝宝6个月大的时候，眼睛的颜色将最终确定，而在此之前，浅色眼睛可能还要经过几次颜色变化。

朋友圈的改变

有了宝宝之后，你的生活和关注点发生了戏剧性的改变。随着你的需求发生变化，你的朋友圈或许也会改变。

你的许多朋友和家人都非常乐意花大量的时间与你待在一起，讨论和分享为人父母的经验和快乐。然而，对于另外一些处于不同人生阶段的朋友们，却对你的新兴趣点迷惑不解，纳闷你们曾经的共同点为何消失了。也许你也感到沮丧，昔日牢不可破的友谊似乎变得不那么让人满意了，同时也担心你们的友谊即将走到尽头。

纵观我们的一生，友谊如潮起潮落，这是很自然的。你完全可以在社交网络上的母婴群里结识新朋友，而且在现在这个阶段，你们可能更有共同语言。然而，与此同时，老朋友们也不是可有

可无的，你需要努力维持与某些老朋友的关系。安排一些外出活动，暂时放下宝宝，和朋友们聚会，对他们的生活展现出兴趣。尽量不谈论你的宝宝，而专注于你和朋友们的共同兴趣。即使朋友们不能分享你的热情，他们仍然是朋友——试着回忆你以前对换尿布和出牙没有兴趣的时候吧。

你与朋友们之间的友谊将不断经历变化，在将来的某一天，你会发现当朋友们也有孩子的时候，你便可以给予他们支持。从现在开始，让你们之间的关系慢慢升华，记住现在这种状况只是阶段性的，最终能得到解决。

> **问与答……医生**
>
> **我的宝宝开始吃手了。这正常吗？**
>
> 80%的婴儿有吮吸拇指（或其他手指）的行为，因为这个动作可以使大脑产生内啡肽（使人感觉舒服的化学物质），从而使他们感到安慰和平静。如果宝宝吮吸手指，表明他正在学习如何安慰自己，这是一项很有用的技能。而且，没有必要担心他的牙齿。只要在乳牙脱落之前（大约在5岁），你帮他改掉这个习惯，就不会造成持久的损害。大多数儿童将在3岁之前逐渐减少吮吸手指。

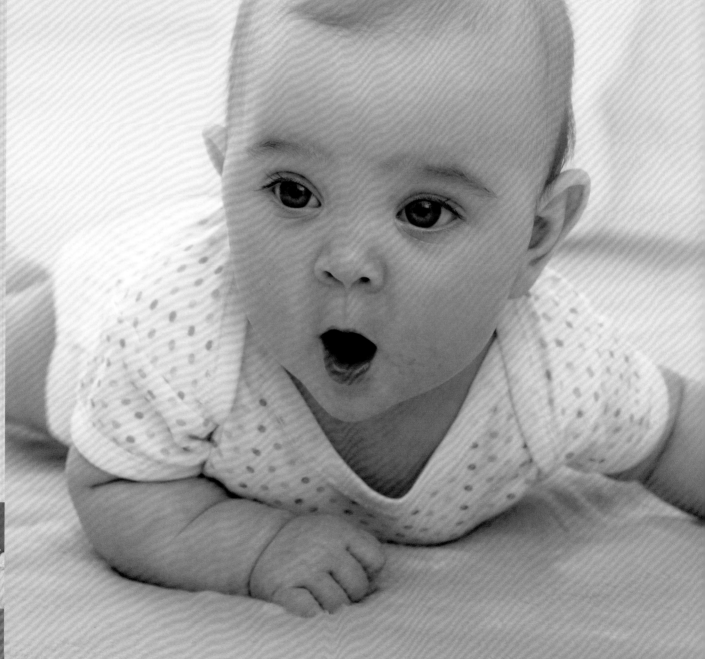

16周

无论听到何种语言，这个年龄段的婴儿牙牙学语听起来都是一样的。

宝宝现在强壮多了，因此他更喜欢趴着。即使以前还没有成功过，但他很快就能依靠胳膊的力量撑起上半身的重量，哪怕只能持续一小会儿。他能发出很多声音，有时甚至能把多个音节拼在一起。

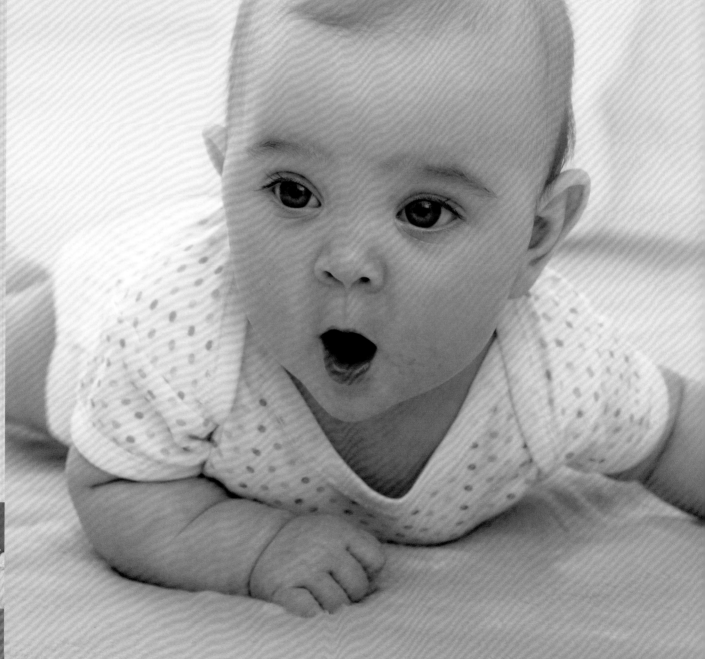

听，谁在说话！

宝宝开始将各种声音和多个音节结合起来，使他发出的声音听起来像是一个个词，但到现在为止，它们还不具有任何意义。

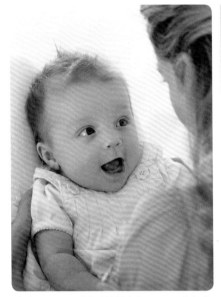

对话 你可以通过模仿他的声音和所谓"词语"，以及他的面部表情，鼓励宝宝说话。

这一周，你可能会注意到，在宝宝练习发声技巧时，各种元音音节开始混杂出现在他的"语言"中，而且在他自己玩耍的时候，喜欢制造出更多的声音。他也许会低吼，咯咯地笑，甚至出人意料地尖叫起来。奇怪的辅音也会从他嘴里冒出来，他还发明了许多独特的词，例如"啊卜"和"叽咕"之类的。宝宝或许也开始意识到，你口形的变化能对发出的声音产生影响，他或多或少地开始读唇语了！

对宝宝发出的各种可爱的声音，你要做出回应，这样可以促进他语言技能的发育。他正在学习语言和对话的基本原则，其中既包括说，也包括听。在宝宝还待在你的子宫里的时候，便已置身于语言的环境中，而且在出生时，宝宝已经具备了对言语模式和不同声音的基本理解。现在，他正试图重复这些模式和声音，你会发现宝宝模仿你跟他说话时所用的高音调和低音调，而且他的咿咿呀呀和唧唧咯咯听起来更像语言了。

双语宝宝

如果你和你的爱人来自不同的国家，不必纠结，大可在日常生活中经常使用你们的母语与宝宝交流。研究表明，早期接触到两种语言会促进大脑发育，将使婴儿在较长时间内易于接受新的语言。婴儿在一岁前就听到两种语言，情况更是如此。同时，说两种或两种以上的语言有助于婴儿学习。无论哪种语言，用你最熟悉的语言跟宝宝交流。你和你的爱人可以探讨一下，不妨一个说第一语言，另一个说第二语言、社区语言。无论宝宝在家还是外出参加社区活动，他将自动适应并学会在不同的场合分别使用两种语言。

有时候，婴儿学语迟缓是由学习两种语言导致的，但大部分情况并非如此，而且此种假设有可能导致真正的学语问题被忽略。如果你对宝宝的言语学习有任何疑虑，请及时去医院就诊。

发育游戏与活动

摇一摇、悠一悠

婴儿大脑里感知运动和平衡的部分称为前庭系统。当前庭系统逐渐发育成熟的时候，它能帮助婴儿保持头部直立，并最终能够让他在坐或站立的时候保持平衡。用轻柔的游戏方式，上上下下地摇晃、摆动、扭动宝宝的身体，可以促进前庭系统的发育，而且宝宝也喜欢这样的游戏。

据研究表明，在婴儿学会爬和走之前，这种类型的动作能够提高婴儿的平衡感、粗大运动技能，以及对运动的感知力。试着让这种摇摆动作成为宝宝日常游戏活动的一部分。

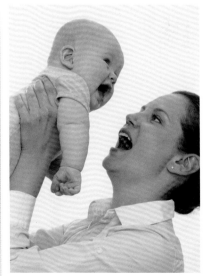

举高高！飞！ 上上下下地悠宝宝能帮助他提高平衡感和运动感。

你的教养方式

经过16周的磨炼，一套属于你自己的教养理念已经形成，但持续完善这些想法也不是坏事。

对所有父母来说，是否采纳别人的建议是一个棘手的问题。祖父母可能对安抚奶嘴皱眉，另一些人认为你应该从宝宝一出生就开始对他进行如厕训练，而你最好的朋友则认为小宝宝也应该进行"睡眠训练"，以便在晚上睡个整觉。不符合你的信条？不用烦恼。不妨建立一种文化尊重——你用你的方法，我用我的方法。

教养方式的基础永远都是让宝宝置身于一个温暖的、充满责任感和爱心的家庭。虽然引入规则或惩罚实在太早，但现在正是你和你的爱人讨论如何成为

好父母的时候。谈谈你们小时候父母如何教育你们，因为这可能影响到你们现在的育儿态度。探讨哪些事可以做，哪些事不可以做：比如你们其中一个可能喜欢用表扬和奖励的方法，而另一个可能认为这是溺爱。努力达成一致，找到你们都能接受的方式。

你会发现，有些人特别喜欢发表反对意见——学着用高贵的沉默来应对这些外来干涉。善于听取他人的意见是好事，但是如果你和你的爱人已经就如何养育宝宝达成一致，你当然有权依照你们自己的想法去实施。

> **4个月的疫苗**
>
> 根据免疫接种的时间表，现在应该为婴儿进行第三次免疫接种了（见103页）。4个月大时，婴儿应该接种第三针五合一疫苗，以预防白喉、破伤风、百日咳、脊髓灰质炎和b型流感嗜血杆菌感染。除此以外，婴儿还应接种第二针肺炎球菌疫苗和第二针流行性脑膜炎疫苗。如果你还没有与诊所预约注射疫苗的时间，应该尽快与你的医生联系，以免宝宝错过接种时间。

胃口大增

这一周，宝宝比以往更容易饥饿，如果是人工喂养，他可能需要更频繁地吃奶，如果是母乳喂养，你可能觉得他一整天都在你怀里。

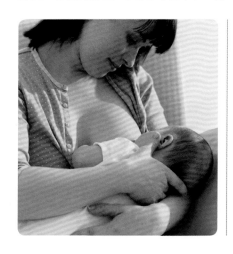

宝宝现在越来越好动，因此需要更多的能量来维持活力，也许这就是为什么他现在越来越容易饿的原因。如果是母乳喂养，请按需哺乳。如果是人工喂养，如果他把奶瓶吃得底朝天，就是在提示你，你需要额外增加30毫升的奶量。如果他仍然能吃光奶瓶里的奶，并且看上去还没有满足，那么就再给他加30毫

需要更多的奶 大概从现在开始，为了满足身体迅速发育的需要，以及进行更加消耗体力的游戏，宝宝的食量明显增加了。

升。不过，每天的奶量不应超过150毫升/千克体重。你可以在两餐之间喂宝宝一些冷开水，以防口渴。

宝宝的营养需求仍然靠奶来满足，所以先不要尝试添加固体食物；他的消化系统最快在17周才可以消化固体食物。如果你考虑在宝宝6个月前断奶，需要咨询相关专家，他能帮助你确定宝宝是否已经准备好了。更多关于断奶信息，请参见162~163页。

玩耍的重要性

陪宝宝玩耍能为他各个方面的发育提供帮助，对你与宝宝在未来的岁月里建立良好沟通也能起到促进作用。

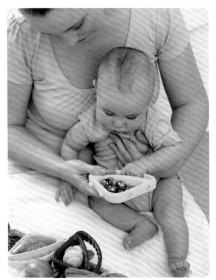

会发声的玩具 宝宝喜欢玩能发出很多声音的玩具。玩具发出的声音越多，他就越觉得有趣。

陪婴儿玩耍可以促进情感健康发育——例如可以帮助他建立自尊和自信等等。玩耍是婴儿和儿童健康发育的一个重要组成部分，玩耍为他们的运动、认知、感知和社交能力的发育提供机会。玩耍能够激发婴儿的创造力、想象力，培养其独立性，还能帮助婴儿发现新事物，解决问题，并且是婴儿自我放松和自娱自乐的方式，这是最重要的。

玩耍让婴儿了解他周围的世界。无论何时他听到、看到、触到、品尝到或闻到什么，这些信号都将被传送到他的大脑，促使大脑创建重要的心理关联。所以，当你与宝宝玩耍时，你是在帮助他塑造大脑。让宝宝体验各种各样的游戏和活动，其结果便是大脑中更多的连接得以形成，而重复这些游戏与活动能够增强这种关联。

肢体游戏（见151页）可以提高宝宝的粗大运动技能、空间感和其他运动能力；而书籍、形状分类器、拨浪鼓、学习因果关系的玩具，以及"对话"玩具，能够促进宝宝认知能力的发育，提高手眼协调能力和精细运动技能。把不同类型的玩具和游戏结合起来，能够让他成长为一个健康、反应灵敏的宝宝。

然而，千万不要陷入误区，认为需要不断地刺激宝宝，或应该使每次玩耍都成为一次学习的机会。玩耍应该是放松的、自发的、有趣的。简单的挠痒痒游戏，与在他面前放一些价格昂贵、视觉冲击强烈的早教闪卡，对宝宝的学习来说并没有什么区别。玩耍从来不需要刻意安排——顺其自然，想玩就玩，你要做的只是鼓励宝宝尝试新玩法，享受你的陪伴，探索他周围的环境，放松并获得乐趣。最重要的是，你要多留出陪伴宝宝的时间：你只需陪着他，就能促进他的情感健康地发育。

发育游戏与活动

玩家居用品

宝宝不需要昂贵的玩具；事实上，他可能更喜欢玩你使用的东西并且模仿你的动作。塑料杯很适合用来堆叠和推倒。给宝宝一把干净的木勺或木锅铲（确保它不会太重，如果他打到自己的头也不会很痛）和一个塑料搅拌碗，可以当作鼓来敲，也可以制造出搅拌声。把一大张纸揉皱，让宝宝去探索纸的质地，研究纸团发出的沙沙声。即使一个纸盒或者一把塑料量勺也可以取悦他！避免危险物品，例如塑料瓶的瓶盖可能引起窒息，上漆的木制品也是不安全的。

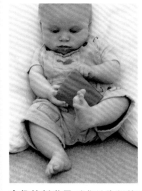
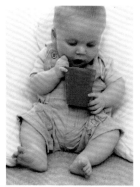
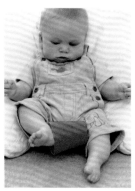

有趣的新世界 我们认为很普通的物件在宝宝看来极其迷人。只要在保证安全的前提下，任何东西都可以成为一个好玩具。

了解断奶

新妈妈们通常对断奶感到很困惑，这也不奇怪——有关断奶的不同意见和相互矛盾的建议比比皆是。所以，我们将为你提供一个简单明了的指南，说明断奶是怎么回事，什么时候是断奶的最佳时机，如何判断，以及你需要做什么。

清单

断奶用具

■ 一把婴儿高脚椅或可以固定在你家餐桌上的椅子。高脚椅应稳固且便于清洁，有安全背带或者五点式安全带，并配有靠垫以使小婴儿坐着更舒服。优先考虑带有可拆卸托盘的款式（见220页）。

■ 一块防污垫，铺在高脚椅下边。

■ 2~3个小塑料碗，底部最好带吸盘，以确保稳定性。

■ 2~3个塑料或硅胶辅食勺，勺子要小，便于宝宝舔食。

■ 塑料鸭嘴杯或吸管杯，选择"慢流速"吸管。

■ 易于清洁的围嘴。

■ 多功能食物料理机或手持搅拌棒。电动研磨机可用于处理黏糊糊的食物或者带有坚硬外皮的食物，比如豌豆、大豆。

■ 有盖硅胶冰格和有盖的小罐，用于冷冻储存大量果蔬泥。

■ 即时贴和冷冻保鲜袋，以便标注果蔬泥的种类和制作日期。

什么是断奶？

断奶是循序渐进地将奶之外的食物引入婴儿饮食中的过程。有时被称为辅食喂养，因为固体食物是和奶混在一起喂给婴儿吃的。断奶并不是鼓励你停止给宝宝喂配方奶或母乳，奶依然是宝宝饮食的支柱成分。然而，随着宝宝逐渐长大，活动量增加，他需要从固体食物中获取额外的营养物质，以确保他健康地发育和成长。

何时开始断奶？

在接下来的几个星期，你的宝宝可能开始表现出一些迹象，根据这些迹象，你便可以断定他已经准备好食用固体食物了。例如，他总是饥肠辘辘，常规的喂奶似乎无法使他得到满足，或者在以前熟睡的时段却醒来要吃奶。或许，你认识的其他妈妈们已经给她们的宝宝添加辅食了，所以你想知道自己是否也应该这样做。或者你妈妈告诉过你，在她们那个年代很早就给宝宝断奶，你不是也健健康康的嘛！所有鲜活的例子都在催促妈妈们早早地开始断奶。但是，现在确实是合适的时机吗？或者，你应该再等等？

　　根据有些国家相关政府机构和世界卫生组织的指南，你应等待一段时间再断奶。世界卫生组织建议纯母乳喂养（或配方奶喂养）至少6个月。其中一个现实原因是，如果婴儿能坐在高脚椅上，可以轻松地吃勺子里的食物，还能用手

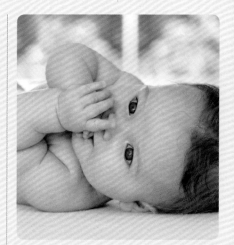

吮吸手指 表明宝宝准备好吃固体食物的经典"告示牌"就是他开始吮吸手指或拳头了。

拿起食物自己吃，或者干脆自己吃手指食物，断奶的过程则要轻松得多。

　　然而，另一些专家却认为，等到6个月时才断奶不是个好主意。有越来越多的证据表明，这样做会增加婴儿缺铁的风险，同时也提高过敏的风险。众所周知，婴儿体内储存的铁在6个月时开始减少，如果直到这时才开始食用果蔬泥，有可能无法获得足够的铁来满足发育的需要。根据英国营养师协会（BDA）最新的建议，理想目标是母乳喂养6个月，引入固体食物最迟不超过6个月，但也不要早于4个月（或17周）。此外，在整个断奶期间应继续母乳喂养，特别是在早期阶段。而且，有研究表明，4~7个月期间在母乳喂养的同时添加含有面筋蛋白的食物可能减少患乳糜泻、1型糖尿病和小麦过敏的风险。

　　另外，高致敏性的食物，如鸡蛋和鱼，并不需要推迟到6个月之后才添加。另一些研究表明，在6个月前开始断奶

的婴儿与 6 个月或 6 个月之后才开始断奶的婴儿相比，由于他们较早接触各种食物，因此更有可能适应丰富多样的食物味道，其中包括蔬菜和鱼。其原因就是 6 个月之前的婴儿乐于接受新的风味、味道和口感，而 6 个月之后则不那么容易接受。

选择合适的时机

在你采取实际行动之前，必须确认你的宝宝能够接受断奶。每个婴儿情况都不一样，只有身体和情绪上都做好了准备，才可以考虑添加辅食。如果纯奶类喂养能够让宝宝健康、快乐，并且发育良好，则没必要为了断奶而断奶。

引入固体食物的最早时间是在 4 个月或 17 周的时候。在此之前，宝宝的消化系统还没有足够的消化酶来消化食物并获取固体食物中的营养成分，他的颌部和舌头也还没有发育到可以充分地"咀嚼"和吞咽食物的程度；同时，他的肾脏还没有发育成熟，尚不能处理固体食物。另外，他还需要等待"挺舌反射"消失（挺舌反射导致婴儿用舌头把任何放进他嘴里的东西推出去），并且具备将食物从舌尖移动到嘴里的运动能力。

一旦宝宝长到 17 周，如果他有以下的一些或全部表现，说明他可能准备好接受固体食物了：

■不靠支撑保持坐姿，这样有利于消化食物，也有助于避免窒息。
■对你吃的食物感兴趣，也可能会伸手去抓。
■比平时更容易饥饿，且常规喂奶后经常表现出没有吃饱的样子。
■夜间醒来需要额外吃一顿奶，而以前则能够安睡。
■体重达到出生时的 2 倍。
■能够控制他的头部运动。

■试图把东西放到嘴里，有用牙龈研磨的动作，而没有用舌头把东西从嘴里推出来。
■有咀嚼的动作。

与医生或相关专家讨论，他们将帮助你判断现在是否到了断奶的时候，并给予建议，从而使你安心。

正确的节奏

如果你在 6 个月前开始断奶，可以用一种相对和缓的节奏来进行。如果你直到推荐的 6 个月时才开始断奶，需要从果泥、蔬菜泥和婴儿米粉，快速过渡到乳制品、肉类（见 190~191 页、234~235 页）、鱼、蛋，以及麦片、各种谷物（见 254~255 页）。因为到了 6 个月时，宝宝需要从富含蛋白质的食物中获取更多的铁。10 个月大的时候，随着宝宝逐渐接受均衡的膳食结构，你需要添加块状食物（见 310~311 页）。

早产儿断奶

如果你的宝宝是早产儿（37 周前出生），早一些断奶也许是可取的。这样做的原因是早产儿或出生体重较轻的婴儿错过了一些应于怀孕后期在子宫内获取的正常营养。在断奶的问题上，每个婴儿都应该区别对待，并且根据他们自身的情况、发育方式，以及体重增加的状况来决定什么时候断奶。

通常情况下，专家建议早产的婴儿应在其实际出生日期 5~8 个月之间断奶。重要的是，在断奶之前，婴儿必须具备足够的头部控制能力。如果你的宝宝患有胃食管反流，或许可以早一点引入固体食物，这样做能够帮助控制症状。就何时是你的早产宝宝断奶的最佳时机向相关专家征求意见。

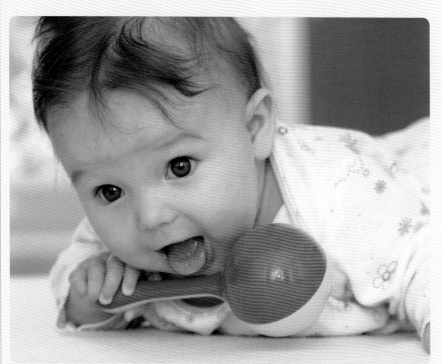

用牙龈研磨 频繁"咀嚼"物品是一个迹象，表明你的宝宝已经快到断奶的时候了，他做好了在日常饮食中接受固体食物的准备了。

16周

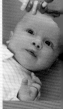

163

夜间睡眠时间延长

现在，婴儿的胃可以容纳更多的食物，很多婴儿能够在夜间睡相当长的一段时间了，但并不意味着他们打算那么做！

大约从4个月开始，宝宝逐渐能一觉睡上几个小时，在此期间你不需要给他喂奶了。如果他总是中途醒过来，意味着他可能需要点安慰。确保宝宝在入睡前吃得饱饱的，并为他拍嗝，如果他还是醒来，你就知道他不是因为饿了，可能只是想吮吸一会儿再入睡。对宝宝来说，这样做没有什么不好，但对你来说则意味着睡眠被打断，而睡眠质量不佳将间接影响宝宝。

为了打破宝宝夜间醒来要求安慰性喂奶的习惯，可提供其他安慰方式。比如，抚摸他的背，唱歌给他听，让他知道你就在身边，使他安心。这样做可能足以让他重新入睡了。由于他已经习惯了半夜的"加餐"，也习惯了在几个固定的时间醒来并等你把他抱起来，所以一开始可能对你采取的方法表示抗议。你可以把他抱起来，但不要给他喂奶，除非他看起来是真的饿了。

你可以鼓励他自我抚慰。在他叫你的时候，务必过去看他，让他知道他可以信任你。放任他哭闹而不管将使现状恶化——他最终能学会不哭，但并不意味着他感觉安全和幸福。如果你就在他身边，在他需要时你能给予他安慰，他就会有安全感，学着自己重新入睡。关照他的需求，在未来的几周内，宝宝的睡眠时间会越来越长，直到夜晚大部分时间都可以安静地睡觉。

感觉身心俱疲

忙碌的生活和数不清的不眠之夜让你没精打采。你可能需要调整自己的生活方式，找回最佳状态。

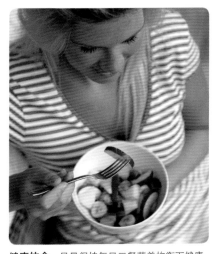

健康饮食 尽量保持每日三餐营养均衡而健康，食用未经深加工的肉、乳制品、水果、蔬菜和碳水化合物。

能量不足往往与缺乏睡眠、缺乏运动或缺乏适当的营养有关，所以如果你感觉状态低迷，可能要在几方面采取一些措施。带宝宝到户外散步，呼吸新鲜空气，能使你感到精力充沛，并有助于改善睡眠。

吃得好同样重要。许多新妈妈是如此迫切地想穿回怀孕前的衣服，或者为了宝宝忙前忙后，因此没有给自己选择合理的饮食。摄入健康食物可以为你提供持续的能量来源，如一份蔬菜汤，搭配全麦面包和黄油。对于母乳喂养的妈妈，吃得好尤其重要，因为你的饮食将直接影响母乳的质量。

入睡前花一些时间来放松，才能在夜晚休息得好。如果你的宝宝是百灵鸟型，天刚亮就醒，你可能需要调整自己的时间表，以保证充足的睡眠时间。或许你需要早一小时上床休息，并做好计划在上午找时间补充睡眠。在晚上做大量的家务不仅让你感觉疲劳，还可能导致你心生不满，从而无法享受宁静且充分放松的睡眠。照顾好自己，你才可以照顾好你的宝宝。如果疲劳感逐渐进展为身体虚弱，或者不知道怎么办才好，请咨询医生。你可能是体内铁元素水平降低（导致贫血），甲状腺功能减退，轻度感染，也可能是产后抑郁症。

准备爬行

虽然婴儿开始爬行的平均年龄是8~9个月，但是宝宝现在就可以开始练习，为将来做准备。

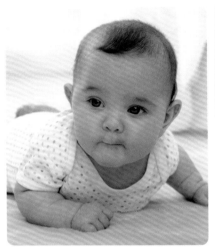

爬行之前的准备 练习趴着有助于加强胳膊和腿的力量，为爬行做准备。

在未来的几周内，在趴着的时候，宝宝开始抬起头，用脚趾用力蹬地，试图推动自己的身体向前移动，并撑起自己的双臂。他也准备好翻身了，在有些情况下可能由俯卧翻成仰卧。他的每一次运动，都在学习体会他的身体各部分在哪里，以及如何让它们一起运动。

趴着的时候，他可能会摆动胳膊和蹬腿，做出"爬"的动作，即使他还不能把身体抬高，也有可能通过蠕动自己的小肚子移动身体。这个动作可以帮助他锻炼爬行时所需的协调能力。他也许通过扭动躯干来实现一些动作，而且会抬起头，用前臂或手撑起胸部来东张西望。他对周围的世界很感兴趣，虽然热衷于移动，但只有等到他能够不靠外力支撑坐稳的时候才能爬行，这通常发生在6个月以后。

敏捷的爬行动作需要胳膊与腿同步运动，这是一个在协调能力和粗大运动技能方面相当复杂的发育成果，因此大部分婴儿直到接近1岁时才能发育到炉火纯青的程度。不要担心宝宝一直都不会爬——有的婴儿干脆跳过这个步骤，直接学习走路，他们没有经历四肢着地的爬行过程，而是借助家具的支撑站起来。

有趣的是，1994年左右，各种应对婴儿猝死综合征的指南均建议婴儿仰睡后，很多婴儿开始爬行的时间晚多了。

可能的原因是他们躺的时间过多，没有得到足够多的时间来练习"趴"，所以爬得较晚。

为了鼓励宝宝多练习趴的动作，享受活动双腿的乐趣，你可以一起躺下来，在他趴着的时候逗他开心。同时，当宝宝躺着的时候，在他上方悬挂一些玩具，鼓励他用腿踢，或轻轻帮助他做双腿蹬车运动。经过几个月时间，在宝宝增强了平衡力、肌肉力量和协调能力以后，这些游戏与活动将有助于他的爬行。

发育游戏与活动

拿到玩具

当宝宝坐着或趴着时，在他刚好触及不到的地方放一个玩具，以此来鼓励他锻炼手眼协调能力和爬行所需的技能。你要确保玩具所在的位置是宝宝有能力触及的；如果他尽了最大的努力还是不能触碰到，就把它移近一点点，并鼓励他再试一次，不要让宝宝因为沮丧而放弃尝试。

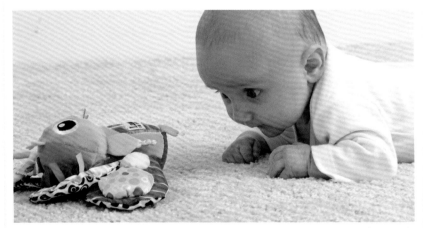

下定决心的力量 宝宝强烈地想要拿到的东西却在触手可及的范围之外，可能是促使宝宝爬行的原动力。他的毅力绝对会让你惊讶！

17周

在这一时期，当一个物体上下移动时，婴儿可以观察（追踪）到它。

通过不断练习趴着，宝宝的肌肉力量逐渐增强，当你让他靠着支撑物坐着的时候也不那么东倒西歪了。现在，他使用双手时熟练多了，抓握物体的时间也比以前长，但是还没学会轻松地放手。他开始表现出对某些玩具的偏爱。

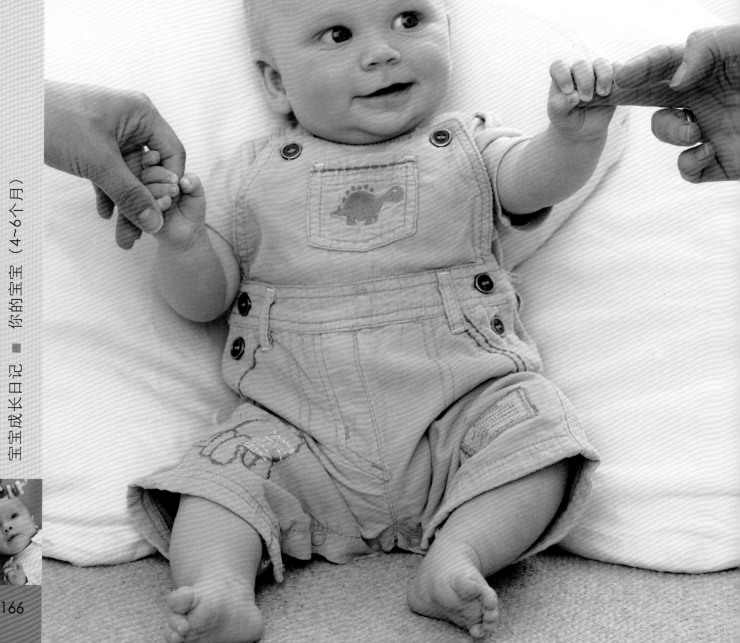

婴儿体操

宝宝现在变得更加强壮，协调能力也更强了，能够俯身探索以前碰不到的身体部位。

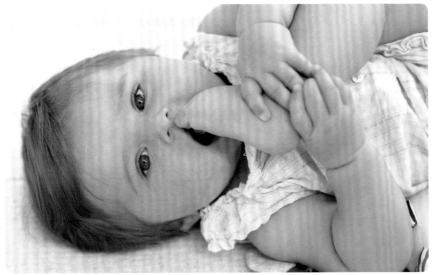

好吃的脚趾头 宝宝在这个阶段所具备的身体柔韧性是与生俱来的，因此你能看到他像瑜伽大师一样把身体弯曲到令人惊讶的程度，而成年人要达到这种程度是相当困难的。

婴儿天生具有很好的柔韧性。他们柔韧的骨架结构和软骨使得他们能够蜷缩在子宫里，出生时也更容易通过产道。一直以来，宝宝的力量还不够强大，粗大运动技能也没有充分发育，所以无法运用这种与生俱来的柔韧性做更多的动作。然而，大约就在现在这个阶段，你将看到他那杂技表演一般的扭曲身体的技能突飞猛进地发育。你可以变化藏猫猫的形式，以促进他的柔韧性。抓住他的双腿，轻柔地把它们向两侧分开，一边说"猫儿"。把他的双臂向上伸展则是另一种玩法。

力量和协调性

宝宝的肌肉比以前强壮许多：他的颈部肌肉能够很好地支撑自己的头部，胸部和背部的肌肉已经使他可以在有外力支撑时，一次最多保持15分钟的坐姿。有趣的是，研究表明婴儿最先学会控制靠近躯干的肌肉。例如，你的宝宝先学会支配肩关节从而运动胳膊，然后学会屈肘，接下来学会运动手腕。灵巧地操控手指或其他精细运动技能则是最后才学会的。这时，宝宝可能会伸出手，并用双手抓住物体。他会用手指和手掌包住物体，研究它，接着很有可能直接把它放在嘴里。

现在，宝宝拥有了较为强壮的背肌和胸肌，喜欢玩"骑马"游戏。让他坐在你的膝盖上，给他唱《小马，小马，快快跑》之类的歌曲，或者玩"姑娘就是这么骑马的"，一边说"快快跑，哟"，一边用幅度大但温柔的动作结束游戏。这类游戏有助于肌肉的健康发育。

是时候考虑……

补充维生素D

配方奶中含有维生素D，而母乳中的维生素D是妈妈通过食物获取的，例如油性鱼、强化添加的麦片等。另外，当妈妈晒太阳时，维生素D还可以在身体内合成。

然而，黑色人种或亚裔婴儿较易缺乏维生素D（深色的皮肤阻碍通过吸收阳光而合成维生素D），最近的研究显示，母乳喂养的婴儿也许没有吸收到足够的维生素D。维生素D缺乏可导致佝偻病，使骨骼变得脆弱。

目前的指南建议纯母乳喂养的足月婴儿需要从6个月起添加维生素A和维生素D补充剂；如果母亲怀孕期间维生素水平低，那么婴儿从1个月起就应该开始补充。

人工喂养的足月婴儿在6个月大之后，如果每天的奶量少于500毫升，也需要补充维生素A和维生素D。

母乳喂养的早产儿从出生起就给予维生素补充剂了；而人工喂养的早产儿则通过特殊的配方奶摄入维生素，一旦改为普通配方奶，则应额外补充维生素。在一些地区，维生素D不足的发生率很高，建议从婴儿一出生就开始补充维生素。

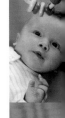

167

建立自尊

即使才4个月大，宝宝已经开始形成自我意象，自我意象将影响他对自身的评价，以及今后对待周围世界的态度。

我需要回去工作，我能够在工余时间坚持母乳喂养吗？

是的，你可以。如果你能在工作时间用吸奶器把母乳挤出来冷藏，下班后用冰包带回家，你是可以坚持纯母乳喂养的。或者，在你不方便的时间段用配方奶代替，晚上下班后和早晨上班前直接喂奶。你的泌乳量将根据需求进行调整。更多关于工作后母乳喂养的信息，请参见179页。

在这个年龄段，让宝宝知道他是被深爱和珍视的重要途径就是尽力及时满足他的需求。如果他饿了，给他喂奶；如果他冷了，就用毯子把他裹起来；如果需要换尿布了，立刻给他换上。让他知道，如果他感到孤独，你会来到他身边，给他一个拥抱；如果他无聊了，你会和他一起玩耍。虽然一些育儿指南建议放任婴儿去哭，但是海量信息已证明，那些需求可迅速得到满足的婴儿更容易成长为有安全感和自信的人。

要让宝宝知道，他每天学习的那些微不足道的事情都很重要（于是，他才能不停地重复）。当宝宝拍打婴儿健身架，发出了声音的时候，你要以赞赏的态度欢呼或对他微笑，从而让他知道自己做了一件好事。如果他能把一个物体从一只手传递到另一只手上，你要告诉他，他是多么聪明。即使是最微不足道的成就，也要亲吻他，拥抱他，为他鼓掌和欢呼，让他知道自己是一个成功的小人儿，他做的任何事情都是值得庆祝的，这有助于他形成自我价值感。

独自玩耍

学着在短时间内独处，对于宝宝的发育和成长十分重要，因此请鼓励他这么做。

诚然，宝宝从你的陪伴中收获了快乐和诸多益处，但他也需要一点独处时间，帮助他开始慢慢理解，他与你是各自独立的个体。

每天都找机会让宝宝躺在婴儿健身架下，或者在地板上铺好毯子或垫子，让宝宝躺在上面，在身边触手可及的地方放几个柔软的玩具。让他在那儿待上一小会儿，以便他探索周围的环境，学着在短时间内独处并能自娱自乐。几周之后，试着延长他独处的时间。始终密切监督，并读懂他的信号：在他开始发脾气或哭之前把他抱起来。为了安全起见，一定要让宝宝在你的视线范围之内。当你坐在他身旁时，他很容易学会自己找乐子。感觉到你的存在，能够使他更开心地独自玩耍，而且玩的时间也更长一些。

学着独处对于学步期（以及之后）的成长非常有利，宝宝能轻易找到一个玩具并自己玩起来，而不需要你一直陪伴和帮助他。

学会"自给自足"给宝宝提供大量的机会，让他独自玩耍。

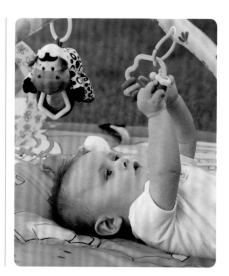

先天与后天

宝宝的性格是如何被环境影响的？哪些是由基因塑造的？对这些有所了解能帮助你尽可能为宝宝创造一个良好的开端。

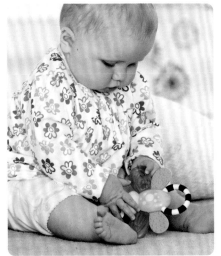 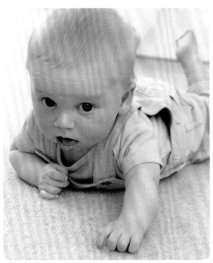

固有的能力 无论你的宝宝是天生好奇还是特别的活泼好动，每天与宝宝积极互动，有助于他茁壮成长，开发新技能。

婴儿的性格和发育是由基因注定的吗？它们会受到日常经历和环境所影响吗？它们是先天形成的还是后天培养的？这是一个古老的辩题。在过去的年代里，各种观点是相当两极分化的，现代的人们则普遍认可基因和教养的相互作用决定了性格。

因此，对于宝宝如何与你和你的爱人，以及其他人进行交流，如何学习新的技能，他周围的环境和日常看护都是极其重要的影响因素。这在早期阶段显得尤其重要，因为宝宝受到的照料和外界刺激能够影响大脑的发育。作为宝宝的主要看护者，你是食物、爱、抚慰和刺激的源泉，你在宝宝积极发育的过程中扮演着极其重要的角色，这是毋庸置疑的。

与此同时，基因也能赋予宝宝某些特质，例如身体特别灵活，或者具备语言和音乐方面的天赋，但这些天性仍然需要你给予适当刺激，并提供良好的环境才能获得蓬勃的发展。在这个阶段，宝宝以飞快的速度学习新的技能，他的感官不停地接受大量的信息"轰炸"。你的任务就是帮助宝宝理解每一种新体验，确保他得到足够的刺激，但切勿让他不堪重负。

相关领域的专家认为，在日常生活中与婴儿积极互动能促进大脑的发育，满足他的需求则帮助他茁壮成长。相反，不回应婴儿的需求和（或）很少与婴儿互动，将使他缺乏安全感，更容易表现出消极的性格特征。

与宝宝说话，和他一起玩耍和互动，

男孩和女孩在1岁之前的发育是不同的吗？

男孩和女孩在发育过程中确实存在差异，但一般到了学步期才开始表现出来。在1岁之前，如果你对比一个男孩和一个女孩，你会发现许多性格和生长发育方面的差异，但这些差异是将两个宝宝作为独立个体进行对比的自然结果，并非与性别有关。

然而，男孩和女孩在1岁前确实存在一项明显的差异，了解这一点是很有用的。研究发现，男孩在面对家庭压力，比如成年人之间的冲突和来自父母的压力时表现得更加脆弱。与女孩相比，男孩遇到这种情况的反应可能更加悲伤，表现得怯懦或者有攻击性行为，而女孩的表现则更倾向于较容易从不良情绪中恢复过来，较少因为这种情况而变得沮丧。人们尚不清楚这种性别差异背后的原因。如果你正处于抑郁状态或者家庭关系紧张，寻求帮助将对你和你的孩子们有益，尤其是对你的儿子。

对培养技能非常重要，但同样重要的是不要让他超负荷。同时，后天培养要求你与宝宝的需求合拍，当他表现出厌烦的情绪时，你应辨识出信号，让他按照自己的步伐发展。采用这样的方式，宝宝才有时间去处理每一条新信息，巩固每一项新技能，并且知道当他需要你时，你会提供帮助。

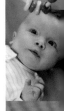

你的宝宝 17周零4天

牙齿护理

在4~7个月大期间，宝宝的第一颗牙齿将会萌出。只要宝宝开始长牙，就应着手为他进行牙齿护理。

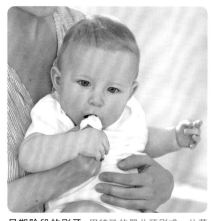

早期阶段的刷牙 用特殊的婴儿牙刷或一片蘸水的纱布，为宝宝清洁他的第一颗牙齿。

从现在开始，宝宝的第一颗牙齿随时可能冒出来，通常是两颗下门牙中的一颗最先萌出，其次萌出的是两颗上门牙。尽管这些乳牙最终会脱落（换牙的过程通常发生在6岁左右），但它们仍然很重要，因为乳牙能帮助宝宝正常地说话、吃饭（咀嚼食物）。

出于这个原因，一旦宝宝的乳牙长出来，需要你正确护理它们，避免感染，同时促使宝宝养成良好的口腔卫生习惯，进而将好习惯保持到将来的童年直至成年。

因为宝宝现在还太小，所以你没有必要给他使用牙膏。每天早晚各护理一次，用刷毛非常柔软的婴儿牙刷或者干净的纱布蘸上水，轻轻地擦拭宝宝的牙齿即可。

定期更换牙刷和纱布。另外，避免宝宝叼着奶瓶入睡，因为配方奶和母乳中含有糖分，如果糖分整晚残留在牙齿上的话，将导致龋齿。用冷开水作为宝宝的补充饮品，不要给他喝甜果汁饮料和稀释的果汁，因为这些饮品里含有大量的糖。

你的宝宝 17周零5天

拾起东西

就在不久之前，宝宝还只会弯曲手指包住一个物体，但是现在，在17周大的时候，他可以自如地抓握了。

现在，宝宝能够相当自信地抓住物体了。虽然他仍然用粗放的"手掌方式"抓东西，这种与生俱来的握持反射使婴儿会抓住任何放在手掌里的物体，直到6个月左右才会消失，但他现在已经能够握住物体并保持较长时间了，而且当他拿着玩具时还会摇晃它。给他几个拨浪鼓或杯子，有助于他发展手握技能。积木是锻炼"拾"和"握"的好玩具。另外，宝宝也许还喜欢拿着球，然后松手，使球掉在地板上，并看着它滚动（确保球比较大，以防他把球放进嘴里）。很多给

婴儿设计的球上有洞，方便他们把手指插进去，从而拿得住球。有趣的是，这个年龄段的婴儿松手的能力不如抓握出色，只有在他们觉得手中的物体掉落在坚硬的平面上会反弹的时候，他们才愿意松开手，让物体掉落。无论什么东西，最终都会被宝宝放进嘴里，所以确保任何有可能引起窒息的物品都远离宝宝的能力范围之内。

技能发育 随着宝宝抓握物体的能力逐渐发育，他能够在较长时间内拿住一个东西了。

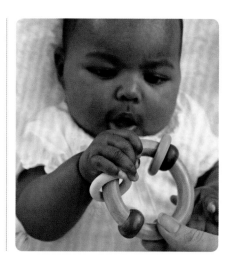

宝宝成长日记 ■ 你的宝宝（4~6个月）

有趣的婴儿课程

如今，小家伙们的选择简直数不胜数——大约从4个月大开始，几乎可以说每个婴儿都能找到适合自己的课程。不妨尝试一下，也许会相当有趣。

如果你正在考虑参加有组织的活动，让你有机会走出家门，与其他的妈妈和宝宝们多交流，为什么不试试婴儿课程呢？有大量的婴儿课程可供选择，你既可以在网络上寻找，也可以翻阅本地的杂志，搜索你家附近的好玩课程。虽然有些课程价格昂贵，但也有一些是免费的，比如在图书馆里举办的声乐课。在诸多的选择中，你可以考虑的婴儿课程通常包括：

婴儿体操

尽管大多数课程适合6个月以上的婴儿，但也有一些早在婴儿4个月大就可以开始了。近年来，婴儿体操变得越来越受欢迎，课程的目标是帮助婴儿在开始爬之前增强核心力量，比如进行前滚翻之类的练习。

感官发育

感官发育课程侧重于给婴儿提供各种各样的视觉、听觉和触觉体验，以促进婴儿的学习和发育。光纤灯光表演、泡泡游戏、各种铃声、音乐游戏、宝宝手语、木偶戏，这些都是妈妈和宝宝们可以挑选的课程内容。由于活动安排丰富多彩，所以对宝宝来说是个不错的选择，对容易感到无聊的妈妈们亦是如此。

音乐

有很多针对小婴儿的音乐课程，大多包括唱歌，配合童谣做游戏、跳舞，演奏打击乐器。虽然婴儿喜欢听到各种新声音，但在这个年龄段，他们的注意力只能维持很短的时间，所以妈妈们可能更喜欢这些活动。

婴儿瑜伽

人们认为瑜伽能帮助婴儿入睡。一堂典型的瑜伽课程包括拉伸、摇摆、滚动、提拉等动作，这些都有助于加强婴儿的肌肉张力，促进协调性和灵活性的发展。有些瑜伽课程是允许妈妈和宝宝一起锻炼的。

发育游戏与活动

上下移动

现在，宝宝的眼睛能够追踪垂直移动的物体了。在他面前上下移动一个颜色鲜艳的玩具，从而帮助他锻炼技能。首先拿一个玩具置于宝宝眼前，保持不动，直到你看到宝宝的视线移到玩具上，然后缓慢地把玩具向下移动，观察他的眼睛是否跟随着移动。当玩具到达他的视野范围下端时，再缓慢地向上移动。在你移动玩具的同时，向宝宝解释你在做什么。一开始的时候，移动玩具的速度要慢一些，以便宝宝的眼睛能够跟上移动的玩具。

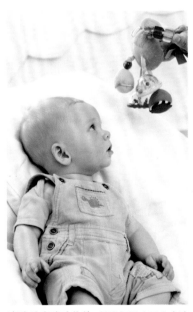

追踪垂直移动物体 继掌握了水平方向追踪移动物体的技能之后，宝宝能够转动眼球，追随着物体上下运动了。

父亲也会产后抑郁

关于女性产后抑郁症的报道十分常见，但很少有人知道，有1/10的男性在婴儿出生后也会被抑郁症所困扰。虽然对于男性来说，不存在因激素水平变化引发抑郁的情况，但导致女性罹患产后抑郁症的其他诱发因素确实也与男性的抑郁有关，比如失眠、孤独感，以及两性关系的变化等。在男性身上，这些因素又与承担额外的经济压力，对于工作和父亲角色叠加的忧虑等因素共同作用。如果爸爸们在照顾宝宝的技巧方面受到妈妈们的质疑，虽然可能是无意的，他们也会感到愤怒或者不满。抑郁的症状包括疲劳、焦虑、易怒，注意力不集中，食欲下降，对未来忧虑。爸爸们应该和妈妈们一样，如果以上感觉持续存在，应该就医寻求专业帮助，这非常重要；同时，也要与家人和朋友们交流，谈谈自己的感受。

18周

婴儿听觉的细微变化意味着他们现在可以鉴别出声调的改变。

宝宝现在更喜欢伸手抓取东西了，他的双眼四处张望，探究任何进入视野的东西。同时，他也忙着聆听：他知道声音是从哪里发出来的，也学会将事物与他所听到的声音联系起来，比如听到歌谣就能联想起与之相配的运动或游戏。

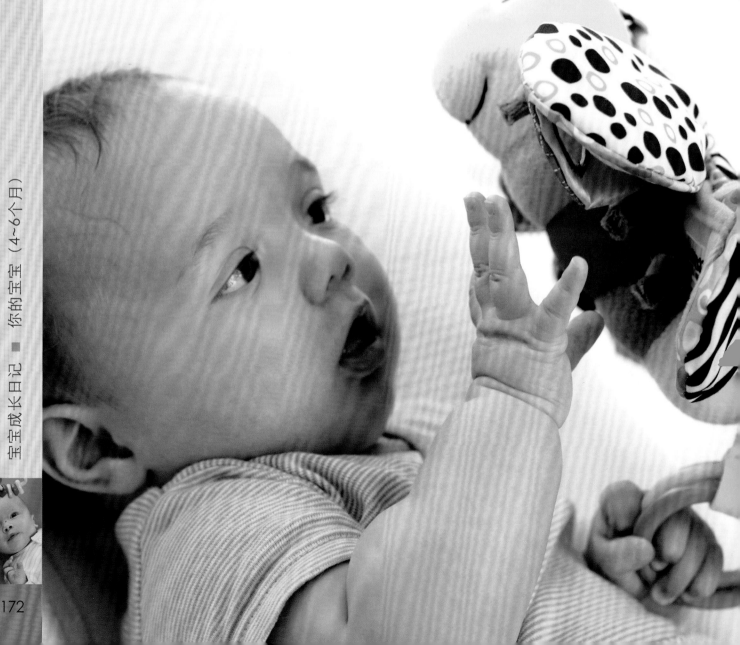

连续的评论

告诉宝宝你在做什么，把周围正在发生的事描述给他听，可以帮助他把你所说的话与物体和概念联系起来。

当你抱着宝宝上楼时，数着你们的步子；收拾玩具时，一边把玩具放回篮子，一边数数；在给宝宝洗澡时，数数他胖乎乎的脚趾头。带宝宝去看猫的尾巴，观察室内盆栽植物的叶子。指出他的肚子、眼睛和手指在哪里——还有你自己的。告诉宝宝周围所有东西的名称。你对宝宝说起的每一个东西、每一件事情都会在他的大脑里分类归档，用不了多久，他便逐渐具备能力去调取并使用它们了。

到目前为止，重复是巩固学习的最好方式。如果宝宝听过很多次你在上楼时数 1、2、3、4，当他长大一些后，就会觉得数数很简单，很大程度上是因为他已经熟悉下一个数字是什么。每次给宝宝穿衣服的时候，告诉他身体的每个部位的名称。你也许会发现当你和他说话时，他开始模仿词汇的基本音节了。宝宝仍旧不理解这些词汇的意义，但婴

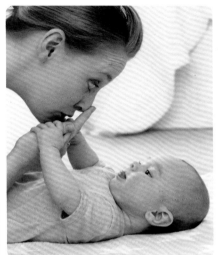
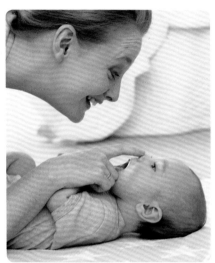

语言学习 指着你和宝宝的鼻子，说"鼻子"。拉着他的小手放到你的鼻子上，重复这个词。很快，当你给他提示时，他会主动指向鼻子。

儿是了不起的模仿大师，宝宝已经开始把声音和物体联系起来了。

每天向宝宝描述你正在做什么，不仅有助于他的语言发育，还能帮助他理解事物是怎样运行的，事情发生的顺序，以及每种活动，比如做饭、打扫卫生、购物是如何进行的。告诉他你如何准备晚餐，给他看各种食材和调料，并解释你正在做什么。给他看浴缸的水龙头，墙上的电灯开关，并展示它们是如何操作的。当你收拾东西或者把东西拿走时，解释你在做什么。与宝宝聊天，告诉他你今天会看见谁。

描述情绪

通过做鬼脸，告诉宝宝各种鬼脸的名称，能使他在情绪智力的发育方面先行一步。你认为宝宝当前处于什么感觉，也可以描述出来：如果他正在哭，说"悲伤"；如果他正在笑，说"快乐"。对宝宝来说，许多情绪与身体上的感觉是一样的。所以，当宝宝表达强烈的情感时，你要抱着他、安慰他，这样能帮助他认识到你们两个可以一起应付这些感觉。

问与答……儿童心理学家

我的宝宝总是要人抱着。这正常吗？

宝宝习惯了在你的怀里通过身体接触获得安慰，而且将继续从你身上寻求舒适感。但是，你可以开始教宝宝不被大人抱着，自己待一会儿。温柔地鼓励他玩玩具，例如，和他一起坐在垫子上，花些时间告诉他怎么玩。然后，你可以待在稍远的地方，但是如果他需要你，轻轻地抚摸他的后背，然后再次离开。随着时间的推移，你可以离得更远一些，走开的时候和宝宝说话，以便他能听到你的声音，从而感到安心。宝宝很快就能意识到，虽然你没有紧挨着他，但你始终在他身边，当他需要你的时候，你会回到他身边。如果他难过了，而你又不能马上抱他，你的声音能够安抚他。用舒缓的语气告诉他，你就在附近；慢慢地，他会坚持更长的时间，不再频繁地要求被人抱着。

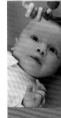

你的宝宝 18周零1天

奶很重要

如果人工喂养的宝宝看上去总是饥肠辘辘，你可能需要考虑从现在开始，为你家的"大胃王"宝宝选用一种特殊配方奶。

如果你采用人工喂养，那么宝宝可能一直在吃1段配方奶。这种配方奶是专门设计的，更接近母乳的成分，也更容易消化。在宝宝1岁之内，他可以一直吃1段配方奶。但是，如果宝宝在吃完奶后还没有饱，甚至增量之后仍然没有心满意足，你就需要考虑更换特殊的"抗饥饿配方奶"了。这种配方奶比普通的配方奶含有更多的酪蛋白，尽管热量成分没有增加，但由于酪蛋白不那么容易被消化，可以让宝宝的饱腹感维持的时间更长一些。在你考虑更换配方奶之前，应征求相关专家的意见，不能擅自采取行动。

如果你已经根据相关专家的建议更换了"抗饥饿配方奶"，确保每次冲调配方奶的时候按照制造商的推荐量精确量取。同时也应注意，更换配方奶可能导致宝宝便秘。如果宝宝确实便秘了，可尝试在日常喂奶之外，给他喝一些冷开水。

你的宝宝 18周零2天

动作儿歌

动作儿歌是一种能增强宝宝的协调性、记忆力，促进语言发育——甚至是社交技能的有趣方法。

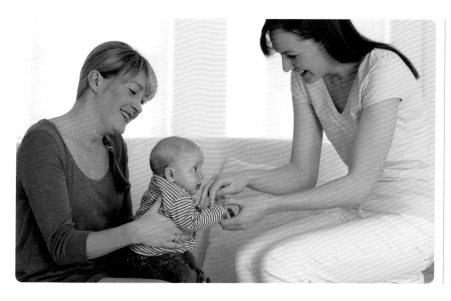

给宝宝唱动作儿歌，帮他识别不同的声音、音色、音高，以及语言模式，并配合相应的动作，这样做可能比说话更能吸引宝宝参与。《小小蜘蛛》《围着花园转啊转》《幸福拍手歌》和《这只小猪》都是理想的教宝宝学习的儿歌，而且这些儿歌也能鼓励宝宝跟着一起唱并且练习动作。向宝宝示范如何跟着儿歌的节奏挥手，重复这些儿歌可以帮助宝宝增强记忆。

唱儿歌时间 请朋友或亲戚朗读宝宝最喜欢的儿歌——虽然宝宝已经很熟悉，但由别人朗读，对他来说却是新鲜的体验。

理解声音

宝宝的大脑现在能够把他所看到的和听到的事物建立起联系了。每天，他都能识别出更多的声音。

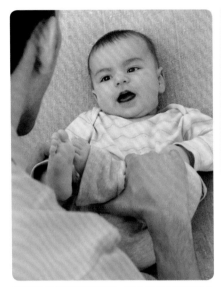

把声音与行动联系起来 包含词汇和动作的各种游戏将帮助宝宝认识到，它们经常一起使用。

到了18周，宝宝可以制造出更多的声音，而且也越来越熟悉声音了。对于拨浪鼓发出的声音，你的声音，以及开门、关门时发出的吱呀声，他已经习以为常。宝宝也开始把物体和声音联系起来，他的预知能力正在形成：当他听到你的声音时，可能会发出尖叫，因为他知道接下来你就会出现了。

宝宝的听力从出生起就非常好，而现在他将实现一次飞跃——把他所听到的和他所知道的东西用一种更复杂的方式联系起来。当你准备和宝宝玩拍手游戏时，他可能期待你唱《幸福拍手歌》，因为他知道这首歌总是伴随着拍手动作出现；如果你只拍手而不唱歌，正期待听到熟悉词汇的他会感到惊讶。现在，

当你说话的时候，宝宝会专心地看你的嘴唇和舌头：他开始把你的声音和他看到的嘴唇动作联系在一起。在你和宝宝说话、唱歌的时候，让他看到你的脸，以促进这项技能的发育。

声音太大或突如其来的噪音可能让宝宝不舒服，而熟悉的声音则可以安抚他的情绪，所以在忙乱、嘈杂的环境中，你可以用平静的声音唱熟悉的歌曲来安抚他；他将专注于你的声音，更容易放松。宝宝可能把他最喜欢的摇篮曲和摇晃的动作联系起来，因此如果你希望安抚他，在哼唱他熟悉的摇篮曲的同时，你还需要摇着他。

有趣的是，宝宝听力的细微变化意味着他能够更好地理解语调上的变化。当你是快乐的，他会以同样的方式回应你；如果你紧张，他会被你的情绪感染，也变得焦虑。运用积极的身体语言——和他面对面，和他说话的时候进行大量的眼神交流——以促进你们之间的沟通。

动物的叫声

没有什么比某些特殊的声音更能吸引婴儿了。动物的叫声非常适合刺激宝宝，帮助他理解不同动物的叫声是不同的。给宝宝看动物图片，同时解释牛的叫声是"哞"，羊的叫声是"咩"，小鸡的叫声是"叽叽叽"，等等。用夸张的声音模仿，让宝宝看到你的嘴唇，

这样他可以看到你如何通过改变口型发出声音。把书里的动物指给宝宝看，或者给他一个塑料或毛绒玩具动物，以便他把动物和叫声联系起来。虽然在满1岁之前，宝宝还不会模仿动物的叫声，但在早期的这几个月，他将从聆听和学习的过程中得到乐趣。

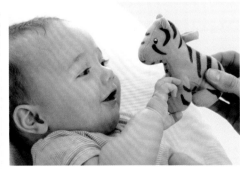
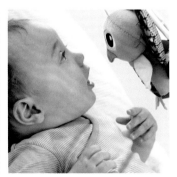

观察和聆听 在你模仿动物叫声的时候，把玩具动物拿给宝宝，或者让他看动物图片，使他可以把动物和动物发出的叫声联系起来。

欢笑

开始的时候，宝宝会咯咯地笑——而现在，他太喜欢哈哈大笑这个游戏了，即使是最简单的事也能让他笑个不停！

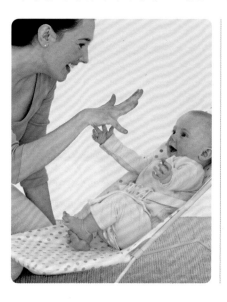

弹出式玩具，做鬼脸，温柔地在下巴或胳肢窝挠痒痒，甚至用手捂住脸，然后一边说"噗"，一边露出脸来，这些游戏都能让宝宝爆发大笑，而且你做得越多，他就玩得越疯！宝宝正在获得预测的认知能力，即开始预测某个事件后会发生什么。当这种能力形成以后，举例来说，当你用双手遮住你的眼睛，或者当你把弹出式玩具压下去的时候，宝宝可能已经开怀大笑了。

趣味和笑声 把各种好玩的元素融入你的日常作息安排，宝宝便有更多的机会享受和你一起欢笑的时光。

有些婴儿在8~10周开始笑，不过大多数婴儿大概在12~14周时展露出惊喜的浅笑。这是一个社会化和语言发育方面的里程碑。宝宝已经学会用哭声、咕哝声与人沟通，现在他正在学习用笑进行交流。让宝宝有充分的机会尽情欢笑，促进这项技能的发育。有时候，让哭哭啼啼的宝宝分散注意力的最佳方法就是戴上一顶搞怪的帽子，或者从一条毯子下拿出他最喜欢的玩具。

从生理学角度来说，大笑可使婴儿的大脑产生某些化学物质，从而振奋精神，使他感到快乐和安全。

自行入睡

如果宝宝习惯了被你摇着入睡，或者吃着奶入睡，现在需要教会他如何自行入睡了。

许多父母在宝宝还小的时候更喜欢抱着宝宝轻摇，哄睡后再放到床上，而没有建立理想的就寝规律。这样做的结果就是宝宝把你和睡眠联系在一起，无法自行入睡。当他半夜醒来发现你不在身边时，会感觉恐慌，而且会要求你回来，这样他才能重新入睡。如果你鼓励他自行入睡，当他醒来时会很快自己重新入睡，因此睡得更安稳。鼓励宝宝自行入睡并不意味着放任他哭闹，而是试着在他还醒着的时候放下他，促使他开始学

着把婴儿床和睡觉联系起来。

喂饱宝宝，或者讲完故事之后，把他放在婴儿床上，确保他是舒适的。调暗灯光，轻轻拍他。用平静的声音说"晚安"，或其他安慰性的短语，于是宝宝便会把妈妈和爸爸说"好好睡觉"和睡觉联系起来。离开房间，看他如何表现。如果他拒绝入睡，你就返回来，继续拍拍他，轻轻地跟他说话，你在他的身边能让他安心。每次他叫你，你都要过来陪

他，但是，如果可能的话，试着不要把他抱起来并摇着他入睡。最终，他能明白自行入睡是安全的，当他需要你的时候，你就会出现，知道这一点能使他获得安全感。但如果他确实不能安静入睡，不停地哭，那么抱起他，给他一个安心的拥抱，然后再把他放回婴儿床。

假如他以前每天都很容易被安抚，而今天却哭闹，那么他可能是哪里疼痛或不适，请咨询医生。

尿布侧漏

尿布侧漏并不是什么新鲜事，但是如果你时常需要擦擦洗洗，那便意味着你可能需要换一款新尿布了。

尿布事故是婴儿生活的一部分（对所有的父母来说，突如其来的便便简直就是一种"成人礼"）。但是，如果尿布侧漏一再出现的话，你可能要看看是否应买大一号的尿布，或者更换品牌，或者换另外的款型，也许能改变现状。

首先，检查尿布是否大小合适。尿布的号码是根据体重划分的，但是不同品牌的尿布型号是相互交叉重叠且不统一的，所以你可能需要尝试多种尿布，才能找到适合的尺寸。合适的尿布应该正好贴附在宝宝的腿上，既不会太紧而勒进他的肉里，腰部的松紧度又正好合适，不会太松而打褶或有大的空隙。如果小便时发生侧漏，你可能需要换小一号的尿布；如果侧漏的是大便，那么尿布可能是太小了。

其次，检查你给宝宝换尿布的频率。现在，宝宝在白天可能需要每2.5小时换一次尿布，因此比新生儿少一些。然而，如果宝宝看起来不舒服或者你感觉他的尿布吸满了，那么应得更勤快些。宝宝大便后，尿布应该立刻更换，以防其中的酸性物质伤害宝宝娇嫩的肌肤。

到了夜晚，你要迎接更多的尿布挑战。宝宝的膀胱现在大一些了，可以容纳比较多的尿液，于是他经常在夜间小便。如果每天晚上宝宝都因尿布湿透而醒过来，甚至连他的睡衣和床上用品也被打湿了，你可以尝试加一个尿布衬垫（一次性的或可重复使用的）来吸收过多的尿液。你还可以试着用超吸水的"夜用"尿布。同样，如果你使用一次性纸尿布，不妨换一个品牌，可以只换夜用的，看看能否更好地防止侧漏。

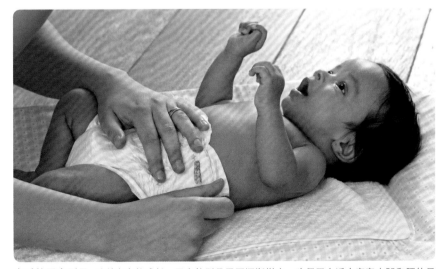

合适的尿布型号　随着宝宝的成长，尿布的型号需要逐渐增大，确保尿布适合宝宝大腿和腰的尺寸，既不会因为太松而打褶，也不会太紧而勒进他的肉里。

问与答……医生

宝宝腹泻了，我该怎么办？

引起婴儿腹泻的原因多种多样，最常见的原因是胃肠炎，不常见的原因是乳糖不耐受。腹泻也可能是抗生素治疗后出现的暂时现象。腹泻对于婴儿来说很危险，因为它能够迅速引起脱水。如果你的宝宝一整天拉稀便，尤其还伴有呕吐或拒食，发热，没有精神，昏昏欲睡，或者有血便的时候，请咨询医生或相关专家。医生能确定最好的治疗方法，如果出现脱水的话，医生将决定宝宝是否需要住院治疗。同时，母乳喂养的婴儿应按需哺乳，而人工喂养的婴儿则可以补充一些冷开水——尽量摄入足量的水分是非常重要的。

宝宝夜间咳嗽得很厉害，我应该怎么办？

导致咳嗽的最常见原因是感冒。由于口腔的分泌物反流至咽喉，从而引起刺激并引发咳嗽。把宝宝头部下的床垫抬高一些，也许能缓解咳嗽。引起反复咳嗽且在夜间加重的另一个原因是气道狭窄，由感染性疾病，如细支气管炎引起。有时，婴儿可能需要短期住院，以缓解呼吸困难的症状。如果你的宝宝呼吸困难，厌食，发热，嗜睡，感觉不舒服，或持续咳嗽超过一周，带他去医院就诊。同时，你要相信你的直觉：如果你担心宝宝，就带他去医院就医。

19周

婴儿会模仿面部表情，这可以帮助他们学习如何表达情感。

宝宝的精力越来越充沛，喜欢所有的肢体游戏，比如弹跳游戏。但是他也喜欢相对安静的活动，比如自己在婴儿床里玩耍。了解并熟悉他的肢体语言，能帮助你了解他当下的心情如何。

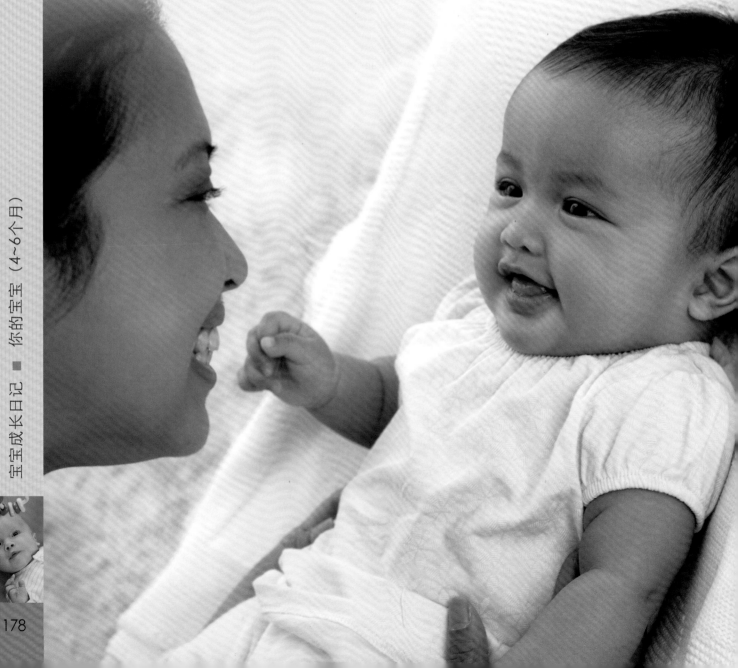

工作期间喂奶

回到工作岗位并不意味着母乳喂养终止了。经过精心规划，宝宝仍然可以吃到富含营养的母乳。

如果你很快就要回去工作，但又希望能把母乳挤出来继续母乳喂养，你需要至少提前数周开始制订计划。在返回工作岗位之前，你应该以书面形式，将你的想法告知雇主，以便雇主能为你提供一个适宜而又方便的房间挤奶。在某些地区，雇主有义务提供一个私密、干净且舒适的区域，便于哺乳妈妈们挤奶（洗手间是不合适的）。而且，雇主应协助你制订计划，以便你在工作时间内腾出挤奶的时间。

你挤奶的次数取决于宝宝的年龄，以及吃奶的频率，与雇主讨论这个问题，以便合理规划工作时间。雇主还应该确保工作场所配有冰箱，冰箱里有足够的空间用于存储挤出来的母乳。

试着在返回工作岗位之前的几周开始挤奶，以便你可以多加练习，完善挤奶技术。你还要确保宝宝愿意用奶瓶吃母乳。因此，在你返回工作岗位之前的几周，你就要开始逐渐步让宝宝学会用奶瓶吃母乳。

如果你打算部分母乳喂养，白天的时候由看护者喂配方奶，为了防止乳房肿胀，你需要逐步减少喂奶的次数。每4~5天减少一顿，直到喂奶次数能够适应你的工作时间。你可能需要在周末和节假日也坚持执行，从而使你的泌乳量保持不变。

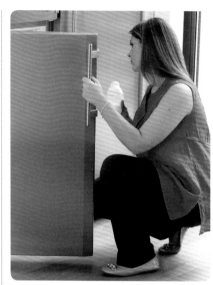

变得有条理 除了吸奶器以外，你还需要准备经过消毒的奶瓶或母乳储存袋来保存挤出来的母乳，然后用冰块冰镇，把它们带回家。

是时候考虑……

制作一个记忆盒

宝宝出生时在医院里佩戴的腕带，一缕胎毛，你怀孕时的 B 超照片，宝宝的咕哝和咯咯笑的录音，记录着他的若干"第一次"的册子，甚至他的手印或脚印——这些物品都可以成为宝宝记忆盒里的珍藏，经过数年的积累，便是对所有那些难忘时刻的完美记录。任何能唤起记忆的东西都可以收藏起来，比如宝宝的第一件背心或者已经不再玩的拨浪鼓。找一个地方集中保存这些特殊的纪念品，将来的每一次回顾都将成为一次愉快而温馨的时光之旅。

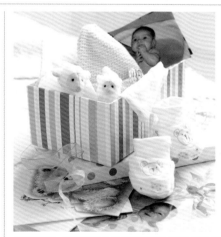

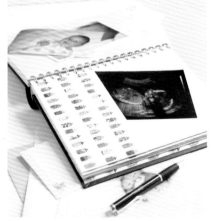

收集记忆 从现在开始收集那些可以帮你记住宝宝幼儿阶段的东西。准备一个剪贴簿，把宝宝那些难忘的发育里程碑事件记录下来。

宝宝和感染

宝宝生病了，但是那些症状表明，他的免疫系统正在发挥作用，他一直在努力变得更强壮。

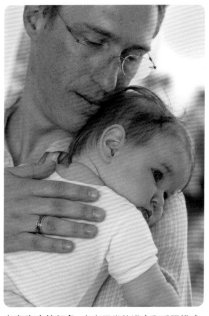

宝宝生病的征象 宝宝正常的进食和睡眠模式，以及对事物的反应方式的改变都在提示你，要对他的健康情况保持警惕。

每一次感染病毒，例如得了感冒，婴儿的免疫系统便被激活以对抗病毒，同时产生一系列的副作用（如咳嗽，流鼻涕，体温升高），这些就是我们所说的疾病症状。每经历一次感染，婴儿的免疫系统就变得更加成熟和高效，他将来就不会像现在这样频繁地被感染了。

1岁以下的婴儿比较容易感染，这是很正常的，因为他们在子宫里获得的免疫力在出生后的头几个月逐渐耗尽了。母乳喂养的婴儿可以继续从母乳中获得抗体，因而他们的免疫力可以维持更长的时间。

宝宝自身的免疫系统在出生时并未发育成熟，而是在出生后的第一年里逐步发育的。只要宝宝的体重持续增长，开心又满足，没有生病的时候身体健康，并如预期发育，他就没事。如果你担心，就与医生谈谈。

预防疾病最好的方法是避免去人多的地方，同时保证所有家庭成员和朋友们在和宝宝玩耍之前洗手。而且，你和你的爱人不应吸烟，也不允许其他人在宝宝身边吸烟。

如果你采取母乳喂养，宝宝感染期间也应坚持喂奶。你的抗体可以通过母乳提供给宝宝，从而增强他的免疫力。

高质量的睡眠对于增强免疫系统很重要，所以不要试图取消宝宝的小睡或让他入睡太晚；在24小时周期里，他仍然需要至少15小时的睡眠。

最后，当宝宝开始吃固体食物的时候，确保食物是新鲜、健康和富含营养的。一开始，宝宝可能仅仅尝几口，但是，通过饮食摄入的每一种维生素和矿物质对他的整体健康和发育都是有利的。

宝宝不舒服的迹象

如果你觉得宝宝病了，或者你不知道如何看护生病的宝宝，医生能为你提供建议。如果宝宝拒食，身上起皮疹，或者发热，立刻寻求医疗帮助，因为婴儿病情恶化的速度非常快。

清单

宝宝是不是病了？

许多父母仅靠直觉就能判断宝宝是否生病了。宝宝莫名其妙地哭哭啼啼，比平常疲倦，更黏人，烦躁易怒，不笑也不玩，没有食欲，或者吃得少，那么他可能是病了。了解疾病的征象将确保你迅速做出反应，在需要的时候寻求帮助。

明显的迹象包括：

■ 发热（超过 39 ℃）。

■ 腹泻或呕吐。

■ 皮疹、斑点或瘀青。

■ 苍白、皮肤湿冷或皮肤斑驳。

■ 微弱或尖锐的哭泣。

■ 异常安静。

■ 大便中带血。

不太明显的迹象包括：

■ 嗜睡。

■ 不睡觉。

■ 平时笑，但现在不笑。

■ 烦躁易怒或黏人。

■ 口水过多。

如果宝宝出现下列情况，立即寻求医疗帮助：

■ 出现呼吸问题。

■ 痉挛。

■ 唇周青紫。

■ 身体发软或跛行。

■ 囟门凸出或凹陷。

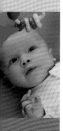

坚持锻炼

虽然你有意无意地错过了几次盆底肌锻炼，但是为了使重要部位的肌肉恢复原状，坚持锻炼盆底肌是值得的。

如果你一直定期进行盆底肌锻炼（凯格尔运动）和骨盆倾斜运动（见65页），做得好！持续进行强化盆底肌和腹肌的锻炼能使你保持良好的状态。哪怕是很小的宝宝，长时间照顾他都会使你的背部肌肉紧张，引起不适。但是，如果你的腹肌足够强壮，你则不太可能出现不适。

如果你还没有开始锻炼，现在开始也不算太迟。这些锻炼不仅有助于改善你的姿势，减轻烦人的背部疼痛，也将改善你的血液循环，帮助你加强骨盆周围的肌肉。为了宝宝的出生，你的韧带，包括骨盆中的韧带在怀孕期间变得松弛，有规律的锻炼对于肌肉恢复原状是很有必要的。

每天进行盆底肌锻炼，以加强支撑子宫和膀胱的肌肉强度。这些锻炼能使你的身体得以恢复，为下一次怀孕做准备，并有助于防止在大笑或咳嗽的时候漏尿。至于你该锻炼多长时间，实际上并没有时间上的限制；事实上，一旦你养成习惯了，这些锻炼值得无限期坚持下去。

同时，你也应坚持进行骨盆倾斜运动，有助于你的腹部肌肉恢复正常。而且，收腹并保持几秒钟可使小腹平坦，也有利于形成正确的姿势——正确的姿势可避免背部疼痛。为什么不趁着宝宝玩耍的时候做运动呢？把婴儿健身架放在客厅地板上，让宝宝躺在下边玩耍，你则在他身旁做骨盆倾斜运动，每次做8~10组，每天做1~2次。

触摸与感觉

宝宝的感官仍在继续发育，尤其是他的触觉，能教会他大量关于所处环境的知识。

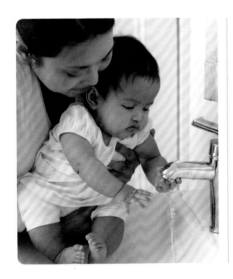

给宝宝示范如何轻拍他的毛绒玩具，让他感受纸张揉皱后的褶皱和裂纹，体验从水龙头里流出的温水冲刷手指上的感觉。这个时期，图书、游戏毯和不同质地的玩具正在成为主角，宝宝喜欢感受图书插页上的橡胶鸭、小鸡蓬松的羽毛或蛇光滑的皮肤。允许他在草地上打滚，感受地毯或柔软的小毛毯的纹理。用语言来描述他的感受：柔软、粗糙、坚硬、光滑，等等。所有这些活动有助于宝宝对他的世界有更多的了解。

玩水 打开水龙头，用流动的水给宝宝洗手。他喜欢水流从他的小手上滑过并穿过手指的感觉。

刺激宝宝的触觉可以激发好奇心，增强记忆力，促进神经系统的发育，当宝宝对周围的环境产生兴趣时，还能延长注意力的持续时间。通过触摸周围的事物，宝宝的好奇心战胜了恐惧感，从而使他在陌生的环境中建立起信心。很快，他将接触到固体食物——一个质地和纹理的全新世界。如果宝宝在吃固体食物之前对各种材质有一些经验，当他品尝口感绵软的鳄梨或松脆的饼干时就不会那么不安了。

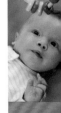

19周

跌倒

无论你多么小心谨慎，意外都是难以避免的。如果仅仅是轻轻摔了一跤，不要担心——宝宝的恢复能力很强。

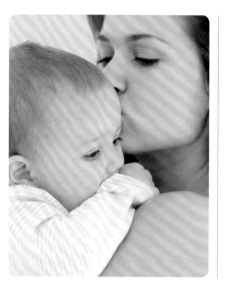

亲亲就好了 一个安慰的拥抱和大量亲吻能够帮助宝宝更加迅速地克服让他心烦意乱的小意外。

总会有那么几次，当你走神了，哪怕只有几秒钟，或者正抱着宝宝的时候被绊倒了，意外便无法避免地发生了。哪怕只是轻微受伤，大多数家长都觉得羞愧难当，对心爱的宝宝可能遭受的伤害满怀内疚和焦虑。

幸运的是，大多数经历类似意外的婴儿几乎毫发无损。因此，始终保证好动宝宝的安全固然很重要，但当你抱着宝宝或者带着宝宝外出的时候，即使他摔了一跤，也不必太焦虑。如果宝宝马上哭了，或者几乎要哭出来，就没有问题，尤其他很快破涕为笑、一切如常的时候。

然而，个别情况下宝宝受的伤会比较严重，如果他身上出现一个大肿块，特别是在头部，抑或一条胳膊或者腿不能动的时候，请寻求医疗救助。

如果宝宝出现呕吐或异常嗜睡，又或者你怀疑宝宝摔得很严重，马上咨询医生。

父母是一个团队

以一种"我们是一个团队"的心态去应对满水槽的脏盘子，堆积如山的脏衣服，以及满足宝宝的每一个需求。

真相就是这么简单明了，你和你的爱人很可能永远无法在所有的育儿事项上保持意见统一，你们也会发现制订一个分担家务劳动的完美方案有多么困难。但是，制订出一个策略，给你们俩创造机会，在自己喜欢和擅长的事情上大显身手，并且给双方都留出放松的时间，这些是你们能够做到的。

不同的教养方式不是冲突的理由。你和你的另一半赋予"父母团队"的一切特质，对于宝宝来说都是重要的礼物和机会。如果你的爱人和你做事方法不一样，不要挑剔——作为父母，如果只有一件事是需要学习的，那就是没有唯一"正确"的方法来抚养和照顾一个婴儿。尊重、珍惜和庆幸你们之间的差异，并且随时准备妥协。你们都将从经验中学习，并且拥有更加积极的关系。

一起制订待办事项列表。针对家务劳动和照顾宝宝的工作列出清单。你喜欢做什么？习惯早起吗？是否可以接受宝宝在黎明时分玩耍？是否讨厌洗碗或给房间吸尘？是否可以接受每周有几天用微波炉加热速食晚餐？你们是否愿意时不时给对方放一天假，不用照顾宝宝？只要你愿意沟通和制订计划，很多常见问题都能找到解决方法。现在解决这些问题，可以避免沮丧的情绪日积月累，从而影响你们之间的关系。作为一个团队，你们可以给宝宝创造最好的家庭生活。

肢体语言

在宝宝能够与你进行语言交流之前，你可以根据宝宝的身体动作，通过观察，判断出他想告诉你什么。

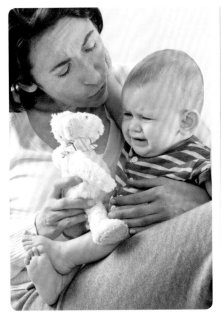

肢体语言 理解宝宝的肢体语言能帮助你判断哪里有问题，以及如何以最佳方法解决。

随着时间的推移，你和宝宝对彼此的了解更进了一步，不仅仅是因为他的肢体语言变得更清晰了，而且也是因为你能更好地解读它。学习读懂宝宝的提示（见124页）是一种预测宝宝情绪变化的宝贵方法，便于你在他哭闹之前转移他的注意力。

是的，我被打扰了

像成年人一样，宝宝也会生气和沮丧。他可能会眯起眼睛，耷拉眉毛，做鬼脸，或者噘起嘴表示不快。如果你发现宝宝似乎表情黯然，想一想是什么困扰着他。是不是你给他的玩具不是他期待的？或者你们玩的游戏不合他的心意？同样，他可能认为现在不是换尿布或洗澡的时间。稍微分散他的注意力，用一些常用的小把戏就足以把他从烦恼中解放出来。

宝宝有时也会用皱鼻子来表示厌恶。他可能不想再玩那个愚蠢的拨浪鼓了；他可能不愿意被陌生人抱着；他可能不喜欢你午餐吃的某种食物，因为母乳的味道变了。注意看他的鼻子！

如果宝宝弓背，勾起手指和脚趾，同时眼睛大睁，也许是因为哪里疼痛。给宝宝拍嗝，看看吃奶时被吞下去的空气是不是罪魁祸首。如果采取人工喂养，想想他上一次排便的情况——宝宝有可能便秘了（见403页）。

继续玩耍还是结束？

当你们玩耍的时候，如果宝宝刻意避开你的目光，坐立不安，以及扭头，他可能只是需要一点时间远离刺激和互动，准备休息一下。这是一个很好的时机，尝试用更安静的活动帮助他放松：将宝宝抱回婴儿床，让他躺在床铃下，或者放在地板上的婴儿健身架下，让他有一些"独处时间"。你可能还会注意到，宝宝会用双手捂眼睛，这是他避免过度刺激和噪音的方式——他还不知道捂住耳朵可以隔离声音！

如果宝宝反应热烈，小腿又踢又踹，呼吸急促的话，那么他可能既兴奋又快乐，热闹的游戏和挠痒痒之类的活动是绝对合适的！类似的表现还包括宝宝在胸前握住双手，表示他已经准备好和你一起玩耍了。

发育游戏与活动

跟我做

你的宝宝是天生的模仿家，通过模仿学习情感表达和控制自己的脸、嘴、舌头肌肉。朝宝宝伸出舌头，然后慢慢地把舌头缩回去。重复这个动作，看着他努力做同样的动作。一定要对他的努力给予表扬——他甚至不知道自己成功了。把你的眼睛睁得大大的，朝他做个鬼脸。一直重复这个鬼脸，直到你看到他也尝试着做鬼脸。很快，当宝宝做好与你一起玩耍的准备时，他会主动开始做这个游戏。

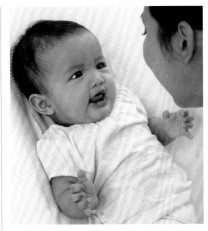

模仿 做鬼脸、示范各种表情，然后看宝宝如何努力模仿你。

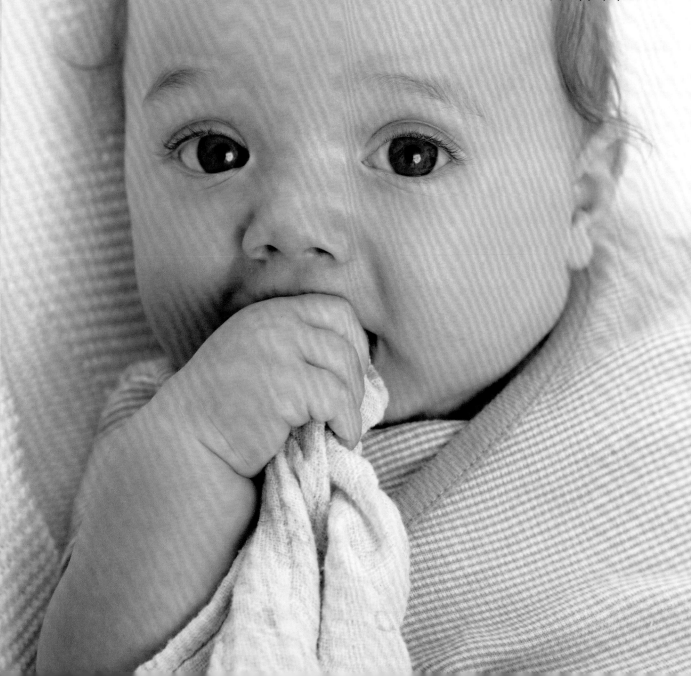

20周

假如婴儿已经不满足于常规喂奶，那么他可能已经做好准备，可以开始断奶了。

如果宝宝明显更喜欢你，你不要担心。这是宝宝已经与你建立情感纽带的表现，在你的怀里他感觉很安全。有些婴儿十分乐意被人抱着，喜欢和周围的人聊天，而另外一些婴儿则更含蓄。允许你的宝宝展现自己的独特个性。

"竞争"育儿

养育孩子可不是一项竞技体育项目，尽管有些父母这样做。所有婴儿都应该以适合自己的步伐逐渐成长和进步。

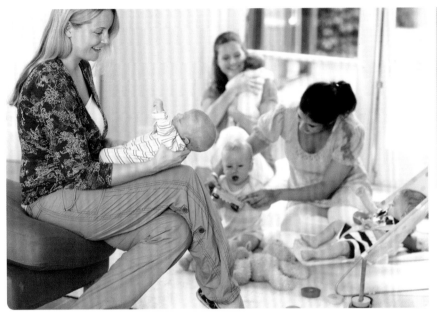

享受团体生活 只要你不在意其他宝宝能睡更长的时间，或者比你的宝宝更早达到发育里程碑，那么与其他父母和宝宝多交流对你和你的宝宝都是有好处的。

与同龄宝宝的父母多交流，可以让你得到更多的帮助，丰富育儿技巧，获得社交的机会，环境的改变也能愉悦身心。通常，与其他父母多交流具有积极的意义，但有时也会出现竞争性育儿方式的苗头。谈论和比较宝宝的发育里程碑是很自然的，但是，如果有的宝宝比其他宝宝领先一步，你应谨慎对待那些充满优越感的建议，避免被裹挟到这种氛围中。你的宝宝将会在你的培养和关爱中以自己的方式、按自己的时间表成长。

仔细选择朋友，尽量避开那些打击你的自信心，或让你感觉你的宝宝不如他们的朋友。但是，假如你对宝宝的发育有些担心，观察和询问其他宝宝的情况会有一定的帮助。如果你的宝宝始终和其他年龄相仿的宝宝有显著差距，那么务必咨询健康方面的专业人士。通常，他们的回答能使你放心；然而，确实有一小部分宝宝发育迟缓，在早期得到帮助是最有效的。

你的宝宝是独一无二的。他将以一种适合他自己的速度发育、学习和成长，并且在某些领域比其他宝宝更加擅长。而且，爬得早或者说话早不一定能在未来的发育中继续成为"领跑者"。为宝宝的独特个性和每一个发育里程碑欢呼喝彩，他将成长为一个快乐的、心智健康的孩子，满怀信心并能充分发挥潜能。

早产儿和双胞胎

在评价你的早产宝宝是否在适当的时间达到发育里程碑时，应该参考他的纠正年龄。早产儿需要花更长的时间才能赶上同龄的婴儿，但时间长并不意味着他们赶不上！在绝大多数情况下，早产儿到了入学年龄时会迎头赶上，之后便能与同龄儿童保持同一水平。

同样，不要对你的双胞胎宝宝进行比较。其中一个宝宝的发育领先另一个宝宝一小步是很常见的，这是他们在子宫里共享资源和空间时遗留的问题。另外，要对两个宝宝各自的独特性、个性和取得的成绩给予赞美，并且在合适的时间，分别为两个宝宝提供他们所需的支持，以便他们成为最好的自己。

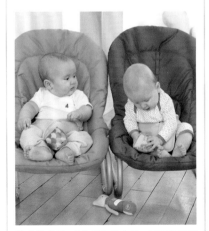
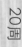

独立的个体 人们很容易忘记，双胞胎宝宝在学习技能时的速度是不同的。应学会享受他们各自取得的成就。

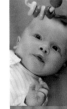

你在仔细听吗？

到了20周的时候，宝宝可能试图用声音来告诉你他的想法。你需要做的只是搞明白他想表达什么。

在学会用合适的词语表达之前，婴儿经常创造属于他们自己的语言，弄明白他们想要表达的意思是个挑战。有时，宝宝通过模仿来体会声音。例如，如果你在换尿布的时候总是说"哦，好宝宝"，那么他可能开始发出"呜呜呜"的声音。其他时候，他可能会用一个声音表示他累了：常见的是哼哼唧唧，因为这是一种略显烦躁、表达抱怨的声音。宝宝可能通过咂嘴，以及一边发出哀怨的"咿咿呀呀"，一边努力把自己的身体摆成吃奶的姿势，从而让你知道他饿了。如果他心情愉快，可能用咕咕声、咯咯声或者尖叫吸引你的注意力。

宝宝利用他的声音和制造各种噪音的能力，让你知道他想做什么和需要什么。通过观察和聆听，回应宝宝的需求，这是非常重要的。

掌握信息

除了制造各种声音，宝宝的语气和肢体语言也能告诉你，他想继续玩还是累了或者饿了。如果你快速地回应宝宝，同时"读懂"他的声音、表情和动作，他就能知道你理解了他的信息，从而感到安心。用你的语言回应宝宝，等待他的反应：他正在学习轮流说话和倾听的技巧，这对于交谈来说非常重要。仔细聆听宝宝的咿咿呀呀，你会听到有些声音被他一遍又一遍地重复。回应并鼓励宝宝，他将更想与人沟通。

如果有时很难弄明白宝宝想表达什么，看看他的肢体语言，顺着他注视的方向，指出他可能想要的东西，然后观察宝宝的表情变化。例如，如果宝宝使劲盯着他的安慰物，并且发出同一个声音，那么重复这个声音并把作为安慰物的玩具递给他。如果你做得对，必定会得到一个感激的微笑。每天，在你做家务的时候，告诉宝宝所有物品、行为、动作，甚至感觉的名称。现在，你用词语填满宝宝的记忆，当他的言语技能发育成熟时，这些词语将为他所用，而且他已经在用自己的方式诠释了。这种最初的交谈在认知和语言的发育过程中是重要的步骤，等宝宝到了 12 个月的标志性年龄段时，他将说出第一个词，这便是你得到的最好回报。

父母的10 个美丽瞬间……

当你感到身心俱疲的时候，想想下列事情，你会不由自主地感叹，为人父母竟会如此神奇！

■ 由于创造了一个新生命而感到无比骄傲。

■ 当宝宝用微笑回应你的笑容时涌动的感情。

■ 重温童年。尽管宝宝还小，但期待与他分享各种事也是令人兴奋的！

■ 永远把别人的需求放在首位的欲望得到释放，听起来有点吓人，但确实很了不起！

■ 令你陶醉的奶香味，还有那些美妙的拥抱！

■ 通过宝宝的眼睛重新看待事物。

■ 重新发现咯咯笑的艺术——你大概从未意识到婴儿咯咯的笑声那么有感染力！

■ 享受与你的爱人之间新的亲密关系。

■ 目睹你的父母也爱上你的宝宝。

■ 宝宝第一次叫"妈妈"或"爸爸"——那就是你呀！

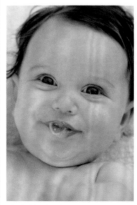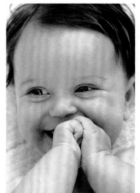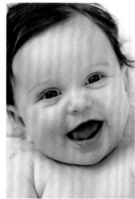

宝宝的爱 吐泡泡，快乐的咯咯声和咔咔的笑声——婴儿可爱的沟通尝试足以融化任何成年人的心，特别是他们的父母。

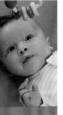

白天的游戏时间

宝宝在白天的游戏时间玩得越开心，他学到的东西就越多，你们之间的情感纽带也将越发牢固。

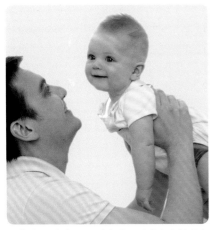

发自内心的欢乐 一套好的日常作息安排中应保留一点时间和宝宝一起玩耍。

随着宝宝越来越大，白天玩耍的重要性也越来越突出。游戏消耗了宝宝一部分旺盛的精力，促使他使用肌肉，锻炼协调能力，增强关于四肢运动的认知。游戏还为宝宝的学习和发育提供了一种轻松、有趣的方式。另外，游戏也是滋养和维持你们之间情感纽带的好方法。

宝宝愉快地期待着和你一起做游戏。想出各种不同的方法逗他高兴，给他一点刺激和挑战。例如：把宝宝抱在怀里，与他一起摇摆和跳舞；拿着玩具，让他拍打或者用脚踢；还可以吹肥皂泡泡，让他一一戳破（确保泡泡不会在宝宝脸上炸开）；试着给他闻不同的气味——如在手上擦一点薰衣草或肉桂。

保持游戏时间愉快和乐观非常重要，因为宝宝在平静、快乐的环境中学习效果最佳。因为自己的宝宝没能像其他宝宝那样快地达到发育里程碑，所以有些家长打算利用游戏时间给宝宝施加压力，迫使宝宝在没准备好的时候掌握某些技能。避免落入这种陷阱。在支持性环境中让宝宝得到刺激和乐趣，这才是游戏的真谛。

宝宝的榜样

父母和其他成年人不仅仅是宝宝最初的老师，同时也是生活上的榜样。你们不但要亲身示范，而且还要帮助他学习如何积极地生活。

作为父母，你已能敏锐地感知宝宝的需求，能准确区分出他是想要拥抱、玩耍、喂奶，还是换尿布。你每天精心的照顾和无条件的爱是宝宝情感健康发育的基石。此外，其他成年人在宝宝的生活中也扮演着榜样的角色，比如宝宝的祖父母、姨妈、叔叔、教父、教母和亲近的朋友。你和其他人将成为宝宝的好榜样，而且随着时间的推移，宝宝将学着模仿你们的习惯、观点和行为。

虽说现在就为宝宝树立好榜样似乎为时过早，在他长大一点之前，你还看不到什么结果，但是宝宝一直在学习。所以如果你期望他长大以后具备什么好的品质，那么从现在开始就给他树立好榜样是很重要的。通过以身作则，所有成年人都可以教给宝宝一些基本的品质，如富有同情心，有礼貌，培养积极的人生观，有责任心，以及健康的社交互动。宝宝通过观察来学习积极的品质，最终运用到他自己的生活中。

如果你是一位单亲妈妈，请亲密的家庭成员或朋友在宝宝的生活中扮演一个角色。知道有其他人也在关注着自己，宝宝会非常开心，而且能有一个人分担你的忧虑，分享宝宝的进步，无疑也是一件令人高兴的事。

宝宝一直在学习，大部分关于世界的认识，以及如何与世界互动，都是向身边的人学习的。把强大的、负责任的、有爱心的榜样带进宝宝的生活，将为他搭建坚实的支持网络，由此产生的一系列影响将指引他度过童年，直至成年。

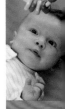

午睡

有些婴儿已经准备好减少一次白天的小睡了——或许是傍晚——而其他婴儿则继续享受着每天3次小睡。

你可能已经注意到了，傍晚的那次小睡现在变得不那么容易哄了。也许宝宝一直躺在婴儿床上玩或翻来覆去，而不像以前那样沉沉睡去。就算小睡睡着了，你可能也会发现，宝宝到了晚上该上床睡觉的时候显得很不情愿，你要花更长的时间哄他入睡。

宝宝在24小时周期里仍然需要约15小时的睡眠时间，包括白天的小睡和长时间的夜间睡眠。在这个阶段，宝宝

很可能已经准备好白天睡两次较长的小睡，而不是原来的3~4次短觉了。宝宝两餐之间的间隔也逐渐延长，意味着现在的小睡时间变长了。通常，傍晚的小睡最先被取消，这么大的婴儿可以很好地适应上午10点左右小睡一次，午饭后再睡一个长觉。然而，此时的宝宝自然更喜欢玩，所以不要因为他入睡比较困难，就认为他已经准备好彻底取消小睡了。可能他只是需要一个良好的睡前安排来鼓励睡觉。如果宝宝并没有睡觉，

而是在玩，也许他真的不困。让宝宝在婴儿床里安静地待一会儿；事实上，一点温和安静的独自玩耍时间能使宝宝放松，让他（和你）都能得到休息。

在你第一次取消宝宝的小睡以后，可能会发现他在晚上入睡之前强打精神，努力支撑着自己不打瞌睡，或者变得有点脾气暴躁。所以，在宝宝适应变化之前，有必要把入睡时间提前半个小时左右。

爱的给予和回报

在这个年龄段，宝宝喜欢被你关注——但是他也在学习如何回报你浓浓的爱意和真挚的情感。尽情享受吧！

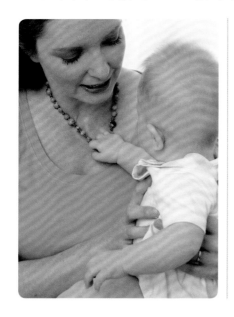

你和宝宝之间亲昵的身体接触是表达日益密切的母子关系的一种有效方式。最初，情感的表达主要是单向的，你给予宝宝爱抚、拥抱、按摩和触摸。现在，随着宝宝逐渐掌握控制身体的能力，他会对你给他的关注有所反应。给予与回应就发生在当你抱着他的时候，他会用双臂搂住你的脖子；或者当你挠他痒痒的时候，他会兴奋地尖叫。很快，他就会主动伸出胳膊要你抱他或给他一个拥抱。这种早期的表达在宝宝沟通能力的

伸手取物 宝宝喜欢被你紧紧抱着，而且开始伸出胳膊紧紧搂着你——如果你佩戴了首饰，他可能也想要！

发育中是很重要的。立刻回应宝宝，是向宝宝表示他已经成功地传达了需要，从而鼓励他继续与你交流。

当宝宝依偎在你身上时，也是在向你表达他的情感，如果你把他抱得更紧，他会感到安全。可以让他安全地待在你的臂弯里，扶着宝宝的头，让他舒服地趴在你的肩膀上，从这个角度好好看看周围的世界。

保持与宝宝的积极互动，给予他大量的关注，回应他传达的信息。作为回报，你将收获宝宝温暖的爱意，从而持续增强你和宝宝之间的情感纽带。

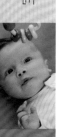

宝宝成长日记 ■ 你的宝宝（4~6个月）

利用他的主动性

宝宝每天都需要几段短暂的时间自己玩耍、自己实践，不需要你的指引，以他自己的步调进行探索。

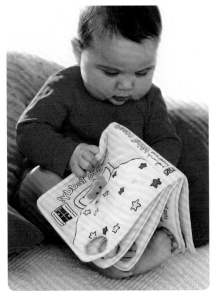

令人心满意足的玩具 为了让独自玩耍充满乐趣，给宝宝一些容易操控的玩具，比如很容易发出吱吱响声的布书。

当宝宝可以不依靠帮助自己玩耍的时候，自然要给他一些短暂的自由时间。你的角色就是保证宝宝有玩具可玩，然后对他进行监督，但在短时间内不要打扰他。独自玩耍可以让宝宝在没有提示的情况下集中注意力，由他自己支配时间去触摸、探索物体，无论时间长短。然而，独自玩耍不应该是宝宝主要的玩耍形式，你和他说话、一起玩和互动的时候，才是他收获最多的时候。

当宝宝自己玩耍的时候，让他坐稳坐好，要么靠在靠垫上或平躺在地毯上，要么坐在婴儿推车或者摇椅上，并扣好安全带。把可供选择的玩具放在触手可及的地方，但也不要太多，以免增加宝宝的负担。宝宝可能喜欢你把一些易于

抓取的小玩具和发声玩具放进篮子里，方便他抓取，摸索纹理，制造声音，甚至把它们放到嘴里。玩具应该是宝宝可以自己操控的，比如弹出式玩具或婴儿健身架之类的固定物件，它们不会脱离掌控，因此也不会导致宝宝沮丧。

没有你的介入，宝宝在自己玩的时候，无论是向上踢健身架上的玩具，还是按下玩具上的按钮，他会一直努力，直到达到目的。如果你不帮忙，宝宝尝试的时间可能会长一点，但是他也可能感到沮丧。如果他需要，务必介入。当宝宝有点苦恼或者身陷窘境时，随时准备出手帮助他。宝宝独自玩耍的时间不宜过长，而且即使你不干涉他，也需要待在附近关注着他。

如何……

安抚被过度刺激的宝宝

当宝宝从日常生活中接收的信息量超过承受能力时，帮助他恢复平静很重要。为了安抚宝宝，你要在他的指引下弄清楚他到底需要什么。有时，"独处"可能就足够了。让宝宝平躺在婴儿床上，打开床铃，或者给他一些易于抓握或啃咬的书。

也许，宝宝需要一些安慰。让他坐在你的大腿上，唱他最喜欢的摇篮曲，或者朗诵他熟悉的、能与平静联系起来的童谣。轻声和宝宝说话，同时拍

拍他的背。身体的接触对宝宝的神经系统有镇静的作用，因此，温柔的触摸总能让宝宝安心。

被过度刺激的婴儿常常对凉爽、黑暗的环境反应良好。放下百叶窗，关闭取暖器，打开一扇窗户，或者脱件衣服，能帮助宝宝冷静下来。但是你应随时观察，因为宝宝很容易受凉。

过度刺激的表现 当宝宝需要安静的时候，他可能会避免与你进行眼神接触，弓起后背或者在你怀里扭动。

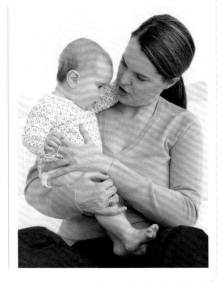

宝宝的第一顿饭

你已经决定从现在开始给宝宝吃固体食物了？从第一天起就按照正确的方式进行，有助于你和你的宝宝都能获得更加愉快的体验，而且也能鼓励宝宝尝试新风味。

清单

良好的开端

所有婴儿断奶都要从喂食简单的果蔬泥开始，再辅以少量谷物，例如将婴儿米粉混在奶里喂给婴儿。从喂食蔬菜开始，因为先从喂食水果开始的婴儿更易拒绝咸味食物，养成偏爱甜食的习惯。应尝试不同颜色的蔬菜。

■ **蔬菜泥**：土豆、胡萝卜、奶油南瓜、欧洲防风、芜菁甘蓝、南瓜、甘薯、菠菜、西蓝花。

■ **水果泥**：苹果、梨、香蕉、桃、油桃、杧果、木瓜。

■ **婴儿米粉或小米米糊**（4 个月后可以含有面筋蛋白）。

■ **稠度**：果蔬泥一开始应该是液体的，随着婴儿慢慢适应了这种食物，可以增加稠度。

■ **多久吃一次**：如果早于 6 个月断奶，开始的 1~2 周每天喂一次；如果晚于 6 个月断奶，最初几天也应每天喂一次。

■ **最佳喂食时间**：喂奶之后，此时婴儿平静、不贪食。

■ **吃多少**：开始的时候喂 1~2 茶匙。一旦婴儿适应了泥状食物，或者他还想再吃点，可以多喂一些（见234~235 页）。

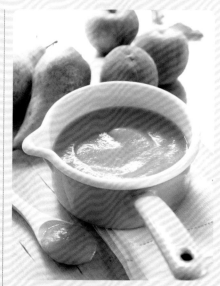

新风味 为宝宝选择健康且美味的食物，用手持料理棒或食物料理机将它们处理成泥状。

选择宝宝精神好但又不太饿的时间给他喂食果蔬泥。如果宝宝太饿，他习惯吃的奶又没有如期出现的话，可能会心烦意乱。喂奶后一小时左右通常是一个不错的时间选择。把宝宝放在婴儿高脚椅或摇椅上，提前准备好所有东西，这样就不会让他独自坐太久。宝宝的水果泥或蔬菜泥应该是微温的；像测试奶的温度一样，滴一点在你的手腕内侧。

用勺子喂

用勺子舀起一点果蔬泥，把勺子送到宝宝的唇边。如果宝宝张开嘴，轻轻把勺子送入他的嘴巴里。开始的时候，宝宝可能会从勺子里"吸"东西吃，而不是用嘴唇把食物转移到自己嘴里。一直拿着勺子，直到宝宝把勺子里的食物全部吸到嘴里；如果他不吸，轻柔地借助宝宝的牙龈把勺子里的食物刮下来，果蔬泥就留在他嘴里了。如果宝宝看起来有点震惊，或者把食物吐出来，你也不要惊讶（但是如果他一直反复吐出来，可能是因为挺舌反射依然存在，即有东西放在宝宝舌头上时，舌头会反射性地向外推。在这种情况下，你可能需要等待几周的时间，再次尝试）。如果宝宝不张嘴，在他的嘴唇上抹一点果蔬泥，他最终会用舌头把食物舔进去的。

用勺子把流到宝宝下巴上的果蔬泥刮干净，再次送到嘴里。然后再喂下一勺。头几次吃果蔬泥时，大多数宝宝每次只能吃一两勺，所以不要期望他吃掉完整的一餐。如果他看起来不太情愿，停止喂食。重要的是花时间和宝宝一起享受断奶的过程。

进餐时的社交氛围

喂饭的时候和宝宝说话，张开你自己的嘴巴，示意他该怎么做。你甚至可以用另外一把勺子亲口尝一勺，从而清晰地向宝宝传达食物很美味的信息。允许宝宝玩食物——虽然会搞得一团糟，但这是宝宝学习吃饭的一部分。宝宝可能用手指蘸上食物，然后吮吸手指，或者试图舀起一些食物自己吃。在真正把食物吃进嘴里之前，宝宝可能需要花点时间练习。

开始的时候，宝宝通常每次吃 1~2 勺。每隔一两天引入一种新食物。如果宝宝不喜欢某种食物，过一阵子再尝试。关于如何进行第一阶段断奶，更多信息请参见 234~235 页。

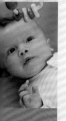

婴儿主导的断奶

有些妈妈干脆跳过用勺子喂食的阶段，鼓励宝宝自己掌握吃饭的主动权。然而，这个方法不适合6个月以下的婴儿，因为这么小的婴儿不具备自己吃饭的能力（或动机）。想了解更多关于婴儿主导断奶法的信息，请参见234~235页。

记食物日记

以食物日记的形式记录你为宝宝引入的每一种新食物，引入的时间，以及宝宝吃了这种食物以后的所有反应。在早餐或午餐时引入新食物是一个好主意，以便你在一天中剩余的时间里监控宝宝的反应。

如何……

制作果蔬泥

宝宝的第一款果蔬泥用蒸蔬菜或水果制作比较合适。像胡萝卜这样的蔬菜既可以水煮，也可用微波炉加热至软烂。或者使用分层蒸锅或者在普通的平底锅里放上蒸笼蒸软。熟透的桃、木瓜、杧果和香蕉则不需要蒸或煮。

你既可以用食物料理机一次性制作较大量的婴儿食物，也可以用料理机附带的小碗少做一点。抑或用手持料理棒或搅菜机，以保证果蔬泥达到合适的稠度。最初的食物应该呈半液体状态，与奶的稠度差不多，便于宝宝吞咽。如果果蔬泥太黏稠了，你可以添加一些宝宝日常吃的奶或者用冷开水稀释。

一次制作一批果蔬泥，直接放进冰箱冷却，然后分成适量的小份，分别装进可以冷冻的容器，存入冰箱冷冻起来。冰格是很理想的婴儿食物容器。批量制作婴儿食物能让你的宝宝每天都能品尝丰富多样的味道，而且当你忙碌的时候，有一系列备用果蔬泥可供选择。给冰格或冷冻罐盖好盖子，以保持食物的营养成分。把容器填满，在24小时之内放入-18℃或低于-18℃的冷冻室。果蔬泥最多可以在冰箱里保存一个月。

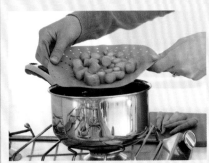
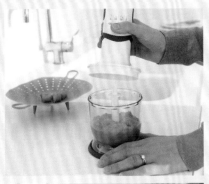
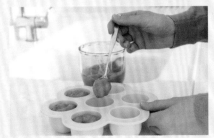

稍微蒸煮 把蔬菜洗净去皮，切成丁，放进蒸篮，在平底锅里加一点开水，或者直接放在分层蒸锅内，直到蔬菜丁变软（上图）。

制作蔬菜泥 把蒸软的蔬菜丁放进碗里冷却，然后用手持料理棒或食物料理机、搅菜机处理，以确保达到合适的稠度（右上图）。

冷冻保存 把蔬菜泥分装入分格的容器里，加盖，标上蔬菜泥的制作日期和品种，然后冷冻保存（右图）。

问与答……营养师

我准备给宝宝断奶了，能从喂果汁开始吗？

不可以。无论人工喂养的婴儿还是母乳喂养的婴儿，在吃固体食物之前都不能喝果汁。1岁之前，婴儿的主要饮品应该是日常吃的奶或喝的冷开水。喝果汁对婴儿学习咀嚼和吞咽没有任何帮助，也不能促进颌部和舌头肌肉的发育。此外，用奶瓶喝果汁还可能损害正在萌出的牙齿，因为在被咽下去之前，果汁会在口腔中"打转"，冲刷牙齿。如果你在宝宝开始吃固体食物以后给他喝果汁，一定要以1:10的比例用水稀释，以降低果汁中天然含有的糖的水平，并且要盛在杯子里喝。

我的宝宝还不满6个月，有什么食物是他不能吃的吗？

官方建议6个月之前的婴儿应避免食用面筋蛋白和其他可能引起过敏的食物，但英国糖尿病协会最近更新了官方建议，因为有证据显示，4~7个月的婴儿在母乳喂养的同时食用面筋蛋白可以降低发生乳糜泻、1型糖尿病和小麦过敏的风险。同时，专家们还指出，如果你采取母乳喂养，像鸡蛋、鱼和乳制品这样较易引起过敏的食物不需要推迟到6个月后再给宝宝吃，并没有证据证实禁食这些食物可以减少过敏的发生。关于1岁之内应禁食的食物，请参见234~235页。

我可以用微波炉加热果蔬泥吗？

可以的——但是在给宝宝食用之前要仔细搅拌，因为用微波炉加热的食物局部温度可能很高。你也可以用微波炉解冻食物。应彻底解冻果蔬泥，然后放入开水中加温，再冷却到合适的温度。

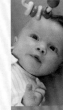

20周

21周

到了差不多5个月大的时候，婴儿往往很乐意花更长的时间自己玩。

虽然你可能惊讶地发现，宝宝已经学会并掌握了一些复杂的技能，但是对于自己还做不到的事，他仍然有可能感到沮丧。在你帮助宝宝度过情绪起起伏伏的过程中，也别忘了照顾好自己。吃好，休息好，并且腾出时间锻炼。

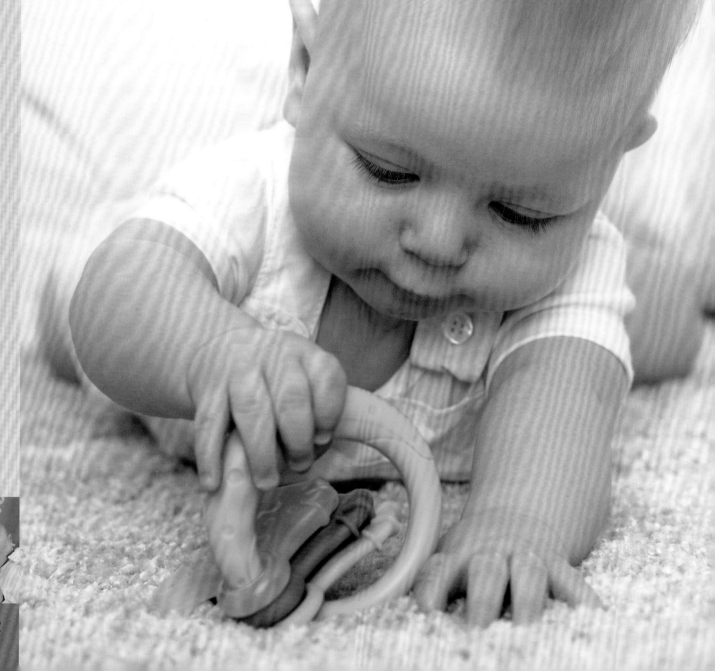

使用杯子

如果宝宝现在可以稳稳地坐着，就可以试着让他用训练杯，从而避免他以后拒绝用杯子。

尽早用杯子可以使断奶的过程更容易。这是因为婴儿用奶瓶的时间越长，让他改用其他容器喝水或吃奶就越困难。训练杯对于拒绝用奶瓶吃母乳的婴儿也是有用的，因为他们往往更愿意用杯子喝挤出来的母乳或配方奶。尽管专家建议从婴儿6个月的时候开始使用训练杯，但是有些婴儿在5个月的时候就愿意用杯子了，不过另外一些婴儿对杯子产生兴趣则要晚得多（尽管婴儿1岁以后就不应该再用奶瓶）。

婴儿能够在有支撑的时候坐直，这是一个重要的前提。如果婴儿仍不能完全坐直，那么用杯子还是有些风险的，因为液体可能导致他呛咳窒息。让婴儿用杯子并不意味着一并放弃母乳或配方奶，杯子只是给婴儿喝水或吃奶的另一种方式而已。

合适的杯子

选择一个结实的带盖塑料杯，当婴儿把杯子扔出去或丢在地板上时不会摔碎。你可以体验各种不同类型的杯子，选择一款有手柄和吸管，你的宝宝用着舒服的杯子。有些婴儿喜欢没有手柄的杯子，可以直接用手抱着；而另一些婴儿喜欢抓着杯子的手柄。一直进行人工喂养的婴儿喜欢柔软的吸管，因为更像奶嘴，而母乳喂养的婴儿往往喜欢可以按压和翻起的硬吸管，因为液体更容易吸出来。用吸管需要具备较强的吮吸力，因此许多婴儿很快就感到沮丧了。请记住，刚开始给宝宝用杯子的时候最好用慢流速的吸管，因为头几次用杯子的时候，他可能会呛到。

用杯子盛什么？

当宝宝刚开始吃固体食物的时候，他也许想在吃饭的时候喝点饮品。你不用把母乳挤进杯子里，对于人工喂养的宝宝，也不需要用杯子喂配方奶。你可以倒一点冷开水，让宝宝略微喝一点——一次就抿几口。一旦宝宝正式吃固体食物了，在用餐时给他一个杯子，同时继续使用奶瓶喂配方奶或母乳喂养。不要给婴儿喝果汁、甜果汁饮料或果汁汽水，因为糖会损害新长出来的牙齿。

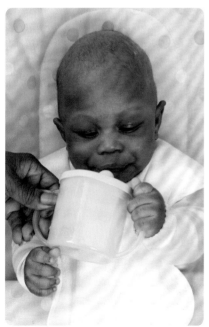

宝贝，抓紧它！ 刚开始时，你需要帮宝宝拿着杯子，但当他更熟练以后，他就能自己拿住杯子了。

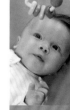

安全滚动

有些婴儿5个月大就会翻身了——通常速度还很快——甚至能够一路穿过整个房间。现在是时候升级家居安全防护了！

宝宝21周大了，如果他已经能够在地板上翻身，你也许会惊讶地看到他能在短短几秒钟内滚出很远的距离。应确保他的路径上没有任何危险物品。

最重要的是彻底检查地板，把任何你不希望他放进嘴里的东西拿走，因为它们要么不干净，要么会导致窒息或造成其他危险。此外，拿掉那些万一被宝宝抓住就有可能翻倒，砸到他身上并造成伤害的物品，比如松散的电源线或电话线可能连着一盏沉重的台灯或者电

话机。务必记住，宝宝的视线比你低很多——最好趴在地板上，看看沙发底下是否潜藏着危险，否则你很容易忽视这些危险因素。提醒家里的大孩子，不要把小玩具遗留在地板上。

给宝宝换尿布，洗澡后擦干，或给他穿衣服，这些工作务必在地板上进行，当你拿取东西的时候就不担心他会从高处跌落。假如你别无选择，只能让他躺在高的平面上（比如公共卫生间的换尿布台），全程都要用一只手抓住宝宝。

问与答……相关专家

宝宝的玩具需要消毒吗？

奶瓶、奶嘴和安抚奶嘴都应该消毒，有些专家建议对啃咬玩具也进行消毒。但是，因为婴儿需要接触一些细菌来建立免疫力，所以具备常识是关键。假如玩具被狗舔过，或者被生病的哥哥姐姐和成年人摸过，可以用洗碗机热水清洗，也可放进洗衣机里清洗，或者用消毒设备灭菌，之后再让他玩。

受挫的宝宝

有些婴儿在生活中一心想获得成功——他们想做的事很多，却不具备足够的能力和体力。难怪他们会感到挫败！

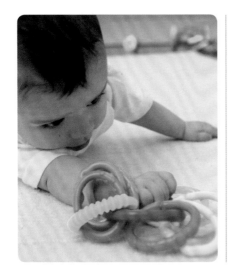

有些婴儿喜欢坐着观察周围的世界，对此感到心满意足，而有些婴儿却在学会走之前就想跑了！如果你的宝宝属于闲不住的类型，那么在他学习掌握更多的运动技能的过程中，当他经历挫折的时候，你必须具备足够的耐心。

当宝宝坐在地板上，用胳膊支撑着自己的身体，去拿前方的东西时，一旦他歪倒了，沮丧的眼泪是不可避免的。

奋斗和成功 当目标达成以后，宝宝的挫败感自然会得到缓解。

尽管每天看到宝宝这样，父母无不感到心疼，但你必须接受这是学习过程中必不可少的部分——没有这个过程，宝宝将仅仅满足于安静地坐着。一旦宝宝能够到处爬了，他会变得越来越快乐。

当然，有时候你必须在宝宝需要的时候，出手帮助他冷静下来。假如宝宝开始变得非常难过，最好帮他一把。如果宝宝伸手去拿玩具，轻轻拉他一下，这样他就能自己抓住玩具了；如果是由于趴在地板上动弹不得而产生挫败感，你可以把他抱起来，帮他摆好姿势。

保持与外界的联系

作为父母，总是精彩和压力并存。有时，前方的道路似乎崎岖不平，但有很多资源是你可以利用的。

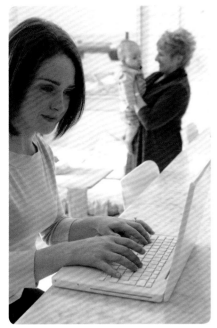

分享经验 网络论坛为你联系其他父母提供了机会，你们可以在方便的时间沟通。

与其他父母交流非常重要，不仅仅是新父母，对于家有大孩子的父母也一样。通过分享经验和听取建议，你能够发现并解决许多育儿方面的问题，而这些事情通常很难独自处理。

如果你是新父母，而你的许多朋友还没有成家，你在社区的亲子小组可以接触到很多有宝宝的家庭。亲子小组通常在社区中心或教堂，或者社区服务站的大厅里组织活动，经常去看看社区的布告牌，或者翻阅当地的报纸或杂志，查询详细信息。你也可以上网查询。有些儿科诊所也会举办"陪孩子一起玩"的活动，你在活动中可与其他新父母和宝宝进行交流。

政府管理的家庭服务

"开端计划儿童中心"可为父母们提供帮助和指导。除了针对所有关于母亲和婴儿的健康与福利问题提供建议之外，中心还提供托儿服务，以及指导父母怎样找到适合的托儿服务。有些中心还提供牙科治疗、物理治疗、营养建议，以及针对有特殊需要的孩子的育儿建议。

英国城市的市政府一般设有"全国家庭信息服务协会"的分支机构。协会为各年龄段孩子的父母提供指导，涵盖从婴儿时期直至成年的各个年龄段。协会可以提供你所在城市的亲子小组和活动的详细信息，而且如果你的宝宝有特殊的需求或者身体上有残疾，协会能够帮你寻找托儿服务。协会的某些分支机构还能提供更多的"延伸"服务，提供服务的团队可以根据你的需要，与你讨论从育儿到特殊服务的所有话题。

互联网资源

社交网络近几年蓬勃发展，其中一些聊天室和博客相当于非常有价值的、资源丰富的育儿网站。许多网站都可以进行在线聊天，从喂奶到睡觉的所有主题都有相应的建议，还能提供当地亲子小组和活动的信息。

一些网站可以提供各种名录和育儿建议，你也可以登录后阅读博客或进行在线聊天，分享经验。最重要的是，这些网站能让你产生置身于亲子小组的感觉，而且，如果宝宝的某些情况令你担忧，或者没有如期达到发育里程碑，你能在网上发现许多父母的经历与你相同，他们可以为你提供实用的建议，或者至少能听到善解人意的劝慰。注册成为这些网站的会员通常是免费的。在有些地区，如果你家里没有电脑，你所在城市的图书馆和一些儿童中心可以提供上网服务。

事实上……

单亲家长

从建议如何寻找合适的托儿服务，到协助联系宝宝的父亲（或母亲），很多针对单亲家长的网站都能帮助你克服在独自养育宝宝的过程中遇到的各种波折与困难。此外，许多网站还提供多种多样的延伸服务，例如在父母的权利和义务方面提供建议，还有一些真实的案例分析，指导你应对工作和独自照顾宝宝的双重挑战。

可下载的各种资料、求助热线和通过电子邮件发送的建议，只是这些网站提供的一部分服务，如果你注册成为网站会员，还可以在论坛上与其他单亲父母分享你们的忧虑和成功的经验。除了这些网站，一些相关政府机构也可以为单亲家长提供权利和义务方面的建议。

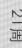

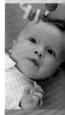

21周

宝宝的大脑发育

宝宝所经历的人、事和物在他的大脑中创建出数以万亿计的神经网络，形成他理解世界的基础。

婴儿一出生，大脑里就有一套完整的脑细胞，足以满足一生的需要。但一开始的时候，只有少数细胞之间建立了连接。然而，随着时间一周又一周地流逝，无论宝宝看到什么、听到什么、摸到什么、闻到什么或者尝到什么，都会创建一条条独特的神经通路，仅仅经过最初几个月的积累，宝宝的大脑就已经建立了成千上万的连接。这些复杂的连接为宝宝的思维、情感和行为的发育奠定了良好基础，并且负责使宝宝达到许多心智发育方面的里程碑，如色觉、钳握式，以及他对你强烈的依恋。

宝宝所处的环境和你对他的照顾决定了这些细胞如何连接。你为宝宝提供的体验越多，他的大脑吸收的就越多。例如，和宝宝说话有助开发大脑中的语言通路。关注宝宝的需要有助于大脑中情感部分的发育，为日后形成良好的人际关系奠定基础。所以，你和你的家人对宝宝的大脑发育至关重要。

> **事实上……**
>
> ### 脑细胞
>
> 婴儿出生时就拥有超过 100 亿个脑细胞，其中包括神经元；脑细胞是不可再生的，而且也不需要更多。通过5 种感官获得的经验，这些数量庞大的脑细胞之间就能形成连接，完成大脑的发育。到 3 岁的时候，婴儿的大脑已经建立了大约 1000 万亿个连接。

转移注意力

既然你无法向一个婴儿解释原因，那么，当你的宝宝做一些他不应该做的事时，现阶段最好的策略是转移注意力，而不应进行纪律约束。

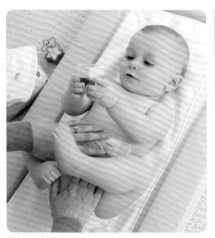

转移注意力的策略 对于那些不受宝宝欢迎的事项，在进行过程中，给宝宝一个他最喜欢的玩具，可以让他保持安静，并且提高配合度。

21 周大的宝宝还不具备调皮的能力——他犯下的种种错误只不过是他那超级旺盛的求知欲和强烈的探索精神带来的结果。鉴于某些惨痛的教训，你也许想向宝宝强调安全的重要性，但目前最有效的方法就是转移注意力。假如宝宝拿了什么不该拿的东西，并且还放进嘴里嚼了起来，就给他一个安全的东西，把原来的东西从他手里拿走。

同样，如果宝宝伸手去拿你不想给他的东西，比如桌子上的咖啡杯，就直接把咖啡杯移开，用一个玩具转移他的注意力。婴儿都是善变的——他们的注意力只能维持一小会儿。

每次转移宝宝注意力的时候，给予坚定而冷静的"不"的明示，宝宝几个月后就能理解"不"的含义。对于说"不"的行为，你的态度要保持前后一致，否则会让宝宝感到困惑。

最后，永远不要对宝宝发怒，最重要的是避免体罚。在一个安全、爱意满满、体贴的环境中，宝宝更愿意学习，如果他信任你，就会听话。如果你大喊大叫，他会哭；但是如果你平静、温和又坚定，他将开始理解做事的底线。

快速恢复体力

让你自己保持精力充沛是很重要的，因此，假如你觉得自己身体疲惫，不妨看看以下这些快速恢复的方法，你可以亲自试一试。

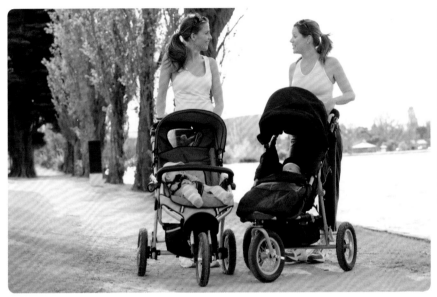

出去走走 用婴儿推车推着宝宝在公园快步走，这是一种很好的锻炼方式，同时也是对宝宝身体感官的一种刺激。如果你需要更多的动力才愿意出门，那么就把与朋友的聚会安排在公园吧！

吃早餐
尽量每天安排出吃早餐的时间——一碗粥，酸奶或奶昔都可以充饥。如果你没有时间在家吃，带上一根香蕉或一块松饼，在外出途中吃。

摄入足够水分
每天喝 8 杯水（如果是母乳喂养则需要喝更多）。除了水，鲜榨果汁（每天不超过 1 玻璃杯）、牛奶、不含咖啡因的饮料以及汤都计算在内。水果和蔬菜也可以提供水分。

运动
每天快步走 30 分钟（保持让你呼吸急促的速度）能够加快心率，促进血液循环，恢复能量。

深呼吸
深呼吸可以更有效地吸入氧气，使你感到精力充沛。跪坐在地板上，双手轻轻放在膝盖上。保持背部挺直，但要放松，不要低头和仰头，慢慢深吸气，然后慢慢呼气，使肺部的空气排出。重复 3~5 次，然后恢复正常呼吸。

冷水淋浴
尝试用热水和冷水交替淋浴。据说这样可以加速新陈代谢，促进血液循环，提高身体的含氧量，让你更加清醒。

明智地选择零食
避免吃高糖的零食；吃一碗果蔬燕麦片或原味酸奶拌水果，从而为你提供更持久的能量释放。

恢复能量的小憩

"我是个妈妈！"午睡可以帮助我们恢复精力，而身为母亲则是一个很好的午睡理由！研究表明，我们的身体天生需要在午后短暂休息一下，这样做能够明显提高能量水平和认知能力。每天午后，当你把宝宝安顿下来小睡后，自己也利用这个机会打个盹。时长大概 1~1.5 小时的小憩能让你经历一个完整的睡眠周期，可对你的能量水平起到极好的恢复作用，从而使你在下午精力充沛。

如果宝宝睡觉的时候你需要工作，那么就小憩 20 分钟，也足以使你恢复精力，又不会使你进入深度睡眠，避免醒来时感觉昏昏沉沉的。设定闹钟，这样你就不必担心睡过头了。

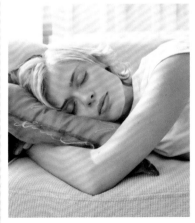

快速休息 如果你的疲劳感已经持续了一段时间，就趁宝宝午睡的时候小睡，使能量水平得以恢复。

22周

在婴儿学会掌握平衡之前，他先具备了坐直的力量，但一开始他还需要支撑。

宝宝现在可以很好地把头抬起来了，而且如果被支撑得很好的话，他也可以坐直了。他开始明白，有生命的事物（比如妈妈）可以自己移动，而无生命的物体（比如他的泰迪熊）只有当别人抱着、推着或拉着时才能移动。

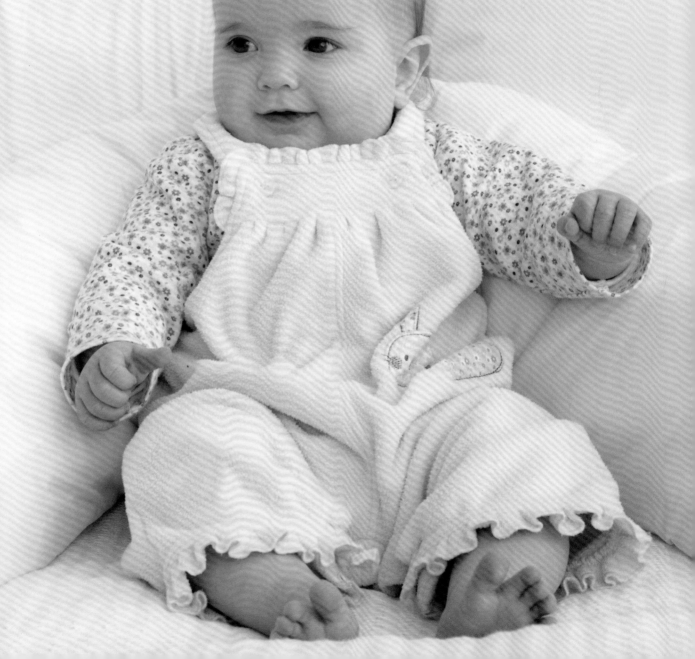

奶仍是主要食物

即使宝宝已经开始吃固体食物了，但是在他满1岁之前，奶仍是膳食的主要部分。

在接下来的一个月左右，由于你开始引入新的味道、口感和新的食物，宝宝的饮食也将随之发生改变。这一改变正好与宝宝掌握必要的咀嚼、吞咽和消化食物的技能同步。然而，饮食的改变并不意味着奶变得不重要了。事实上，奶仍然是婴儿饮食中最重要的部分。

宝宝开始吃固体食物的时候，仅仅能吃几勺比较稀的果蔬泥（见190~191页）。虽然果蔬泥既营养又健康，但是宝宝仍然依赖日常摄入的母乳或配方奶以获取关键的营养成分、脂肪、蛋白质和碳水化合物。

在宝宝从最初的几种固体食物逐渐过渡到正常的一日三餐的过程中（见234~235页、254~255页），你可以慢慢减少喂奶的次数，或者缩短喂奶的时间（因此，宝宝每顿摄入的奶量也相应减少）。但你还是需要见机行事——如果他饿了，还得给他喂奶。

在宝宝1岁之前，他每天至少需要500~600毫升的配方奶或母乳，这意味着他仍然需要规律地吃奶。请记住，添加到果蔬泥中的配方奶或母乳也要计入宝宝每日的摄入总量。

安慰性哺乳

宝宝除了需要从每天吃的奶中获取营养，也喜欢吮吸乳房带来的熟悉的舒适感。到了22周以及之后，宝宝仍然需要大量的身体接触来促进情感发育。同时，通过持续的母乳喂养或人工喂养，还能帮助宝宝在"食物为身体提供营养"与"爱和安全感"之间建立起积极的联系。

毫无疑问，有些婴儿有点不愿意接受断奶，因为这是一种与母乳喂养或人工喂养完全不同的体验。但是，婴儿会很快开始接受其中的差异，并且享受新的味道和口感。奶仍然是他们最喜欢的，断奶期间能吃到奶让他们感觉安心。

最好让婴儿逐渐从吃母乳或者配方奶过渡到固体食物，因为这样做有助于母亲和婴儿适应身体（如果是母乳喂养）和情绪上的变化。当你计划减少喂奶次数的时候，你要考虑哪一顿是喂奶时间最短和最容易取消的——也许是午餐时的那顿。大多数妈妈喜欢保留早晨和晚上睡觉前的两次哺乳，而且期望保留的时间越长越好。

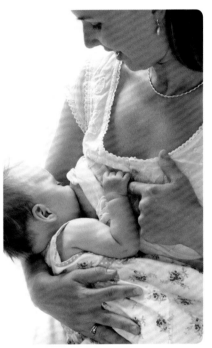

主食 在目前这个阶段，无论何种形式的奶——母乳或配方奶，将继续占据宝宝饮食中的主要地位。

问与答⋯⋯儿科医生

什么时候我才能分辨出宝宝是右利手还是左利手？

你要继续等待一段时间，直到宝宝至少18个月的时候，才可能注意到一些明显的倾向。而且，如果你的宝宝使用双手的频率相等，只能等到宝宝5~6岁的时候，他才会做出最后的选择。右利手或左利手取决于哪一侧的大脑起到主导作用；如果右脑占优势，宝宝会是左利手，反之亦然。然而，婴儿在1岁之内极少偏爱使用某一只手。

哪只手离他们想要的东西近，他们就更愿意用哪只手去抓，而不会换偏爱的那只手。

人群中有10%是左利手，这个特质被认为是受到遗传的影响。如果你和你的爱人都是左利手，那么你的宝宝有45%~50%的概率也是左利手。尽量不要对宝宝的偏好施加影响，因为这样可能会影响他的心理健康，干扰他日后学习写字。

扭个不停的小人儿

有这么多事情要做，还有这么多新技能需要练习，对宝宝来说，一直保持安静是极其困难的。在这种时候，用一点技巧分散宝宝的注意力！

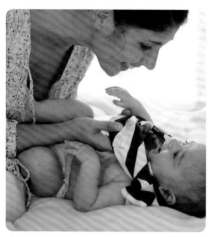

分散宝宝注意力的技巧 通常你需要做的只是找一点乐子，就足以让宝宝暂时忘记，其实他不喜欢换衣服！

由于宝宝比以前扭动得更厉害，越来越容易被周围的事情分心，给宝宝换尿布、换衣服，甚至是喂奶，都变得更具有挑战性。这种情况是发育过程中的正常现象，而且还将持续几个月，除非你能把这些他不太喜欢的活动变得有趣。

出其不意是你的制胜法宝。经常变换给宝宝换衣服和做洗澡准备的地点。在执行日常作息安排时作短暂的休息，可能会引起宝宝的兴趣，他也许就把逃避大法忘在脑后了。在换尿布台上方悬挂一个床铃，台子上放一些玩具，吸引宝宝的注意。在你给他换尿布的时候，

给他唱歌，与他聊天，保持目光交流。数数他的脚趾，轻轻挠他的肚子，在他脖子上吹气，谈论他衣服的颜色，同时快速有效地完成你的工作！

换一个没有干扰的地方给宝宝喂奶。建立起一个快乐、舒适和放松的"喂奶联想"，比如一首新的摇篮曲。每次喂奶的时候都给他唱这首歌，他很快就能意识到这预示着他应该安静下来好好吃一顿，和妈妈一起享受亲密、安静的时段。以后，当他置身于更加吵闹和刺激的环境中时，这首喂奶摇篮曲也可以帮助他专注于手头的事情。

称体重

父母关心自己宝宝的体重是否正常增加，以及宝宝是否符合这个年龄段的正常发育速度是正常的。

由于当前人们对儿童肥胖的关注度越来越高，你也许担心自己的宝宝太胖，以后可能出现超重问题；或者宝宝个头比较小，你可能担心他的体重低于标准，而且永远这么矮小。定期为宝宝称体重能使大多数父母安心。一般来说，如果宝宝一直保持或者接近他出生时的"生长曲线"（显示预期生长模式的一种曲线），他就一切正常。

如果你采取母乳喂养，宝宝不易出现体重问题——纯母乳喂养的婴儿一般

不会超重。如果他看起来太小或太瘦，那么定期称体重就为你提供了发现潜在问题的机会。只要他白天精力充沛、活跃好动，睡觉好，正常进食和大小便，就表示一切都好。

如果宝宝是人工喂养，那么他增加体重可能更轻松些，因为你很容易给他吃多了。当你给宝宝断奶的时候，确保适当减少喂奶量。请记住，除了获取营养和水之外，婴儿还依靠吃奶来寻求舒适感。所以，在接下来的几个月内，应

该采取缓慢而温柔的方式减少喂奶，让宝宝有足够的时间适应身体和心理上的改变。

如果你担心宝宝的体重，咨询相关专家，他会检查宝宝的体重和身高。宝宝出生后的第一年，他的成长模式变化很大，但一般会遵循预期的生长曲线发育和成长。有些婴儿在变得更加活跃之后，身体就不再胖乎乎的了，而另外一些婴儿则一直身体偏瘦，直到童年后期才变得胖乎乎的。

早起的宝宝

就在宝宝开始能够睡整宿觉，你认为自己终于可以好好休息的时候，他却开始早早醒来了——只是为了玩！

如果宝宝经常早早醒来，你可以对他的整体睡眠模式和需求进行评估，看看能否调整他的生物钟。务必记住，在这个阶段，不同婴儿需要的睡眠时间是不同的，少数婴儿夜间睡 11 个小时，有些则需要睡 8 个小时，而且很多婴儿仍然醒来要吃奶。你可以试着让宝宝晚点入睡。但是，不要试图减少宝宝白天小睡的次数，因为这样做并不会使他的夜间睡眠时间更长。他在白天仍然需要 2~3 次小睡。然而，你可以控制宝宝的小睡，确保他的小睡不超过下午 4 点，否则会干扰夜间睡眠。

思考宝宝早醒的原因，他是不是被周围环境中的某些因素打扰了？是早晨的阳光让他早早醒来的吗？如果是的话，可以考虑安装遮光帘。是因为其他家庭成员早起而吵醒了他？如果是这种情况，尽量让噪音降到最低。

确保宝宝白天有足够的身体活动，有大量的游戏时间和刺激。如果宝宝经常很长时间坐在椅子或汽车后排座位上，他就不大可能因为身体疲惫而睡得时间长（而且，长时间坐在椅子或儿童安全座椅上对宝宝不利）。刺激和休息之间保持良好的平衡，能够确保宝宝是因为足够累了而想睡觉并且睡眠时间长，有规律的小睡可以保持宝宝的能量水平稳定，同时也能给宝宝提供更多的信息"巩固"关于睡觉这件事。

假如宝宝醒来后乐于独自玩耍一会儿，就留下一些东西给他，比如布书或柔软的玩具。确保你给他的任何东西都是安全的，没有可能会引起窒息的绳结或长带子。

如果宝宝醒了以后需要你的关注，就到他身边去，根据他的需要喂奶、换尿布或者玩耍。如果他只是暂时翻来覆去，并非真的醒了，就试试你常用的方法使他重新入睡。

如果上述方法都不奏效，即使你很想待在温暖的被窝里，但是也要和你的爱人轮班早点起床，精神饱满地和宝宝一起迎接新的一天。

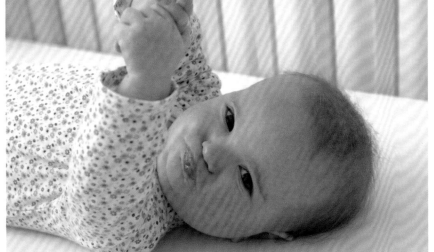

爱早醒的宝宝　如果宝宝比平常醒来得早，你可能需要对他的日常作息安排进行微调，以鼓励宝宝在更合情合理的时间醒来！

双胞胎

起床铃

现在，即使你的双胞胎宝宝都能睡整宿觉了，但是，在接下来的几周或几个月内的某个时间点，你会发现其中一个宝宝比另一个醒得早，会打扰晚醒的那个宝宝。也许双胞胎中有一个宝宝需要更多的睡眠，或者更容易适应正常的睡眠模式。尽可能同步宝宝们的睡眠模式，对他们或者对你来说都很重要，最简单的办法是让他们分开睡。如果双胞胎宝宝仍然共享一张婴儿床，那么现在是时候让他们分床睡了，而且要把两张小床安置在房间的两端。

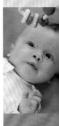

美丽小世界

随着宝宝视力的发育，他会对那些非常细小的物体感兴趣——表盘、旋钮、小小的花朵，甚至包括你戴的耳钉。

这一周，你可能会发现宝宝对他背带裤上的圆点花纹、泰迪熊的眼睛，以及你妈咪包上的束带扣显示出浓厚的兴趣，表现得很兴奋。事实上，细小的物品开始吸引宝宝的注意力，他会自然地伸手去摸，试着用整个小手把它们捡起来。

在这个阶段，他还无法利用他的食指和拇指捡起一个小物件——钳握式直到8~10个月的时候才能发育成熟，所以他的尝试可能显得有点笨拙。然而，宝宝正在努力练习，这将促进精细运动技能的发育。现在，宝宝还可以伸出一只手去抓玩具或其他物品，并且能够抓住它们、查看它们，也可能举到嘴边吮吸。

给宝宝准备各种东西，让他观察和拿取，以此激发他的好奇心。内部装有"小惊喜"的透明塑料球，有精致细节的玩具，有按钮、拨盘和旋钮的游戏板，这些东西都能吸引宝宝。

但与此同时，你也要当心宝宝的新技能。把所有比宝宝拳头小的东西都移到他触及不到的地方，密切监督他，避免发生窒息。确保宝宝衣服上的所有纽扣都被牢固地钉好（也包括你的衣服），避免把你的包包，或任何可能存在潜在危险因素的物品遗留在宝宝身边，以免引起窒息。

善于学习的小家伙

宝宝的发育继续突飞猛进，22周大的宝宝学习和记忆新事物的能力可能会使你大吃一惊。

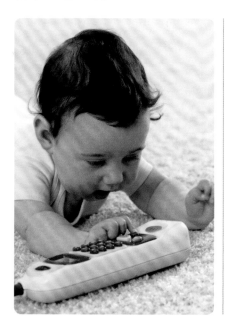

你可能已经注意到，宝宝一直在重复某个动作，或者一遍又一遍地发出同一个声音。重复是让宝宝了解他的身体和社交环境最好的办法。同时，推理技巧（分析事物的模式和学习世界如何运转的一种技能）的发育也需要反复重复，以便神经通路能更好地处理信息。

虽然在这一阶段，社交对刺激宝宝的感官、建立情感安全非常有利，但是，宝宝也乐于享有一定的独立性，以他自己的节奏探索事物，了解事物如何运作，

铃！铃！铃！ 宝宝还不会把按下按键和听到声音建立起联系，但是如果重复的次数多了，也许就可以了。

并进行实践。例如，如果宝宝每次把玩具扔掉，你都帮他捡起来，那么他将期待你永远这么做。但如果你给他机会，让他自己去捡，他将学到很多有价值的技能，包括手眼协调能力、精细运动技能，或许还有最重要的部分，即学会自立。

给宝宝一些不需要太多帮助就可以自己玩的玩具，鼓励宝宝学习——玩超年龄段的玩具并不能加快发育。事实上，用熟悉的玩具锻炼已掌握的技能，有助于巩固宝宝大脑里新的神经通路，也有助他树立信心。当宝宝准备好的时候，他自然乐于玩更复杂的玩具。

用大浴缸

宝宝的个头变大了，以前的婴儿浴盆已经变得越来越窄小，或许是时候在标准尺寸浴缸里给他洗澡了。

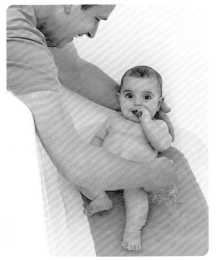

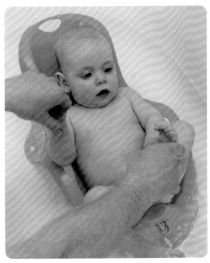

防滑垫 橡胶防滑垫可以防止宝宝滑倒，从而避免他的头浸到水里。　**婴儿沐浴架** 婴儿沐浴架能够解放你的双手，更方便你为宝宝洗澡。

有些婴儿立刻喜欢上了大浴缸，享受泼水嬉戏的自由；但是有些婴儿可能会被大浴缸空旷的空间吓着，需要逐渐习惯。你了解宝宝，知道他将如何反应，所以如果你认为他会害怕，就在他能够使用大浴缸之前，把婴儿浴盆放进大浴缸里过渡几次。或者，你也可以和宝宝一起在浴缸里洗澡，帮助他尽快适应。

　　第一次把宝宝单独放进大浴缸的时候，一定要确保安全。浴缸的底部要铺上防滑垫。保证洗澡水的水温适宜婴儿，大约37℃——先放冷水，再加入热水，直到水温合适。当宝宝待在浴缸里的时候，用一块绒布搭在热水水龙头上，既能避免热水喷溅，同时也能防止宝宝被水龙头烫伤。洗澡的时候一直看护宝宝——绝对不要离开，哪怕一秒钟也不行。

尽可能让洗澡变得有趣且放松：把宝宝最喜欢的沐浴玩具放在他很容易拿到的地方，并且时不时添加一些让人兴奋的新玩具。向他展示玩具如何在水面上下起伏，水如何在玩具之间流动。安静温柔地说话，因为你的声音可能会在浴室里回荡。如果他表现出紧张的迹象，给他唱一首熟悉的歌曲。

婴儿沐浴架

你可能想要一个适合小婴儿的婴儿沐浴架，它可以保证宝宝的安全，让你腾出双手帮宝宝洗澡。坐式的婴儿沐浴架不适合6个月以下的婴儿，因为它需要婴儿能够不靠外力支撑坐着，不会从座椅上滑下来。那些可以躺卧的，其流线型设计符合人体工程学的款式，能够紧贴合婴儿的头部、肩膀和背部，适合那些还不能很好坐直的婴儿。

如何……

应对讨厌洗头的宝宝

如果你家宝宝和绝大多数宝宝一样不喜欢洗头，平时洗澡时将一些温水滴在宝宝头上，让他逐渐适应这种感觉，同时用玩具分散他的注意力，你就可以趁机悄悄给他洗头了。用一只胳膊支撑着宝宝，在他头发上滴一滴婴儿香波，然后在他的前额上搭一块潮湿的绒布，防止水或香波流进他的眼睛。轻柔地揉搓宝宝的头发和头皮，然后浸湿另一块绒布或一块海绵，把水挤在他头上，直到把香波泡沫冲洗干净。

　　如果宝宝仍然抗拒洗头，可以考虑购买一个洗头杯，这种特殊设计的杯子有一个软嘴，可以防止水流到宝宝的脸上或眼睛里。在给宝宝洗头的时候要轻声安慰他，让他感到平静和放松。

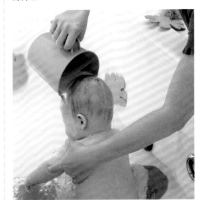

避免刺激眼睛 给宝宝洗头时用洗头杯淋水，可以防止水流到宝宝的脸上。

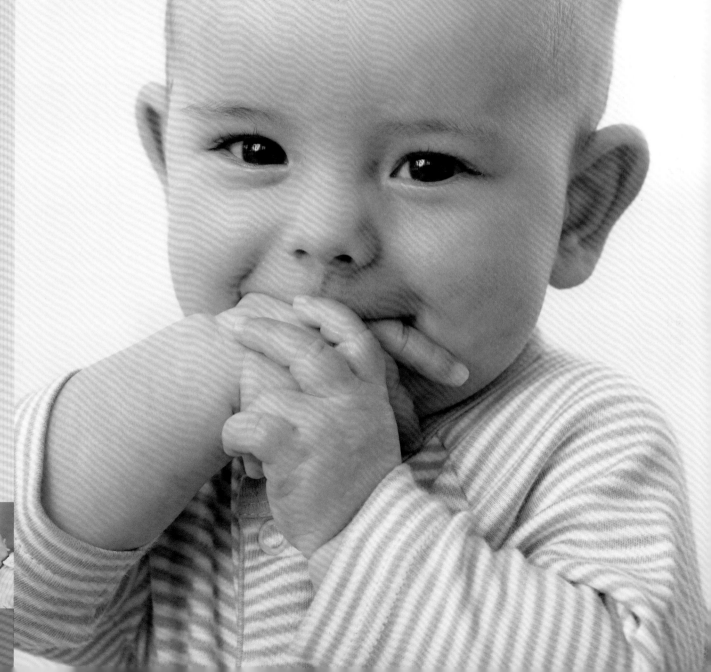

23周

现在，婴儿开始能够辨别轻淡柔和的颜色了。

宝宝现在已能记住连续的一系列活动，并知道接下来做什么，还可以认出一些熟悉的面孔。现在，他擅长模仿你的面部表情并学着模仿一些声音，他会很专心地研究你的口型并尝试模仿你的音调变化。

通过模仿来学习

你做的各种各样的事情深深吸引着宝宝，因而他会模仿你所做的一切。如果你经常使用的日常用品和工具有给婴儿设计的玩具版，他会特别喜欢。

婴儿通过模仿父母和看护者来学习，他们天天看着大人在他们面前使用家居用品，会非常喜欢这些物品的适龄玩具版。玩具钥匙，玩具搅拌碗、勺子、汤锅、平底锅，玩具手机，甚至是玩具吉他，这些东西都能给婴儿带来无尽的快乐，而且更重要的是，玩耍也是婴儿学习的过程。

给宝宝演示怎么在碗里搅拌，用你的手机假装给他打电话，教他怎么像哥哥一样敲鼓，怎么使钥匙发出响声。他正在尝试搞清楚他所在的世界，而这些活动正好可以让他在一个安全的环境中体验。

选择玩具版或者直接用真实的家居用品，比如碗和锅铲，这些物品很干净且便于宝宝抓握，能够避免受伤或者被细菌感染。但如果他很喜欢玩你的钥匙，将不可避免地把它放到自己嘴里，这样很容易造成细菌感染或者被锋利的边缘划伤。

你重复的动作和声音越多，宝宝对世界的理解也越深刻，他的记忆存储空间也更大，同时他也将慢慢具备从记忆中提取信息的能力。

模仿声音

从 5 个月左右开始，婴儿不仅能够模仿大人的动作和面部表情，也开始模仿声音。你可能会发现在你做饭的时候，宝宝一边用勺子在他的碗里"搅拌"一边哼哼；当他"拨通电话"时，他的声音比平时更响亮、更兴奋；而当他敲鼓或弹玩

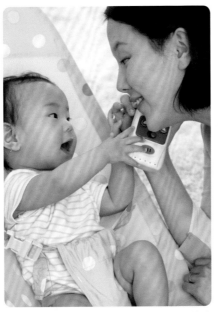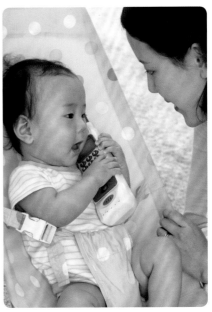

你的电话！ 诸如假装打电话之类的活动鼓励宝宝将他看到的真实世界表演出来，从而激发他的想象力和创造力。

具吉他时，甚至开始"边弹边唱"了。

当宝宝模仿你的动作时，他的音调和音量与你平时做这件事时很像。你会发现一整天下来，宝宝的模仿几乎无处不在。例如：到了该睡觉的时候，由于他习惯了你温柔的声音和他喜欢的摇篮曲，因而会发出安静平和的咕咕声；当他玩耍时则会大喊大叫；而当他在浴盆里的时候，则会因为习惯了你在洗澡时安慰他而哼哼几声。

有意思的是，你会发现宝宝开始模仿音调，因此在他模仿你和模仿爸爸时声音有所不同，因为爸爸的声音更低沉。模仿宝宝的声音，反过来，宝宝还会模仿你。

我应该对宝宝说"不"吗？

是的，你可以说"不"，但是要学会明智地说——并且只有配合动作时才说。婴儿在 9~12 个月时开始理解"是"和"否"的概念。你从现在开始使用这些词语，就是在为宝宝达到这个发育里程碑做准备。

当你配合动作说"不"的时候，比如你把他抱离灼热的火炉，你是在教他"不"意味着应该停止。他想得到你的允许，"可以"或"不可以"很快就会成为什么是你让他做的，什么是他不能做的明确信号。

我记得呢！

宝宝的记忆力突飞猛进。他记得住一些重复多次的系列活动的先后顺序并且可以预知接下来该做什么。

你会注意到当宝宝看到一本熟悉的书时，他可能面露喜色，甚至试图去翻页或示意你去翻页，这样他就能知道后面的故事了。他开始记得住一些活动的发生顺序并且变得兴奋。比如，当你把一堆玩具放到他面前时，他会寻找上次感兴趣的那个。到了该睡觉的时候，当你们依偎在一起拿起一本书时，他会变得安静，因为他意识到这是睡前作息安排的一部分。

宝宝最先记住的是那些经常发生以及他感兴趣或引起他注意的事情。他会记住并模仿那些他看你做了很多遍的动作。通过重复，他知道他的玩具放在哪儿，他的故事书放在哪儿，如何启动婴儿健身架的音乐，哪个按钮可以让玩具弹出来。重复是让宝宝记忆和学习的最有效的方式；别期望只试了一次就让宝宝记住什么。

宝宝的记忆力还处于非常初级的阶段。在这个阶段，他的记忆强度取决于他所经历的同一种体验的次数。对于非常熟悉的故事，他可能表现出记起和期待的样子，但对于那些只听过几次的则不会有反应；对于经常出现的玩具，他能更快玩上手。这种对重复性的需求意味着当他看到平日里经常照顾他的祖母时会很开心，却不太愿意让不常来家里的亲戚抱他。

感情丰富的宝宝

宝宝从不隐藏自己的情绪，而且你会发现他还能感受和表达你的心情！

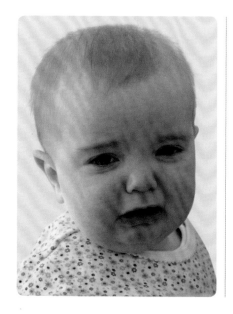

宝宝不开心时可能会扔玩具；你离开房间时，他会生气、紧张甚至哇哇大哭；他和哥哥姐姐玩耍或者爸爸给他挠痒痒时，会咯咯笑并大声尖叫，可当玩耍结束或者他不想玩的时候又变得不耐烦和生气。你应该认识到宝宝根本无法控制或理解情绪，这很重要：情绪真实存在并且使宝宝不堪重负。

了解并理解宝宝并非不乖，能帮助你在他情绪爆发的时候不至于那么沮丧。

丰富的情感 宝宝还不能控制自己的情绪，你可能已经注意到，他前一分钟还在咯咯笑，不知怎的就哭起来了！

在宝宝还很小的时候，他就能感知你的情绪，并且经常对事物做出与你相类似的反应。如果你紧张和焦虑，你会发现宝宝也变得烦躁不安或干脆哭起来；而如果你很高兴，他的神情则会显得开心快活。

因此，保持平静是非常重要的，即便你正心烦意乱。研究表明，儿童不仅能够感受压力，而且会因此变得紧张。如果宝宝经常因为你的情绪而感受到压力，那么他的学习能力和记忆能力就会受到影响，而且可能对不愉快的经历过于敏感，从而导致长大后难以很好地应对压力。

宝宝的营养

婴儿的营养需求和成年人不同——所以在你引入食物之前，有必要了解一些基础知识。

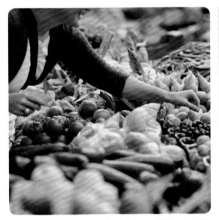

自然精华 颜色丰富的各种水果和蔬菜是宝宝健康饮食的重要部分。

在添加辅食之前，你应该好好考虑婴儿饮食的基本要素，以便做好充分的准备。由于宝宝需要充足的营养和能量才能保证健康成长，因此他的健康食谱与你的健康食谱不太一样，有一些特别的需求。对于6个月以上的宝宝，他的健康饮食中包括了4种主要营养成分：脂肪，碳水化合物，维生素和矿物质，以及蛋白质。

脂肪

宝宝需要和他的体格相匹配的高能量供应。母乳或配方奶可提供大量脂肪，是一种浓缩的食物能量源（卡路里）。当你引入第一种固体食物时（见190~191页），把它们与宝宝日常吃的奶混合起来是个不错的主意，这对宝宝来说不仅味道熟悉，而且母乳或配方奶中含有的脂肪和乳糖还能提供更多的能量。在宝宝1岁以内，你可以选择各种乳制品：应该是全脂的，因为他的胃很小，能量的需求却很高。虽然宝宝需要摄入膳食脂肪，但并非指油腻的食物或油炸食品，例如薯条、薯片、蛋糕和饼干，而是指天然含有脂肪的食物。

碳水化合物

乳糖是母乳中的主要碳水化合物，因此母乳是甜的。配方奶也为宝宝提供乳糖。随着宝宝的食谱不断拓宽，他将从水果、蔬菜、各种谷物和土豆中摄入淀粉及其他天然糖类。虽然不能像脂肪那样提供高能量，但富含碳水化合物的食物含有多种维生素、矿物质和对人体有益的植物物质（植物营养素）。随着宝宝摄入种类更加丰富的食物，奶所占的比重没那么大了，饮食中糖的含量将降低，而淀粉含量将逐渐增加。

蛋白质

我们身体里的每个细胞都需要蛋白质，而奶富含蛋白质，是非常好的蛋白质来源。但是，引入其他蛋白质丰富的食物同样重要，因为这些食物还可以提供重要的矿物质和维生素。例如，红肉可提供必要的铁和锌。素食的蛋白质来源，如豆腐，容易被压碎或做成果蔬泥，它也是提供铁和钙的上佳来源。

维生素和矿物质

维生素和矿物质对健康非常重要。水果和蔬菜是非常好的来源，而且果蔬的颜色越丰富越好。尽早将一些绿色蔬菜，如西蓝花、菠菜等引入宝宝的食谱，以便宝宝习惯健康蔬菜的味道。

清单

婴儿的均衡饮食

在你开始给宝宝断奶后，以下4组主要食物应包含在他的饮食中。

■ **脂肪**：奶酪、酸奶、鲜奶酪；黄油和各种可涂抹的酱；牛奶（可作为食材用）；鸡蛋；植物油（如橄榄油、菜籽油）；油性鱼（如鲑鱼、鲭鱼、沙丁鱼）；无颗粒的坚果酱（无盐）。

■ **碳水化合物**：婴儿米粉、土豆、山药、甘薯，麦片和含面筋蛋白的食物，如小麦、黑麦、大麦和燕麦（一般6个月后）；搭配意大利面条、面包和无糖早餐麦片。

■ **维生素和矿物质**：新鲜或冷冻蔬菜，包括熟（软）的胡萝卜条、四季豆、玉米笋或生黄瓜。新鲜水果、冷冻水果或浸泡在天然无糖果汁中的罐头水果均可。例如切片的香蕉、梨、鳄梨、葡萄和蓝莓（对半切开以防窒息），配合一些无糖的水果干，如切碎的杏、无花果或西梅。

■ **蛋白质**：瘦的红肉（彻底煮熟）；鸡肉或火鸡肉（尽量选择深色的部分，因为含有较多的铁）；白色的鱼段；油性鱼，如鲑鱼；油浸鱼肉罐头；小扁豆、大豆和豌豆浓汤；低盐鹰嘴豆泥；鸡蛋（全熟）。

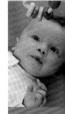

平行游戏

尽管还要过很长一段时间，宝宝才会真正和其他宝宝一起玩，不过23周的婴儿已经可以开心地坐在一起各玩各的。

宝宝被人们的面孔深深吸引着，他会注视其他孩子，可能既困惑又好奇，但不会与他们互动。他对他们发出的声音和所做的事情很感兴趣，并且通过观察和模仿学习新技能。一项研究表明，此阶段的婴儿会复制其他婴儿的动作，比如他会模仿另一个婴儿捡起一本书或拨浪鼓。当另一个婴儿哭时，他也会哭，他会向其他婴儿微笑，与他们"交谈"。经常让宝宝与其他宝宝或者哥哥姐姐一起玩，能为宝宝提供社交互动的机会，为未来的社交关系打下基础。尽管对他来

说，掌握社交技能还为时尚早，但当他在生活中看到各种人际关系的时候，就已经开始学习了。

不过，即使和其他宝宝待在一起，宝宝也只是沉浸在自己的游戏中。你也许担心他是不是有点害羞，其实，这种现象恰恰反映了目前的发育阶段。另外，新的面孔和新的体验是需要一段时间来适应的。当社交体验逐渐变得熟悉起来，而且他也把社交当作有趣的事情时，他就乐于重复了。

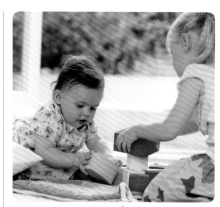

相约玩耍 平行游戏能帮助宝宝接触新游戏和新玩具，并开始形成分享的概念。

那个宝宝是谁？

宝宝还不能理解"你"和"我"的概念。眼下，对于自己的身份认知，他仍认为自己与你是一体的。

问与答……医生

我的宝宝经常吮吸拇指。他能改掉吃手这个习惯吗？

吮吸手指对婴儿来说非常舒服，这是他们自我安慰的便利方法。吃手给父母造成的困扰更大，对婴儿反而不会造成多大伤害，所以尽量不要过于担心。当宝宝做好准备，以及找到了其他自我安慰的方式时，他将自然而然地停止吮吸手指。即便宝宝5岁才停止吃手，也没有证据表明这样做会损害牙齿。

宝宝无时无刻不在体验着身体是如何运动的：他模仿你或其他人的简单动作，并且对你和他的互动充满浓厚兴趣，尽管他还不能认知或者把自己当作一个独立的个体。抱着他站在镜子前，你会发现他由于看到了一个"新宝宝"而兴奋不已，全然没有意识到那其实是他自己在镜子中的映像，即使他认出了你，而且也知道你抱着他——就像那个宝宝也被你抱在怀里一样。你会发现他在你和镜子里的你之间看来看去，并且两个都想摸一摸。

最早也要等到宝宝16个月大时，他才开始把自己视为一个独立的人，这个发育阶段叫作分离个体化。这时的宝宝终于意识到并确认，他是独立于你之外的另一个人，能够自己做出选择，甚至可以不服从你。

当宝宝发育到这个阶段，大概在16个月到2岁的时候，你将开始体验所谓的"恐怖的2岁"，他会强烈地表达自己的意愿和个性。在这个阶段，宝宝最喜欢说的词以及对你每个要求的反应就是"不"。

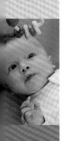

你不仅仅是母亲

无论你多么爱你的宝宝，享受照顾他的感觉，但也需要一点点属于自己的时间，做回你自己。

每位家长都需要一点时间重拾自己的兴趣爱好，享受成年人之间的交流互动，重建作为父母之外的自我。事实上，和宝宝一起创造一种令人满意的生活，不仅能使你更加放松和开心，还能使你成为更出色的父母。如果你感觉与世隔绝，从不抽时间为自己充电，那么对于宝宝和你来说都毫无益处。

不要让自己承担过多新任务或活动，那样只会让你感觉疲惫、情绪不佳。应使生活达到一种平衡状态，留有一些私人空间来满足自己的兴趣爱好。作为一个独立的个体，保持身份认同感，对你才是最有利的。

宝宝快6个月了，你完全可以短时间离开他，把他留给可靠的保姆、其他家庭成员或朋友照顾一会儿。事实上，如果他已经开始断奶了，那么两餐之间的时间间隔就延长了，你不在家的时候，用奶瓶吃奶或者喂他一勺果蔬泥也能让他很开心。

你可能喜欢阅读，盼望着有点时间捧本书蜷在沙发上放松一会儿，或者你计划有规律地去健身房锻炼。如果你事业心满满，或者正在考虑回归职场并且打算换工作，你可能希望有时间对新的工作机会以及资质要求做一番调查研究。当你和朋友们外出聚会时，即使这些朋友并不关注孩子，也是值得的，因为这是在提醒你，虽然为人父母是你最重要的角色，但你的生活中还有其他值得珍惜和投入的方方面面。

和你的爱人谈谈，商量如何腾出时间培养你们各自的兴趣爱好。你们还可以安排没有孩子参与的活动，以巩固你们之间的感情。确保自己适当地兴奋起来，这并非自私。恰恰相反，你将成为宝宝的榜样。如果你展示给他的是你平衡而又丰富多彩的个人生活，个人兴趣和家庭生活兼顾，他更有可能在成长过程中接受你的引导，与他人建立友谊并培养自己的兴趣爱好。

问与答……儿童心理学家

当我关注宝宝的哥哥姐姐时，他就开始吵闹，这正常吗？

你是宝宝世界里的核心，这个阶段的他很自然地认为你是属于他的。他不理解你还有其他责任，他还需要一段时间才能掌握分享的概念。当你和其他孩子相处时，让他也参与进来，和他聊天并鼓励其他孩子也这么做。只要被你关注着，他可能就满足了。当你和其他孩子一起玩的时候，让宝宝待在旁边玩他自己的玩具，他会玩得很开心，即使你的注意力并没有在他身上。经常对所有的孩子表达情感，让宝宝逐渐适应。慢慢地，与哥哥姐姐分享妈妈将成为一件自然的事。

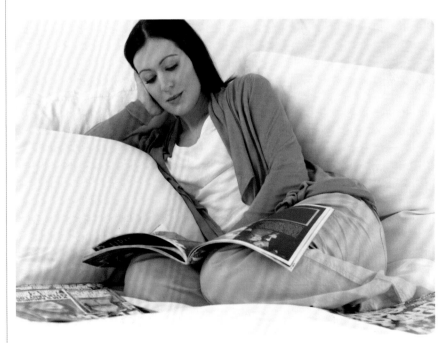

独处时间 留出时间让自己放松，不考虑他人的需求而只考虑自己的需求，能使你重新振作，当你回到宝宝身边时，便有充沛的精力应对各种挑战。

23周

24周

随着记忆力的增强，关于接下来要做的事情，婴儿的预知能力越来越强。

宝宝出生后的前几个月，掉头发是很常见的现象，头发重新长出来的时候显得有些参差不齐。头上的斑块状秃发可能是宝宝睡觉时总保持同一姿势造成的，随着他坐着时间逐渐增多，头发很快会长出来的。

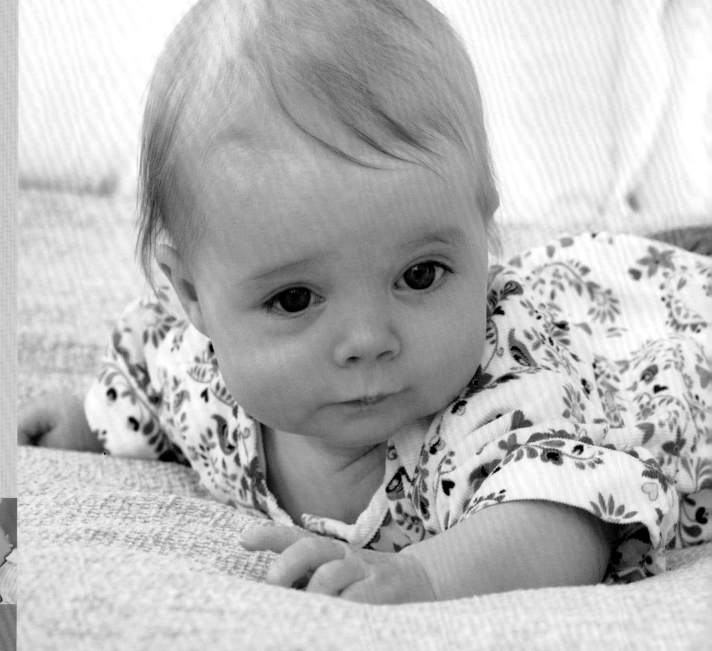

讲故事时间

在这一阶段，宝宝开始愉快地期待讲故事的时间，也非常乐于参与讲故事的过程。

宝宝喜欢听熟悉的故事，并且表现出对故事发展的期待。他可能用小手拍书或抓书，表现出浓厚的兴趣。如果你中途停顿下来或把书放在一边，他可能用皱眉或大哭来表达不满。给宝宝读书不仅能让他感到快乐，也能让他接触更广泛的词汇以及不同的音调和音高，首次体验看到文字，以及一步一步跟着故事情节的发展。所有这些都能对宝宝的言语发育起到促进作用，也为将来独立阅读做好准备。

如果你有一对双胞胎，可以时不时让他们坐在你的腿上，给他们读故事书。然而，单独给每个宝宝讲故事也不失为

一个好主意，这样可以给每个宝宝一对一的时间，发展他们各自的阅读喜好。当你给一个宝宝讲故事时，可以给另一个宝宝一些书和玩具，让他在地板上玩耍，或者请你的爱人给另一个宝宝读故事书。

虽然分别给每个宝宝讲故事对于本来已经疲惫不堪的多胞胎父母来说确实有点难，但这样做的确对宝宝的语言和学习技能的培养有好处，特别是早产儿。

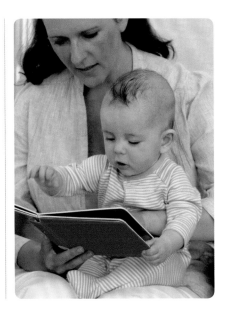

投入的读者 鼓励宝宝探索图书，比如让他帮忙翻书页，拉起立体插页，或者摸摸触摸书里小狐狸的尾巴、小象的皮肤。

试错法

当宝宝在完成某些动作的过程中遇到困难时，一定要克制出手相助的冲动！应该给他机会尝试，并允许他犯错。

当宝宝由于身体上的限制不能完成动作而感到沮丧时，你想冲过去帮忙并抚慰他是再自然不过的反应了。然而，宝宝最好的学习方法是重复和试错，在你的指导下展开新活动，缓慢但扎实地掌握必要的技能，以实现最终目标。

在适当的时候给予帮助，但不要介入太早，这个平衡点有点难把握。宝宝可能反复把玩具掉在地上，或者总是无

法把他的小手按在适当的位置从而让玩具弹出来，或者他多次尝试给故事书翻页却总是失败。但是，试着忍住，别帮他做任何事。当他第一次尝试新动作和游戏时，通过行动来引导他：你可以握着他的手或者支撑他的身体以使他处于正确的姿势。他第二次尝试的时候，减少帮助甚至不帮他，试着让他独立完成。当他尝试新动作时，你可以用高兴的声音以示肯定，当他做得不太好时，也要

开心地说"还不够好哦"或者"啊哦"。如果他变得沮丧，再去帮助他，看看他正在做的动作是否超越了发育水平。如果是这样，延长帮助他的时间。

如果他的努力得到了关注，并且经常在尝试的过程中受到鼓励，他就更有可能继续尝试。他解决问题的能力将得到提升，自信心和做事效率也将提高，自豪感也油然而生。

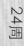
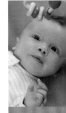

宝宝的牙齿

在孕早期，宝宝的牙齿已经开始在牙龈内发育了——现在，20颗乳牙中的第一颗可能开始萌出了。在出牙期间，有的婴儿可能感到不适，但有的婴儿顺利得几乎不流口水。

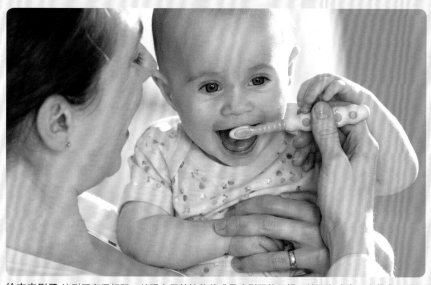

给宝宝刷牙 让刷牙变得好玩，从现在开始让他养成早晚刷牙的习惯，并逐渐成为日常作息安排的一部分。

问与答······医生

我的宝宝在出牙期间有腹泻的现象，这种情况正常吗？

虽然没有理由说婴儿在出牙期间一定会腹泻，但是的确有父母遇到过这种状况，他们的宝宝在出牙期间有排稀便的倾向。如果你的宝宝腹泻时间不长，则不必担心。尽管如此，你也不应该把出牙视为导致宝宝腹泻的直接原因。

但是，如果宝宝的腹泻持续不止，整体状态不佳或者体温升高，应该尽快带宝宝去医院检查，以排除罹患其他疾病的可能。

确实有婴儿出生时就已经有牙齿萌出了，但这种情况非常罕见。大多数婴儿在4~8个月时开始出牙，平均年龄为6个月，而出牙较晚的婴儿，可能到12个月才有牙齿萌出。

下颌中切牙是最早长出来的乳牙，大概过1个月之后长出来的是上颌中切牙。接下来，到了9~12个月大时，宝宝左右两侧的上颌侧切牙萌出，再过1个月萌出的是左右两侧的下颌侧切牙。之后，到宝宝16个月大时长出来的是尖牙（包括上下左右共4颗）。第一磨牙可能在尖牙之前出牙，第二磨牙可能到20个月才会长出来。2岁半至3岁时，宝宝将长齐所有乳牙。

保护宝宝的牙齿

宝宝的第一颗牙齿萌出时就应该进行日常牙齿护理（见170页）。当宝宝长出3~4颗乳牙时，可以给他使用儿童牙刷。你应该选用专门为婴儿设计的超软毛小头牙刷，这样可以清洁到宝宝口腔的每个角落，同时又不会让他觉得不舒服。

使用少量儿童低氟牙膏（氟化物含量0.1%）给宝宝刷牙：将米粒大小的牙膏挤在牙刷上，或者在牙刷上薄薄抹一层牙膏。少量氟化物可以坚固牙釉质，增强其对酸和有害细菌的抵抗力，从而预防龋齿。注意不要过量使用牙膏，也不要让宝宝吞食牙膏。

给宝宝喂食至少半小时以后再刷牙，这样可以先让唾液起到杀菌作用。用轻柔的打圈动作来刷牙，尤其应注意清洁牙龈周围，因为这里是牙菌斑容易聚集的地方。

如果宝宝不愿意刷牙，试着把刷牙变成游戏。比如刷牙时数数有几颗牙齿，你给他刷完后，让他自己用牙刷体验刷牙。在7岁之前，你都要为宝宝刷牙，到7岁时他应该已经习惯刷牙了。

牙科检查

牙医会告诉你何时带宝宝来做首次检查，一般是在6~12个月之间。如果宝宝的牙齿安然无恙，看起来很健康，你可以推迟去看牙医的时间。你自己去看牙医的时候可以带上宝宝，以便宝宝熟悉看牙过程。在宝宝首次正式检查之前，可以为他创造一两次接触牙医的机会，这样有助于宝宝对牙科诊所建立积极联想。

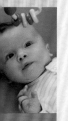

妈妈是个爱哭鬼

人们常说，一旦成为母亲，即使一件微不足道的小事也能让你泪眼婆娑。接着读下去，不要哭哦。

这段日子，似乎任何事情都可以戳到你的"泪点"，电视新闻中讲述的一个故事，一幅凄美的图片，儿童漫画书，甚至是你最爱看的肥皂剧，这些都可能让你中招。当你升格为妈妈后，伴随责任而来的是你变得超级敏感，尤其是一切和孩子相关的事情。这种变化可能是由于你做了妈妈而感情更加丰富，对宝宝无尽的爱使你更能体会到他人的不幸，并使你深深意识到孩子们是多么的脆弱

和需要保护。如果你和其他做了妈妈的朋友聊天，你会发现她们也像你一样容易感伤。

但是，如果你的感伤情绪同时伴有经前期综合征（PMS），并且你现在正处于断奶期，那么这种情绪可能是激素变化导致的。当你停止母乳喂养后，你的激素水平将产生一些变化，尤其是催乳素，这种激素可以刺激你的身体分泌母

乳，而且还能使你感到心情平静和放松。当这种激素水平下降而孕激素和雌激素水平上升时，你可能会出现一些症状。

通常，当激素水平稳定后，与经前期综合征相关的症状，如易怒、具有攻击性或情绪低落等会有所好转。如果情绪低落的状况依然存在，那么你应该去医院就诊——你可能罹患产后抑郁症，医生将为你提供帮助。

解放双手！

一旦宝宝可以稳稳地坐着的时候，他就能更勤奋地练习使用双手，并且很快就能运用自如。

由于不再需要用手保持身体稳定，宝宝现在能够腾出双手，轻松地练习手眼协调了。在接下来的几周，宝宝将形成在左右手之间传递玩具的能力。他还有可能每只手各抓一个玩具，然后互相敲击它们，或者他会好奇地审视它们，然后扔掉不感兴趣的那个，专注地玩另一个。

双手同时操纵一个物体的能力称为"双侧协调"，一般在婴儿出生后的第一年开始形成。任何需要使用双手的活动都有助于宝宝提高这项技能。例如可以转动的拨号玩具，可以拉的串铃玩具，可以按压的按钮玩具，以及百宝箱、游

戏板、形状分类器、堆叠玩具、套环玩具等都是理想的训练工具，而且它们都可能成为宝宝最喜欢玩的玩具。

并不是每个婴儿都能很早开发出这项技能，因此，如果你的宝宝在 6 个月时可以抓住一个物体并把它放到嘴里，把小脚丫伸到嘴里，抓住一些小东西，甚至时不时有意松手放开它们，说明在达到双侧协调发育里程碑的过程中，宝宝做得很好。

双手训练 你可以给宝宝准备一些需要用手操纵的玩具，从而帮助他形成"双侧协调"能力。

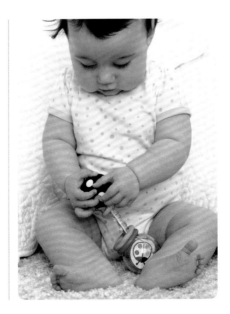

妈妈，那个看起来很好吃啊！

宝宝眼巴巴地盯着你盘子里的食物，还伸出小手抓些食物来尝尝，可是他现在能吃吗？

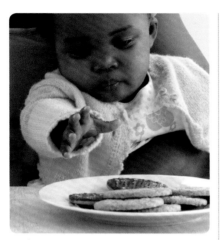

很诱人吧？但你不能吃哦！ 现在最好不要把成人食物引入宝宝的食谱，例如饼干，引入时间越晚越好。

喜欢看你吃饭，盯着你的食物并表现出强烈的兴趣，是宝宝可以开始断奶，或称为辅食喂养的征象。

然而，在头几个月，并非所有成人食物都适合宝宝，有些食物应等待更长的时间再引入。断奶的目的之一是引入一些家制食物，但烹饪时要做一些调整，使它们适合宝宝食用并保证安全。这是因为成人食物中常含有不适合宝宝食用的成分。

过多的盐

许多食品都含盐，尤其是深加工食品。宝宝的肾脏还没有发育完全，因此在1岁前，每天摄入的盐不应超过1克，蔬菜和各种谷物中天然含有的盐以及通过你的母乳摄入的盐也计算在内。普通的一袋薯片或开胃小吃至少含有0.5克盐，几块儿童套餐里的比萨很容易造成盐摄入量超过日推荐量。

过少的脂肪

低脂食物，例如低脂酸奶对你控制体重极其有益，但由于脂肪不足，因此卡路里不高，对于宝宝的发育和保持活力是不利的。你在烹饪食物时，可以加入包括牛奶在内的全脂乳制品，在宝宝满2岁之前，这样做非常重要；2岁之后可以逐渐减少全脂乳制品，直至宝宝5岁。

过多的糖

婴儿天生喜欢甜味食物，因此应尽早引入蔬菜和咸味食物，这非常重要。添加了糖的食物将使宝宝更偏爱甜味食物，不喜欢咸味食物，这样不仅会造成饮食失衡，还将提高因牙釉质被腐蚀而导致龋齿的风险。

过量的饱腹感食物

有些零食，例如焗豆、全麦吐司、苹果片对你来说是健康食物，但你要避免给宝宝摄入过多的高膳食纤维食物。鼓励宝宝吃大量的水果蔬菜的确没错，但还应该吃一些高热量的食物。蔬菜、水果和各种谷物容易产生饱腹感，宝宝的小肚子很快就被这些热量不高的食物填满了。这就是为什么最好将第一种辅食与宝宝常吃的奶混合起来，当他接受了以后，就可以立即过渡到高热量食物。假如换尿布次数增加，你就能判断出宝宝吃了过多的高膳食纤维食物。

甜味剂

甜味剂可以帮助成人和大一点的孩子减少蔗糖的摄入量，以降低龋齿风险。但甜味食物并不适合婴儿和学步儿童，因此应限制宝宝摄入含有甜味剂的饮料或食物。

酒精

有些给成人吃的甜食可能含有酒精，宝宝的身体现在还不能代谢此类物质，因此要非常小心，避免让宝宝尝试这样的食物。

问与答……营养师

过早断奶会不会让宝宝更容易发生过敏？

大多数婴儿的消化系统在17周的时候可以消化一些基础性的食物，但一般推荐的断奶时间是6个月。如果你确实想早些引入固体食物，应先咨询医生。

目前，专家建议在婴儿6个月前应避免摄入常见的容易引发过敏的食物，如小麦、鸡蛋、花生和其他坚果，以及贝类、鱼类，因为过早引入这些食物可能增加过敏风险。但对于这一建议也存在争议。新的研究表明，婴儿应早些摄入固体食物，以增加对食物的耐受性并减少过敏风险，此方面的研究还在进行之中。想了解更多食物和过敏信息，请参见162~163页、241页。

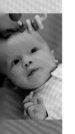

重复的声音

你可以通过不断与宝宝说话以及告诉他日常用品的名称，鼓励他识别各种声音和词汇。

这个阶段，你对词汇和声音的重复对宝宝的语言发育非常重要。他喜欢和他自己发出的声音玩耍，比如咿咿呀呀或者发出一连串的声音。此时的宝宝忙于提高对嘴、唇和舌的控制，以进行发音。你的任务就是经常和他交谈，将自然的口型展示给他，对他的咿呀声做出反应并重复他的发音，等待宝宝发出更多的咿呀之音。

通过在日常生活中经常为宝宝演示以词汇为人或物命名的方式，逐步开发他对语言的理解力。比如当你拿起一个泰迪熊时，反复说"泰迪"，或者当爸爸走进房间时反复说"爸爸"，这是一种帮助宝宝建立起物品或人与名称之间联系的极好方式。

现在这个阶段，你坚持不懈地让宝宝熟悉各种声音，将有助于他将来识别词汇，从而帮助他实现下一个发育方面的飞跃。

问与答……医生

宝宝在游乐场的沙坑里玩耍安全吗？
只要让宝宝处于监督之下，在沙坑里玩耍是没有问题的。宝宝很喜欢这种体验——通过观察其他孩子学习本领，感觉沙子的质感，以及看着沙子从指间滑落。选择一块不会有猫狗进入且经常清理的沙坑，确保宝宝没有把沙子塞进嘴里，玩耍结束后给宝宝洗净双手。

在大自然中漫步

无论是躺在花园里的小毯子上还是待在你的臂弯里，宝宝将爱上户外的美景和声音。

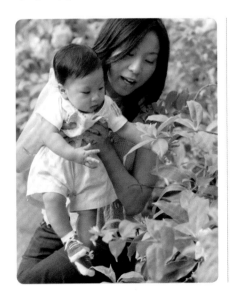

户外活动对婴儿来说有无穷的魅力。天气晴好的时候，带着宝宝到自家花园的阴凉处或附近公园的安全区域，铺上一块毯子，让宝宝呼吸新鲜空气，体验丰富多彩的世界。树枝间跳跃的松鼠，天空中飞翔的小鸟，池塘里的小鸭子，甚至趴在树叶上的瓢虫，所有这些你都可以指给他看。

鼓励宝宝触摸柔嫩的小草、美丽的花瓣、游乐场沙坑里的沙砾或粗糙的树皮。脱下宝宝的袜子，抱着他，让他保持直立姿势，使他的小脚能感觉到小草或趾间流动的细沙。

同时，继续增加宝宝的词汇量，告诉他身边每个物品的名称，并加入一些描述不同质感的形容词，比如"粗糙"或"柔软"等。

通过在户外见到、闻到和接触到更多的事物，从而满足宝宝的兴趣。这些活动无一不刺激着宝宝的感官。任何新鲜体验都可增加宝宝对这个世界的认知，而且使他很快乐。

热爱户外美景 帮助宝宝通过视觉、嗅觉和触觉，充分感受和探索大自然。

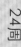
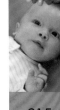

25周

婴儿通常在8~10个月大的时候掌握钳握式，而在此之前，他们都是用整个小手抓握东西的。

宝宝可能变得越来越好动，他充分利用正在发育的手部技能，伸出手抓东西。同时，他正在体验因果关系，很快学会用手推皮球或其他滚动类的玩具，从而使它们移动。

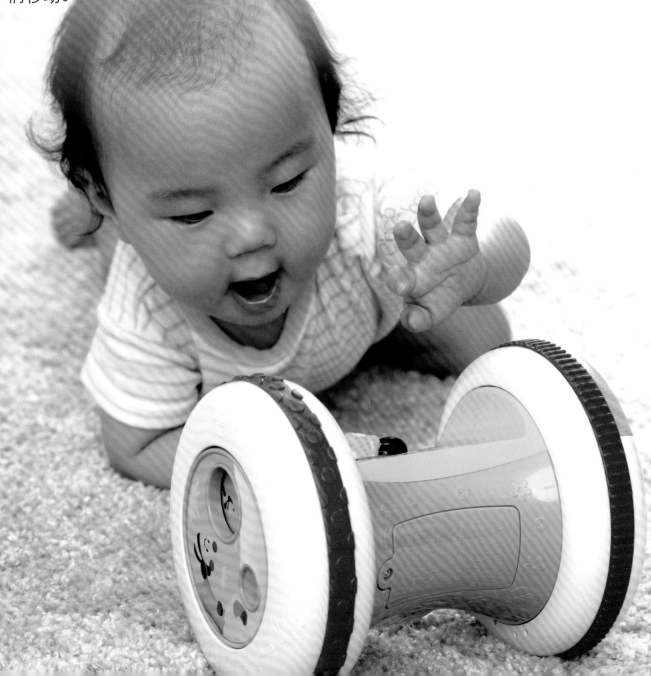

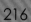

新的冒险

现在，由于宝宝对身边的事物更感兴趣，而且喂奶也比以前更易于安排，所以你可以带他去充分感受外面的精彩世界。

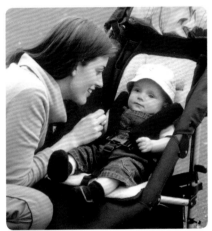

小小旅行家 让出游变得更加有趣，尽可能多地停下来，让宝宝多多观察周围那些吸引他注意的东西。

问与答……医生

我的朋友近期得了水痘，我们曾去探望过他——这会导致宝宝感染水痘吗？

对于小婴儿来说有可能感染，但是并不常见。这是因为多数婴儿还在妈妈子宫里的时候就从妈妈那里获得了抗体，使得他们在出生后的前几个月具有对水痘病毒的免疫力。症状通常在宝宝接触病毒之后3周内出现，并持续5~10天。如果宝宝被病毒感染，可能会出现乏力、食欲下降以及发热。你会注意到他的身体上出现小的红色斑点，典型的是位于躯干部位，有时也长在脸上。婴儿患水痘一般比较温和，不必过分担心。如果你认为宝宝感染了水痘病毒，可以去医院就诊。

当宝宝接近6个月大时，对身边发生的事情知道的越来越多，并且很乐意接受新鲜体验。至于你，则能更容易地预知他需要什么以及什么时候需要。这意味着你可以稍微大胆一些，偶尔安排一次时间较长的短途旅行，因为你知道什么时候需要停下来给他喂奶或者换尿布。因此，现在可以考虑去离你家较远的朋友或亲戚家拜访，组织一场亲子聚会，或来一次家庭海滩一日游。

去看望祖父母和外祖父母将帮助宝宝更好地了解他们：他对他们和他们的家居环境越熟悉，将来在那里小住也就越容易。同样，如果你和宝宝都喜欢与其他妈妈和宝宝聚在一起活动，不妨花一天时间在附近的公园或名胜古迹举行一场宝宝聚会。

在这个阶段，宝宝很喜欢户外活动，对公园、游乐场、沙滩很感兴趣（注意分别针对阳光、高温及沙子采取不同的防护措施）。宝宝也很高兴有机会观察其他儿童进行的游戏活动，比如在软体游乐场中专门给婴儿开辟的区域里看大孩子们爬上爬下。

如果你正打算第一次带宝宝乘坐公共交通工具，例如公交车，事先进行调查是值得的，因为你要确保它适合婴儿推车。比如，你是否能够直接把婴儿推车推上去，而不必先把车折叠起来；又如车站是否有电梯，是否必须抱着宝宝、拖着婴儿推车爬楼梯。

做好准备

和宝宝一起出去玩是一件快乐的事，尤其是当你事先做好了万全准备的情况下。当宝宝的尿布侧漏时才发现没带干净的换洗衣服，或者当宝宝耍脾气的时候发现没有玩具来分散他的注意力，没有比这些事能更快地毁掉一次出游了。确保你"武装到了牙齿"，带好了各种所需之物，甚至比需要的还多，以应对"计划赶不上变化"的情况。你的妈咪包一定要塞得满满的，确保有足够的尿布、婴儿食物（如果正在断奶）、配方奶（如果是人工喂养）、玩具、哄宝宝的安慰物以及你们俩的换洗衣服，这样才能避免"乘兴而来、败兴而归"的尴尬局面。

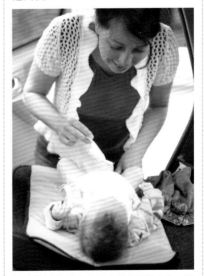

快速换尿布 给宝宝穿容易穿脱的衣物，可以避免外出时节外生枝，快速给宝宝换好尿布。

腿开始承重

当宝宝被你竖着抱的时候，喜欢跃动身体，这样能增强他腿部肌肉的力量，为爬行和走路做好准备。

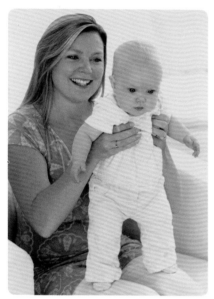

学着站立 让宝宝在你的腿上弹跳，可以帮助他掌握平衡并增强下肢力量。

当你托着宝宝让他保持站立姿势时，他的双腿或许能够承受身体的大部分重量了。这样做对增强他的骨骼和肌肉力量很有帮助，因此是很好的站立训练。很重要的一点是，虽然大多数 7 个月大的婴儿喜欢站立（也许还喜欢弹跳），但对于尚未准备好站立的婴儿，一定不要强求。有些婴儿不喜欢双腿承重而更喜欢坐着用屁股移动，这样的婴儿可能会晚些学会走路。

许多家长在一开始竖抱着宝宝站立的时候有些担心，比如这样鼓励宝宝站立会不会造成"罗圈腿"（至少你的祖母是这样告诉你的）？那么，你将在下文中找到关于这些问题的答案。

弓形腿（俗称"罗圈腿"）

托着宝宝站立不会造成弓形腿。多数婴儿的双腿从髋部向外侧呈弧形弯曲，而到脚踝处又向内靠拢，所以呈现出"罗圈腿"的外观。在子宫内，双腿采取这种姿势可以使胎儿有更大的生长空间。

从宝宝开始站立，到逐渐学会走路，新的骨骼将生长出来，由于骨骼成分发生了变化，所以能够支撑他的体重，最终的结果是宝宝的腿变得更结实，也更直了。到了 3 岁，宝宝的双腿将和成人一样笔直。如果你有任何疑问，或者宝宝只有一侧腿弯曲，应该咨询医生以排除其他问题。

腿细

对于大腿和小腿比较细弱的宝宝，他们的父母经常担心宝宝的腿部力量不够强壮，不能支撑体重。这种情况不必担心：如果你托着他的时候，他能够站立，就没问题。腿部肌肉可通过运动和玩耍得到锻炼和增强。你可以在宝宝仰卧时，让他的双腿做蹬自行车的动作，还可以抓住他的手，帮他借助你的力量把自己拉起来并弹跳。趴着的时候，帮宝宝屈腿，让他推动自己向前爬行。

扁平足

所有婴儿都是扁平足，部分原因可能是"婴儿肥"掩盖了足部的弓形；另一方面原因是足弓要到 2 岁时才完全发育，而到那时宝宝已经走路一年了。

问与答……儿科医生

宝宝的一条腿看起来比另一条短，当我抱着他呈直立姿势时，这条腿似乎承受不了任何重量，这是怎么回事呢？

宝宝可能罹患发育性髋关节发育不良（DDH）。当股骨头（股骨即大腿骨）形状异常、髋臼或其支撑结构异常时会发生这种病变。这种异常可能是轻微的，即股骨头和髋臼之间不完全接触而造成半脱位；也可能是比较严重的，即股骨头和髋臼之间完全脱离而造成脱位。发育性髋关节发育不良影响 1%~3% 的新生儿，女孩更常见且具有遗传性。也常见于臀位分娩、多胎分娩以及畸形足（马蹄内翻足）的婴儿。

所有婴儿在出生时应进行发育性髋关节发育不良的检查，到 6~8 周时，高风险婴儿应进行髋关节超声检查。由于这种病变也可能在 8 周后发生，所以应针对任何你关心的问题咨询医生，包括到 7 个月时宝宝是否可以单腿或双腿承重，双腿长度是否一致，或者双腿承重时是否有一只脚总是朝外。宝宝满 4 个月后，可对骨盆进行 X 光检查来确诊宝宝是否罹患发育性髋关节发育不良。针对发育性髋关节发育不良的治疗越早开始，预后就越好，大多数发育性髋关节发育不良的婴儿不会延迟学会走路的时间。

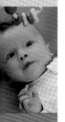

感觉到"不对劲儿"

由于你的情绪会影响宝宝，所以应尽量不让他感受到负面情绪，应多向他传达积极的情绪。

你可能注意到，当宝宝觉察到你的悲伤情绪或你的声音透着沮丧时，他会一直认真看着你；当你接电话后变得很生气，他会停止游戏，转而察看一切是否正常。如果他发现你很伤心、苦恼、紧张或者生气，可能会大哭并伸出双臂要求你抱他。他不理解你情绪的变化，但他希望你高兴，因为你开心的话，他也开心。他仍然强烈地感觉到自己是你的延伸，他的情绪被你的情绪左右着。当你悲伤或焦虑时，他会变得更黏人，想寻求舒适和安全感。当然，这种情况看上去是自相矛盾的，因为你情绪低落的时候最不想被一个要脾气的孩子打扰；然而，宝宝的行为就是在提醒你他就在那里。有些专家认为这种"直觉"是一种原始本能，从而帮助婴儿确保他的妈妈不要太分心，从而忽略了他。

在认知世界的过程中，宝宝对你的情绪越来越敏感，也越来越同步。当新情况发生、需要应对时，他会看着你，从你那里寻找线索。如果你变得沮丧或生气，他将认为这是正确和适当的反应。如果你幸福快乐，爱好社交，他会倾向于接受这种心态。尽管没人能永远保持心情平静，但应尽力使你的声音和面部表情保持欢快和积极。这样做的结果就是宝宝更有安全感，并且学会在困境中保持乐观积极。

对一切都感兴趣

宝宝开始对周围世界产生探索的兴趣，这真让人兴奋，但务必注意不要让他接触到有潜在危险的物品。

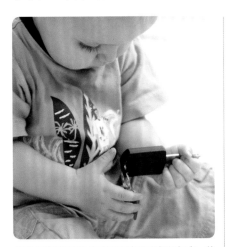

各种好玩的东西 宝宝对所有东西都很好奇，他可能拿到危险物品，比如剪刀和钥匙等。剪刀的刀刃很锋利，有可能扎伤他的手指，而钥匙的边缘也不光滑。

对于宝宝来说，你的包包是特别讨人喜欢的东西。宝宝经常看到你从包包里翻出好玩的东西，从瓶装饮料、安抚奶嘴，到车钥匙、手机，也许还有一两个古怪的玩具，等等。一旦他能做到的时候，就会亲自在包包里搜寻并挖掘那些迷人的宝藏。请注意，如果你的包包疏于"看管"，你很快就会发现他正拿着你的包包研究。

你家里有没有存放清洁用品的橱柜？或者在某个低矮的抽屉里装满了不适合宝宝拿取的东西，比如小剪子、花园里用的剪枝剪刀、绳子或者胶水？宝宝喜欢模仿你做的事情，并且尝试着自己做，但更多的是想满足他那与生俱来的好奇心，增进对世界的理解。

他可能觉得吃花盆里的泥土，把拨浪鼓塞进DVD机里，甚至猛拽电源线从而把熨斗拽下来，这些都是奇妙无比的好主意。有多少新鲜的事物等待着他去发掘啊！

现在，监督变得比以往更为重要，而且你也应该重新评估你家的家居安全防护等级。宝宝还需要过好几年才懂得什么安全、什么不安全，因此你应该采取一切预防措施，保证宝宝在家里是安全的。

妈妈，爸爸

在25周的时候，宝宝不断地重复发音，他会尝试着发出"妈妈妈"和"爸爸爸"的声音。

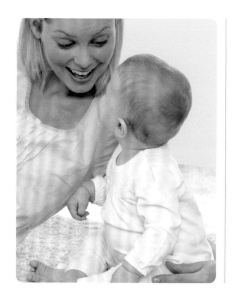

即使你迫切地期望如此，但宝宝最初发出的"妈妈"或"爸爸"并没有任何意义：他只是恰巧按顺序发出了那几个音而已。但你的兴奋之情将鼓励他不断重复，而你不断回应他，终将使他慢慢地（3~4个月后）知道"妈妈"就是你！

如果宝宝说出来的第一个词是"爸爸"，你也别大惊小怪，因为"哒"或者"爸"比"呢"或"妈"更容易掌握，因此爸爸可能获此殊荣。

妈妈！ 宝宝第一次叫"妈妈"可能是出于偶然，但他发现这能让你很开心时，他会不断重复这个发音！

宝宝喜欢你不断重复他的咿咿呀呀，而且当你说出某个物品的名称或人的名字时，能强化宝宝的理解：概念是可以用词语来表达的，在接下来的几个月里，他将掌握这些概念。在此阶段，学说话就是个游戏，宝宝正在体验用声带、舌头和牙齿发出各种声音。无论婴儿的母语是什么，他们言语发育的方式和咿咿呀呀的发声方法都是相似的，所以，全世界的宝宝发出的声音和你的宝宝发出的声音很相像。宝宝喜欢发出他觉得有趣的声音，而且当他得到回应时，便会不断重复这个声音，或许只是因为这种感觉很好！

婴儿高脚椅

婴儿高脚椅有助于宝宝掌握进食技能，当他与家人一起享受进餐的乐趣时，能让他感觉到自己是大家庭的一部分。

婴儿高脚椅是一笔不小的投资，因此购买之前务必厘清自己的需求，列成一张清单。

实用性

宝宝的椅子应该易于清洁（可拆卸的托盘比固定托盘更容易清洁和晾干），大小适合你的厨房或餐厅。如果空间比较狭小，最好选择可折叠的款式，或者能连到餐桌上的，这样就不需要托盘了。如果你家没有餐桌，那么可调节高度的款式会比较有用，这样你可以将高脚椅调

低，与咖啡桌相连。还有一种高脚椅，可以拆分成适合学步儿童的桌椅组合，你也可能会喜欢。

舒适性

椅子应该自带坐垫或者能够放入靠垫，这样可以让宝宝坐直。坐垫最好是可拆卸、可水洗的——你应该买两个，其中一个拿去清洗时，可以换用另外一个。那种可随着宝宝的成长调节脚踏板和座位高度的款式是很实用的。

安全性

确保高脚椅的4脚间距足够宽，这样可以防止高脚椅轻易被外力推翻。高脚椅应有五点式安全带，每次宝宝坐在上面时都应扣好安全带——婴儿具备的"非凡能力"让他们很容易从椅子里爬出来。最后，确保可折叠的款式具备锁定装置，以防宝宝坐在里面时被夹住手指或摔下来。二手的高脚椅也是完全可以接受的，但务必保证它符合现行国家安全标准。

改变宝宝的喂奶方式

你可能正在考虑断奶，或者希望开始母乳和配方奶混合喂养，也可能想尝试一种新的配方奶。

如果你一直母乳喂养，现在正考虑返回职场，又不想给宝宝吃配方奶，或者打算母乳和配方奶混合着喂养，这样既能适应你的日程安排，又能满足宝宝的营养需求，那你可以把母乳挤出来并保存在冰箱里，留待上班的时候给宝宝吃（见 179 页）。如果你发现宝宝用奶瓶吃奶有点困难，可以试着往奶嘴上涂一些母乳，或者将配方奶和母乳混合起来，让宝宝从口味上更容易接受。你还可以试着更换奶嘴，或者用杯子给他喂配方奶。如果你想直接从母乳喂养改为吃配方奶，那你应该多试几个品牌，找到宝宝最喜欢的那个。

新配方奶

12 个月之前，可以一直让宝宝吃 1 段配方奶，不必更换 2 段配方奶或抗饥饿配方奶。但是，如果你发现宝宝即使吃足了奶，看起来还是很饿，那么无论你是一直母乳喂养，现在正在过渡到配方奶，还是从一开始就给宝宝吃配方奶，都应该更换配方奶了。2 段配方奶中的营养更加充足——尤其是含有更多的钙，可以满足宝宝日益增长的需求。

随着宝宝逐渐断奶，摄入的固体食物不断增加。如果你很细心地给宝宝提供足够的健康食物，那么无疑会让宝宝从食物中摄取更多的维生素和微量元素，从而减少从配方奶中获取营养素的依赖。

如果宝宝接受固体食物比较慢或者比较费劲，那么可以考虑更换针对大宝宝的配方奶——这种配方奶不仅可以提供更多的热量，更容易填饱肚子，还可以提供更多的铁、欧米伽油和维生素 D。

不管你选择哪种配方奶，都应该能够满足宝宝的营养需求，让宝宝的体重正常增加。全脂牛奶不适合 12 个月以下的婴儿作为饮品来饮用，但当你开始给宝宝断奶，而且宝宝也能消化乳制品的时候，可以在烹调食物时加入一些牛奶。你可以向相关专家咨询关于配方奶和喂养的建议。

计划终止母乳喂养

如果你已经在心里设定好了日期，计划在接下来几周断奶，那么你现在就应考虑用奶瓶代替喂奶。这是因为如果突然断奶的话，宝宝失去了营养和舒适感的主要来源，很可能感到不安，而你面对这种情况则会感到沮丧。而且，突然断奶将使你的乳房肿胀并可能导致乳腺炎。在接下来的几周，你应该逐渐减少喂奶的次数，并慢慢替换成用奶瓶喂奶，建议每 4~5 天减少一顿。

你可能打算从傍晚的那顿开始尝试断奶。最好由你的爱人或其他带宝宝的人在另一个房间给宝宝喂奶，这样宝宝就闻不到你身上母乳的味道了。一般来说，深夜和早晨的两顿应该最后停，这样能使宝宝感到安全和满足。

假如你不得不突然终止母乳喂养，你会发现你的乳房肿胀，令你感到不适。这时你需要把乳汁挤出来，挤出足够的量以缓解不适。如果你挤得太多，分泌得也就越多。你得花几天时间才能感觉舒服，而不再分泌乳汁则需要再等几周时间。想了解更多断奶信息，请参见 274~275 页。

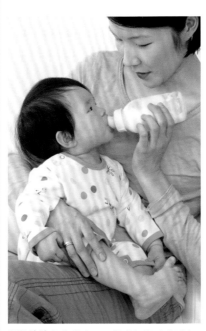

新的体验 逐渐从吮吸母乳过渡到用奶瓶吃奶，宝宝需要足够的时间来适应。

26周

婴儿的双眼开始配合——一个立体的世界正在他眼中形成。

与以往任何时候相比，现在的宝宝更需要白天的小睡——无论他使用哪种方式四处活动，都消耗了很多能量，让他感到筋疲力尽！当你支撑着他保持直立站姿的时候，他的双腿也许能够承受一些重量了，但是不要强迫他这样做。

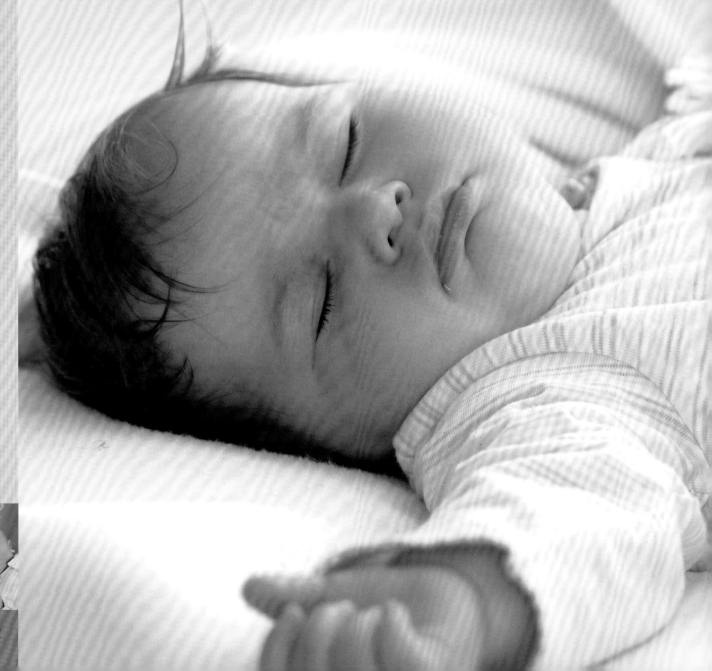

各就各位，预备……

宝宝要出发了！不管是翻身、匍行，还是双手和双膝并用，总之，他进入了一个全新的活动阶段。

我可以给宝宝使用婴儿活动中心吗？它安全吗？

婴儿活动中心能够培养精细运动技能、解决问题的能力、想象力和独立性。当宝宝坐在结实稳固的活动中心里时，被身边各种能够拨动的转盘、翻翻书、形状分类玩具、发声按钮所包围，可以刺激宝宝，让他开心不已。一旦宝宝能够自己坐着的时候，座位可旋转、高度可调节的款式就更适合他了。你可以根据需要调节高度，以确保宝宝可以拿到他想玩的东西。到了宝宝开始站立或者走路的时候，婴儿活动中心就不再安全了。

我的宝宝开始爬了，我能把他放进游戏围栏里来保证他的安全吗？

当宝宝能够灵活移动的时候，游戏围栏可以阻止他做那些他特别感兴趣却很危险的事，比如在家中四处探索之类的，但他可能会因为受到限制而大声表示抗议。在这一成长阶段，应尽可能多地给他自由，让他多活动身体，自由探索世界，因此请试着给宝宝开辟一个安全的地方，让他能自由玩耍（当然是在你的监督下）。另一方面，你也无法做到每时每刻目不转睛地看着他，当你的注意力被分散，比如你在打电话又想确保他的安全时，而恰好你家的空间足够大，那么游戏围栏是很有用处的。

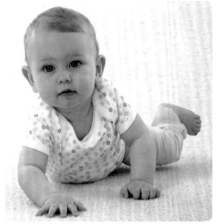 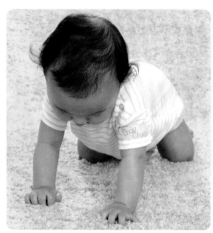

开始行动 一旦宝宝开始到处爬了，可以在地板上铺地毯或地垫，能在宝宝练习的过程中起到缓冲作用。

现在，让宝宝翻身或爬行还为时尚早——有的婴儿直到8个月或9个月，甚至更晚才开始，早产儿和多胞胎较为常见。但是，有些婴儿确实很早就开始变得好动了——所以还是早点做准备比较好。

婴儿通过各种方式学习控制自己的身体。从坐到爬，从爬到扶着东西走，再到走路，对于这一系列的发育步骤，婴儿"自有安排"，他们将按照自己设定的"议事日程"，以一种最容易实现的方式来完成。

有的婴儿用小手和膝盖前后移动；有的则直接坐着用屁股移动，而从不用手和膝盖。有的婴儿在地板上打滚，趴着扭动，或者干脆趴着往前挪；有些婴儿更爱倒着爬，却不喜欢向前爬；有的婴儿干脆跳过爬的阶段，直接尝试扶着家具走路。如果你有一对双胞胎，你会发现他们采用不同的方式移动，当然，方向也各不相同！

独立之路

宝宝以何种方式移动不是最重要的，最重要的是他动了。具备移动能力是情感及身体独立的第一步。很显然，这是在能走路之前，宝宝必须达到的发育里程碑。走路能让他用自己的步伐去探索世界，满足他的好奇心，让他自娱自乐并且培养协调能力、平衡感和肌肉力量。更重要的是，移动能锻炼他的心肺功能，让他精神焕发，还有助于他进入更深、更平静的睡眠。

鼓励宝宝动起来能帮助他爱上体育运动，了解自己的身体是怎么工作的，最终，他将在追逐喜欢的玩具的过程中收获乐趣。

学吃固体食物

当你开始给宝宝喂食奶之外的食物时，记住一点，宝宝需要一段时间来适应用勺子进食。

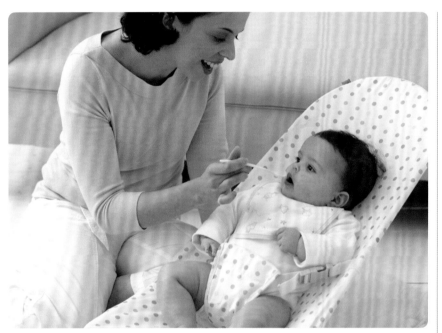

新的味道和新的口感 对于宝宝来说，用勺子进食固体食物是一种全新的体验，他需要一些时间来逐渐适应。

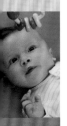

清单

成功秘诀

为了让断奶有个顺利的开始，也为了帮助你和宝宝，可以尝试以下技巧：

■ 找个宝宝既不太累也不太饿的时间——喂过一点奶之后通常是很好的时机。

■ 自我放松，使自己开心起来。

■ 一团糟是肯定的，做好准备应付宝宝各种可能的反应，不要慌张。

■ 宝宝每吃下一口饭，就给予表扬和鼓励。

起初，你可以用奶、水果和蔬菜拌上婴儿米粉做成稀薄的果蔬泥给宝宝吃。事实上，这种果蔬泥很接近奶的稠度，宝宝会吮吸勺子上的果蔬泥。当他习惯了吃勺子里的果蔬泥以后，你可以少放些奶或者多放些婴儿米粉，把果蔬泥做得黏稠些。婴儿米粉本身是很好的断奶入门食物，口味清淡，容易被宝宝消化，而且多数品牌的婴儿米粉都添加了维生素和矿物质。

根据你开始引入固体食物的时间和宝宝对食物的接受情况，你可能会发现，在最初几天，宝宝每天每顿可能只吃一两勺。不过，假如宝宝想多吃，就让他多吃。当他吃够了的时候，会扭过头，显得不耐烦或者紧闭嘴巴。如果他坚决拒绝尝试新食物而且开始变得烦躁不安，那么干脆停止，等到第二天再鼓励他尝试。

为了从一开始就帮宝宝建立起健康与食物的积极联想，吃饭时保持愉快的氛围很重要。与此同时，你要给宝宝准备各种各样的食物，包括那些你自己不喜欢的食物。不要为改善食物的口味而往食物里加盐或糖。对于宝宝来说，盐是很危险的，多余的糖也是不必要的。他很享受简单的味道，你尽管放心就是了。

健康的开端

事实上，早期引入的食物并不只是为了让宝宝尝尝味道，它们应该营养丰富。断奶最重要的内容之一是让宝宝尝试健康食物的味道和口感。宝宝越早学着吃蔬菜，长大后一直吃蔬菜的可能性就越大。所以，如果因为宝宝连碰都不碰，就放弃让他尝试西蓝花泥，换成他爱吃的苹果泥，那么就无法让他喜欢西蓝花的味道。不要忘记，你对食物的反应对宝宝来说是一种暗示，所以，如果你不喜欢吃西蓝花，那么他也会拒绝吃西蓝花。让宝宝每隔一两天尝试一种新食物，如果他拒绝，那么改天再试。可能需要多接触几次，宝宝才能接受一种食物的味道，对于那些最初就不太喜欢的食物，接受起来则需要更长的时间。

宝宝自己的房间

如果你打算让宝宝在他自己的房间里睡觉，那么在把他搬出你房间之前，先让他熟悉环境。

从6个月大开始，宝宝独自睡觉已经安全了。帮助他慢慢地从你的房间过渡到他自己的房间。刚开始时，只让宝宝在他的房间小睡，这样他可以熟悉在新环境入睡的感觉。在你采取果断行动，把宝宝整夜留在他自己的房间之前，应该先逐渐增加他在那里小睡的次数。

你可能发现宝宝在他自己的房间睡得更好，因为他不再被你夜间的咳嗽声和翻身声所打扰。但是宝宝也有可能频繁醒来，因为他听不到你规律的呼吸，一开始会感到有点孤独和害怕。如果他晚上哭了，过去安抚他，让他明白你一直都在他身边，并且会一如既往地满足他的需要。

给他一个安慰物（见345页），让他安静下来。能够看到、摸到或者闻到一些熟悉的物品有助于他安然入睡。但这些物品不宜一整晚都留在婴儿床上。为了使你自己安心，不妨买一个婴儿监视器。当宝宝开始独立睡觉时，很多家长都经历过不眠之夜。你自己会不由自主地频繁醒来，跑去宝宝的房间查看。如果能从监视器里听到他的哭声或是呼吸声，你就可以放心地入睡。而且，宝宝也能从监视器里听到你的声音，伴随着时不时传来的爸爸妈妈的轻声细语，宝宝能睡得更好。

倾斜身体

轻柔地倾斜宝宝的身体或者改变他的姿势，让宝宝从全新的视角观察熟悉的环境。

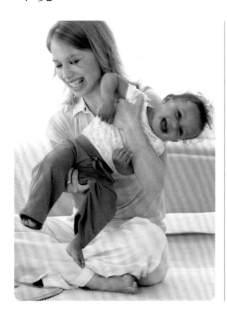

尽管打打闹闹的游戏将在稍后的发育阶段中才会进行，但当你抱着宝宝，让他体验各种姿势的时候，感觉反馈将使他受益。稳妥地支撑住他的颈部和背部，让他向后倾斜身体，这样他就可以看到天花板；让他仰面躺在你的腿上，在他的肚子或脖子上挠痒痒或者吹气，这样他就会向后仰头。当他处于这个全新角度时，可能会高兴地扭动身体，也可能因为吃惊而一动不动。只要你稳稳地扶着他的身体而不是他的手脚，他就有安全感。另外，你们外出时，试着把婴儿

新视角 托着宝宝，让他的身体稍微倾斜，可以使他获得身体如何移动的感觉反馈。

推车的椅背稍稍向后倾斜，以便他能看到天空、云朵和树。

这类活动能使宝宝了解处于不同姿势的身体是怎样工作的，从而刺激前庭系统（控制平衡的系统）的发育。同时，宝宝将依靠不同肌肉的运动和不同肌肉之间的协调，保持身体平衡以及对头颈部的支撑。

当你抱着宝宝让他处于不同姿势时，他可以从新的角度看事物，有利于肌肉和神经的发育。但要确保宝宝被稳稳地支撑着，否则他会觉得不安。

敏锐的目光

到了26周，宝宝的视力大大提升了。他就像鹰一样观察你和周围的事物，并能注意到其中的细微变化。

婴儿在3~5个月的时候开始发育深度知觉。到了现在，婴儿的大脑能够有效地整合双眼所获得的信息，生成一个多彩的立体世界了。

深度知觉的形成需要视觉体验，具备良好的眼肌协调能力，而且还需要眼睛和大脑中有足够多成熟的神经细胞。到这个阶段，宝宝的视力水平几乎接近成人，到他大约8个月大时，他

的视力已经近乎完美了。虽然近距离的事物仍然更能吸引宝宝的注意，但他现在也能看到并识别出房间另一端的东西了。他能注意到微风中摇曳的窗帘，滚到沙发下的玩具，或是你塞在沙发角落里的包包。一旦他能认出这些东西，便决意要把它们拿到手，因为他现在容易被新奇的玩意所吸引，而在此阶段之前，他极有可能只是饶有兴致地看着熟悉的东西而已。

> **事实上……**
>
> 通过"视崖"试验可研究婴儿的深度知觉——"视崖"是一块能形成下降错觉，类似悬崖的特殊玻璃表面。婴儿一般可以爬过"浅"面，但大多数会表现出对"深"面的恐惧。这表明，大多数婴儿在能爬的时候已理解深度知觉。不过，深度知觉并不能保证安全，所以防范措施至关重要（比如安装楼梯安全门栏）。

阳光和维生素D

维生素D对你和宝宝都很重要。它对骨骼和牙齿的发育，以及提高免疫力和细胞生长都是必需的。

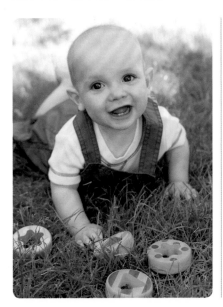

维生素D是皮肤暴露于阳光后由人体合成的（也可从食物中获取，见167页），因此广泛使用防晒用品导致现在越来越多的人缺乏维生素D。我们应该每天晒太阳至少10分钟（在无防晒用品的情况下），以保持维生素D的水平。

这听上去可能让你有点困惑，你绝对不想让宝宝娇嫩的皮肤被晒伤。其实，阴凉处（比如树下）的阳光和直射的阳光一样有效。在暖和的月份，应该尽可能让宝宝不涂防晒霜，每天在外面的阴

室外活动 每天在室外阴凉处玩耍10分钟可以促进宝宝的身体合成维生素D。

凉处玩一会儿。但在夏季，应避开上午10点到下午3点，这段时间阳光最强烈。当你们在一天里的其他时段外出时，需给宝宝涂抹防晒系数为30的防晒霜以保护他的皮肤。

值得注意的是，很多婴儿在冬季缺乏维生素D，所以冬天同样应该晒太阳。除了通过吸收阳光获取维生素D以外，也可从饮食中获取。专家建议母乳喂养的婴儿和妈妈适量服用维生素D补充剂。深肤色的婴儿同样也应该服用维生素D补充剂，比如非洲、非洲-加勒比及南亚血统的婴儿，因为他们的身体不能合成足够的维生素D。

徐缓地分离

如果你打算回去工作，尽量使宝宝平静地对待分离，并让他相信你会回来。

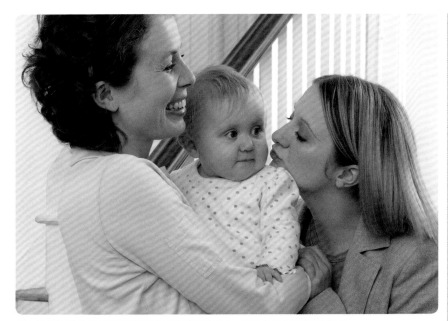

开心地说再见 让宝宝熟悉周围的环境和照顾他的人，可以让分离变得更容易些。

无论你什么时候回去工作，和宝宝分开总是令人烦恼和痛苦的。如果宝宝正处于分离焦虑阶段（通常从 8 个月左右开始，见 283 页），那么情况更糟糕。运用以下策略可以让分离变得容易些。

把照看宝宝的人介绍给宝宝认识，你可以陪他们待一段时间，你的陪伴能让宝宝感到安全，以便他慢慢熟悉新的看护者。第一次让宝宝和看护者单独相处时，时间要短（比如 15 分钟）。

第一次尝试分离时尽量避免宝宝疲劳、饥饿或身体不适的时候。他玩得越开心，就越容易快速安静下来。为了让他有安全感，你不在的时候可以给他一个安慰物（见 345 页）。如果需要将宝宝带到其他地方看护，可以拿上你们一起玩过的玩具，让他觉得像在自己家里一样。

引入一些表示离开的礼节性动作，以便宝宝学会预测将发生什么——他能在日常规律中寻得安全感。你可以给他一个拥抱、一个吻，或是一句坚定的道别的话语。保持语气积极愉悦，并表现出快乐的面部表情。如果他哭闹，你可以告诉他，你会想念他，但很快就回来（接下来，你可以与他约定时间，比如"午饭后"或是"小睡后"回来），然后告别离开。克制住自己的冲动，不但不能跑回来安慰哭成泪人儿的宝宝，而且还要让自己待在一个听不到他哭声的地方。如果你担心的话，过 15 分钟打电话给看护者，看看宝宝是不是安静下来了——大多数时候，宝宝很容易被其他事物转移注意力。

脱水

当婴儿没有摄入足够的液体，例如因病进食状况很差时，就会发生脱水，导致婴儿出现困倦、呼吸困难或者缺乏食欲等症状。如果婴儿体内液体流失过多，例如胃肠炎时呕吐和（或）腹泻，或者因发热或太热而出汗过多，也可能造成脱水。

脱水是具有潜在危险的症状，如果你怀疑宝宝脱水了，应立即带他就医。尽可能频繁地给宝宝喂奶，如果是人工喂养，在给予常规配方奶的同时要给宝宝喝一些冷开水。给宝宝喝口服补液盐溶液，帮助他补充流失的体液和盐分，对于保持体内电解质平衡是很有必要的。

如果得不到及时治疗，脱水将引发急症，导致脑损伤。因此，如果你的宝宝出现嗜睡或者意识不清等症状，应呼叫救护车，或者采用更快的办法，立刻带他到急诊室。脱水的症状包括：

■囟门凹陷。

■精神不振。

■眼窝凹陷。

■口、眼、嘴唇干燥。

■尿液气味浓烈。

■手脚湿冷。

■尿布更换过少（每天少于 6 片）。

你的宝宝（7~9个月）

固体食物 现在开始断奶了，随着婴儿适应更多的固体食物，他摄入的奶量减少了。

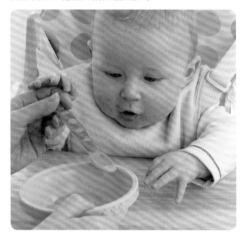

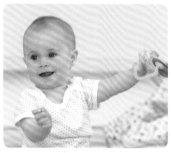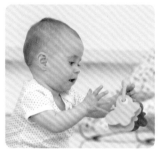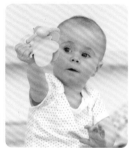

传递的技能 在两手之间传递物品是个精细活，因为这需要婴儿进行大量手眼协调能力的训练以及双手能够有效地开合。当婴儿掌握了这项技能，会花更多时间享受这个过程。

独立坐着 许多婴儿在6~8个月时可以不用大人帮助自己坐着，还可以坐着玩玩具而不会歪倒。

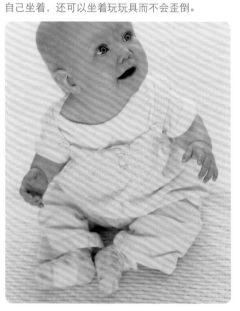

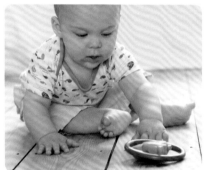

你知道吗？ 在最初学习站立的时候，婴儿通常用胳膊推着或拉着自己的身体从坐姿变为站姿，然后再学会用双腿把自己推起来。

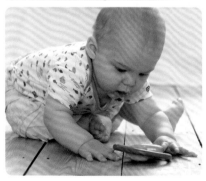

探身抓玩具 坐着的时候向前探身可不是件容易的事，不过随着平衡能力的增强，这难不倒小家伙。

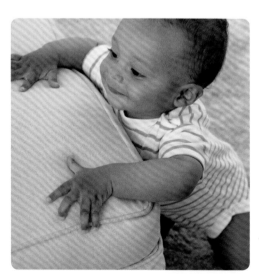

拉起站立 婴儿也许会以一件家具作为支撑物，借助它使自己站起来。

宝宝从坐到站，从玩简单的拼图到尝试新食物，他可真是个忙碌的小人儿。

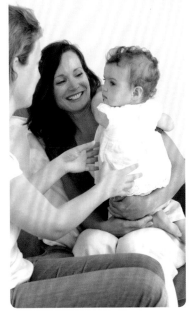

害怕分离 大概8个月大的时候，你的宝宝会对陌生人或你的离开感到焦虑，他需要更多的安慰和关心。

解决问题 婴儿解决问题的能力和精细运动技能发展迅速，他会被简单的形状分类玩具深深吸引。

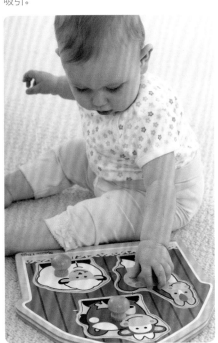

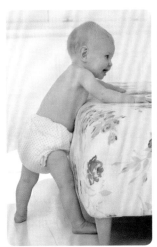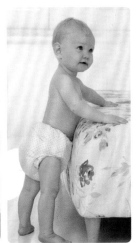

侧着跨步 一旦婴儿可以扶着东西站起来，当有人扶着他的时候，他便开始一步一步地移动双腿来练习迈步。

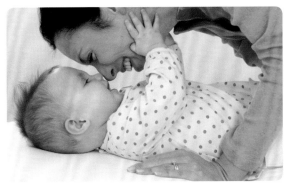

小小模仿家 你的宝宝乐于模仿你发出的声音，他的理解力在不断增强。他通过观察你学习面部表情的意义。

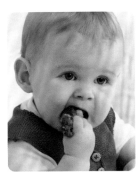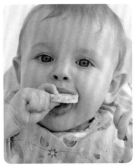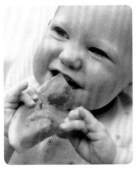

手指食物 婴儿现在喜欢吃一些简单的手指食物。婴儿正在利用这些机会学习如何正确地咀嚼，并按他们自己的节奏探索新味道和新口感。

你知道吗？ 凡是婴儿看到、听到、闻到、尝到以及触摸到的所有东西都能帮助大脑中上万亿的神经细胞之间建立连接。

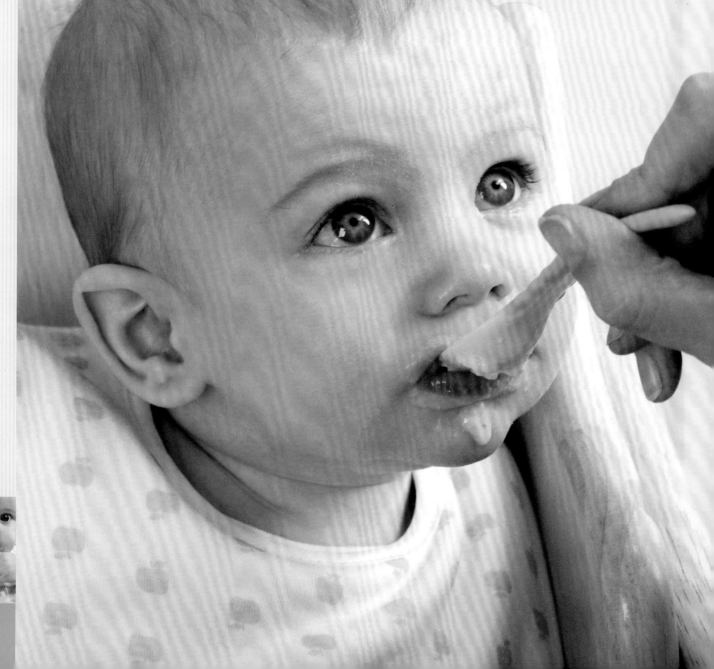

27周

在第一年里，食物的多样化有助于婴儿日后养成健康的饮食习惯。

你的掌上明珠可能比出生时体重增加了一倍——这时你可以开始调制稠一些的食物了，这些食物将成为宝宝饮食的重要部分。现在，宝宝的夜间睡眠时间应该有8~10个小时。如果他仍然在夜间醒来，你必须改变这种模式。

宝宝整6个月了

你能相信宝宝有多大了吗？他现在意气风发——或者确切地说，他更加有目的、有策略地到处移动。

宝宝已经半岁了，如今的他与那个刚刚来到这个世界、小小的新生儿完全不同了。至于你和你的爱人，也可能变得不一样了，你们已经进入角色，更加自如和自信地履行作为父母的责任。你现在还能记起在宝宝出生之前，你的生活是什么样子的吗？

6个月人的宝宝比以往任何时候都善于交际，喜欢与人相处。在与众人待在一起时，他会热情地微笑或者哈哈大笑——但对于他想与之单独相处的人，可能有点挑剔。既然宝宝现在喜欢和人打交道，那么，当你带宝宝出门时，尽量把他介绍给各种各样的人，并鼓励他打招呼和挥手告别。

宝宝对周围环境的认识突飞猛进。宝宝非常好奇，想探索一切。当他选择要玩哪些玩具时，表现出在做决定的样子。他喜欢和你面对面玩，他的信任感和自信心也逐步增强。他喜欢研究你的脸，也喜欢其他人的脸，会摸一摸或者戳一下、拉一下，因为他正在试图理解他和其他人是不同的个体。

长大了，变漂亮了

经过6个月的时间，宝宝的体重差不多增加了一倍，看起来圆润舒展，而且很有可能显得胖乎乎的。假如你现在还没开始断奶，那么现在绝对是时候了（见234~235页、254~255页）。你可能正在考虑增加配方奶的量，如果你是母乳喂养，也许正在考虑多挤出一些母乳，

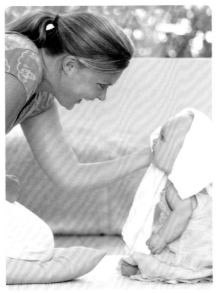
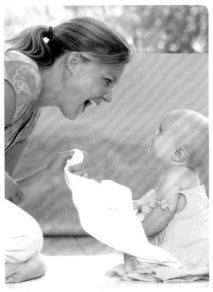

咯咯地笑 宝宝喜欢那些傻乎乎的、有惊喜的游戏。把他藏到毯子底下，然后"发现"他。他会觉得特别开心并且会开怀大笑。

终止母乳喂养（见274~275页），或改为2段配方奶（见221页）。

宝宝现在能够不借助外力支撑坐着，并且当你竖着抱宝宝时，他的双腿也能承载一定的重量了（他也喜欢用这个姿势弹跳）。如果你把他举起来并支撑住他，他甚至可以站立了。也许他还能匍匐着前进甚至爬行，想尽一切办法使自己的小身体移动。

他能张开整个小手，用手指把玩具耙到身前，然后把它捡起来。他将更加有目的地抓取、摇晃和敲打手里的东西。如果他扔了东西，那很可能不是故意扔的——婴儿大概在9个月大的时候才开始有目的地这样做。

婴儿学步车和摇椅

最好避免使用这些玩具。婴儿学步车可能造成危险，因为它能让婴儿触到不应该触及的高度，接触到一些危险物品。此外，车子可能会翻倒，如果它和别的东西相撞，还会给婴儿造成伤害。这些玩具造成的事故比其他任何玩具都多。而且，婴儿需要学习坐、滚、爬和趴着玩耍，以便获得他所必需的走路技能，但是婴儿学步车阻碍了这些活动。

婴儿蹦床也是不建议使用的，因为它会对婴儿的骨骼、关节、韧带和肌肉造成太大的压力。而且，如果安装不正确的话，很可能导致意外。

表现出偏好

宝宝正变得对自己、你以及其他人有越来越清晰的认识。他甚至能够暗示更喜欢由谁来照顾他。

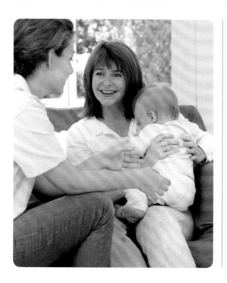

虽说父母双方都在宝宝的成长过程中扮演各自的角色，但是，宝宝更喜欢经常照顾他、让他有安全感的那个。同样，一回家就专注于和他玩耍的人将在宝宝的情感中占据特殊位置。当你们两人都在家的时候，尽量平衡你们陪伴宝宝的时间。例如，你们可以轮流抱宝宝上床睡觉，那么，无论你还是你爱人都能让他感觉到舒适。

对陌生人警惕 对于不太熟悉的人，宝宝可能表现得很害羞，可能会依偎在妈妈怀里寻求安慰和安全感。

对于那些每周不得不将宝宝托付给保姆或幼儿托管人照看几天的父母们，他们的顾虑是宝宝会不会因此更加喜欢保姆。这完全不用担心，婴儿本能地知道他们的父母是谁，只要你和宝宝一起度过的时间是快乐的（有大量的游戏和互动），你的宝宝将永远不会改变他对你的依恋。

如果宝宝喜欢他的幼儿托管人或保姆，那么你应该感到欣慰，因为如果他不喜欢而且一直哭闹着要你的话，你将更难离开他。

6个月时的睡眠

从理论上讲，宝宝每晚应保证8~10个小时安稳的睡眠。可事实上，睡整宿觉可能还只是个遥远的梦想。

在睡眠时间方面，婴儿之间的差别很大，大多数婴儿每24小时睡12~14个小时，并且夜间的睡眠时间（8~10个小时）是白天的2倍。然而，如果宝宝依然因为要吃奶而醒来，那么你的睡眠仍不得不被打断。现在可能是让他改掉夜间醒来习惯的好时机。如果宝宝还在你的房间里睡觉，那么，你晚上上床、翻身或者弄出动静的话，可能会打扰他。可以考虑让宝宝睡在自己的房间（见225页）。让宝宝适应的过程可能是痛苦的，但是从长远来讲，这样做对宝宝和父母来说都是有益的。

如果你是母乳喂养，且宝宝夜里醒来是因为饿了，那么你可以尝试在他晚上睡觉之前增加一次喂奶，这被称为"密集型哺乳"。如果可能的话，你还可以在晚上10点到午夜之间你入睡前，把宝宝轻柔地抱起来哺喂一次，但是不要吵醒他。对于人工喂养的宝宝，也可以尝试这种方法，以便他夜间的睡眠时间长一些（但需要减少白天的喂奶次数，以保证他不会超重）。这些方法不一定有效，但还是值得试试的。

6个月大时，宝宝可能会显示出分离焦虑的最初迹象（尽管通常出现在8个月大的时候），因此他可能会醒来，担心你不在那里。如果是这样的话，你应该去安慰他，帮助他安静下来，让他感觉足够安全并可以继续睡觉。

在尝试了这些步骤以后，如果宝宝仍旧醒来，而你还想尝试更多的方法，请参见352~353页。

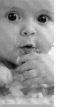

爸爸的转变，妈妈的转变

无论是爸爸全职在家照看宝宝，还是你与他分担照顾宝宝的责任，对于父母来说，转变传统角色都是个挑战。

根据最近的一项研究显示，英国有14%的父亲是育儿的主力，同时有44%的父亲经常照顾孩子，而他们的伴侣则在职场打拼。在育儿过程中扮演更加积极角色的爸爸们会获得巨大的回报，但是，传统父母角色的转变也将造成压力。当妈妈成为家庭的主要经济支柱时，她会因为离开宝宝而感到内疚和怨恨，而如果留在家里的爸爸不知道其他爸爸也处于同样境况的话，他将感到孤立无援。即使夫妻双方都弹性工作，并且或多或少地彼此分担对宝宝的照顾，妈妈们也普遍感觉她们在工作的同时仍然肩负着大部分的家务劳动。

当角色的界限变得模糊时，一方很容易冒犯另一方，也很容易因为另一方承担太少而愤愤不平。出于这个原因，无论你扮演什么角色、承担什么责任，你都应该自我感觉良好，这一点非常重要。你们俩应讨论宝宝护理的方方面面，以便你们俩都能确切地知道什么时间该做什么。公平地分摊家务劳动；如果宝宝已经开始吃固体食物，应确定好他一周的菜单；确保你们意见统一，例如在宝宝的小睡和夜间睡眠时间上持有相同的观点；如果宝宝不安或者不愿意吃东西，你们应讨论如何应对；当涉及宝宝的安全而需要设定界限时，你们的意见应达成一致。

重要的是你们俩都公平地参与了决策过程。如果宝宝可以获得你们和谐且充满爱意的照料，他不会介意父母中的哪个是主要照顾他的人，尽管他需要均衡地与你们俩相处。

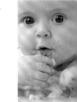

移交给爸爸 如今，许多爸爸待在家里的时间更长，他们磨炼育儿技能，构筑亲子关系，并且享受着同宝宝一起玩耍和看着宝宝成长带来的回报。

事实上……

研究表明，在5~7个月期间，婴儿若能够与父亲一起玩耍和互动，他们将在上学后取得更好的成绩，并且更容易形成良好的社会关系。

有趣的是，当父亲和婴儿待在一起时，与时间的长短相比，父亲与婴儿互动时的投入程度所产生的影响更大。

研究表明，即使只有晚上和周末的时间才能够和宝宝在一起玩耍，但只要你能够给他全部的关注，他就能成长得更加自信。此外，你对于嬉闹和肢体游戏的热情能够促进他对你的信任，提高他的自信心。在接下来的几个月内，打打闹闹的游戏将促进宝宝的身心发育，无论男宝宝还是女宝宝。

断奶第一阶段——开始吃固体食物

如果你在宝宝满6个月之前一直没有给他添加固体食物，那么现在是时候认真考虑断奶的问题了；如果宝宝已经对第一顿饭喜爱有加，那么从现在开始，扩展他的食谱吧。

清单

简单的入门食物

一旦宝宝接受了单一口味的果蔬泥，你就可以把不同的口味混合，制作成新口味。

水果和蔬菜混合 比如胡萝卜和欧洲防风，豌豆和菜花，菠菜和甘薯，桃子和香蕉，苹果和梨，鳄梨和香蕉等。

蔬菜和肉／鱼／家禽混合 比如胡萝卜和鸡肉，西蓝花和牛肉，土豆和鳕鱼，甘薯和羊肉，鲑鱼和甘薯等。

淀粉类食物和（或）蔬菜与奶和奶酪混合 比如菜花和奶酪，婴儿早餐麦片或小麦饼干和牛奶，土豆泥与磨碎的奶酪等。

淀粉类食物与水果和（或）乳制品 比如炖杏泥和婴儿早餐麦片，捣碎的香蕉和小麦饼干等。

稠度 半液体状态果蔬泥快速过渡到更黏稠的果蔬泥和捣碎的食物。

多久吃一次？ 每天 1~2 餐，然后过渡为每天 3 餐。

吃多少？ 每餐包括 2~3 种不同的食物，喂 4~6 茶匙的量（如果宝宝很饿的话，可以加量）。

奶量 在这个阶段，不需要减少宝宝的奶量。

从 6 个月开始，仅仅依靠母乳或配方奶已不能满足宝宝的营养需求了，他需要同时从其他食物里获取热量和营养成分。另外，在 5~7 个月大的时候，宝宝更容易接受新食物的口味和质地，所以，如果你一直等到专家推荐的 6 个月时限才开始断奶，那么只要他能够习惯用勺子吃，就应该尽快引入多种食物。

如何开始？

首先，准备单一口味的食物，如蔬菜、水果或婴儿米粉，将其与宝宝平时吃的奶混合后喂给宝宝。每一种食物单独尝试，这样你就能知道，宝宝喜欢什么，不喜欢什么，并记录下来。没有必要停下来等待宝宝是否有不良反应，除非你引入的是可能导致过敏的食物（鸡蛋、牛奶制品、小麦、鱼、坚果和籽类食物）。这些食物最好每次只引入一种，然后等待一两天，以便观察宝宝是否有

不良反应（更多信息请参见 241 页）。如果宝宝有家族过敏史，那么他发生过敏反应的风险将增加——比如，你或者你的爱人，以及他的哥哥姐姐有食物过敏、湿疹或哮喘史。如果你的宝宝是这种情况，较好的解决办法是在断奶期间继续母乳喂养，因为这样做能为宝宝提供一些保护。如果有家族过敏史，而宝宝是人工喂养，在 6 个月之前不要引入可能引起过敏的食物。

下一步做什么？

当宝宝接受单一口味食物后，你就可以提供一些混合食物了（混合几种水果或蔬菜的果蔬泥）。在宝宝断奶的最初几天到几周内，食物的口味越丰富，组合越多，宝宝的味觉神经就发育得越充分，并能享用更多不同的食物。

如果他拒绝，怎么办？

有些婴儿很难适应用勺子进食，特别是在他们不满 6 个月的时候。然而，如果你觉得宝宝确实准备好了，只是不习惯这种进食方式，则要有耐心，第二天再次尝试。你可以用干净的手指蘸上食物

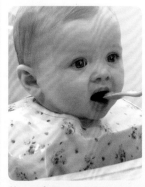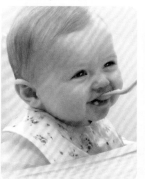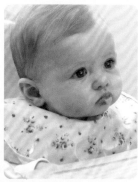

第一口食物 用勺子慢慢把果蔬泥喂进宝宝的嘴里。他可能需要一段时间才能适应用勺子吃饭，而且一开始吐出来的比吃进去的多。直接用勺子把食物刮掉，再喂给他试试。

婴儿主导的断奶是一种完全不同的引入固体食物的方式，它跳过了果蔬泥和用勺子喂食，婴儿从一开始就自己吃东西。食物需要被剁碎、磨碎或切碎，以便他细小的手指可以轻易控制它们。

采用这种方式断奶的婴儿更容易过渡到块状食物，并且可以更早地和家人一起吃饭。由于他们被赋予了选择的权利，所以有些人认为，采用这种方式断奶的婴儿比那些采用传统方式断奶的婴儿更享受吃饭的过程，而且不太可能挑食。

好的入门食物包括蒸土豆角、略蒸过的胡萝卜、苹果块、香蕉片、掰成小朵的西蓝花。有些婴儿可能直接把食物当作玩具玩、咬、吸，但是，当他们习惯了食物的口味和质地后，他们会吃得更多。由于这种方法存在窒息的风险，因此当婴儿吃饭的时候，需要有人看护。

由于目前缺乏临床试验证据来正确评估采用此方法断奶的婴儿营养更充足或吃得更好，所以一些健康专家

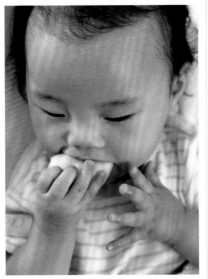

自己动手 一开始，宝宝只会拿着食物玩耍，无论他面前有什么食物，都会抓起来吮吸。

表示担心。世界卫生组织和欧盟（EU）建议在开始断奶的时候给予捣碎的食物或者泥状食物，当宝宝可以用手抓住食物的时候便可引入手指食物。然而，更重要的是宝宝吃的食物应该是高营养的（见207页）。手指食物往往比果蔬泥具有更大的体积，宝宝可能在还没有摄取到足够的热量时就已经吃饱了，所以引入适合的食物是关键。

让宝宝吮吸。在固定的时间提供不同的食物，但如果他不想吃的话，不要强迫他。这有可能是因为他更愿意自己掌握吃东西的节奏（见本页"婴儿主导的断奶"），或者他只是想以慢一些的速度接受食物。

扩展食谱
当宝宝喜欢上吃蔬菜和水果后，你就可以引入其他食物了，比如肉、家禽或鱼制成的混合肉泥。白色的鱼肉是不错的选择，它们的味道比较清淡并且容易消

化。鸡肉则是肉类食物的首选，味道温和、肉质鲜嫩。深色的肉中铁锌的含量是母乳的2倍，所以尽量多给他吃一些。你也可以开始引入一些充分捣碎的小扁豆、豌豆、鹰嘴豆或其他的豆类食物，以及全脂牛奶制品，例如酸奶、鲜奶酪和硬奶酪等。

在吃饭的时候，尽可能保持轻松和友爱的气氛。用鼓励的语气与宝宝聊天，进行大量的眼神接触，不断微笑，从而使你们双方都能获得愉快的体验。

应该避免的食物

在婴儿满12个月之前，有些食物是不适合的，因此下面列出的食物不应该出现在宝宝的菜单里。

某些种类的鱼 鲨鱼、旗鱼、剑鱼体内汞含量比较高，而汞会损害婴儿尚在发育的神经系统。

盐 不要在婴儿的食物里加盐——如果你在家做饭，把宝宝吃的那部分盛出来再调味。避免吃太咸的食物和深加工食物，如熏肉、火腿、香肠、腌制的橄榄、方便食品和比萨。

蜂蜜 可能存在潜在的严重细菌性食物中毒（肉毒杆菌）的风险，尽管风险较小，但最安全的方法是不给1岁以下的婴儿吃蜂蜜。

未经巴氏灭菌的乳制品 因为存在细菌感染的风险，所以所有乳制品都应经过巴氏灭菌处理。

鸡蛋 有些鸡群接种过抵抗某种类型沙门氏菌的疫苗。鸡蛋要彻底煮熟直至蛋黄变硬。

甜味剂和色素 婴儿食物里不应该含有这些成分，要避免食用。

成年人的食品 避免油炸食品、炸薯条、薯片、油腻的调味酱；糖和加糖食物，如给成年人吃的甜品、茶及咖啡，后两者中含有的咖啡因可能干扰婴儿对铁的吸收；避免低脂食物和减肥类食品（见214页）。

整粒坚果 因为存在窒息的风险，所以不适合5岁以下的儿童食用。

关于尿布的新鲜事

当宝宝只吃奶的时候，他的大便是黄色的，稠度和慕斯差不多。在你给宝宝断奶之后，随着固体食物的引入，宝宝的大便将发生变化。

宝宝的消化能力尚未发育完全，意味着他的肠道还不能充分消化吸收食物。你可以从他那颜色多变的大便上得到印证！如果你给宝宝吃了西蓝花，他的大便是略带绿色的；给他吃胡萝卜，那么尿布上的排泄物将呈现明亮的橙色。这些都是正常的，随着消化系统逐渐发育成熟，一切都将归于正常。

稠度

当宝宝开始断奶、接受固体食物的时候，即使第一份食物非常稀薄，他的大便也将逐渐变硬。从现在开始，你应该能在他的尿布上找到一些软的结块。如果你发现这些结块又干又硬，表明他没有摄入足够的液体，可能是便秘了（见下文）。如果宝宝在吃手指食物，你可能发现这些块状食物几乎未被消化就通过了宝宝的消化道，在他的大便里能看见或完整或不完整的块状物。

气味

从进食固体食物开始，宝宝的大便闻起来更像成人的大便，这可不妙啊！如果可能，先将松软的大便抖落到马桶里冲走。你现在可能需要买一个专门用来放尿布的带盖垃圾桶——或者直接把脏尿布扔到室外的大垃圾桶里。

不健康的大便

大便太硬或太软可能是便秘或腹泻的迹象，如果宝宝的大便里有黏液或者血的话，你需要和医生谈谈。有些人认为婴儿长牙时大便会稍微松软一些，但是如果宝宝看起来不太舒服或发热，要咨询医生。

镜子游戏

你的宝宝无时无刻不在发展他的社交能力。他是一个天生的模仿者，你经常能看到你的表情在他的脸上显现出来。

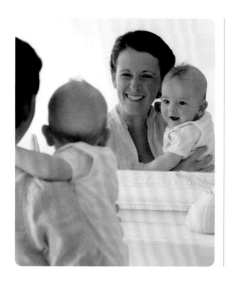

宝宝现在还太小，尚不能识别出镜中的自己——大多数专家认为直到14个月大的时候，婴儿才开始自我认知。然而，宝宝喜欢注视人脸——他自己的和你的——他在你脸上看到不同的面部表情，会做出回应并模仿出来。这种行为表明，他时时刻刻都在发展社交能力。宝宝正在学着加强与你的互动，用他自己的表情来回应你的表情——当他用微笑来回应你的微笑时，他看到你笑得更开心了，并且他也看到自己有能力引起你的关注。

抱着宝宝站在镜子前，开始与他互动，与他在镜中的影像交流。你可以演示各种面部表情——用傻傻的表情使宝宝大笑，或展示悲伤的、快乐的、微笑的、惊讶的等各种表情。尽量把表情做得夸张些，以便宝宝理解你的情绪。例如，微笑时抬高眉毛，张开嘴假装很惊讶。宝宝不仅在镜子里看到你，也能在镜子里看到"那个宝宝"，而"那个宝宝"正高兴地对着他笑。

瞧这里！ 抱着宝宝站在镜子前，让他可以看得到你们俩。叫他的名字，告诉他鼻子、眼睛和嘴的名称。

婴儿所需维生素

维生素对于宝宝的健康发育是至关重要的——这就是为什么专家推荐从现在开始补充维生素A、维生素C和维生素D。

宝宝需要维生素来保证骨骼、牙齿、大脑和血液供应的健康发育。由于担心部分婴儿和儿童不能从饮食中获得足够的关键维生素，一些相关政府机构建议从婴儿6个月开始补充维生素A、维生素C和维生素D滴剂。

在某些地区，有的家庭可以享受免费的维生素滴剂。你也可以在药店购买维生素补充剂，但是这些补充剂通常含有其他维生素和更多其他成分，所以，关于什么补充剂是最适合你的宝宝的，请咨询药剂师或医生。

请记住，补充太多的维生素与维生素不足同样有害。不要同时给你的宝宝吃两种维生素补充剂。

维生素A
对于多种细胞和组织的正常发育来说，维生素A是必不可少的，而且它对肺的发育和成熟也发挥着重要作用。缺乏维生素A将导致宝宝易于感染，造成肺部和其他组织的机能不良。富含维生素A的食物包括：蛋黄，黄油或涂抹吐司的酱，油性鱼（如鲑鱼），黄色和橙色的水果，以及绿叶蔬菜。

维生素C
对于宝宝的整体健康和免疫系统发育来说，维生素C发挥着重要作用。它还能帮助宝宝的身体吸收铁（见下文）。富含维生素C的食物包括：橙子、猕猴桃、番茄、草莓；蔬菜也可提供维生素C，包

发育游戏与活动

玩水

宝宝喜欢玩水。他喜欢拍打水花，把自己弄得湿漉漉的。确保宝宝时刻处于你的监督之下：和他一起玩，让他的身体保持稳定，稳妥地支撑着他，从而让他能放心地将身体前倾。在洗碗盆里注入一半温水，放一些沐浴玩具或安全的厨房用具，鼓励宝宝用杯子舀水、倒水，敲敲小鸭子，用勺子在水中搅拌，或者直接用他的小手泼水。洗澡已经让他很好地适应了水，但这些活动将教给他在有限的空间里水是如何流动的，他的何种行为能导致水泛起涟漪、倾泻、起泡泡、飞溅和渗漏这些现象。通过玩水，他还将学习物体在水中如何浮起和下沉，有助于增强他在水中做动作的自信心。

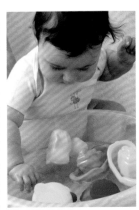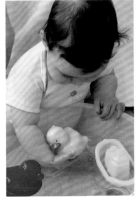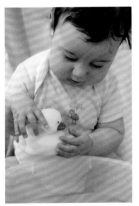

戏水 婴儿都喜欢玩水，极其享受小手浸到水里的感觉。他们知道泼水、溅水或洒水是怎么回事。这是一个充满乐趣的全新世界！

括豌豆、菜花、甘薯、青豆和奶油南瓜。

维生素D
对于形成骨骼和牙齿非常重要，维生素D不足可引起佝偻病，导致骨质软化、骨骼病变。维生素D主要由皮肤经阳光照射后在体内合成。有些食物中也含有维生素D，如油性鱼、鸡蛋和黄油。另外，涂抹吐司的酱和早餐麦片通常添加

了维生素D。

铁
红血细胞的产生、神经和免疫系统的发育都依赖于铁，从动物性食物中获得的铁元素最利于人体吸收。红肉是最佳来源，但是深色家禽肉和油性鱼也是不错的选择，如沙丁鱼。豆腐、干豆类和深色绿叶蔬菜是铁的植物来源。

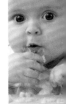

28周

婴儿早期的咿呀学语一般是单音节的重复，比如"妈妈妈"。

现在，宝宝已经不用你扶着也可以自己坐着了，这意味着他的双手能够腾出来做更多的事情，他将利用这点不断增加双手的灵活性。他对周围所能接触到的一切充满了兴趣和热情，想这样一直玩下去。

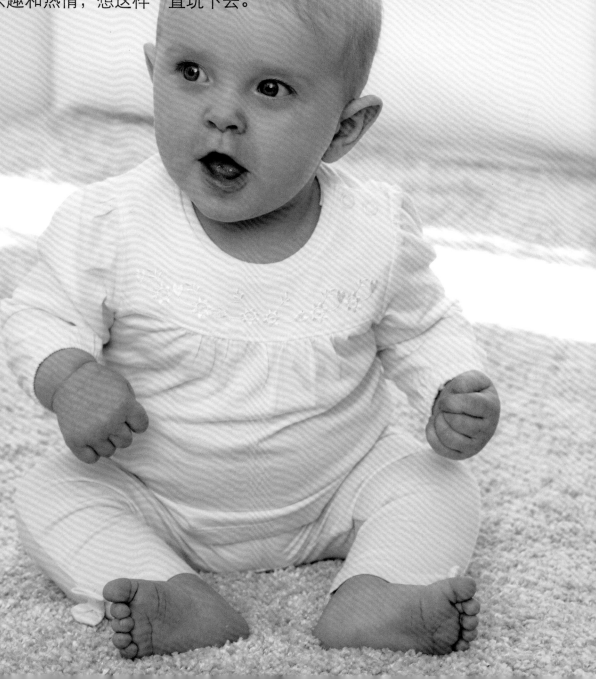

宝宝成长日记 ■ 你的宝宝（7~9个月）

在两手之间传递

你会发现宝宝对双手的控制力在不断增强，并且着迷于将物品在双手间传来传去。

培养小小爱书人

让读书成为宝宝日常生活的一部分，有助于培养宝宝对语言的理解力、口头表达能力以及对倾听的兴趣，而且培养宝宝养成读书的习惯，从而在将来转化为对阅读的热情。

选择适合宝宝年龄的书，让他自己翻页。用有感染力的甚至夸张的声音给宝宝讲故事，引起他的兴趣。重复读同一本书能加深宝宝的记忆并帮助他学习。选择厚实的卡板书、泡泡书、立体书等激发宝宝探索的欲望。简单的故事适合宝宝，如果书页上裁切出洞洞的话则更能激发他的好奇心。在家里各处放一些精心挑选的书，在你的包包或是婴儿推车里也放几本，外出时可以打发时间。

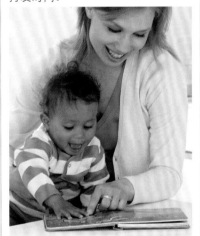

有趣的阅读 让阅读成为生活的一部分，这样宝宝会期待读书，并对书籍产生积极的联想。

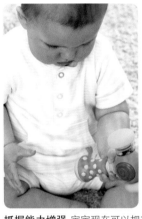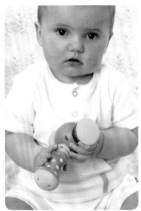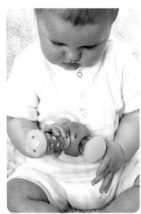

抓握能力增强 宝宝现在可以把东西拿起来并在双手之间传递。多给他一些物品，比如布积木和柔软的玩具，帮助他多多练习这项技能。

宝宝开始用两只手抓取物品了，甚至用双手一起抓着物品。同时，他也正在开发一种能力——将物品从一只手传递到另一只手上，并且准确地将其放到他面前的容器里。无论手里拿着什么，他通常都要翻来覆去地仔细琢磨，而且他的"研究"也变得越来越具有"创造性"。比如，宝宝可能先把物品拿得远一点，然后再将它在双手之间传递，这样做有助于他认识物体的特征。虽然物品的大小会随着距离的远近而看起来有所不同，但宝宝知道它的真正大小是不会改变的。

手的操作运动

合适的玩具和玩耍的机会为宝宝发展手的运动操作能力提供了支持和帮助。包括对双手和双脚的控制——抓取物品、双手开合、挥手等，这些都属于手的功能。这种能力在宝宝人生的第一年里还不能发育完善，包括精细运动技能和手眼协调能力在内的发育将贯穿整个儿童时期。

尽可能给宝宝提供各种尺寸和不同质地的玩具供他抓取和摆弄，从而鼓励他充分锻炼双手。小的方块玩具和积木比较适合这个年龄段的婴儿，虽然宝宝尚无法用这些玩具建造或堆叠出什么，只是用小手攥着并在双手之间传递，但他非常享受探索形状的乐趣——感觉玩具清晰的轮廓和光滑的表面。你会发现，在宝宝 7~9 个月的某天，当他听到最喜欢的游戏歌或者漂亮地完成了一件事时，他会学着你的样子，为自己鼓起掌来。

宝宝对这个世界充满了探索的渴望，勤于练习不断拓展的各种技能，与此同时他还将继续模仿你的动作，因此，给宝宝示范怎么做，也让他自己尝试，这两件事同样重要。

让我自己探索！

宝宝试图模仿你的所有动作并想弄明白是怎么回事，对任何令人兴奋的事情都想探个究竟。

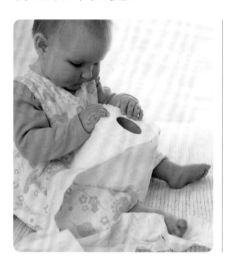

学习触摸 宝宝对各种物品的触摸和体验可以让他了解不同物品的属性。

宝宝的好奇心可没有边界！他的深度知觉和看远处的能力与日俱增，使得他不断看到新事物，他将全力以赴，以便得到它们。他可能注视着某个物品，比如车钥匙或者一株你从他身边搬走的绿植，嘴里发出声音，以此来表达他想得到它们的意愿。对于他想要的物品，他会朝它们伸展或扭动身体，所以要确保危险物品远离宝宝的触及范围。警惕你放在桌上的咖啡杯、易碎的装饰品，以及哥哥姐姐丢在地板上的玩具，尤其是那些小零件。你需要做一次大扫除，把那些有潜在危险的物品收拾起来。

好奇心是婴儿学习的动力。婴儿对任何事情都充满强烈的兴趣。他们通过感官体验，越来越多地认识周围的世界。在玩耍的过程中，宝宝探索不同的质地、味道和浓度，从而给大脑提供极有价值的反馈，形成对他所生活的这个世界的认识。

什么时间睡觉好？

宝宝不必一定要在晚上7点上床睡觉。只要宝宝有足够的优质睡眠，你可以根据你的生活习惯调整睡觉时间。

许多父母下班回家后发现宝宝已经进入梦乡了，这可能令他们有些失望。在这种情况下，他们不得不期待周末再与宝宝共度美好时光。但必须这样吗？

规律的入睡时间确实有助于宝宝形成生物钟并养成良好的睡眠模式。但是，如果把入睡时间从7点调整到8点也是可以的，这样就为上班族父母争取到一段下班回家后与宝宝共度的珍贵时间。如果你决定推迟入睡时间，要确保宝宝的房间光线足够昏暗，以便第二天早晨他能多睡一会儿。无论何时入睡以及何时起床，宝宝每天晚上总是需要8~10个小时的睡眠时间的。

避免宝宝又精神了

如果宝宝过度疲劳，他反而不困了，你则更加难以哄他入睡。让宝宝在下午晚些时候小睡一会儿可以避免出现这种情况。你可能需要花上一段时间，才能摸准在你和你的爱人下班回来之前，宝宝大概需要睡多长时间才合适。无论你还是你的爱人，在工作了一整天后回到家里，都应注意在上床之前，别和宝宝玩容易兴奋的游戏，免得过度刺激他。虽然家人一起共度晚上的美好时光是一件令人高兴的事，但上床之前的活动应尽量和缓、放松。

早点上床

如果你希望在晚上给自己留出时间处理事情，而与此同时宝宝一般在晚上六七点就累了，那么这时就可以哄他上床睡觉了，你也可以趁机休息一会儿，让自己缓缓神。你在这个时候建立起来的习惯今后调整起来也不难。在12个月之前，婴儿的适应能力通常较强，很容易适应改变。

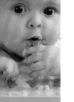

食物过敏

断奶时担心食物过敏问题是很自然的。了解相关症状以及知道如何寻求帮助，意味着一旦宝宝过敏，你知道如何处理。

尽管食物过敏的病例不断增加，但对低龄婴儿来说还是相对比较少见的，且经常于儿童期消失。如果家庭成员有湿疹、哮喘或花粉症、食物过敏史的话，婴儿过敏的可能性就会增加。在这种情况下，当你开始断奶时（见234~235页），应该引入牛奶、鸡蛋、小麦、鱼、贝类（最容易引起过敏的食物）等，以观察宝宝是否有不良反应。如果你是母乳喂养，不必延迟添加这些食物的时间，但如果是人工喂养，专家们的建议是等宝宝6个月之后再添加这些食物（见191页）。

有些食物过敏比较好辨认，尤其是食用后立即出现症状的那些。添加某种

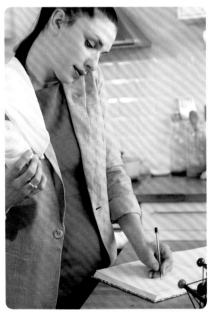

食物记录 如果家庭成员有过敏史，应做好食物记录。记录下给宝宝喂食的每种新食物以及宝宝是否有所反应是个不错的方法。

食物后，如果宝宝出现下述任何症状，应该去医院就诊：

■面色发红，荨麻疹，口周、舌头或眼周出现红色皮疹且发痒，皮疹可蔓延至全身。

■出现轻微肿胀，特别是嘴唇、眼睛或面部。

■鼻腔阻塞，或流鼻涕、打喷嚏。

■眼睛红痒、疼痛。

■恶心、呕吐、胃痛、腹泻。

在非常罕见的情况下，食物可引起极其严重的过敏反应，称为过敏性休克（见404页）

在某些情形下，由于过敏症状不典型或者食用48小时后才出现过敏症状，因此不太好确定婴儿究竟对哪种食物过敏。以前称这种现象为食物不耐受，现在已知其与免疫系统相关，因而称之为迟发性过敏反应。引起此类过敏的常见食物包括牛奶、大豆、鸡蛋、小麦等，常见症状包括湿疹、肠绞痛、反流、腹泻和便秘等。

如果医生怀疑宝宝过敏，会给他做皮肤点刺试验或验血以明确诊断。医生可能建议你在至少2周内回避可疑食物，以观察不再食用之后宝宝的症状是否减轻。之后你可以逐渐恢复这些食物的摄入，或者给宝宝更换食谱。

在你采取行动之前，务必咨询健康专家或者儿童营养师的意见，没有他们

我担心宝宝可能对花生过敏。是否应避免给他吃花生呢？

除非宝宝已经被确诊对某种食物过敏或出过湿疹，抑或其他家庭成员有类似过敏史，否则无须在宝宝6个月后将含有花生成分的食物，以及其他坚果或籽类食物从他的食谱中剔除出去。如果宝宝确曾被确诊为过敏或有家庭过敏史，则意味着他对花生过敏的风险更高，因此在首次给宝宝吃含有坚果的食物（如花生酱）之前，应该咨询相关专家或医生。专家可能建议你等宝宝稍大些后再给他吃此类食物。

我是否应该预约给宝宝做食物过敏测试？

如果宝宝出现了过敏的相关症状，首先要做的是去医院就诊以排除其他可能的原因。过敏检测通常在医院门诊即可进行。如果你选择去私人诊所，一定要找一位具有资质的、受过专门培训的专家。医生并不推荐使用商业化的过敏测试试剂盒，比如头发分析测试或VEGA测试（把电极放置于皮肤上来检测过敏原），这些测试没有充分的科学依据，而且可能会对宝宝造成伤害。

的建议，不得擅自更改宝宝的食谱，因为这样可能会对宝宝的健康不利（见261页）。

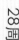

体重秤上的数字不重要

如果你还在努力恢复怀孕前的体重和体型，那么请对自己宽容些吧。

重要的是面对现实。大多数女性在十月怀胎的过程中体重逐渐增加，生产后需要一段时间才能慢慢降下来，这是很正常的。纯母乳喂养可以使体重持续下降，但有些妈妈证实，直到完全停止喂奶后，她们的体重才有所减轻。由此看来，减肥与个人体质以及代谢情况密切相关，因此没有一个方案是适合所有人的。有些女性的体型在怀孕期间完全改变了，并且可能再也回不到怀孕前的样子。你可能发现虽然体重减轻了，但是腰围却粗了，胸部变小或乳房松弛了，髋部却更宽或更圆了，这些都意味着"妈妈时期"的到来，几乎没有女性能在怀孕后保持体型完全不变！

如果你很在乎体重和体型，那么不妨关注你的食谱，看看有没有可以改进的地方，从而使你吃得更健康。例如，你可以少吃甜食或油腻的食物，减少食物的总摄入量，从全脂乳制品改为低脂牛奶和奶酪酱。你还可以通过多摄入蔬菜和全谷物食物来增加食物的体积。

锻炼有助于体重的控制，紧实肌肉、收紧皮肤，这样可以让你对自己的身体更加满意，自我感觉更好。如果你觉得自己进行锻炼有点难以坚持，可以去健身房参加亲子课程，或带着宝宝进行长距离的散步。平常待在家里的时候，可以多做一些伸展运动或跟着教学 DVD 锻炼。你越是积极地运动，消耗的卡路里就越多。

语音组合

说话是一个极其复杂的过程，需要控制大量的神经和肌肉，这也是为什么说话比其他技能发育得晚一些。

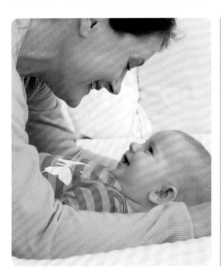

赞扬的话 当宝宝用他自己的"语言"与你交流时，你要多鼓励和赞扬他。

当我们说话时，必须协调身体多个部位的若干肌肉群，以及多个身体系统，其中包括喉，而声带正位于喉部；说话时需要调动的部分还包括牙齿、唇、舌、嘴以及呼吸系统。

28 周时，宝宝已经具备了一些语音习得的基础。此时，他开始使用一些元音和辅音的组合：比如唇辅音加元音，舌头平直，从口腔中央发声，如"妈妈"；舌前辅音之后加元音则从口腔前面发出声音，如"哒哒"；舌后辅音之后加元音则在口腔后面发出声音，如"嘎嘎"。

因此，你会注意到宝宝开始发出一些有趣的声音，一些像成年人说话时发出的那些基础声音开始形成了。在这个阶段，虽然宝宝还是咿咿呀呀，但无论如何，你都应该非常积极地一直回应他的咿咿呀呀，与宝宝进行大量的交流，对他尝试说话的努力持乐观、鼓励的态度。

不安静的夜晚

宝宝睡觉时可能还是不安分。你能听见他发出哼哼声，呼吸时快时慢，有时甚至撞头或者摇晃身体。

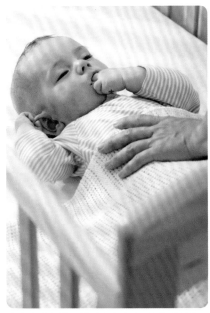

令宝宝放松的习惯 宝宝喜欢吮吸拇指或其他手指，因为这样能使他放松并安然入睡。

现阶段，如果有人对你说"像婴儿一样熟睡"如天堂般美好，那么你可能要重新审视这句话了。不是所有的婴儿都睡得很沉静——他们时常发出哼哼声或吸鼻子的声音，呼吸频率也不规律，甚至把小身体扭来扭去以让自己更舒服些。一般情况下，你不必担心这些现象，一旦宝宝养成自己的睡眠习惯，这些现象将自行消失，但你偶尔也需要采取一些行动。

打鼾和抽鼻子

宝宝感冒时或鼻腔阻塞时经常发出哼哼声或打鼾。这时可以在宝宝的房间里放一台加湿器，以增加空气的湿度，从而缓解症状。你也可以在散热器上搭一块湿毛巾。你还可以把婴儿床的床头抬高一点，有助于鼻涕流出来。如果你观察到宝宝的睡觉习惯有了明显的改变，比如，他比平常更容易抽鼻子，那么应该咨询医生。此外，如果宝宝出现呼吸困难、发热或看上去身体不适，或由于鼻腔充血导致喂食困难等异常征象，也应咨询医生。

不规律的呼吸

许多婴儿在熟睡时的呼吸模式时常变化。比如，你会发现宝宝可能一会儿呼吸比较快，可过一会儿又慢了下来，甚至出现几秒钟的呼吸停顿，然后恢复呼吸。当宝宝做梦的时候，可能由于在梦境里兴奋或恐惧而导致呼吸发生变化。从现在开始，呼吸停顿的情况应该越来越少了，但假如呼吸停顿的现象仍持续存在，或者你很担心，那么应咨询医生。如果宝宝身体湿冷或发绀，应立即寻求医疗救助。

在极少数的情况下，呼吸停顿是由于睡眠呼吸暂停发作引起的。然而，这种疾病更常见于1岁或更大的儿童。带宝宝去医院就诊，医生需要对睡眠呼吸暂停进行诊断，并根据症状的严重程度给予相应治疗。

撞头和摇晃

6个月后，有些婴儿利用一些有节奏的动作，比如撞头、摇晃身体来使自己放松。其实，当婴儿还在子宫里的时候，就习惯了来回摇晃身体或者以头朝下的

问与答……医生

我听说过一个词叫 ALTE，这是什么意思？

婴儿呼吸暂停的时间极少超过几秒钟，呼吸暂停将使血液的含氧量下降。呼吸暂停导致婴儿的皮肤苍白或呈青色，还可能造成窒息、哽咽和（或）肌张力的变化。这样的发作被称为"急性威胁生命事件"（ALTE），而以前则被人们称为"险死婴儿猝死综合征"。如果你遇到这种情况，应紧急就医，而且医护人员可能要对宝宝实施心脏复苏。即使宝宝很快就自己恢复过来，也应该呼叫救护车，把他送到医院进行观察处理，医生将对发作前的疾病进行评估。ALTE 后的几周对宝宝进行密切监测是非常重要的，这样才能确认宝宝是否已经完全恢复。

姿势，通过头部感受有节奏的压力，这样做使他们感觉舒适。如果没造成什么伤害，就不必纠正。大多数儿童到了3岁就不这样做了，还有很多儿童在3岁之前很早就停止了。

没有证据说明撞头或者摇晃身体是情绪障碍的征象。有时，婴儿撞头是由于喉咙痛、牙痛或耳朵痛，撞头可以分散一些注意力。如果你觉得是这些原因导致宝宝撞头，那么可以给他服用一些婴儿用对乙酰氨基酚，如果症状在24小时内没有改善，应该去医院就诊。

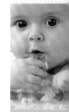

29周

这个阶段，婴儿的视力已经接近成年人了。

宝宝喜欢各种类型的音乐，如果给他合适的乐器，他可能自己弹奏一曲呢！客体永久性的概念——看不见的东西其实还在那里——在此阶段开始形成。与此同时，宝宝开始出现分离焦虑——他不想和你分开。

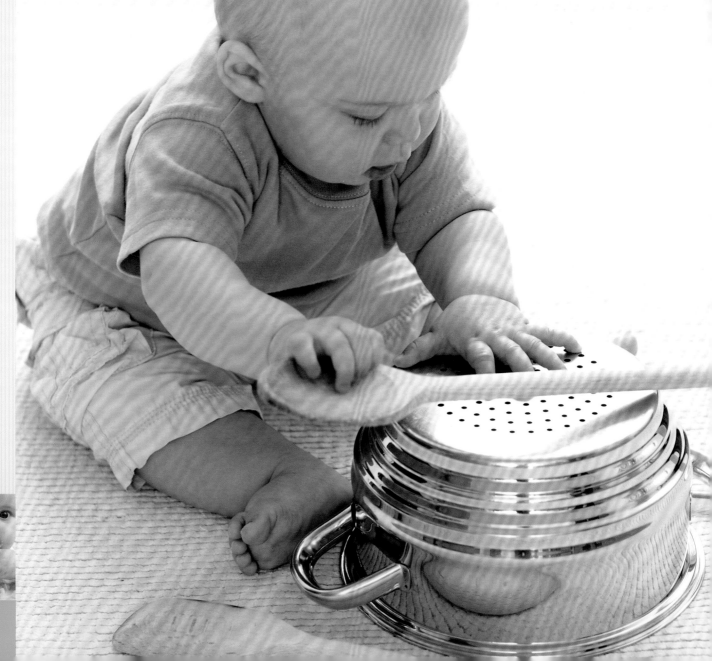

它去哪儿了？

宝宝对于客体永久性的概念越来越清晰了。他喜欢与你玩藏猫猫的游戏，还会自己藏起来！

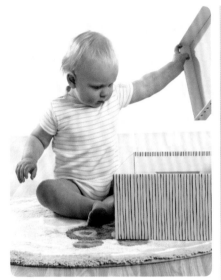

盒子里有什么？ 当宝宝明白了即使他看不到，物品也还在那里的时候，他会愈发好奇。

宝宝的认知能力继续飞速发展，他现在表现出开始掌握客体永久性概念的迹象了。客体永久性概念是指即便看不到那个物体，物体还是在那儿的。这意味着当玩具掉落在视线之外或者被衣服盖起来了，宝宝会一直寻找它，并且热衷于玩各种消失与重现的游戏，比如把脸遮住再露出来，把玩具或其他的物品藏起来又出现了。

宝宝也将把对客体永久性概念的理解延展到生活的其他方面，比如当你睡觉时，他会把盖在你脸上的东西拿走，看看你是不是还在那儿，或者把玩具挪开，看看下面有什么。

情感的含义

宝宝到了开始经历分离焦虑的年龄段了（见283页）。伴随着对客体永久性概念认知的提升，他变得越来越黏人。在此之前，当他自己玩得开心时，他并不在意你是否在他身边，你进进出出做家务，也不会引起他的注意，但现在，当他看不见你或听不到你的声音时，就想知道你在哪儿。你若不在他的视线范围内，那你必定在某个地方，毕竟现在已不是"眼不见，心不烦"的阶段了，他可能大哭大闹着叫你回来。当他哭着找你的时候，你应该回应他、安慰他，以便他开始建立信心，即使看不见你，但你就在他附近，在他需要你的时候，你能随时过来满足他的需求。

藏猫猫

宝宝现在特别爱玩藏猫猫游戏，而且喜欢和你一起玩，他也会把自己藏起来哦！宝宝认为，当他看不见你时，他自己就"隐形"了，然后他又"重新出现"在你面前，这让他觉得乐趣无穷。

玩藏猫猫游戏能巩固宝宝对客体永久性概念的理解。在多次见识到"不见了"的东西其实并没有彻底消失，最终还是会出现之后，他终将学会当你不能陪在他身边时，如何有效地应对焦虑的情绪。

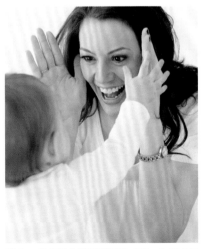

猫儿！ 当宝宝会玩藏猫猫游戏时，你可以做些傻傻的表情，让他更加喜欢玩。

我应该采取何种措施减少宝宝患哮喘的风险？

如果你和你的爱人中有任何一人或你们的另一个孩子患有哮喘，尽量延长母乳喂养的时间，能降低宝宝患哮喘的风险。在怀孕期间以及生产后，你和你的爱人均应戒烟，也可降低风险。此外，你可以把家里旧的长毛地毯和厚地垫换掉，铺层压板或者木质地板以及亚麻油地毡，同时更换新的床品和靠垫，这样可以减少宝宝接触灰尘的机会，患哮喘的风险也相应降低了。有些婴儿可能对某些宠物过敏，因此当你想养宠物的时候，事先做做功课。

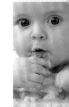

妈妈去哪儿了？

宝宝到了开始经历分离焦虑的年龄。对他来说，这是一种煎熬，而你也不好受。

在接下来的几周，你可能会发现每当宝宝将与你分开时，他便表现出焦虑不安的样子。突然间，那个一向快乐而独立的宝宝变得不一样了，你只要一放下他或者离开房间，他便会哭闹。他不喜欢独自一人待着，当你不在的时候，他不再像以前那样可以自得其乐地玩耍，而是花大量的时间找你。

这种行为是完全正常的，即使可能让你觉得有点沮丧。他想和你待在一起，因此会想尽一切办法阻止你离开。

从这个阶段开始，宝宝学习建立信任，此时很重要的一点是要支持他，体察宝宝的恐惧和各种情绪，然后尽你所能让他产生安全感。

任何时候宝宝叫你，你都要回到他身旁，让他知道你在他身边，给他一个拥抱让他安心。若你不在他的视线范围内，要和他说话，让他知道你还在。时不时地回到他身边，让他知道你总是会回来的。

一开始，经常停下手中的工作或家务活，回来让宝宝放心，确实很浪费时间，但他需要学着建立安全感，同时把一个事实在脑海中固定下来，那就是你一直在他身边，即使他看不到你。当你离开时，他必须明白你总是会回来的。这是建立信任和健康情感的基础，因此应不断帮他树立信心，而距离他建立起自信心和培养独立性，你还有很长的路要走。

双手一起上

宝宝现在意识到，他的两只小手都是他自己的，他开始琢磨用双手同时操作的方法。

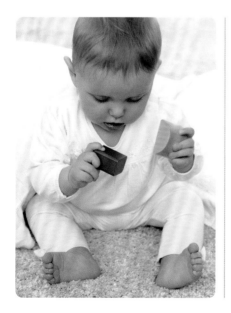

你可能注意到，当宝宝玩耍时，先用一只手拿起一个玩具，专心地研究或把它放到嘴里。忽然，他又看见另外一个玩具。他知道一只手被占用着，得用另一只手来拿。他可能对两个玩具都感兴趣，也可能扔掉一个，关注另一个。或许他又看见了别的东西，于是这个过程将不断重复。现在，他能够用两只手了，但还没掌握用两只手更好地做更多事情的方法！他把玩具在双手之间传来传去；或者，如果他觉得撞击两个玩具发出的声音很好听，就会这么做。他的动作还不协调，显得很笨拙，因为这个阶段的动作可能不是有意的。他可能把双手放在一个玩具上，把它捡起来，翻来覆去地看，可一旦他的注意力被其他事物所吸引，就完全忘记手上还拿着东西，于是玩具就掉在地上了。

在你的指导和帮助下，宝宝也许能够用双手抱着一个杯子，但他可能会突然松手，而且把杯子拿起来并放到嘴边，对他来说也并非易事。婴儿是通过触摸、伸手、抓取等动作发展手的技能的，因此应为宝宝创造尽可能多的机会锻炼。

抓握得更好了 虽然宝宝对手和手指的控制力不断增强，但他也只是刚刚开始学着用双手同时操作。

宝宝的饮料

2段配方奶对宝宝有益处吗？在宝宝生命第一年的后半段，他应该吃什么？不应该吃什么？

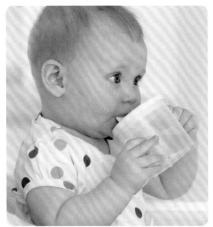

自己拿杯子 6 个月后，可以鼓励宝宝学习如何用杯子喝水。

现在，宝宝已经过了 6 个月的标志性阶段，你可能会产生疑问：他从出生起一直吃到现在的奶是否还能满足他的营养需求？有没有其他类型的奶更适合他？同时，你可能也想知道，随着宝宝开始摄入固体食物，食谱也越来越丰富，那么除了日常的母乳或配方奶，还可以喂点什么来缓解口渴呢？

如果你是母乳喂养，那么母乳是 6 个月内最理想的饮品，6 个月之后至 1 岁之前，随着辅食的比例和种类逐渐增多，母乳加辅食可满足宝宝基本的营养需求。如果是人工喂养，或者母乳和配方奶混合喂养，或你正考虑终止母乳喂养，你可能想了解 6 个月之后哪种配方奶更适合，是否应该更换针对大宝宝的配方奶。

配方奶含有两种蛋白：乳清蛋白和酪蛋白。适合新生儿的 1 段配方奶是以易于吸收的乳清蛋白为主的。2 段配方奶和抗饥饿配方奶是给 6 个月之后的婴儿设计的，以酪蛋白为主，消化时间较长，因而不容易饿。然而，1 段与 2 段配方奶在营养成分上没有太大的差别，在宝宝 1 岁之前一直吃 1 段配方奶也没有问题。

豆奶不适合 6 个月以内的婴儿。如果宝宝对牛奶过敏，豆奶可以作为选择之一，但是他有可能也对豆奶过敏。深度水解蛋白配方奶更合适，医生会为你开出处方。大豆含有葡萄糖，可能会对宝宝的牙齿造成伤害。因此，在给宝宝喝豆奶之前，请咨询相关专家或医生。

山羊奶、绵羊奶以及燕麦饮料也可作为对牛奶过敏的婴儿的替代选择，但由于铁和其他营养成分相对不足，因此并不适合不满 1 岁的婴儿。山羊奶也含有乳糖，并不是一种理想的低致敏性替代食物。请注意，1 岁之前不要给宝宝吃全脂牛奶。

缓解口渴

从出生到现在，宝宝的需求是很容易满足的。如果他一直接受母乳喂养，那么他已经从水分充足又解渴的前乳中获得了所需的所有液体。如果是人工喂养，除了配方奶以外，你可能需要给他喝些冷开水以防止脱水。

一旦宝宝开始吃固体食物，你可以在吃饭时给他喝点饮品。冷开水是最好的。尽量不给宝宝饮用瓶装水，但如果没有其他选择，请购买钠含量在 200 毫克 / 升以下的瓶装水。鲜榨果汁含有维生素 C，如果宝宝是素食者的话，鲜榨果汁对他很有益处。宝宝满 6 个月以后喝果汁是没有问题的，但要注意保护他的牙齿，应只在吃饭时喝，而且须按 1:10 的比例稀释，并用有盖的杯子喝。1 岁之前的婴儿应避免喝果汁饮料、果汁汽水或者非原味奶，1 岁之后的幼儿应该限制或者避免喝这类饮料。另外，不要给儿童喝碳酸饮料或其他含咖啡因的饮料。

问与答……妈妈

宝宝又哭又闹，还把喂给他的固体食物都吐出来了，我该怎么办？

用勺子给他喂些母乳，以便让他习惯用勺子吃饭的感觉。把果蔬泥和母乳混在一起，使其更接近宝宝熟悉的味道，然后逐渐降低母乳的比例。在他的碗里盛点果蔬泥，给他准备一把专用的短粗柄勺子。允许宝宝用手和勺子把食物当玩具来玩。虽然大部分食物会粘在他的头发上，但出于本能，他还是会把一些食物送到嘴里。这样做能使他更容易接受新味道和新口感。如果他还是抵触，先等一会儿，当你觉得他饿了的时候，再次尝试给他吃。婴儿饿的时候对新食物的容忍度较高。

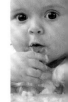

使用恰当的词语

宝宝还太小，不能理解你的指令，但可以从使用"是"或者"否"等词语开始引入这些概念，这值得你去尝试。

针对儿童时，"不"这个词用得太多了，随着宝宝的成长，它将慢慢失去效力，被当成耳旁风。然而，即使宝宝还不懂"可以"或"不可以"的概念，也务必使用这两个词，从而使他明白它们的意义。当宝宝处于危险时，用严厉的语气说"不"，并配合摇头或摆手的动作是很有用的，比如当他要去触摸烫手的散热器或者拉拽壁炉护栏的时候。当你像这样说"不"的同时，也要迅速采取行动，这个阶段的宝宝不会因为你说了"不"

就停下来。确保家里已经做好安全防护，最大程度减少你不得不说"不"的频率。随着宝宝的成长，最有用的是告诉宝宝你想让他做什么，比如："抱住泰迪熊"，而不是"不，别扔掉它"！相对于你不想让他们做的事情，儿童对于你想让他们做的事情能做出更快的反应。

当你想让宝宝停止做某事时，比如在换尿布台上扭来扭去，或给他穿衣服时绷紧身体，你可以给他一个新玩具或

者扮鬼脸来分散他的注意力，抑或等他安静了再说。现阶段不宜引入纪律，因为责备这个年龄段的宝宝不仅不能产生积极平静的效果，反而很可能让他不开心。

当他做对了或者对某个要求有所回应时，应毫不犹豫地给予肯定。赞扬他，给他一个大大的微笑，一边点头一边用积极欢快的语气说"做得对"，这样能鼓励他继续这么做。

享受音乐

培养宝宝爱好音乐的最佳方法就是让他的生活充满各种类型的音乐，并和他一起享受。

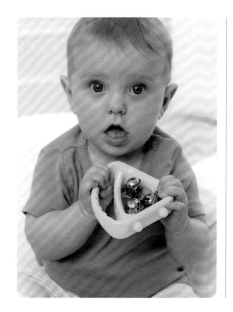

宝宝可能显示出对某种类型音乐的偏爱。可能有一首舒缓的歌曲总能助他安然入眠，还能提升低落的情绪，而另一段他喜欢的游戏音乐则总能让他咯咯笑个不停，甚至能在他心烦意乱的时候使他开心起来。

有研究表明，音乐刺激婴儿的言语发育，经常听音乐有助于婴儿理解言语模式和语法，因而促进语言能力的发育。同时，研究还表明舒缓的音乐能减少应激激素皮质醇的释放。虽然动感强烈的

来点儿音乐 给宝宝一件小乐器，和他一起创作音乐。当他敲敲打打的时候，你还可以来段舞蹈。

音乐吸引宝宝，但如果他累了或者想安静地玩耍时，这样的音乐可能对他造成过度刺激。一项有关音乐对幼童影响的研究表明，轻柔的音乐（此研究中为摇篮曲）能使烦躁不安的儿童放松下来。当你哄宝宝睡觉时，他很喜欢你给他哼唱摇篮曲，摇篮曲能让他安静下来准备入睡。

无论长期效果如何，宝宝的确喜欢聆听音乐并乐于制造音乐。当你欣赏音乐时，抱着宝宝哼唱，或者让他坐在你腿上，随着音乐的节奏摆动身体。请记住，不仅仅是古典音乐，所有音乐都有助于他脑部的神经细胞建立连接。

实用的穿衣法则

宝宝现在长大了不少，更加活泼好动，你需要给宝宝多备几件衣服，这样可以让他活动起来更自如。

我一直让宝宝仰卧睡觉以降低婴儿猝死综合征的风险。但最近他总是翻过身去趴着睡，我应该再给他翻过来吗？

他学会翻身后你再把他翻过来就没多大意义了。如果他喜欢趴着睡，即使你把他翻过来，最后他还是会采取趴着睡的姿势。在宝宝1岁之前，你应一直让他仰面躺着睡觉，当他会翻身时，婴儿猝死综合征的高风险期已经过去了。你要确认的是宝宝的婴儿床足够安全，并且应继续遵循预防婴儿猝死综合征的指南，比如不用枕头或羽绒被（见31页），但无须对宝宝夜间的睡觉姿势过度担忧。

宝宝夜里总是手脚冰凉，但他睡得很好，我需要给他多盖几层吗？

宝宝的手脚总是比身体其他部位温度低一些。一个较好的测量方法是：把你的手放在他的颈后感觉一下，同时也摸摸脸的温度。如果脖子和脸是暖和的，那宝宝盖的被子厚度比较适合；如果有些凉，可以加盖一条小薄毯或者给他穿上睡眠袜。如果脸上、头上或者脖子上出汗了，说明他过热了——应该避免这种情况，这一点非常重要。

宝宝房间里的温度应该设定为16℃~20℃，最好是18℃，他才不会太冷或太热。

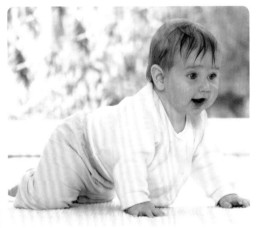
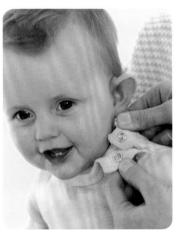

宽松的衣物 选择宽松衣物，这样不会限制宝宝的活动（左图）。 **按扣** 带按扣的衣服便于快速给宝宝换装（右图）。

舒适性优于款式

选择码数大一些的衣服，以便宝宝活动自如。他的双手和膝盖经常着地，因此，膝盖处有贴布的裤子或婴儿护膝能让宝宝觉得更舒服（同时也使裤子更耐磨）。当宝宝在地板上爬的时候，长袖的上衣能保护他的前臂和肘关节。衣服的实用性永远比款式重要！

宝宝活动的时候，衣服很容易皱成一团，裤裆处带按扣的T恤衫和背心穿起来会比较舒服。在这个阶段，有那么多新奇的事情等待他去探索，因此宝宝对换尿布很不耐烦，带按扣和松紧腰的衣服可以让换尿布的速度更快一些，而那些穿起来麻烦的衣服只会让你和宝宝感到沮丧。

一切都在改变！

断奶很烦人，不管你准备多少个围嘴，每天依然要换好几身衣服，因为宝宝洒在衣服上的食物比吃进肚子里的还多。选几套可以互相搭配的衣服（所有的上装和下装都可以互相搭配）。宝宝的衣服应该是可以水洗的，而且是亲肤的（在他学习爬行和走路时，皮肤和衣服之间会频繁摩擦），同时也无须熨烫。别在这个阶段花太多钱买衣服；衣服很快就会被弄脏、穿破，而且不知不觉就变小了。

小脚丫最重要

宝宝现在可以翻滚、扭动小屁股挪来挪去，或尝试着在屋里乱爬，因此，他的脚需要具备抓地力。软胶防滑底的袜子是个理想的选择。如果天气暖和，不需要穿袜子，允许他光着脚，光脚能给他提供最佳的摩擦力。只有在需要保暖的时候，才给宝宝穿袜子或毛线鞋；宝宝刚学走路时不用穿鞋，事实上直到能熟练地行走时，他才需要穿鞋。

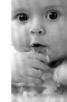

30周

这个阶段的婴儿更专注于你怎样说，而不是你说了什么。

通过观察你的面部表情或说话的语调，宝宝开始更多地理解你在说什么。他对周围的情感氛围十分敏感，因此如果家庭内部有什么分歧的话，应以平和的态度处理，从而给宝宝提供他所需的安全感。

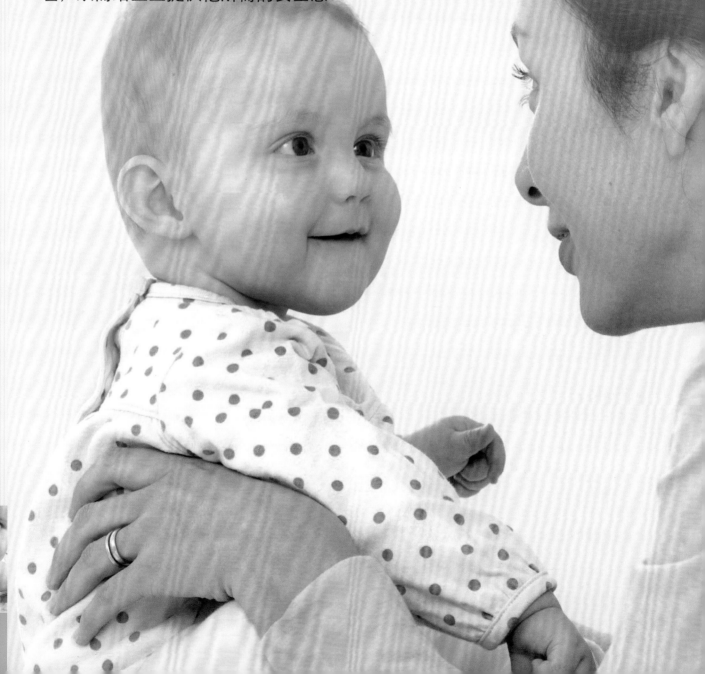

配合动作说话

宝宝开始理解语言可以与动作和手势配合着使用。游戏歌可以促进这方面的发育。

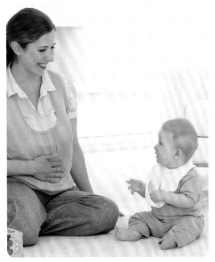

给出线索 通过词汇与动作和手势的配合使用，可以让宝宝学习一些简单的概念，比如"饥饿"或"劳累"。

是时候考虑……

使用杯子

一旦宝宝可以抓取物品，并且开始吃手指食物时，你就可以让他用杯子喝水了。选择软吸管、大手柄的杯子，以方便宝宝抓握。由于杯子可能会摔落，所以应该选择即使掉在地上，杯盖也不会与杯身分离的款式！

学着用有盖的杯子喝水很重要，这时不应该再用流速慢的奶嘴给宝宝喂奶了。当你给他喝稀释的果汁时，需用有盖的杯子且只在用餐时给他喝，这样可以快速喝完，避免新萌出的乳牙与糖分接触时间过长（见 247 页）。

宝宝也许开始运用动作和手势了，比如举起整个小手，指向他想要的东西，在接下来的几个月里，他将迅速发展为用手指指向这些东西。你也许一个接一个地拿起他指向的玩具，最终才发现他想要的其实是你，是你的一个拥抱！鼓励宝宝拍打或触摸书页上的内容，问他"牛在哪儿啊""小狗在哪儿啊"，同时指给他看，帮助他把图片与概念联系起来。当他想要某个玩具时，你就拿给他，这样他就知道他发出的信号被其他人理解了。他可能以盯着看的方式告诉你他想要什么，嘴里咿咿呀呀的，挥动着小手掌或小拳头指挥你。

在学会"指"之前，宝宝用的是拳头而不是手指：他可能攥紧小手并且伸直小胳膊。大约 9 个月的时候（有的婴儿更早一些），他能学会指向性动作，比如伸展手臂，伸直食指指向物体。

模仿动作手势

在 30 周左右，宝宝能够跟随游戏歌和儿歌模仿某些手的动作，他还模仿你敲他的小鼓或拍毛绒玩具时的样子。比如你抚摸小猫时，同时说"软的，拍拍"；当你挥手离开时说"再见"；当你亲吻他时说"亲亲"。这样他就明白了，词语与动作和手势是有关联的。

在美国进行的两项研究表明，在学说话之前被鼓励运用动作和手势，学说话时动作和手势与言语相结合的婴儿学说话更快，认知能力的发育也更快。

问与答……医生

宝宝为何总是流眼泪？他会好起来吗？

泪腺位于双眼的眼角，而新生儿的泪腺很细。在 1 个月左右时，婴儿开始分泌眼泪，眼泪从泪腺排出。有时，新生儿的泪腺被阻塞，眼泪无法顺畅排出。尽管放心，这不是什么大问题，大多数泪腺阻塞在 1 岁之前都能自行恢复通畅。医生将告诉你如何通过按摩，帮宝宝疏通泪腺。如果眼皮被分泌物粘住了，用棉片蘸冷开水清洁。如果发现眼睛红肿或者有黄色分泌物，应咨询医生，宝宝也许需要使用抗生素滴眼液。

应该给宝宝注射预防甲型 H1N1 流感疫苗吗？

如果你的宝宝身体健康，就没有必要注射甲型 H1N1 流感疫苗或其他流感疫苗。只有当宝宝已经满 6 个月并患有慢性疾病，如果感染流感病毒可能引起并发症的，才被推荐注射此类疫苗。

宝宝排便时总是蜷起腿，面部表情痛苦，这正常吗？

他只是在使劲，以促进大便排出。并不说明他有问题或者很痛苦。帮他把小腿蜷起来靠近大腿，让他形成蹲着的姿势，这样的姿势有助于排便。只要他排便规律而且大便里没有血，就一切正常。

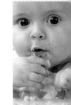

情绪认知

宝宝对情绪的感知十分敏锐，他能即刻感受到周遭环境带来的压力并受到影响。

我们通过大量研究得以了解婴儿是如何以及为何感受压力的。当婴儿饿了却没有奶吃，或者当他感到难过时没有得到身体上的安慰，就会出现压力症状。由于婴儿的安全感正在慢慢形成，所以尚不能承受较高水平的身体或情绪上的压力，否则他们的身心健康将受到严重影响。宝宝需要你为他减轻压力，为他提供食物，给他温暖与关爱。当他无法应对而情绪爆发的时候，应充分抚慰他。

你迅速做出反应，冷静而包容地应对他的情绪，能使他懂得情绪并不一定压倒一切。你的这种行为将使他慢慢学会建立信任和安全感，帮助他学会在压力之下进行有效的自我安慰。

研究表明，婴儿可以敏感地探测到周遭氛围的变化，察觉父母的压力和情感冲突，这会导致他们没有安全感，感到害怕，甚至会生病。如果父母之间的争吵升级，即使并未当着婴儿的面提高嗓门，婴儿也会受到惊吓，感到心烦意乱。当冲突发生时，应努力使你们的对话保持平静和相互尊重；事先约定，如果争吵升级，双方都应该暂停，冷静一会儿。宝宝并不理解你们争吵的内容，所以激烈的争论将使他产生压力。随着他逐渐成长，让他看到你们冷静处理分歧的方式，这样他就能理解矛盾是可以用平和的方式解决的。

温和的指导

宝宝无疑有自己的想法，但如果他的行为不恰当，你应该温和地引导他走向正确的方向。

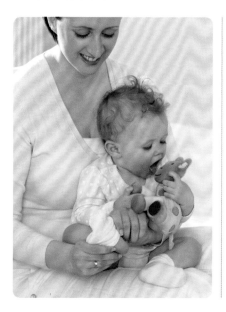

所有的父母都应掌握这项必备技能——引导宝宝玩适当的玩具、游戏，做到行为恰当。婴儿通常很执着，但也很容易分心，因为他们的记忆还很短暂，而且对新事物充满无限兴趣。

当宝宝总是在换尿布的时候乱扭身体，或者无数次要去抓那株盆栽植物，又或者去抢哥哥的饼干吃，你可以采取分散注意力的策略。在房间各处都放上玩具，当你需要吸引宝宝注意的时候随手就能抓起一个。经常更换玩具，让它们看起来总是新的。挑选一首宝宝喜欢的游戏歌，而且是需要他参与的，如果他开始捣乱，就播放给他听。你还可以把他抱离房间，挠挠他的脚趾头，把天空中飞翔的鸟指给他看。

宝宝现在还太小，没法跟他讲道理，他也不能理解为什么有些事情不能做，有些东西不能拿。与其与他较劲，还不如迅速分散他的注意力，终止不恰当的行为。假以时日，宝宝终将意识到，你是不会允许他去抓那株盆栽植物的，也不应该在换尿布的时候乱扭身体——但他还是会尝试着这么去做！

宝宝，看这个！如果宝宝在做什么不适合他做的事情时，你可以给他一个能够分散注意力的玩具。

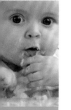

7月龄以上的玩具

宝宝7个月了，他已经准备好挑战那些刺激他的推理能力、协调能力，并锻炼粗大运动技能和精细运动技能的新玩具了。

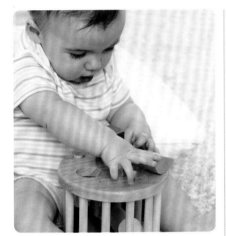

研究一下 拼图类玩具，比如形状分类器能吸引宝宝玩很长时间，即使他还不知道怎么分类。

你不必购买价格昂贵的玩具，便宜的玩具同样能使宝宝开心并促进发育。有些家居用品就能让宝宝忙活好一阵子。当然，确实有一些玩具更适合这个阶段的宝宝。

球或者带轮子的玩具能够鼓励宝宝多活动，也能提高手眼协调能力。滚球游戏能够提高宝宝的运动技能和协调能力，更别提它是多么的好玩啦！另外，你可以把自带拖绳的玩具拉到宝宝碰不到的地方，鼓励他把玩具拉到自己身旁。

能够令宝宝思考的玩具可以提升他的推理技巧。找些藏有小机关的玩具。基础款拼图类玩具有短粗把手，方便提取和移动，能够刺激宝宝。别让宝宝觉得太难了，他会因气馁而放弃。

能帮助宝宝探索各种形状和声音、学习因果关系的玩具，可以培养他的思考能力和运动技能。形状分类器，发声积木，一些通过挤压或触碰来发声的玩具，以及堆叠玩具，都能让宝宝玩得很开心。为这个年龄段的婴儿设计的乐器，比如雨声筒能让宝宝兴奋不已。

把游戏板固定在婴儿床或者椅背上，能帮助宝宝训练协调能力，当他能打开、扭动、挤压、摇晃或拉动某个部件，从而得到好玩的结果时，他会更加喜欢学习。积木可以用来堆叠、推倒、敲击，以及把它们丢进盒子里，或从盒子里拿出来，因此是一笔很好的投资，在接下来的几年内它们将继续派上用场。

最后，别忘了书籍！如果读书能成为娱乐时间的固定项目，那么宝宝将养成热爱讲故事和读书的习惯，他的词汇量和言语能力也将持续提高。

问与答……儿童心理学家

我家男宝宝似乎更喜欢玩女孩的玩具，这正常吗？

真相就是——玩具就是玩具，它们不应该有性别之分，即使它们的颜色是醒目的粉色或深浅相间的蓝色。男宝宝也可能喜欢玩娃娃或者厨具，那是他们在模仿妈妈，而女宝宝也许觉得汽车和气球很好玩。

玩具既是为了娱乐的需要，也是为了促进婴儿的发育（其中包含情感发育）而设计的。直到儿童三四岁时，他们才真正理解性别差异，才会在玩具的选择上表现出差别，所以尽管鼓励宝宝玩他喜欢的玩具就好了。

发育游戏与活动

百宝箱

准备一个盒子或者篮子，放一些适合宝宝的物品，鼓励他逐个探个究竟。盒子里不一定全部是玩具，也可以放一些日常用品或食物，比如柠檬或者干净的厨房用具，打蛋器就是个理想的选择。宝宝会在盒子里捣来捣去，通过接触、拍打、用嘴咬、用鼻子闻等动作来研究。这种游戏可以训练手眼协调能力，提高想象力并促进言语能力的发育。最重要的是，这对于宝宝来说是一种乐趣！

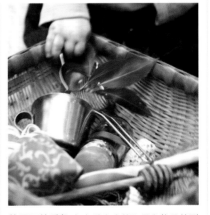

篮子里的乐趣 把各种安全的玩具和物品放到篮子里，让宝宝一探究竟。

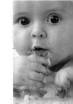

30周

断奶第二阶段——块状食物

一旦宝宝喜欢上各种果蔬泥类的食物，他就已经准备好进入第二阶段的断奶了。现在，你可以给他吃更加丰富多样、口感新鲜的食物，以及一些手指食物。

具有代表性的全天食谱

为了使你对宝宝在这个阶段该吃什么有所了解，下面列出的是 6~7 个月婴儿一天的食谱，供你参考。现在，你的宝宝每天仍然需要摄入 720 毫升的母乳或配方奶。

有些父母一开始喜欢在早餐和午餐给他们的宝宝吃这些食物，以便宝宝在睡觉前有充足的时间消化，晚餐时则给宝宝吃一些简单且易消化的食物。

■ **早餐** 母乳或配方奶；用母乳、配方奶或全脂牛奶冲调的全麦麦片和捣碎的水果；混合捣碎水果的酸奶或粥；炒蛋以及涂抹少量黄油的手指吐司。

■ **午餐** 肉、家禽、鱼或小扁豆与蔬菜和土豆泥混合，儿童意大利面条或甘薯；软水果片；水。

■ **下午加餐** 母乳或配方奶。

■ **茶点** 奶酪或淀粉类食物搭配蔬菜，比如车达奶酪碎配烤土豆，或者奶酪意大利面条配罐头番茄，以及奶油意大利面条配蔬菜；原味全脂酸奶配水果或米布丁；水。

■ **入睡前** 母乳或配方奶。

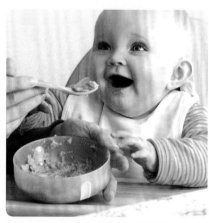

扩充宝宝的食谱 一旦宝宝接受了固体食物，便引入多种类型和口味的食物，对于此阶段的宝宝非常重要。

从这个阶段开始，宝宝可以吃软的块状食物和被捣碎的食物，而不再局限于稀薄的果蔬泥了。即使还没长牙，他也能吃这些软块食物，但他确实应该学习如何咀嚼，而不是简单的吮吸和吞咽了。

他将开始学习在嘴里搅动食物，这对他来说是一种不同的体验。因此，应该让宝宝品尝各种口感的食物，以便他渐渐习惯在嘴里搅动食物和咀嚼，这也有助于锻炼用于说话的肌肉。

从果蔬泥到其他食物

宝宝现在习惯了经常吃的果蔬泥的味道和稠度，因此，应给宝宝变换食物的口感，这一点很重要。如果你一直等到推荐的 6 个月才开始断奶，那么要加快脚步了。你可以在引入新食物的同时调整原有食物的质地。比如，你可以在果蔬泥里加入磨碎或压碎的新食物。这不仅可以让宝宝吃到不同的口感和口味，而且还能提高食物的营养价值。

一开始，将非常细小柔软的块状食物加入宝宝熟悉的食物。如果宝宝把它们吐出来也别惊讶，用勺子刮掉继续喂给他。你还可以尝试煮烂的儿童意大利面条、土豆泥，或煮软的蔬菜，捣碎后喂给宝宝。

给宝宝吃手指食物——比如一小碗入口即化的食物，包括婴儿面包棒，煮软切条的胡萝卜、绿皮西葫芦和土豆，切成片的香蕉、梨，切成小块的甜瓜、木瓜和鳄梨等。他会研究这些食物，慢慢地学会咀嚼或者用牙龈"磨碎"它们，然后咽下去。宝宝进食时，你一定要待在旁边，以防窒息。

更大块的食物

接下来，你可以尝试大一点的块状食物或质地稍粗糙的食物，以及一些新鲜的食品品种。比如，可以把煮熟的鸡胸肉或鱼肉稍微搅碎，无须弄成果蔬泥般顺滑的口感，再与压碎的土豆和豌豆泥混合在一起。你还可以把硬奶酪磨碎，与西蓝花泥混合在一起，或者把香蕉搅碎，再混入婴儿米粉里。

如果你以素食方式养育宝宝，那么可以尝试吃点磨碎的坚果，比如把扁桃仁混入酸奶和果蔬泥，或者加入甘薯泥或胡萝卜泥里，以使食物更浓稠。

在接下来的几周，断奶的宗旨就是尝试多种多样的食物，把它们和宝宝喜

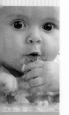

欢的蔬菜、水果混在一起，逐渐增量，并增大食物的体积，直到宝宝能适应和你们吃一样的家制食物。用餐氛围极其重要，因此应尽量多鼓励和赞扬宝宝，如果他明显表现出对这些食物不感兴趣，不要勉强，看看他已经吃了多少奶，也许在下次用餐前一两个小时不给他喂奶会有所帮助。

吃多少？

在这个阶段，大多数婴儿一开始最多能吃一两勺果蔬泥，但随着摄入的奶越来越少，他的饭量将迅速增加。宝宝的饮食里应包括蛋白质、碳水化合物、脂肪以及各种维生素和矿物质。为实现这一目标，他需要从 4 大类食物中摄取营养（见 207 页）。你可以对这些食物进行选择和搭配，分成每天 2~3 份小餐。

观察过敏反应

到现在为止，假如宝宝对食物没有过敏反应，你可以记录下他喜欢吃的食物，继续尝试那些他似乎不那么喜欢吃的食物。但是，如果宝宝确实对某种食物产生过敏反应，那么你可能需要咨询医生。关于如何给宝宝引入有潜在过敏风险的食物，他们会给你提供一些建议。

理想的手指食物

■ 蒸熟或用微波炉加工后变软的蔬菜：胡萝卜、甘薯、玉米笋、四季豆、西蓝花或菜花。

■ 不加盐煮熟的土豆，再切成楔形块，小小的嫩土豆、绿皮西葫芦和欧洲防风先蒸熟再切片。

■ 切成薄片的白色鱼肉，用蔬菜泥做蘸酱。

■ 手指吐司或烤奶酪吐司。

■ 小块的无盐无香料米糕。

■ 涂上奶油奶酪的手指皮塔饼或切片薄煎饼。

■ 全熟的水煮蛋切成楔形块。

■ 奶酪块。

■ 软熟的水果，包括切成片的梨、甜瓜、香蕉、鳄梨、桃、油桃以及各种浆果等。

■ 不加调料的儿童意大利面条，或者淋少量酱汁或橄榄油。

■ 水果干，比如切成小片的即食杏干或无花果干，葡萄干（事先用少许水浸泡以使它们变软）。

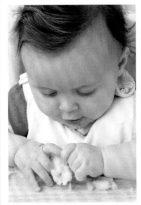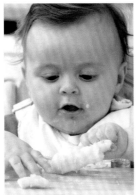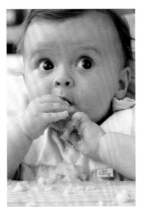

快乐地进餐 婴儿都喜欢用手抓取食物，有些婴儿更喜欢自己吃。学着自己吃饭是宝宝的身体和智力发育过程中很重要的一步，因此应鼓励他，别怕弄得脏兮兮的。

新口感和新口味

是时候给宝宝引入具有新口味和新口感的更大块的食物了，你可以添加一些压碎、磨碎或切碎的食物。

■ **肉、家禽、鱼、鸡蛋、豆类** 如果宝宝对黏稠的果蔬泥适应较好的话，可以加入小块或小片的肉，如煮熟的猪肉、鸡肉或鱼肉等，从而让他逐渐适应块状食物。用手持料理棒将炖蔬菜稍加打碎可保持一定的口感，再混入压碎的土豆、古斯古斯米或儿童意大利面条里。

■ **水果和蔬菜** 给宝宝吃各种各样的水果，包括浆果、水果干，以及各种绿色蔬菜，如菠菜、西蓝花。

■ **碳水化合物** 应提供各种麦片：用奶泡软的无糖早餐麦片，也可作为手指食物。试试意大利面条、古斯古斯米、甘薯、米饭、土豆以及薄煎饼、吐司、皮塔饼等。

■ **乳制品** 用全脂牛奶做酱汁，还可加入磨碎的硬奶酪。把奶油奶酪涂在手指吐司上。原味全脂酸奶或水果泥拌鲜奶酪就是一份不错的甜点。

■ **稠度** 一开始把食物压碎，弄成非常细小的块状，逐渐过渡到更大的软块食物。

■ **多久吃一次？** 每天 2~3 餐。

■ **吃多少？** 每餐 4~6 茶匙（如果宝宝饿的话可以多给些）2~3 种食物，每天应至少包括 2~3 种蔬菜和 1 种水果，然后再添加一些其他种类的食物。

快速成长

随着宝宝的成长，他的模样也在逐渐发生着变化，而且，你会注意到他身上的肉肉开始少了。

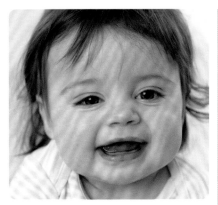

千金一笑 宝宝可能有 4~8 颗牙齿了，也许只有 2 颗，甚至一颗都没有，但他憨憨的笑容让人无法抗拒！

随着活动量的增加，有些婴儿变得比以前瘦了点，因为大量活动消耗了体内脂肪。因此，你可能发现胖胖的"藕节"从宝宝的身上消失了。

宝宝的囟门已经闭合，而且由于他的双腿开始承重，接下来将学习走路，所以他的脚会变扁平。虽然现在把他竖着托起时，他还是会上下乱蹦，但双腿伸直的时间比以前更长了。由于躺着的时间大大减少，因此他的头变得圆润了。而且，随着身体的生长，头部和身体其他部位的比例看起来也协调了许多。他也许已经长了满头浓密的头发，但也可能只有稀疏的几绺。

在 1 岁之前，宝宝的身体还将以极快的速度继续生长，不过生长速度会从现在开始放缓。在他满 1 岁前，可能每月增加体重 450~600 克，身高则增高 6 厘米。通常在 6~9 个月之间，宝宝眼睛的颜色最终发育完成，所以接下来还将有所变化，并且仍将在 3 岁之前发生一些细微的改变。

保持厨房清洁

制作婴儿食物需要一个洁净的环境；宝宝的免疫系统还没有发育成熟，因此对食物污染导致的疾病比较敏感。

卫生对于宝宝的健康尤为重要，因此了解一些卫生常识，能够保护宝宝免受细菌的侵扰。为了防止交叉感染，应备两套案板和刀具，分别切生肉和水果蔬菜。应将生食和熟食分开摆放（放置在冰箱的不同层架上）。务必将肉类彻底烹熟，做果蔬泥之前，应将水果和蔬菜清洗干净或去皮。

食物准备好后，应尽快给宝宝喂食或者先冷冻起来以后再吃。如果你打算把剩余的食物保存在冰箱里，那么保存时间不宜超过 2~3 天，否则就应扔掉。

如果你觉得宝宝只能吃一点点，那么你应该先把适量食物盛到碗里，再把剩余的大部分食物放进冰箱里保存。

用加入清洁剂的热水清洗宝宝用过的勺子、碗和其他盛食物的容器，或者用洗碗机进行清洗，以杀灭细菌。无须进行消毒处理，但是，继续对奶瓶进行消毒是非常重要的，尤其是宝宝吸过的奶嘴，这是因为温热的奶特别适合细菌生长。此外，应经常洗手（包括宝宝的双手），经常清理厨房操作台面，并定期淘汰抹布。

宝宝的就餐区

每餐过后，用添加了清洁剂的热水清洁婴儿高脚椅，如果你愿意的话，也可以加一点消毒剂。应特别留意婴儿高脚椅的托盘和座位的缝隙，因为宝宝可能把小块食物掉到这些地方。将椅子周围的地面用拖把擦干净，清理宝宝洒落在房间里的食物；毫无疑问，宝宝很喜欢在厨房里玩耍，并把任何他感兴趣的东西捡起来直接放到嘴里，哪怕是一星期前掉在地上的肉丸子！

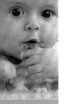

处理混乱局面

婴儿把什么都弄得一团糟！你会发现一向干净整洁的厨房现在混乱不堪，而客厅好像被龙卷风扫过一样！

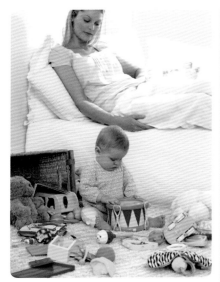

宝宝玩具区 开辟一块专门存放宝宝玩具的区域，并且在玩耍之后将它们归置到篮子里。

尽量别因为乱糟糟的场面抓狂。你也许不得不降低要求，坦然接受比以前混乱的状态。和宝宝在一起的时光是那么的珍贵，与他交流互动、一起玩耍，显然比跟在他身后收拾重要得多。

话虽如此，你仍能订立一些规则并付诸实施，以增加条理性。每次游戏大战结束后应清理玩具。为了使整理工作更容易进行，把它们收进盒子或篮子里，然后再放在一个开放的储物架上，或者在客厅找个隐蔽的区域堆放玩具。

在家里的多个房间设置宝宝玩耍区，每处都准备一个大篮子或储物架来盛放宝宝的东西。每天结束的时候来一次大扫除，把单只的袜子、散落的玩具、围嘴、湿漉漉的毛巾，还有书，全部收拾起来归位，或者把它们清洗干净。花几分钟补充你的妈咪包，这样你随时可以带宝宝出门。这样做看上去似乎增加了工作量，但当你把第二天的所有东西都准备好后，你会感觉很轻松。

你在清洗晚餐餐具的时候，在宝宝的高脚椅上放一小碗温水，里面加点婴儿香波，搅出泡泡，就好像你在洗碗时一样，让宝宝玩一会儿，以便给你腾出更多时间做家务。在高脚椅下面的地板上铺一块防污垫，买一个底部带吸盘的碗，以防宝宝猛地把碗推到地上。

如果可以雇保洁工打扫，那最好不过了——繁重的清洁工作能够定期进行的话，保持整洁就容易多了。如果保洁工做得不合你心意，可以在每个周末趁宝宝睡觉的时候，花点宝贵时间和你的爱人一起打扫。

发育游戏与活动

整理时间

鼓励宝宝在玩耍结束之后参与整理玩具，有助于他建立良好的生活习惯，他将很快把这项工作视作日常生活的一部分。教他如何把玩具放进篮子里，把书放到书架的最下层。给他演示如何把毛绒玩具排成一排，把所有东西归位。给他解释你们在做什么，反复强调你们正在让玩具变得"漂亮又干净"，使宝宝对这项活动产生积极联想，而不是当作无聊的家务活。

当宝宝把玩具成功放进篮子里时，你应该表扬他。宝宝喜欢这项活动，因为是和你一起做的，而且当他发现你对他的表现很高兴时，他下次还喜欢这样做。

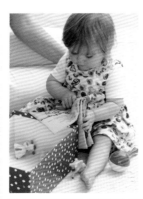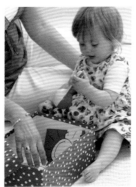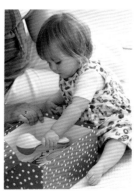

整理玩具的游戏 把整理玩具变成一个游戏，宝宝慢慢就能学会玩耍之后该做什么。这是引入"整理"观念的好办法。

31周

这个阶段不宜采取惩罚措施，因为婴儿还不理解"行"和"不行"的概念。

如果宝宝还不会爬，尽量多让他趴着，以加强爬的时候所需要的力量和协调能力。他的好奇心极其旺盛，所以应确保他有足够多的事情做，但要在一个安全的区域内。倾听他和你"聊天"，宝宝现在的发音已经接近正确的词语发音了。

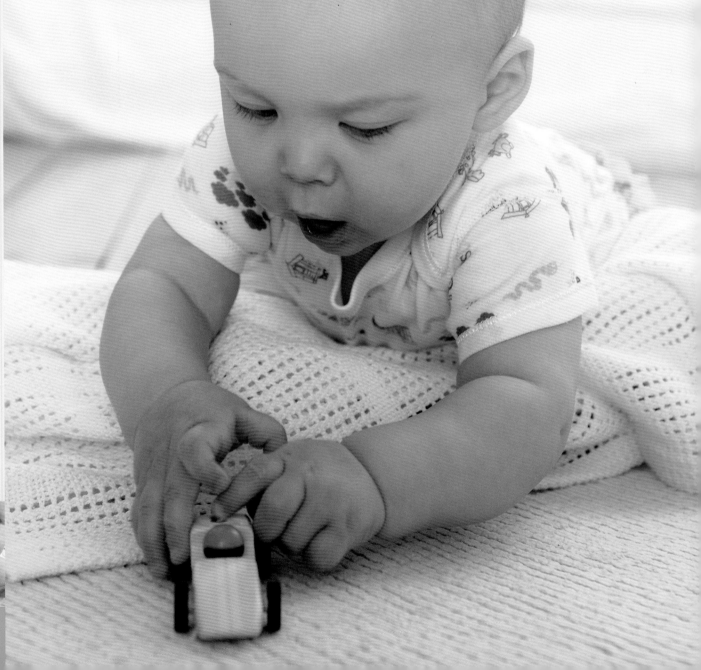

宝宝成长日记 ■ 你的宝宝（7~9个月）

强烈的情绪

宝宝现在还不能控制自己的情绪，你要离开房间时，他可能因受挫而哇哇大哭或者难过起来。

小婴儿的情绪多变，上一秒还开心地尖叫，下一秒就伤心难过。这些情绪上的变化很难预知，但每一次都是宝宝与你沟通的重要机会，那是他在告诉你他需要什么，他想干什么。请记住，宝宝现在所做的其实就是在与你沟通，这是个好迹象。

在1岁之前，宝宝会把强烈的情绪当作身体上的感受，他的任务就是慢慢把这些情绪区分开，最终在你的帮助和指引之下认知每一种情绪。

一开始，强烈的情绪会吓到宝宝，他需要在你的帮助下承受这些情绪，然后回归平静可控的情绪状态。研究"依恋"的专家建议（指研究婴儿出生后头几年与主要看护人之间的密切关系以及对婴儿产生的影响的专家），你的角色就是向他表明你接纳了他的感受，它们并没有吓到你或者控制住你，因此他也不必感到失控或者恐惧。

其中一种方法便是以较为温和、表现不那么强烈的方式反射宝宝情绪的"镜像反应"。例如当你采用"镜像反应"时可以自然地歪一下头，表明你理解他。当他被某种情绪包围时，抱抱他，也会让他有安全感。无论宝宝的年龄有多小，你都可以反射他的情绪，你沉稳的反应能够给他信心，让他知道情绪不会压倒他。

通过谈论宝宝正在经历的情绪，告

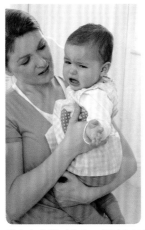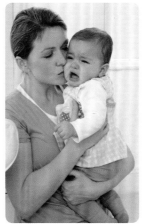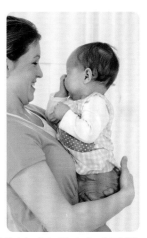

让宝宝感觉到安心、舒适和平静 宝宝还不能控制自己的情感，当他生气或感到挫败时只能通过你帮他平静下来。

诉他这种情绪是什么，也能起到帮助宝宝的作用。比如，当你说"你看起来生气了哦"，或者"这张小脸是难过了吗"，你就是在帮他给情绪命名，并区分各种情感。

好榜样

宝宝看你如何反应也将影响他自己处理情绪的方式。所以，为宝宝树立一个积极的好榜样，给他示范你是如何管理自己的强烈情绪的，当你感到伤心时又是如何振作的。

然而，如果你发现自己长期疲于应付情绪不佳的宝宝，务必请你的爱人或者可信赖的朋友、亲戚来照顾宝宝，这样可以让你休息一下，重拾耐心与平静。重要的是面对现实——你不是万能的，你也有自己的需求，该休息的时候必须休息。

问与答⋯⋯医生

为什么我的宝宝最近突然开始有规律地腹泻，可是他看起来并没有生病啊？

宝宝的消化系统在逐渐适应固体食物的过程中，饮食的改变可能引起腹泻和（或）便秘。有时候，在引入新食物的过程中，你能在宝宝的稀便里看到未消化的食物，这种现象通常被称为幼儿腹泻（在1岁后更常见）。如果是这个原因引起腹泻的话，随着宝宝的肠道对新食物的消化能力逐渐增强，腹泻会慢慢好转，因此并无大碍。

保证让宝宝摄入足量的液体——常规喂奶之外再喝些冷开水——另外，如果你打算给宝宝喝果汁的话，应确保果汁已经过充分稀释。

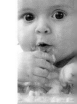

你的宝宝 31周零1天

他在用小屁股挪吗?

不是所有婴儿都喜欢爬,因此,如果你的宝宝就是喜欢以这种坐着的可爱姿势移动,你也别太奇怪。

对婴儿来说,学习移动常常让他们感到挫败,这也是为什么他们的方式千奇百怪。有些婴儿先会爬后会走,有的直到走路之后才会爬,而另一些婴儿干脆就不爬。这些婴儿更喜欢扭动着小屁股,有时则用一脚在前、一手在后的方式推动自己前行。坐着用屁股移动其实包含了两个动作:坐着和用臀部向前移动,在婴儿能独立坐稳之后,通常需要 2~3 个月时间才能做到。有 9% 的婴儿是用屁股移动的,有人认为这种移动方式有家族性,如果你或者你的爱人小时候是这样的,那你的宝宝也可能和你们一样。许多坐着用屁股移动的婴儿比其他婴儿晚一些学会走路,因为他们已经通过这种方式成功地四处活动了,所以缺乏站起来的动力。不过,只要你的宝宝能够到达目的地,无论他采用什么方法都是无所谓的。

我的方式 喜欢以挪动屁股的方式移动的宝宝通常能够飞快地到达目的地。

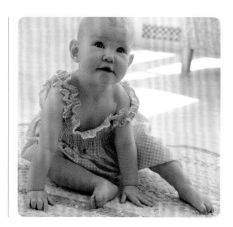

你的宝宝 31周零2天

我就想要你!

有时候,宝宝对你表现出强烈的好感,而面对你的爱人则号啕大哭,甚至把小脸埋起来不愿见到他,反之亦然。这是怎么了?

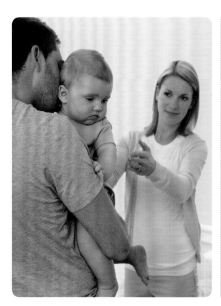

在宝宝的发育过程中,他可能经常表现出对父母中的一个特别喜欢。别为这种偏好伤心——过一阵子他又开始喜欢你了,而且,不是因为你犯了什么错误,才导致这种情况的发生,也不意味着宝宝与你的感情不深。多数情况下,宝宝更喜欢那个能满足他的需求,经常与他沟通,以各种深得他欢心的方式哄他的那个人。通常,父母中陪伴他较多的那个人有更多机会读懂他的心思,在给予他回应时也更有信心。

显示好感 许多宝宝都有"更喜欢"爸爸或妈妈的阶段,另一个人可不要介意哦。

有时,情况也可能刚好相反。比如,在一天快结束时,宝宝希望看到一张新鲜的面孔。因此,如果你已经回去工作,当你下班回到家的时候,等待你的可能是宝宝一连串兴奋的尖叫,他正张开双臂,期待扑进你的怀里,等你给他一个拥抱。

通过轮流照顾宝宝的方式来平衡他对父母的喜欢程度。当你或你的爱人与宝宝在一起时,不妨开发出自己独有的游戏方式。如果他明显表现出对其中一人的喜欢,另一个也不必心碎。宝宝并不知道这样做很伤人,他绝非故意让你伤心。

宝宝成长日记 ■ 你的宝宝(7~9个月)

260

应对食物过敏

家里有个过敏的宝宝将给你带来一系列挑战。幸运的是，通过适当的护理，很多过敏现象会随着他逐渐长大而消失。

无论是宝宝在吃了某种特定食物后表现出轻微的不适，还是发生了严重的过敏反应（见404页），你都应该小心避开引发症状的食物。如果过敏症专家还没有确认宝宝的过敏原，请医生为宝宝安排皮肤点刺试验或者验血，这样你就可以明确知道应该避免摄入何种食物了。

举例来说，你可能发现宝宝吃鸡蛋的蛋白没事，吃蛋黄有点问题。但你的猜测也可能出错。比如，你觉得肯定是花生酱三明治里的花生导致宝宝长皮疹，实际上却是面包里添加的植物种子引起的。

如果你还在母乳喂养，那你自己应避免摄入那些可能引起过敏的食物。继续母乳喂养是值得的，这是因为你的抗体能够为宝宝尚未发育成熟的免疫系统提供支持，尤其是当他有过敏症，且正在过敏的话。同时，由于过敏症的婴儿可摄入的食物种类受到限制，所以会造成某种重要营养成分的不足，而母乳则可以为宝宝提供补充。

向医生咨询是否需要给宝宝开具适合他的抗组胺药。如果宝宝的过敏症状严重，你可能需要备一支自动注射器（当发生过敏性休克时进行注射治疗）。其他参与照顾宝宝的人也应知道如何使用药物。

所有给宝宝喂饭的人都应知晓宝宝对食物的过敏反应。为避免交叉污染，用添加了清洁剂的热水清洗厨房用具，然后再给宝宝准备食物，在给宝宝购买食品之前一定要严格检查标签。

做好食物日记

做好食物日记有助你精确锁定可能引起宝宝过敏反应的食物。如果你认为必须从宝宝的食谱里剔除某类食物，比如乳制品，应寻求营养师的建议，以确保宝宝能够从食物中获得足够的营养。另外，食物日记也能帮你掌握宝宝的总体食物摄入情况。

宝宝对食物有过敏反应让你感到焦虑，但不要把这种情绪传递给宝宝，这一点相当重要，因为这可能使他对吃饭以及尝试新食物感到紧张，吃饭时也不能完全放松。他也许慢慢变得对食物有敌意，而不能把食物视为从各个层面丰富人生的重要元素。

发育游戏与活动

洗刷刷！

没有什么能像和爸爸妈妈一起做家务这种事更让宝宝开心了。让他在你们的帮助下学习洗餐具，他会感觉超级有趣。准备一个盛有温肥皂水的洗碗盆，把防污垫铺在地板上，给宝宝一块海绵和一块干净的抹布，让他坐在地上"洗"自己的盘子。

宝宝喜欢这种参与感，喜欢做那些他看你做过的事情，同时他也能在这个过程中学习有用的技能，提高手眼协调能力，并享受玩水的乐趣。

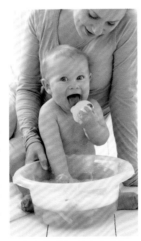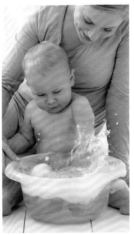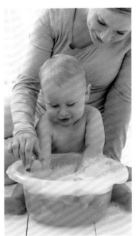

肥皂泡的乐趣 给宝宝准备一大盆肥皂水和一块海绵，里面放几个"盘子"让他洗，让他享受"像大人一样做事"的乐趣。

分床睡

宝宝可能还和你一起睡——也许现在可以鼓励他自己睡了。

如果夜里宝宝醒了，大多数父母承认他们会把宝宝抱到自己床上，因为这通常是最快也是最容易让宝宝入睡的方法。这在短期内没什么问题，但如果总是这样，宝宝就习惯在你的床上睡而不愿离开。除非你打算实施无限期的"与父母同睡"策略，否则还是应该让他重新适应自己的小床。

如果宝宝醒了，试着克制自己，不要把宝宝抱到你的床上。你应该抚摸他，给他哼哼歌，把被子盖好，然后离开房间。若是他需要你回去安慰他，你一定要回去，这是在告诉他，无论何时他需要你，你都会来到他身边。如果你任由他哭闹不管，宝宝会变得没有安全感。

第一次分床睡的时候，选一个第二天不需要早起的晚上。保持平静和耐心，提醒自己，付出努力是值得的，即使花了一个多小时的时间才让宝宝重新入睡，可过了一个小时他又醒了，但从长远来看，这样做能让你和宝宝都得到更多的睡眠。

在接下来的夜晚，对于独自睡觉，宝宝哭哭啼啼抱怨的时间会越来越短，直到他认清现实，那就是不管他怎么争取，你再也不会把他抱回到你的床上了。如果想了解更多关于鼓励宝宝独自睡觉方面的建议，你可以咨询相关专家。关于更多的睡眠策略，请参见352~353页。

省时策略

大多数妈妈觉得一天的时间根本不够用，但总有些办法可以帮你节省时间，给自己留点闲暇时光。

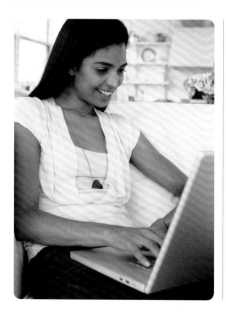

既然新生活已经在某种程度上步入正轨，你也许渴望得到一点闲暇时光来满足自己的兴趣爱好。抑或你只想趁宝宝睡觉的时候，窝在沙发上好好休息一下，而不是立刻冲去做家务。为了给自己多争取点自由，请客观地评价你自己是如何按优先顺序安排日常事务的，以及做每一件事所需的时间。这是一种掌控时间的好方法，它可以帮你评估是否在不重要的事情上花了太多时间，而花在重要事情上的时间则不足，比如巩固你和你爱人的关系、与朋友之间的友情以及健康等。

试着少花些时间去做那些你不怎么喜欢的事情，比如家务活。例如，如果你经常熨烫衣物，可以考虑在洗完后立即把衣服抻平，再悬挂晾干，这样可以减少褶皱，然后把它们叠好收起来。或者你可以用低热烘干 5~10 分钟，然后把衣服叠好。如果你负责为全家人做饭，可以一次做出双份，将一份冷冻起来。安排接收电子账单，并在线支付，可以省去邮寄或去银行排队的麻烦。如果对你来说更便利的话，可以选择网络购物，尤其是购买大件商品时。

网络购物 在网上购置日用杂货，购买保险，进行银行卡相关操作以及支付账单等，可以为你节省不少时间。

拉起站立

宝宝从现在开始能够拉着东西自己站起来了，但要想再坐下去就没那么容易了。

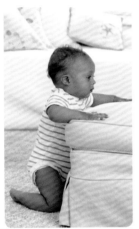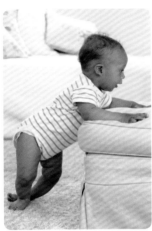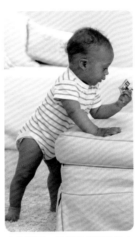

支撑着站起来 最爱的玩具放在扶手椅上，这可是刺激宝宝自己站起来的诱因。他借助椅子作为支撑物并在周围活动。

在接下来的几周或数月内，宝宝开始利用手边一切可以利用的东西帮助自己站起来，从婴儿床的护栏，到靠他最近的椅子或咖啡桌，当然还有你的腿。一开始，他可能需要你帮他一把，但他最终能意识到，一只手在上、一只手在下，抓住某个东西，便可以把自己拉起来。从这个美妙的新视角放眼望去，宝宝能看到更多令他兴奋的地方，从而激发他更加积极地四处活动。

然而在一开始，"有起却未必有落"——这可太糟糕了：宝宝可能被困住了！他还没琢磨出如何移动手脚来沿着家具挪动。因为他还不知道怎么走路呢！另外，他也不知道怎么弯腰，把自己弄成坐着的姿势——于是他可能变得沮丧或者哭着叫你过去。你应该帮他慢慢地坐回去。可以让他重复多次，直到他感觉自己坐下去也很安全，最终他

会明白从站姿改为坐姿并不会受伤。他甚至可能开始喜欢在站起来后，再"扑通"一屁股坐到原地，因为他觉得这样非常好玩，所以会没完没了地玩这个游戏。

当他站立或者倚靠着家具的时候，他将练习如何保持身体平衡，用双腿支撑身体重量以及转移重心，从而使他能够轮流抬起左脚和右脚。当他掌握了站立和平衡的技巧时，便有可能在某一时刻，扶着那些曾帮他站立起来的支撑物迈出一步，这一发育称为扶着东西走，是宝宝走路的前兆（见 269 页）。

升级家居安全防护措施

一旦宝宝能够拉起站立，你就要查看家居环境了——他站着的时候能拿到什么东西？另外，你也必须查看家具是否有尖角，因为宝宝可能在抓着家具站起来

宝宝的脚有些内翻，这正常吗？

婴儿出生时，他的双脚是向内弯的，双腿也略微呈 O 型，这是因为婴儿在狭小的子宫里待了数月的缘故。随着他逐渐成长和发育，他的双腿会逐渐变直，双脚也会慢慢变平，这样才能帮助他开发走路的技能。此后，当婴儿到 3 岁时，他的小平脚一般会形成足弓。

大约在 31 周，当你抱着宝宝呈站立姿势的时候，他的双脚能很稳地着地。他会时不时地用双脚的外侧力量来获得平衡，然后再换换姿势。有时候，宝宝的双脚，甚至两条小腿可能都不在一条直线上，它们向内弯甚至有些扭曲（俗称内八字）。医生能够确定宝宝是否有问题。请放心，实际上所有内八字都能自愈，并不会影响宝宝学习走路。如果你担心，可咨询医生。

的时候撞到尖角或者被撞后跌倒受伤。如果他爬到沙发上，又从上面滚下来，是否有靠垫或柔软的地垫可以缓冲？你的书架是否牢固地固定在墙面上？如果扶手椅紧靠着书柜或高柜，他会不会爬到扶手椅的椅背上去摸高处的架子？宝宝对一切充满了好奇，同时又勇猛而无畏，而且他随时可能消失在你的视线里，所以你一定做好准备，确保他是安全的。

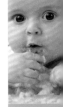

263

32周

鼓励婴儿探索各种形状的玩具有助于他的智力发育。

形状分类玩具和堆叠类玩具可以锻炼宝宝的运动技能和认知技能，并激励他学习解决问题。为宝宝示范这些玩具的玩法，帮助他学习顺序和大小的概念。宝宝现在说的话越来越复杂了，音调模仿得也越来越好。

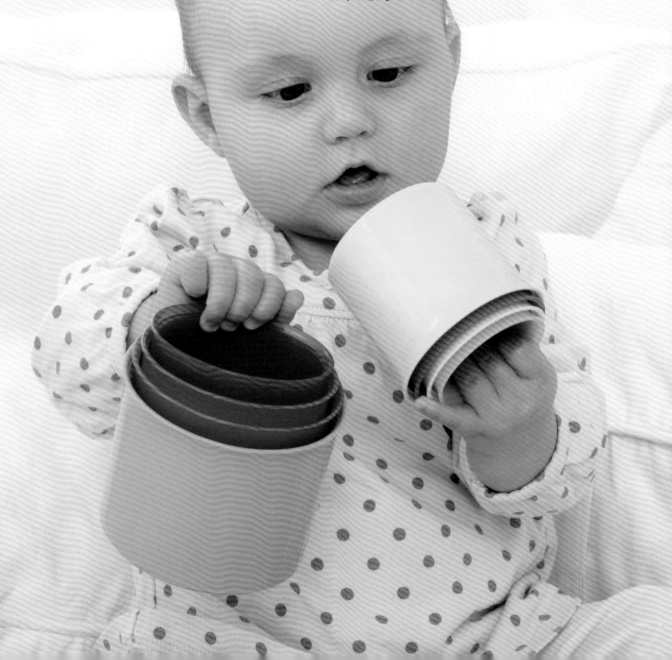

宝宝和抗生素

抗生素不是万能的，不能治愈所有的疾病和感染——你可能想知道在什么情况下医生会开具抗生素处方，而在什么情况下不开。

宝宝生病很可能是由两大类病原体之一引起的：细菌或病毒。细菌存在于人的体内和体表（如皮肤），可引起包括扁桃体炎、链球菌咽炎及耳朵感染在内的各种感染。然而，并不是所有的细菌都是有害的——有一些细菌可以保持宝宝体内的菌群平衡，比如肠道内的益生菌可以帮助宝宝利用奶和其他食物中的营养。

病毒是一种微生物，通过侵袭健康宿主的细胞导致疾病。病毒可引起水痘、麻疹、流感，以及很多其他疾病。抗生素用于治疗由细菌或可能由细菌引起的感染。由于抗生素对病毒无效，所以无法治疗因病毒感染引起的咳嗽、感冒或喉咙痛（链球菌咽炎除外），以及流鼻涕等症状。

而且，服用抗生素不仅无法缓解这些症状，还有可能引起不必要的副作用：久而久之，将产生更难以消灭的细菌。经常且不恰当地使用抗生素，会造成细菌对药物的耐受力更强，这称为细菌耐药性。这样的耐药菌需要更大剂量的药物或更强大的抗生素来治疗。目前，人们已经发现了可以抵抗最强抗生素的耐药菌。

医生们现在已普遍了解滥用抗生素带来的危害，因此，如果不是必须使用抗生素，他们是不会开具处方的。如果你很担心宝宝的状况，可以与医生就所有的药物进行探讨。

更为复杂的聊天

一直以来，宝宝说的话一直在发生改变，他现在发出的声音比6个月大时多了许多。

摄入固体食物有助于宝宝提高唇部控制能力，因为他在咀嚼和吞咽时学会了闭上双唇。咀嚼的动作是圆周运动，这种运动反过来又锻炼了宝宝对舌头的控制。所有这些变化使宝宝能够发出更为复杂的声音。

现在，宝宝咿咿呀呀的内容比以前丰富多了，包括了更多的音节，含有不同的元音和辅音。他从单音节的重复发音，比如"妈妈"，发展为多个音节的组合，比如他开始说"迪嘎卜""啊帕吧"或"吧吧妈嘟"之类的组合音节。

对于日常听到的各种话语，宝宝在模仿音高和语调方面变得越来越熟练，也许还能单独模仿某些独特的声音。所以，当你们身处一个热闹的聚会时，宝宝牙牙学语的声音比平常大而且音调也高，而当你给他讲睡前故事的时候，他则低声咕哝，像你一样发出轻柔的声音。这种现象被称作回声交谈：经过几个月的反复练习，宝宝不再仅仅局限于模仿你的语调和元音发音，他开始更加关注音高了。

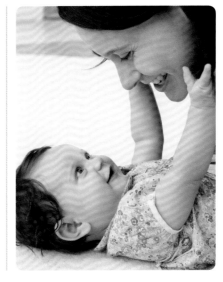

早期语言 从现在开始，宝宝和你的交流更顺畅了，你也可以更好地理解他的意思。

被祖父母宠坏了？

祖父母是宝宝生命中美妙的部分，老人们给宝宝带来的是无尽的爱、关注以及礼物。

祖父母"溺爱"他们的孙子孙女是很正常的，他们乐于给宝宝买任何东西并且乐此不疲，包括有些你买不起的玩具。

虽然祖父母给宝宝买贵重的玩具能为你省下一大笔钱，但你或许更想按自己的节奏给宝宝买玩具。在某些极端的情况下，你甚至担心老人的做法会把宝宝给宠坏了，以至于他以后只想要贵重的礼物。而且，由于祖父母和外祖父母给宝宝买的玩具有的贵重，有的便宜，这可能导致不满。另外，你可能发觉老人们对宝宝的行为以及他是否遵守规矩更加宽容，而不像你的要求那么严格，这可能会使宝宝感到困惑。

把你的顾虑告诉祖父母。首先对他们的慷慨表示感谢，然后告诉他们，宝宝可以拥有超出你购买能力的贵重玩具，但最好在征得你的同意后再买。与老人们谈谈，告诉他们：你非常理解，也很感激他们的好意，作为祖父母很想给宝宝最好的东西。与此同时还应该向他们解释，随着宝宝的成长，你希望宝宝对祖父母的爱不仅仅是因为玩具，而且宝宝也必须意识到，有时候他必须等待才能得到想要的东西。

和老人们一起分享你要教给宝宝的道理。比如，情感重于物质，为实现目标而努力奋斗，以及有关宗教和文化的理念等等，这些将有助于你和老人们相互理解。

轮流做事

通过你与他一起轮流做事，现阶段是开始教宝宝如何与他人合作的好时机。

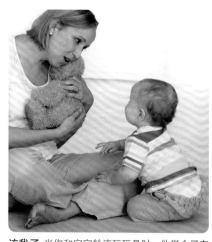

该我了 当你和宝宝轮流玩玩具时，他学会了在与别人的沟通和社交中索取和给予。

把球滚向宝宝，鼓励他把球滚回给你。按下玩具电话的按钮（轮到我做），然后让他也这么做（轮到他做）。可以教宝宝轮流做的机会在生活中无处不在。比如，当你给他讲故事时，他先拉起书中的立体插页或给书翻页，接下来你也这么做；他在浴缸里用小毛巾"洗脸"，接下来你也这么做，或者他拿起泰迪熊抱着它，接下来你也这么做。

这是一种教宝宝如何做事并给他机会自己尝试的好方法；这样也给你提供机会做一些必须做的事，比如外出回家后给宝宝洗脸。

当宝宝有机会体验和参与一些活动后，便开始获得满足感，久而久之，他的自信心将逐渐建立起来。

但是，即便他会和你轮流玩玩具，也还远远不能理解分享的含义。事实上，直到3~5岁时，他才开始理解分享的含义并运用到实际当中。

对于你的双胞胎宝宝，分别给他们准备一套自己的玩具是个不错的主意，你也可以开始鼓励他们在一起玩耍，轮流玩玩具——当然，必须在你的看护之下。

多吃健康食物

除了宝宝的一日三餐，手头常备一些健康的零食和饮料是个好主意。

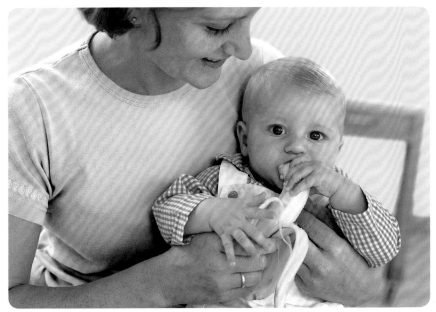

健康零食 无论在家还是外出，香蕉都是最理想的便利食物。因为它无须烹饪，易于消化，且含有重要的营养成分，包括维生素 C 等。

除了一日三餐之外，在上午和下午给宝宝吃一些健康的零食，再喝一杯水，建立起这种模式是个好主意。这样做可以避免宝宝一整天不停地吃，那样会让他吃得太饱而耽误了正餐，也增加牙齿的负担，还会破坏他与生俱来的对食欲的控制力。

你也应观察宝宝喝了多少液体。如果喂宝宝配方奶，应确保摄入量不超过推荐量，可以给宝宝使用流速快的奶嘴或者杯子。如果他的手上总有一瓶奶，那么他对其他食物的食欲就会减弱。在第一年就为宝宝建立良好的饮食习惯非常重要。

零食是一种给宝宝补充重要营养素的好方式。果汁、甜饼干、甜面包能够提供热量、糖和脂肪，但不如选择奶酪、婴儿面包棒或葡萄等，除了可以提供热量、糖和脂肪外，还能为宝宝提供重要的钙和维生素 C。

外出时准备一个冰包或者软体冰箱，把必须带的食物装进去保鲜。带上碗、有盖的杯子、围嘴、婴儿湿巾、勺子、用于捣碎食物的叉子和一把锋利的小刀。最好带那些不会很快变质、水分少的食物，比如迷你米糕、婴儿面包棒、葡萄干和杏干等。你还可以带上点新鲜的香蕉、煮熟的鸡蛋、奶酪块、番茄、甜椒，另外再带一瓶水。

我经常给宝宝吃零食，这样做会让宝宝超重吗？

富含营养的零食是宝宝健康饮食的一部分，可以帮助他获取一整天所需要的各种营养成分。非常重要的一点是应该把零食看作整体饮食的一部分，而不仅仅是一种奖励，有助于你选择富含营养的食物。避免在宝宝不高兴或烦躁的时候给他吃零食，虽然看上去是个快速解决方案，但他可能会养成靠零食来缓解厌烦、消磨时间的习惯，并把食物与舒适感联系起来。这样可能会增加宝宝超重的长期风险。在宝宝看起来有点饿的时候，规律地给他吃些零食，而且零食和正餐之间的间隔时间长一些，以确保宝宝对正餐的食欲依然旺盛。至于饮品，水是零食时间代替奶的最好饮品（见 247 页）。

外出途中就餐

如果你打算在用餐时间出门或正在旅途中，可以准备些果蔬泥放进冰包里。提前确认你要去的地方可以加热食物，应保证食物热透，然后再自然冷却。还有一种选择就是把加热好的食物装进广口保温瓶里保温。你也可以准备一些能快速捣碎或切块的食物，比如香蕉、西瓜、木瓜、鳄梨、胡萝卜、熟透的梨或桃。口感柔软的鸡块、罐头金枪鱼或手指食物，如皮塔饼、薄煎饼或面包等都无须加热，可以直接吃。

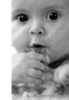

活跃的宝宝

好动的宝宝已经不满足于坐看世界的"风云变幻"了——所以你需要调整日常作息安排，让他尝试一些新的活动。

我试着给宝宝吃更大块的食物，可宝宝把嘴巴闭得紧紧的，怎么办？

给他吃手指食物，或者给他一把勺子抓着，让他觉得是自己在控制，也好过回到"果蔬泥时代"。你还可以在用勺子喂食之前，让宝宝用小手探索食物，比如把食物放在高脚椅的托盘上让他研究。如果还不奏效，再喂几天他已经熟悉的果蔬泥，然后将食物块弄得更小一点，再喂给宝宝。

宝宝现在大一些了，活动更多了，你或许已经发现他不怎么喜欢被限制在婴儿推车或儿童安全座椅里，即便只是片刻。他现在越来越不安分，虽然你带他去超市时，他还会打个盹，当你和其他妈妈聚会，一边喝咖啡一边闲聊的时候，他在旁边睡觉，但是，假如你让他待着不动的时间太长，他可能发脾气哦。

当你意识到现在其实是宝宝在制订日程表，而且为满足他的各种需求，你的生活也与以往大不一样时，也许有点震惊。不过，这是成长过程中必经的阶段，所以你最好调整日常作息安排，以便你和宝宝都能适应。比如，你可以把朋友聚会安排在有儿童游戏区的地方，一边监督宝宝攀爬探索，一边与朋友喝咖啡聊天。你还可以和其他妈妈轮流到各自的家中小聚（宝宝很高兴有全新的玩具可玩）；在夏季，你还可以在公园里野餐。如果你不想在购物的时候带着一个哭哭啼啼的宝宝，那就独自去吧，让你的爱人在家照顾他。请记住，小改变，大不同！

夜间活跃分子

宝宝绝对不仅仅在白天活跃，到了晚上依旧不老实；他可能经常翻身，最后干脆趴着睡了。

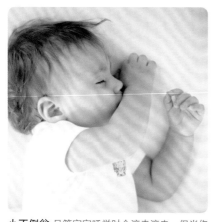

小不倒翁 尽管宝宝睡觉时会滚来滚去，但当你把他抱上床时还是要让他仰卧睡觉，这一点很重要。

宝宝睡觉时也不安分。如果你听从专家的建议，为了降低婴儿猝死综合征的风险而让宝宝仰卧睡觉（见31页），因此，当宝宝翻过来趴着睡的时候，你可能非常担心。假如宝宝已经足够强壮，那么即使他趴着睡，你也不必过多担心。其实，到了现在这个阶段，婴儿猝死综合征的风险已经大大降低了，因为90%的病例都是在6个月之内发生的。重要的是不能限制宝宝的活动，也别强迫他仰卧睡觉。

同时，专家们也建议你别给宝宝包襁褓。身体活动受到限制将干扰宝宝的睡眠，有可能导致他产生负面的睡眠联想。

另一件需要你注意的事是宝宝睡觉时翻来覆去，会把毯子踢掉。在睡觉前，把毯子牢牢地塞在婴儿床的床垫下面，以免宝宝熟睡时乱动而把毯子蒙在脸上而导致窒息。另一个选择是买一个适合宝宝年龄的婴儿睡袋。入睡时先让宝宝仰面躺着（这可能是他最熟悉的姿势），但现阶段仍不应该用枕头和羽绒被，也不要把柔软的毛绒玩具留在婴儿床上。

关注……
学习走路

从摇摇晃晃地站立，到学着保持身体平衡，再到扶着家具在起居室里巡游，从现在开始，宝宝随时可能学会走路，所以你要提前做好准备，迎接宝宝人生的第一步！

婴儿学习走路的时间各不相同，有的 9 个月就开始了，有的则要等到 18 个月，所以如果你的宝宝走路没那么早，你也不用着急，顺其自然。抓着宝宝的双手让他上下弹跳，帮助他增强腿部力量。继续增加宝宝趴着的时间，增强背部和颈部肌肉的力量，提高协调和平衡能力，并且应该给宝宝准备一辆结实的学步车。当宝宝准备好的时候，学步车能吸引他站在里面，推着自己到处走。

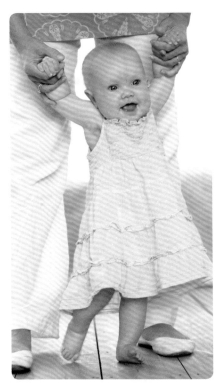

光着脚丫走路 如果可能的话，尽量让宝宝光着脚走路，这样能帮助他提高平衡和协调能力，还能获得抓地力。

在能走路之前，宝宝首先要学会在有支撑的情况下站立起来，并会弯曲膝盖坐下去。也许他需要花好几个月的时间才能掌握这些技巧，以达到发育里程碑，但也许一下子就学会了。当他可以在没有支撑的情况下站立一会儿时，他就准备好迈出第一步了。

迈出第一步
宝宝迈出的第一步是身体发育过程中一个了不起的里程碑事件，意味着他能够把平衡能力、粗大运动技能、控制能力、协调能力结合起来，当然，还有非凡的勇气！

在能独立走路之前，宝宝会把两腿分得很开以保持平衡，因此看起来有点像小鸭子那样摇摇摆摆的。他可能让自己面朝一个比较稳定的物品，比如桌子或者是你，也许还张开双臂，以防自己摔倒。

在接下来的几周，宝宝将学着一次只迈一步，然后停下来，直到重获平衡后再继续走路。但有一件事情他暂时还控制不了，那就是速度。当婴儿刚开始独立走路时，他们往往很容易身体前倾，然后又大幅度向后仰，奋力调整平衡，结果就是一连串的跌跌绊绊和摔跟头。帮宝宝掸掉身上的灰尘，扶他站起来。通过不断犯错误，他很快就认识到：学会跑之前必须先学会走。

清单

保证走路安全

检查环境是否安全，是否适合宝宝走路。尽管宝宝跌倒是不可避免的，但你可以帮他缓冲一下。

■ 把地毯或地垫固定在地板上，避免宝宝被边角绊倒。

■ 清理房间里的障碍物。宝宝走路时的注意力全部集中在保持直立和身体平衡上，因此很容易被这些物品绊倒。

■ 在楼梯顶部和底部安装安全门栏。

■ 给窗户安装护栏或上锁。

■ 将不稳定的家具固定好或干脆移走，防止宝宝在抓住它们保持平衡时倾倒。

■ 把家具（比如桌子）锋利的边角包上防护垫，或移走这样的家具。

■ 如果你的咖啡桌桌面是普通玻璃的，应该考虑暂时换成有机玻璃的。

■ 把抽屉锁好——宝宝可能会打开抽屉并且爬到不适当的地方。

■ 覆盖发热的表面，比如散热器。如果家里有明火，要安装防火护栏。

■ 确保马桶盖始终是盖着的，并用马桶安全锁扣固定。

■ 炉灶上的锅柄应朝内放置。

■ 把悬吊着的电源线收到宝宝接触不到的地方。

32周

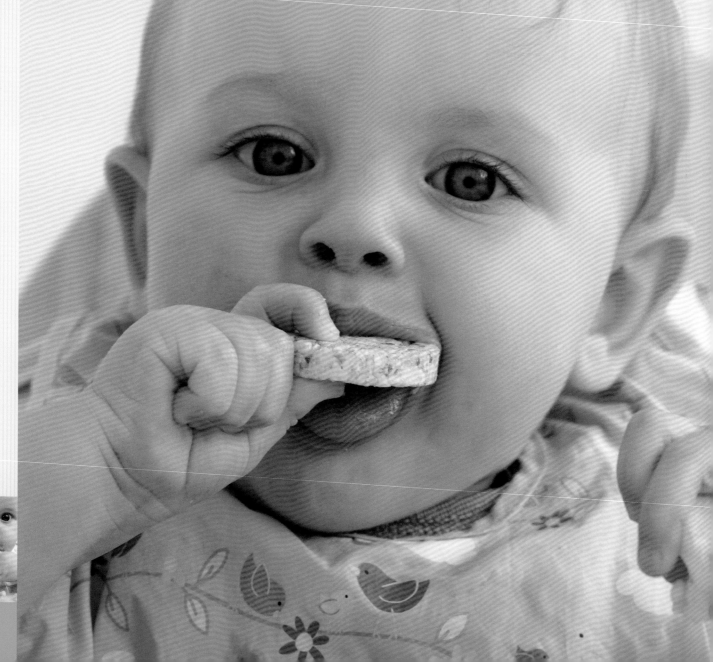

33周

研究表明，婴儿的动作和手势越多，掌握的词汇量越大。

宝宝变得越来越擅长表达，因为他可以运用更多的动作和手势，而且他的咿呀之音也变得越来越复杂。如果宝宝正在吃多种果蔬泥类的食物，那么你可以开始给他吃更大一些的块状食物，并可引入手指食物。

新鲜=最好？

把自己在家做的食物与外购婴儿食品混合在一起，不但能增加宝宝对不同风味的体验，而且能给你腾出更多时间。

你总是想把最好的东西给宝宝，尤其涉及食物时。许多父母只给宝宝吃自己亲手制作的食物，如果在外面购买食品，他们会觉得愧对宝宝。不可否认，自己做的食物确实既营养又健康，不过现在超市里出售的婴儿食品越来越丰富，其中有很多不含盐、糖和添加剂的食品既营养又美味。事实上，如果把家庭自制食物和外购的高品质婴儿食品混合喂给宝宝，可以让他体验更多的风味。而且，如果你外出或者没有时间做饭时，现成的袋装或罐装婴儿食品毫无疑问是很方便的。请放心，把自制食物与超市购买的婴儿食品混合喂给宝宝，能够使食物更有营养和多样化。

有关婴儿食品的严格法规也进一步保证了其安全性。过去，父母担心婴儿

食品里添加糖、盐或浓缩果汁。但是时至今日，除了这些成分，婴儿食品里也不允许添加防腐剂、增味剂、色素等成分。相关法规还对婴儿食品里的蛋白质、脂肪、卡路里以及维生素和矿物质的含量做出了规定。生产厂家也乐于提供父母们喜欢的产品——那种你会在家自己制作的食物的现成品。不断的技术创新和婴儿食品市场激烈的竞争促使父母们的梦想得以实现。

除了外购的正餐，你应保证宝宝吃到的其他外购食品也是适合婴儿的。比如，宝宝需要的是婴儿早餐麦片，因为婴儿早餐麦片里添加了维生素和矿物质且不加盐和糖；婴儿酸奶是用全脂牛奶做成的，不含一般酸奶中含有的人工甜味剂、色素及其他添加剂，而且它们的包装容量适合婴儿食用，可以避免宝宝摄入过多。

营养成分的衡量

有些婴儿食品是常温售卖的，这意味着食物经过了高温处理，以保证其在超市货架上能存放一定的时间。高温处理可能会破坏一些维生素，但厂家会把损失的成分再补回去。还有些婴儿食品是经速冻处理的，最大限度地保留了食物中的维生素。

当你自己在家给宝宝制作果蔬泥时，应该选用最新鲜的蔬菜和水果，把蔬菜稍微蒸或煮一下，这样才可以最大限度地保证果蔬泥最适宜的营养成分能够保

问与答……营养师

哪种婴儿食品更经济实惠——是超市买的还是自己在家做的？

从价格上来看，在超市购买婴儿食品比你自己在家亲手制作贵一些。如果自己在家做，可以只选用一两种原料，一次性多做一些，再分成小份冷冻起来。另外，让宝宝分享你们的食物其实很简单，只需在调味之前先拨出一部分，然后搅拌成适合的稠度给宝宝吃。所以，虽然在超市购买婴儿食品既方便又能保证营养，但在很大程度上会增加家庭开支，理想状态是外购婴儿食品和家制食物混搭。

清单

如何使用超市购买的婴儿食品

■ 如果你要外出，准备一袋或一罐不需冷藏保存的婴儿食品是最方便的办法，许多餐馆和咖啡馆都可以帮你加热，以便你随时给宝宝喂饭。有关健康食品的更多建议，请参见267页。

■ 如果从超市购买婴儿食品，确保不要让宝宝吃太长时间的稀果蔬泥。此外，当你在家给宝宝做饭时，会逐渐拓宽他的食谱，并改善食物的口感，这样的过渡也应该体现在外购食品上，这一点要注意。

■ 如果你对某种食物不耐受或者不喜欢吃某些食物，抑或在食物的选择上有其他特殊的考虑，那么在商场购买婴儿食品可以很方便地让宝宝体验那些你自己不吃的食物的味道。但是，也应该试着在家里专门为宝宝做饭，否则他有可能不喜欢吃家里做的饭菜。

留下来。

最后，自制食物的味道和超市购买的食品是不同的，因此，很重要的一点是不要让外购食品成为宝宝食谱的主要部分，这样他才能逐渐习惯家制食物的口感和味道。

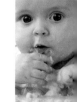

缩小版的妈妈或爸爸？

宝宝的个性正在逐渐显现，你可能注意到他的某些习惯，会让你倍感熟悉——当然还有一些是宝宝独有的。

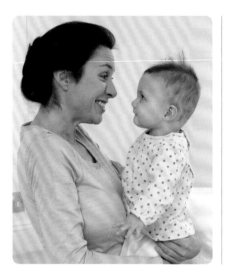

个性不同 作为父母，你们的工作就是支持和尊重宝宝的个性。

宝宝现在是个独立的小人儿了，他有自己的好恶，有自己的小弱点和小癖好。如果这些与你们的喜好不符，你们也应该接受，并给他足够的空间让他按自己的方式去发展。接受宝宝就是"小小的我"很容易，但如果不是，你也不必沮丧。如果他性格外向，喜欢引起别人注意，喜欢和别人在一起，而你和你的爱人却很害羞，那就试着给他尽量多的机会去社交（在接下来的几个月，情况可能发生变化，因为宝宝可能出现分离焦虑，见283页）。同样道理，如果你家里的人都很外向，可是宝宝很害羞，也不要强迫他体验可能让他感到焦虑的情境。在你们聊天的时候，让宝宝坐在你腿上玩；他可能玩一会儿就烦了，便会按照他自己的步调去找更好玩的事情。

同理，如果你是很随意的人，倾向于跟着感觉走，并不意味着宝宝也喜欢这样；相反，他可能更希望按照计划行事。作为父母，即使你们不太喜欢按部就班做事，也应该把宝宝的一天规划好，让他感到舒适和安全。

头发护理

随着宝宝的活动越来越多，用餐场面越来越混乱，你会发现定期给宝宝进行头发护理非常重要！

如果宝宝出生时有一头浓密的头发，那么现在他要接受人生第一次理发了。如果打算自己在家剪发，一定要轻柔、小心，先把头发梳顺，别让头发莛进到宝宝的眼睛或耳朵里。

宝宝无须每天洗头：一周两次就可以了。然而，宝宝现在吃饭时越来越主动，你将不可避免地在他的头发里发现食物，所以餐后你得帮他用湿海绵擦一擦。当你准备给他洗头的时候，先用你的手指或者密齿梳子轻柔地将打结的头发梳开。从发梢开始梳理，逐渐向上梳理到头皮，避免拉扯头皮。选购不含刺激性化学成分（如对羟基苯甲酸甲酯或硫酸酯）和香精的婴儿香波，这些成分可能会刺激宝宝的眼睛，洗发水的pH值应在4.5~6.0之间。如果宝宝天生卷发，你可能要用护发素以使头发柔软蓬松，然后用湿海绵把护发素擦掉。

头发护理 用海绵或打湿的小毛巾清洗宝宝头上的香波，可避免泡泡水流进他的眼睛。

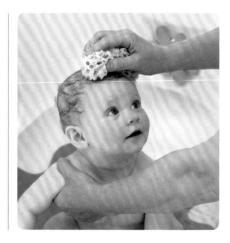

各种声音

因为宝宝不断听到一些重复性的词语，所以他开始熟悉这些声音并且激发他发出更多的咿呀之音。

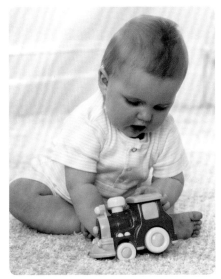

吵闹的小家伙 发声玩具有助于宝宝的言语发育。

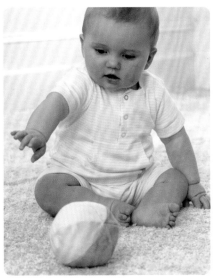

"火车怎么叫的？呜——""球在哪儿呢？"他玩的时候不断和他说话。

虽然婴儿的咿呀之声似乎没什么含义，但研究表明，婴儿的咿咿呀呀是在模仿大人说话的方式，你会发现他们使用右半边嘴稍微多一些，这和成年人说话是一样的（你可以观察镜中的自己）。研究表明，控制右侧身体的左脑与理解和语言相关，所以激发婴儿牙牙学语的是左脑，这也证实了婴儿的牙牙学语对语言形成至关重要。心理学家认为，婴儿开始有意义地说话远远早于我们曾经认为的时间（早在8~10个月之间）——只不过我们听不懂他们说什么。

尽管大多数婴儿可能要到1岁左右甚至更晚才开始说出第一个我们能懂的词语，但婴儿就像海绵，会不断吸收学习各种声音，所以要不停地说。你说话时，宝宝会专心地看着你的嘴巴，所以面对面聊天有助于言语发育。你可以指着书上的小动物说："牛怎么叫啊？哞——"即使宝宝不出声，他也会模仿你的口型。利用所有机会玩发声游戏，比如谈谈他的玩具（"飞机嗡嗡嗡"），或者不断向他重复每天要完成的任务，比如穿衣、洗澡等。

总是叫出人的名字和物品的名称，包括宝宝自己的名字，可以帮助他识别词汇。尽管宝宝通常要到9个月左右才开始识别那是他的名字，但在这之前已经有明确的迹象显示，婴儿认识到词汇与事物之间是有关联的。

如果宝宝现在还没有开始牙牙学语，对响声或视线之外父母的召唤没有反应，那么应该咨询医生。

发育游戏与活动

唱歌和说话

研究表明，经常听歌的婴儿比不怎么听的婴儿学说话快一些。你为宝宝唱歌时，把词语的各音节分开唱，这样可以使它们更容易被宝宝说出来。听歌还可以延长年龄更小的婴儿的注意力时限。

现在有很多为父母和宝宝开办的音乐班，但其实在家里唱歌给他听就足够了。如果你五音不全也不用担心，宝宝不会在意的，他很享受被你抱在怀里并且随着歌曲摇晃身体的感觉。你哼唱童谣时，带领宝宝跟着做动作，让他也参与进来。尽情播放你喜欢的音乐，宝宝不仅不厌烦，如果你跟着一起唱的话，他还很享受呢！

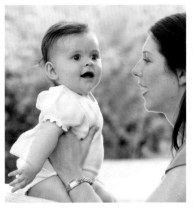

一起唱歌 给宝宝唱歌不仅能够促进他的言语发育，并且还能鼓励和培养他对音乐的爱好。

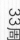

终止母乳喂养

许多妈妈在宝宝1岁之前——甚至更长的时间内一直采取母乳喂养。但是，如果你和宝宝都觉得应该停止了，可以慢慢减少喂奶次数，比如一次减少一顿，这样你们两个都不难受。

有些婴儿自然而然失去了吮吸母乳的兴趣，喜欢用奶瓶或杯子吃奶（无论是挤出来的母乳还是配方奶），因为这样更容易吃到。如果他们喜欢吃配方奶，断奶就相对顺利多了。还有些婴儿很喜欢吮吸带来的舒适感，但是妈妈已经决定不再继续母乳喂养了，对这样的婴儿来说，断奶是艰巨的任务。

母乳喂养时间的长短是你个人的决定，取决于你自身的需要以及宝宝的需要。一般来说，减少和终止母乳喂养的常见原因包括：你想给其他人提供喂养宝宝的机会；你想回去上班了，因此需要逐渐减少喂奶（你仍然可以把母乳挤出来，或者母乳和配方奶混合喂养，或者你想把它们都停了）。不管什么原因，最好逐渐减少喂奶的次数，一次减少一顿，这样做从情感上对宝宝来说最好，同时也让你的身体能够接受。

为了实现成功过渡，应该事先做好计划，仔细计算断奶的开始时间。避免在宝宝状态不稳定时断奶，比如他刚刚被挪到自己的房间，或者他身体有些不舒服，在这些时候改变喂养习惯会让他更加不安。

重要的是牢记在宝宝1岁之前，奶是他最主要的营养供应来源，无论母乳还是配方奶。当他开始摄入固体食物后，虽然奶吃得稍微少了，并且开始适应不同口感和味道的固体食物，奶最终会被固体食物替代，但奶仍然是热量供应的主要来源。因此，第一年的断奶也包括

问与答……营养师

我们家有过敏史。我应该在断奶时避开牛奶配方奶，给宝宝喂大豆或山羊奶配方奶吗？

如果你担心宝宝对牛奶配方奶有较高的过敏风险，那么在决定如何断奶之前，有必要咨询医生或相关专家。他们会针对不同配方奶的优点和缺点给出非常中立的意见。他们可能还会建议你在开始断奶之前不要做任何假设。

山羊奶也含有导致过敏的蛋白质，所以并非理想的牛奶替代品。更重要的是，不推荐羊奶是因为羊奶中的蛋白质含量过高，而且，其卫生问题在过去也一直令人担忧。

豆奶有时会作为对牛奶过敏的婴儿的替代食物。然而，有很大一部分对牛奶过敏的婴儿对豆奶配方奶也过敏。如果你给宝宝断奶时，发现宝宝出现诸如皮疹或肠胃不适的情况，请咨询医生，他可以给你开具一种特殊类型配方奶的处方，称为深度水解蛋白配方奶（见247页），这种配方奶的蛋白质已分解，因而宝宝容易耐受。

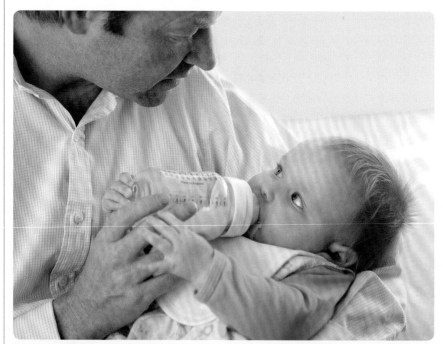

从乳房到奶瓶 给宝宝喂配方奶可以让你的爱人或其他亲人参与照顾宝宝的工作，帮助他们巩固与宝宝之间的情感纽带。

用配方奶替代母乳（但不是牛奶）。

你可以这样开始：把其中一次母乳哺喂换成配方奶，用杯子或奶瓶喂给宝宝。虽然没有固定的断奶时间表，但一般推荐在开始的时候，每周减少一次哺喂——或者至少间隔4~5天，这样可以给你的乳房和宝宝充分的适应时间。第一次取消的时间应该选在宝宝不是特别饿的时候，比如午后。

许多妈妈选择尽可能长地保留晚间的那顿。作为夜间作息规律中珍贵的一部分，这是一种可以让宝宝在睡前平静下来的自然的放松方式，宝宝当然也不愿意失去这样的机会，尤其在你已经回去工作以后。所以，只要你们两个都想这么做，每天给宝宝喂一两次奶没什么不可以。

宝宝抗拒的时候

如果宝宝不愿意放弃母乳喂养，请你的爱人或者朋友用奶瓶或杯子给宝宝喂配方奶，宝宝便不会感到太困惑，而且你也不会轻易放弃。如果由你喂他的话，宝宝更有可能抗拒，要求吮吸乳房。尝试稍微改变平时的习惯，让宝宝察觉不到睡前的那顿并没有给他吃。在远离你平时喂奶的地方，给他讲故事以分散他的注意力，在讲故事之前喂他一杯配方奶而不是之后，或者把顺序颠倒过来。另外，你可以请宝宝的爸爸或祖父母哄他入睡。

尽量让宝宝远离你的乳房，也别当着他的面换衣服。不仅仅是因为看到你的乳房对宝宝来说是一个提醒，他很可能要求吃一点，而且还因为他能"闻"到母乳的味道。

一开始，你可以把母乳挤出来，用奶瓶或杯子喂他，这样可以诱惑他，因为他吃到的还是熟悉的味道。

应对不适感

慢慢断奶有助于防止乳房肿胀和溢奶，因为乳房需要一周的时间才能适应减少一次喂奶。如果你觉得乳房充盈，可以用凉毛巾舒缓不适，并确保穿着有支撑力的文胸。如果乳房胀得厉害，而乳汁又没有自然地溢出来（在沐浴时），你可以试着挤出一些，但只可在喂奶时挤奶，从而在减轻胀满感的同时，不会刺激乳房产生更多的乳汁。挤出一些乳汁能降低泌乳量，你的身体也可以做出适当的调整。如果这样做不奏效，而你出现了发热以及疑似乳腺炎症状的时候（见59页），去医院就诊。

断奶对于你和宝宝都是艰难的；请放心，他不会饿着自己的。如果宝宝一直得到他已经习惯了的抚慰和爱，他仍会非常开心。

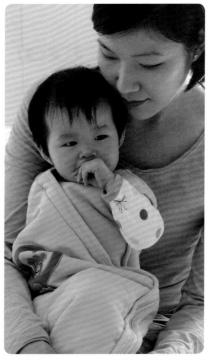

睡前拥抱 保证睡觉前给宝宝一个长时间的拥抱，这样你和宝宝都能感觉到彼此身体上的亲密无间。

问与答……母乳喂养咨询师

我的朋友们正在终止母乳喂养，但是我想继续。这是明智之举吗？

只要你和宝宝都喜欢，就没有理由禁止你继续母乳喂养。这在宝宝第一年或者更长一些的时间里都是可以的。大量的研究表明，母乳可以持续提供抗体，直到儿童进入学步期，你的小可爱因此能够抵御各种感染。而且，母乳含有蛋白质、必需脂肪酸、维生素和矿物质，是健康和多样化饮食的必要补充。对于妈妈来说，母乳喂养也有利身体健康。例如，婴儿期之后的母乳喂养已被证明可以降低女性罹患某些癌症的风险。

母乳喂养还能提供情感方面的滋养和抚慰，且在健康的母婴关系中扮演着重要的角色。回去工作并非意味着母乳喂养的结束——许多全职工作的妈妈稍加安排仍能继续母乳喂养（见179页）。你可以事先挤出一些母乳并冷冻起来，当你不在的时候，宝宝也可以吃到母乳。这对于宝宝来说是一种抚慰，也意味着你的泌乳量仍能维持。当然了，许多全职工作的妈妈乐于在一天结束的时候给宝宝进行睡前喂奶，以加强和宝宝的情感纽带。

关键是摸索出最适合你和宝宝的方式，尽量不被别人的行为和想法所干扰。日后当你回想起来，母乳喂养的时间真是稍纵即逝，所以，只要你愿意，跟随你的直觉，与宝宝一起尽情享受这种独特的亲密方式吧。更多关于延长母乳喂养的信息，请参见361页。

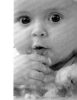

鼓励良好行为

虽然宝宝才33周大，但建立良好的行为方式有助于他成长为一个友善、乐于助人的孩子。

受挫的宝宝

随着宝宝的成长，他对自己的需求有了更加明确的认知，但向外界传递信息的能力欠佳——而且也不知道耐心是怎么回事！当宝宝感到挫败的时候，务必帮助他，和他沟通。即使你没能在第一时间观察到他的需求，也要对他的咿咿呀呀和哭闹有所反应，和他说话，并弄清楚他"是不是饿（累）了"。知道被你关注着，能帮助宝宝平静下来。

宝宝有强烈的好奇心，这意味着他可能做一些你不想让他做的事。虽然他还不懂"好"和"坏"的含义，但你可以开始设定界限，为日后的良好行为打下基础。宝宝也在试探着你的反应，所以，当他做的事是你欣赏的，要给予大量肯定的反应；如果他做了你不想让他做的事，不要小题大做！当他递给你玩具或者把他的食物让给你吃的时候，你要表扬他。当你给他洗澡或换衣服时他没有吵闹，你要对他说"做得好！"并给他一个大大的拥抱以示感谢！宝宝轻拍小动物，这种行为也是值得表扬的。

在这个年龄段，宝宝不会有意伤害谁或故意调皮，所以对他的不恰当行为不宜反应过度，这很重要。比如，宝宝和其他孩子争抢玩具是再正常不过的事了。温柔地警告他——握住宝宝的小手，看着他的眼睛，对他说"不行，你不能抢玩具哦！"这就给宝宝设定了做事的界限。如果他还抢，你可以轻轻地把他抱到别的地方，让他感觉到自己的行为是不受欢迎的。

规律的"我的时间"

现在，你和宝宝的生活作息比以前更加有规律了，也许你想留出一些时间和空间来满足自己的兴趣爱好。

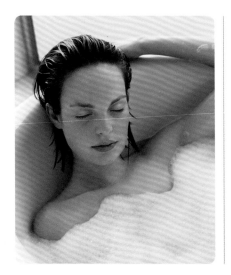

照顾宝宝，让宝宝开心，接受适当的刺激，使他心满意足，你几乎没有休息放松的时间。但是，从现在开始，你和宝宝的生活基本步入了正轨，你能为自己制订休假规划，做一些自己想做的事情了。

不用过分担心你不在宝宝身边时他怎么办，而应该说服自己，规律的"我的时间"是为了给自己充电，从而帮助你

我的时间 给自己留一点空间——上瑜伽课，出去跑步，或者在家里洗泡泡浴。这些都是你应得的！

平衡自我与家庭的关系，只有这样你才能用清晰的头脑和平和的心态履行母亲的责任。

给自己卸下一些压力，把宝宝交给你的另一半或者祖父母照顾一两个小时。参加每周一次的课程是比较理想的，这样能保证你抽得出时间。或者，在你家附近的咖啡馆小坐，看看报纸；去游泳，或安安静静地坐下来读书，这些都是给你自己的奖励并能让你重新获得活力。宝宝被其他人照顾得很好，而你也会变得更放松和开心。

你的月经周期

如果你最近开始终止母乳喂养，你会发现你的月经恢复了，这也意味着你会再次受孕。

怀孕和哺乳期间激素的变化可以在多方面影响你的身体。

你可能已经发现了不少问题，比如经前期综合征不再像怀孕前那样让你感觉虚弱，或者你现在的症状更严重了。你以前的月经周期一直很规律，但现在不准了，或者恰恰相反——有些女性在怀孕前月经周期一直不规律，生完宝宝后趋于规律。

如果你确实发现，生完宝宝后你的月经周期延长或痛经加重时，你应该去医院就医。医生会帮你排除其他潜在原因，确认你没有贫血，并想办法缓解你的疼痛和过量出血。

仍然在母乳喂养

如果你仍然在母乳喂养，但月经恢复了，这时宝宝已经开始摄入固体食物，因此吃母乳相对少了一些，你会发现你的月经周期有些不规律，可能一两个月不来，而有时，虽然周期规律，但是月经量只有一点点。

如果你通常在月经前有乳房压痛，可能会给喂奶带来不适。虽然说起来容易，但做起来难，那就是尽量在喂奶过程中放松，因为紧张将增强不适感。为了缓解疼痛，你可以用一块温热的布按摩宝宝正在吃的那侧乳房，促进乳汁向下流出。如果这些措施都不奏效，试试用温和的止痛药来缓解疼痛，比如对乙酰氨基酚。

事先考虑好

即使你的月经还未恢复，一旦你不是纯母乳喂养，就有受孕的可能。

你可能已经计划好很快再要个宝宝，比如你曾经花了很长时间才怀孕或者你的育龄期即将结束，但要记住一点，养育两个2岁以下的宝宝是非常耗费精力的。另外，怀孕的时候还要照顾另一个宝宝也是艰巨的任务。你无法获得充足的睡眠，既要满足小宝宝的需求又要兼顾处于孕期的自己，绝非易事。而当宝宝开始学习爬和走路时，你正经历整个孕期中最耗精力的最后3个月！如果你现在正处于疲于奔命的阶段，休息一阵子也许是正确的决定，你可以等宝宝大一些并且更独立了，再考虑怀孕的事。

即便如此，增添家庭新成员绝对是一件令人高兴的事情，而且手足之间相亲相爱无疑将使宝宝受益。如果孩子们的年龄相近，那么在成长的过程中，他们能一起玩耍，玩同样的玩

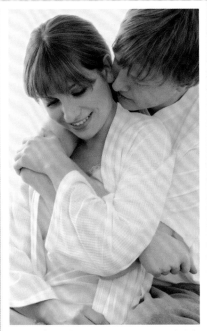

做好家庭规划 两个人一起为迎接下一个宝宝的到来选择最佳时间。

具或游戏，而你和你的爱人将"痛并快乐"着，但你们至少可以一次性终结"尿布模式"，而不用等几年后再经历一遍。

恢复生育能力

当宝宝满6个月大时，或者宝宝开始摄入固体食物，而你开始减少喂奶次数的时候，母乳喂养就不再是一种可靠的避孕方式了。事实上，在恢复月经之前，你就有可能在排卵，因此你很有可能再次怀孕。

你可能需要和医生谈一谈如何避孕的问题。如果你仍在进行母乳喂养，那么医生不会推荐口服避孕药，因为避孕药可能会对泌乳量产生影响。医生可能建议你使用诸如单纯孕酮避孕药、孕酮植埋剂（如依托孕烯植入剂）或子宫内装置（宫内节育器或节育环）之类的避孕方式。

34周

宝宝的自我意识一直在发展并且越来越清晰，这意味着他越来越强烈地意识到他个人的好恶——而且会毫不犹豫地表达出来！然而，每当你离开他时，这种新的意识还将伴随着一种与日俱增的焦虑感。

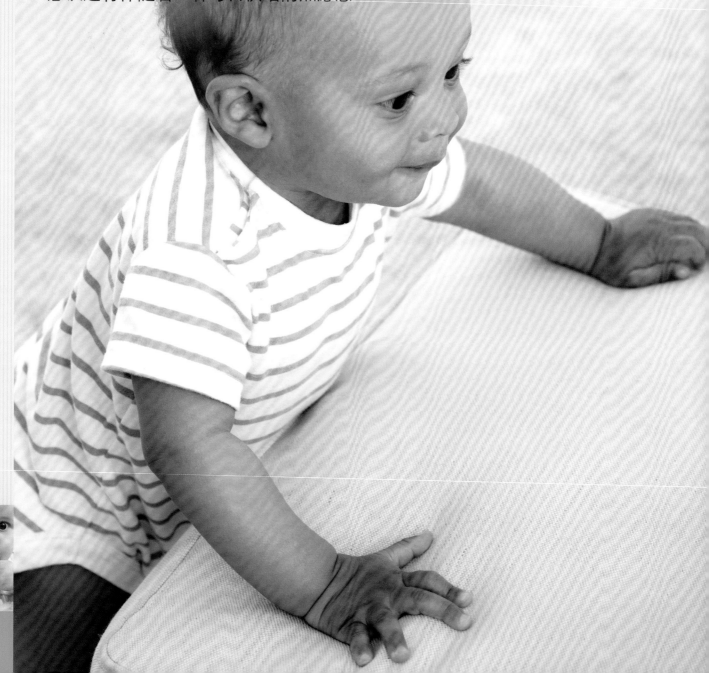

达到新高度

当宝宝开始与周围世界进行互动时，就到了改变房间布置的时候了。把所有东西都向上移！

大约从8个月开始，只要婴儿能够自己站立起来，他就意识到他能够运用新开发的技能来攀爬。第一步通常是楼梯！爬楼梯需要耗费大量的脑力和体力，所以它是宝宝成长过程中一个重要阶段的标志。他的大脑必须能够协调他的运动，每当他向上移动一次，他的手、腿和脚都需要同步移动，从而保证稳定性。通过一侧胳膊和另一侧腿的努力配合，以及每一步的交替配合，可以保证他稳稳地向上攀爬。因此，攀爬需要婴儿非常熟练地控制四肢，并且还要有足够的力量控制主要肌肉。

只有我们提醒婴儿的时候，他们才能意识到危险。虽然爬楼梯存在潜在的风险，但是只要密切看护，这确实是一项能够培养婴儿自信的活动。有些婴儿第一次爬到楼梯的顶端，回头看到所达到的陡峭高度时会哭起来，而另一些婴儿可能爬到一半就停在那里不动。当然，有些婴儿不但成功到达楼梯的顶端，并且准备再来一次！

允许宝宝涉足楼梯的危险区域，你一定要站在他的身后给予保护。这样能极大地增强他的自信心，尤其是当你对他的每次努力都给予表扬的时候。

安全方面的考虑

永远不要将宝宝留在楼梯上无人看护。虽然向上爬是一项非常简单的冒险活动，但还是存在手或膝盖打滑导致跌倒的可能性。

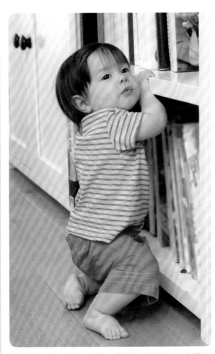

站起身 对于宝宝来说，借助任何能够充当攀爬架的家具爬上爬下都是相当有诱惑力的。

下楼则需要一套完全不同的技能，在这个年龄段，重要的是教会宝宝用风险最小的方式下楼梯。以面朝楼梯趴着的姿势，脚先移动，手再跟进的方式是最好的，因为重力可以帮助他完成剩下的动作，将向后翻倒跌落的风险降到最低。如果他背向楼梯用屁股挪动下楼，则可能一头栽下去。

在楼梯的底部和顶部安装楼梯安全门栏，当你不能看护宝宝的时候，务必关闭门栏。如果楼梯扶手的立柱间隙很大的话，你应该考虑暂时用网状物填补间隙。

问与答……相关专家

我家不具备宝宝安全攀爬的环境，我该怎么办呢？

你可以经常带宝宝去软体游乐场，鼓励他在这个完全安全的环境中开展攀爬活动。大多数游乐场都辟有专门为小婴儿划定的区域，并用警戒线与外界隔离，配备专门为他们的小手小脚设计的小游戏装置，当他们摔倒的时候，柔软的海绵垫子能为他们提供足够的保护。通过观察其他宝宝的活动，你的宝宝将学习如何在这些游戏装置中向上爬和向下爬，同时也能享受玩耍时的社交氛围。然而，即使你经常带宝宝去软体游乐场玩耍，宝宝仍然会想在家里练习攀爬，所以，如果你家的家居环境不太安全，你需要格外警惕。

迷你山峰

除了楼梯，沙发、椅子、婴儿床，以及矮桌子也是你的小探险家经常光顾的地方。把沙发靠墙壁摆放；试着温柔地引导宝宝远离那些不稳固的家具，因为当他爬上这些家具的时候，它们很可能会倾倒。

如果你发现宝宝试图从婴儿床里爬出来（随着灵活性逐渐提高，他会想方设法把腿跨过床的护栏），必须把婴儿床的床板调整到最低的高度，而且婴儿床里也不能放置任何能让宝宝踩着跨出去的东西。

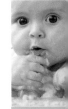

灵活的日程安排

无论是计划外出一天，还是短暂的休息，都会打破宝宝的日常作息规律，但是你可以利用熟悉的线索帮他适应。

适当的可预见性能使婴儿有安全感，而且大多数婴儿对有规律的生活都有良好的反应。然而，日常作息规律不是火车时刻表；婴儿注意和理解的是一系列事件，而不是钟表的指针。

因此，如果你偶尔提前或者推迟半个小时让宝宝小睡的话，是没问题的，只要他没有表示不快。在你讲完他习惯的睡前故事，并将他放到婴儿床上之前，他是不大可能入睡的；正是这些规律里的元素触发了他对于随后的睡眠的期待，并且，与在常规时间入睡相比，他的抵触既不多也不少。

把宝宝的日常活动看成依次发生的一系列事件，便于你灵活变通，比如在假期内，或者某一天外出时。外出时，按熟悉的顺序进行宝宝的各项日常活动真的能帮他平静下来。尽可能做相同的事情，如果这一系列事件包括安静的游戏、洗澡、读书，然后唱摇篮曲的话，那么当你们外出的时候，也要按通常的顺序做。宝宝会识别线索，并意识到接下来将会发生什么，而不在乎发生的时间和地点。

> **事实上……**
>
> 婴儿的日程表到底应该安排得多严密，这是一个有争议的话题。一些专家建议精确地安排计划，但是大多数则建议在一定程度上遵守作息规律即可，吃饭、玩耍和睡觉时间的可预见性将有助于婴儿增加安全感。如何为你自己和宝宝量身打造作息规律，以满足你们各自的需求，那就看你的本事了。当然，任何作息规律都不应阻碍你回应宝宝对于食物、舒适感或休息的迫切需求。

提问时间

宝宝开始认识到物体（和人）都是有名字的。玩提问游戏能帮助宝宝强化学习。

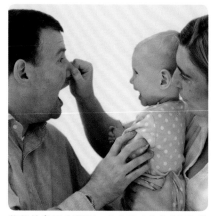

爸爸的鼻子在哪里？ 宝宝喜欢简单的提问游戏，比如你指着你爱人的鼻子问："鼻子在哪里？"不久之后宝宝就可以自己指出来了。

你为宝宝读的书越多，唱的歌越多，和他聊天越多，他便能越快地明白所有事物都有名字。指着书里的图片问他："球在哪里？"并握着他的小手指向它。在接下来的几个月中，你会惊奇地发现他会自己指向它。当爸爸下班回家的时候，问他："爸爸在哪里？"他可能把头转向爸爸。你甚至会发现，当你对他说"不"的时候，他会停下来，听你说话。

教宝宝掌握名称的最好方法之一是通过唱歌的方式，尝试一边唱"头、肩膀、膝盖和脚趾"，一边指向身体的不同对应部位。问宝宝："（他的名字）的鼻子在哪里？"然后，你用手摸摸宝宝的鼻子，说"在这里"，再握着他的手去触摸。可以采用第三人称的方式进行，因为宝宝的语言技能还没有发育到可以充分理解她的、他的、你的、我的等所指代的含义。

你还可以帮助宝宝学习如何应对祈使句。他想取悦你，因此，如果你让他做一些简单的事情，诸如指着一本书说"把那本书给我"，他会很高兴地把它拿过来递给你。

雇临时保姆

你和你的爱人可能需要外出，暂时把宝宝交给临时保姆照顾，但是怎样才能找到一个你们都喜欢的人呢？

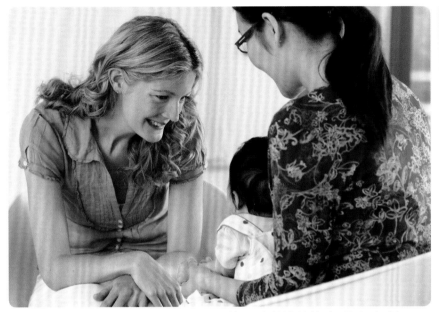

逐渐了解你 在第一次让宝宝和看护者单独在一起之前，应该给他们创造机会，彼此互相适应。

曾经和宝宝共处过的家人和朋友毫无疑问是临时照顾宝宝的合适人选，但你并非总能如愿。

如果你已重返工作岗位，那么你可以考虑你的幼儿托管人或者你们喜欢的幼儿园工作人员承担临时保姆的工作。宝宝和这位看护者已经彼此熟悉，并且这位看护者是一个合格的托幼人员，因此对于如何让哭闹的宝宝安静下来和分散他的注意力是很有经验的，而且知道在紧急情况下该做什么。

专业的临时保姆中介机构是一个不错的选择，专门负责寻找看护者，并核实其信用和适合度。社区婴儿看护服务群是另一种选择。如果没有，也许你可以和那些在产前课程上结识的朋友或其他家庭共同建立一个自己的婴儿看护服务群。

你的邻居，包括成年人和青少年，是比较传统的选择。法律并没有规定临时保姆的最低年龄，但如果是16岁以下的青少年，你是要负法律责任的。因此，你要仔细评估他们是否已经足够成熟，能够承担照顾婴儿的责任。

始终对你选的临时保姆充满信心。与他们交谈，看看他们在宝宝醒来时如何安顿，以及如何处理紧急情况。请新来的保姆至少在宝宝入睡前半小时到达，从而避免宝宝醒来时面对一个完全陌生的人。

清单

临时保姆清单

■ 留下紧急联系人的联络方式——你们的手机号码，你将要去的地方的座机号码，以及一位可靠邻居和医生的详细信息。

■ 非常重要的是要确认保姆知道宝宝对哪些食物或药物过敏或不耐受。

■ 告知保姆宝宝当天的健康情况和精神状态。例如，宝宝正在长牙，脾气暴躁，或者不吃东西，以便保姆有所准备。

■ 告知保姆，当宝宝醒来时，如何安顿他，或者当宝宝想睡觉时，保姆应了解他的日常作息时间。

■ 告知保姆，当你不在的时候，宝宝可以吃的奶或食物，以及如何正确地加热。

■ 要给保姆明确的指示，是否需要应门或者接电话，比如你有包裹要签收。

■ 确保所有令宝宝舒适的玩具都在他身边，并让保姆知道它们是什么，以及如何用它们。

■ 随时准备快速返回，以应对紧急情况，并明确告知保姆可以随时给你打电话。

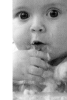

富有创意

展现艺术细胞的时刻到了！宝宝喜欢尝试新的游戏，他甚至会创作一些值得珍藏的"作品"。

鼓励宝宝的创造性是一种消磨时间的好方法。不要期望他能创作出什么杰作，但他的努力将使墙壁、冰箱或剪贴簿充满各种亮点！

简单的涂色游戏既不要求握笔技巧，也无须笔直的线条，对宝宝来说是可以驾驭的。秘诀就是要找到合适的地方。在地板或矮桌子上清理出一块区域，铺上报纸或者旧毛巾，以吸收渗漏的颜料。

准备好水和布，随时帮他擦干净。确保你买的颜料是无毒的且不会使宝宝的皮肤和衣服被染色，务必让他穿着旧衣服，或只穿着尿布裤！

你需要准备大张的白纸或一卷壁纸衬纸——所有东西都会被用光的！把纸张平铺在地板上，把颜料倒在旧盘子或茶碟里，开始创作吧。用颜料涂抹他的手，或把他的手按在颜料盘里，然后帮

他把手压在纸张上，印上他的手印。你也可以用他的小脚丫来创作。（当他会走路后值得一试，让他在纸上来回走，留下小脚丫的印记。）

他的首次尝试很可能会弄得很脏，但是你至少应该挑出一个可爱的手印镶在画框或者夹在书里。记住要标注日期！这是一种记录成长的极好方式，你可以看到他每次画画时的表现。

睡前哭闹

要谨慎处理宝宝不愿意睡觉的问题，以防养成不良习惯。当宝宝不想睡觉时，你应该做些什么？

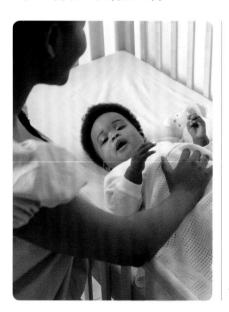

如果宝宝突然开始不愿意睡觉，所有人都会感到不安，尤其是之前他都能开心入睡。许多婴儿在这个年龄段都会经历一个不愿睡觉的阶段。宝宝已经意识到，生活中的每件事情都遵循着可预见的顺序，他开始预知接下来会发生什么。同时他也越来越明确地意识到，睡眠时间意味着你和他分离。分离焦虑（见246页、283页）是一个正常的发育阶段，当你试图在他睡觉时离开，或者当他醒来时你却不在身边，他都会哭闹。你现在的反应将影响他未来的作息习惯，因此，

不想睡觉 坚定地执行睡前作息安排有助于晚上不想睡觉的宝宝进入梦乡。

应尽可能帮他回到正轨。

保证宝宝在白天充分活动，从而使身体疲倦。没有必要减少小睡次数，可以带他去公园或软体游乐场玩耍，给予适当的刺激。坚持遵守睡前作息安排，确保这是一段令人愉悦的体验，使他乐于参与其中：向挂在墙壁上的图画和照片或他的毛绒玩具道晚安，读一个故事，或唱一首歌。最后，要坚定地告诉他，现在该睡觉了；不要心软让他再多玩一会儿。当你哄他躺下后安心离开，如果他叫你的话，你要回来，但是尽量不要把他抱起来。最终，他将再次入睡。

分离焦虑

宝宝日益增长的独立性让他意识到他是独立于你的，他会因为你的离开而变得焦虑。

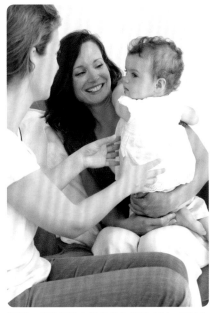

再见！ 当你把黏人的宝宝交给别人时，无论你内心感受如何，一定要保持冷静和乐观。

从大约8个月大开始，宝宝很可能会经历分离焦虑。这一发育里程碑标志着他对你深深的依恋，以及他意识到你是关爱和保护的主要来源。与此同时，他正在获得客体永久性的概念，意识到当你不在视线范围内时，就说明你已经离开了。他赖以获得安全感和呵护的源头离开了，而他还无法理解你将回来。他将通过货真价实的痛苦、眼泪和发脾气来表达他的感觉。

让你的宝宝安心

当你离开房间时，你的声音要保持平静和积极，告诉他你一会儿就回来。如果这个阶段恰逢你要重返工作岗位，起初应尽量短时间离开，从而让他习惯你总

是会回来的。当你把他交给保姆时，说说你在做什么，"妈妈把你放在汽车里，并帮你系上安全带"。避免焦躁不安，要有耐心——当你很平静，甚至有些严厉的时候，宝宝更有可能安静下来。给宝宝留下一件过渡物，比如他的安慰物或一件散发着你味道的衣服，有助于在你离开时抚慰宝宝。

当你离开他时，拥抱太久或告诉他你不想离开，其实是在延长他的痛苦——在这个年龄段，这样做是向他传递混淆的信息，因为无论怎样做，最终的结果都是一样的。当你把他交给保姆的时候，和他说说话，告诉他你爱他，并且不久就会再见到他（或者午饭后／

午睡后／下午茶后）；给他一个大大的吻，挥挥手，朝他微笑，然后离开。如果你忍不住想哭，也要等到你离开他的视觉和听觉范围再哭。

像宝宝生命中的大多数事情一样，这只是一个阶段罢了（尽管是以一种比较温和的方式，但也往往持续到3岁左右）。然而，如果你认为他和保姆在一起真的不开心，你可能要考虑其他的托儿选择。但要记住，改变不一定使现状有所不同。所以，你不如咬牙挺过这一关，培养他的自信心，让他更愿意接受分离。和他一起去游乐园，让他习惯和其他小朋友在一起玩耍，并且在你的陪伴下充满自信地成长。

发育游戏与活动

挠痒痒游戏

现在，宝宝预知能力更强了，在挠痒痒儿歌变成真的挠痒痒动作之前，他就开始扭动身体，并且带着兴奋和期待咯咯地傻笑起来。比较受欢迎的挠痒痒儿歌是《围着花园转啊转》（你一边唱着这个歌谣，一边用食指在宝宝的手掌上画圈，然后顺着他的小胳膊"走"到他的腋下，说"咯吱咯吱你"，并用你的手指在他的腋下挠痒痒）。此外，《小猪猪》也受到婴儿们的喜爱。（你可以轮流触摸他的每个脚趾，到最后，你一边大声说"这个小猪，喂喂喂喂喂喂，回家了"，一边在他的脚上挠痒痒。）

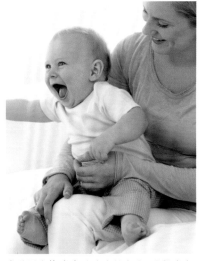

在肚子上挠痒痒 在宝宝的小肚子上挠痒痒，逗引他发出喜悦的尖叫声。他的反应也能让你笑个不停。

35周

婴儿在8~10个月大时，可以用食指来指东西了。

宝宝的钳握式——用拇指和其他手指配合抓住或拾起物品的能力开始发育，这让他可以更容易地操纵物体。给他各种形状和大小的玩具或家居用品玩，使他有足够多的机会锻炼这项技能。

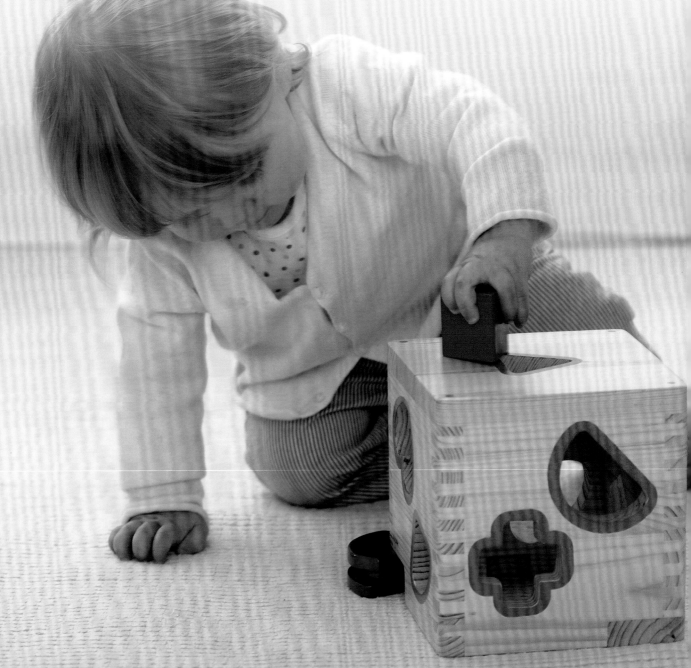

产后体重减轻

一般来说，怀孕期间增加的体重在产后至少需要6个月的时间才能减下去，而且最后那几斤是最难减的。

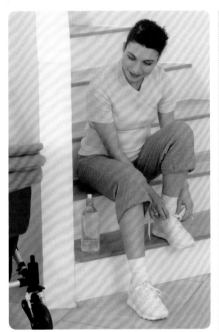

激励自己 万事开头难，一旦开始便能很快形成习惯，你需要一些自我激励措施，从而使自己变得积极活跃。

自我感觉良好有助于你全身心地爱自己的宝宝。如果你体重超重了，可以通过减轻体重增强自信心。但重要的是应保证饮食健康，富含维生素和微量元素，尤其是当你打算再要个宝宝的情况下。此外，如果你正在母乳喂养，你则需要多摄取一些卡路里，所以，除非医生建议，否则你不应该主动节食。保持健康不仅可以使你看起来更健美，而且可以让你更好地承担母亲的责任，这可是个力气活。

积极运动起来

想达到减肥目标，关键是自我激励，让自己积极运动起来。你可能觉得照顾宝宝已经让你忙到根本没空坐下来休息了，这种持续性的运动对你来说当然是有益的。但是，如果想让脂肪燃烧得更多，你还需要更大的运动量来提高心率。只要有可能，能推着婴儿推车步行就不开车。路程在1.5千米以内的活动尽量选择步行。如果走得快些（其强度应使你的心率略有提高），1.5千米的路程大概需要15分钟。你可以到附近有托儿服务的健身房锻炼或者报名参加健身课程。你会惊讶地发现，一个小小的改变竟能如此之快地影响你的形体。

拒绝诱惑

手指食物对你来说是一种难以抵挡的诱惑。现在宝宝开始吃固体食物了，你也许发现自己比以前更喜欢东吃一点、西吃一点零食了。尽量控制自己，不要吃宝宝剩下的食物。一般来说，宝宝吃他自己的食物，而你应该吃你自己的午餐，这样你就没胃口吃宝宝的剩饭了。当你无法和宝宝一起吃饭的时候，他吃他的那份，你则可以吃一些健康零食（见本页"健康食物"），喝杯茶，那么你既不会吃太多，又能陪伴宝宝。

健康食物

尽管你希望尽快把怀孕期间增加的体重甩掉，但避免追随流行的节食方式或快速减肥方案才是明智之举。相反，你应该集中精力维持营养全面的健康饮食和适当的食物摄取量，这样有助于你持续稳定地减重并逐步培养健康的饮食习惯，从而保持健康的体重，不会忽胖忽瘦。以下小窍门可以帮你走上减肥的正轨。

■ **按时吃饭** 保证一日三餐且每餐都包括至少1份蔬菜和水果。

■ **选择可以持续提供能量的食物** 这样可以帮你长时间保持饱腹感并且可以抵制两餐之间零食的诱惑。早餐可包括粥和全麦吐司，以及一些新鲜水果。午餐和晚餐可以吃一些全谷物、瘦肉或鱼，最好再有2份蔬菜。

■ **选择低脂乳制品** 脂肪产生的能量是碳水化合物和蛋白质的2倍，所以可选择低脂的牛奶、涂抹吐司的酱、酸奶和奶酪，用勺子量取食用油、蛋黄酱和沙拉酱。但不要从你的饮食中完全剔除乳制品，这非常重要，因为它在饮食中扮演着非常重要的角色，有证据表明钙在减重中发挥作用。

■ **应包括蛋白质** 每餐都应保证蛋白质的摄入，使你不那么容易有饥饿感。

■ **保持液体摄入** 有规律地喝水，有助于你保持体内水分充足，也可以避免你把口渴误以为是饥饿。

■ **吃一些健康的零食** 可以在冰箱里备一些切好的胡萝卜、芹菜和黄瓜作为健康便捷的零食。

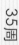

请安静一些

宝宝的大脑还没有发育成熟，因此不能对声音进行有效过滤，这意味着即便他专心去听，也无法对听到的声音进行选择。

为了听某人讲话或者专注听一些事情，成年人可以过滤背景噪音。但婴儿现在还不行，他们承受不了刺耳的声音，很容易受到惊吓到或分散注意力。这就是婴儿在听到大的噪声会显得很害怕的原因之一——环境中各种声音混杂在一起，在婴儿听起来，所有的声音都特别大。

尽量时不时地让周遭环境安静下来，这样可以使宝宝专心玩耍并专注于你的声音。他随时都在学习，但如果总是有背景噪音，会干扰和阻碍他的学习。这并非要求你的家居环境必须是静音状态，一点声音都没有，但你要记住，电视节目的声音、刺耳的收音机、大声聊天和各种混合噪音都会分散宝宝的注意力。当你给宝宝读书或者和他一起玩的时候，关闭电视机，并把音乐的音量调小或索性关掉音乐。在宝宝睡觉的时候，试着降低家里的各种噪音，但不需要绝对安静，因为睡觉时有一点背景噪音，可以让宝宝在晚上不那么容易被偶尔发出的声音吵醒。

如果宝宝正试图达到某个发育里程碑，给他提供一个平和的环境和空间，让他不断尝试。如果房间太吵，他会不断被干扰，并试图搞明白那些声音都是从哪儿发出来的，不利于他掌握新技能。宝宝将逐渐变得喜欢有规律的"安静"时间，也意识到在这段时间里，他可以不受任何干扰地和你一起放松，好好享受游戏时间。

解决问题

宝宝是通过玩耍来学习的，在玩耍的过程中，他将开发出发现问题并自己找到解决办法的新技能。

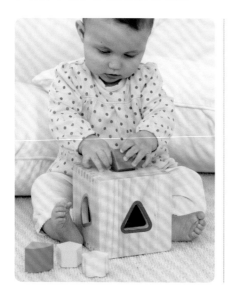

研究表明，婴儿到了8个月时，他们的认知水平已经发展到足够理解因果关系了（"如果我想喝杯子里的水，我得先将杯子倾斜"），并且知道一个问题可以有多种解决办法。

促进这些技能的开发并不需要做多么复杂的事情，你只需给宝宝提供一些有移动部件或者按钮的玩具，允许他尝试，看看按下按钮会发生什么。例如，堆叠杯（你可以把它们垒起来，而宝宝则热衷于把它们推倒），各种形状分类玩具，盖子可以取下来或者替换的玩具（最好在玩具里面藏些东西），这些都是能够帮助宝宝提升解决问题能力的好东西。

玩耍并思考 通过把不同形状的玩具放到各自适合的卡槽内，形状分类玩具可以帮助宝宝提升解决问题的能力。

注意观察宝宝如何开创性地解决问题，比如想得到一件不在身边的玩具，他可能会爬过去拿，也可能提出要求，直到你帮他拿过来。到9个月大时，他可能就会用手指指向想要的玩具了！这些都是认知技能发育的表现。像往常一样，你应该对宝宝的努力给予充分的鼓励和赞扬。

宝宝和电视

婴儿可以看一小会儿电视吗？看屏幕是不是不利于婴儿发育？针对这个话题，各界尚存有争议。

当你手头有事情要处理或者想思考点什么问题，或者宝宝烦躁不安时，让宝宝看看DVD或看看电视台播放的儿童教育节目，可以分散他的注意力，但看电视对婴儿的整体发育到底有没有帮助还有所争议。

现有的资料让人困惑，因为有些DVD或电视节目是教育性的，也有助于婴儿发展技能，但与此同时，也有研究表明，看电视会阻碍婴儿的语言发育并造成注意力不集中。

到底谁对？

有关电视对于发育的影响，目前尚无定论，但是，有研究指出，青少年经常看电视会导致注意力失调，增加患注意缺陷多动障碍以及肥胖的概率。无论怎样，有一点是毫无疑问的，那就是长时间看电视剥夺了宝宝玩耍和观察世界以及探索世界的机会，同时也减少了宝宝通过肢体游戏、阅读以及创意游戏中激发潜能的机会。

研究表明，从教育价值的角度看，你与宝宝共度的时间比给他看电视更高。比如，有研究表明，语言的形成需要面对面的互动，这是最有效的，而不是通过电视节目中的被动观察，即使电视节目是针对儿童的。

与其禁止看电视，不如只让宝宝在限定的较短时间内看看电视，这是最好的办法。

保持水分

宝宝对奶瓶非常依恋，所以，使用奶瓶的时间越长，越晚开始使用杯子，就越难让他放弃奶瓶。

如果你还没给宝宝换杯子，那你应该在餐后或喂奶后给宝宝喝一杯水，也可以在两餐之间或喂奶的间隔期间给他喝。宝宝的胃很小，所以如果吃饭时给他喂了过多的水，他就吃不下多少食物了。你还可以在宝宝快吃完饭时给他喝些稀释的果汁（10份水配1份果汁）或奶。经过稀释的果汁含有维生素C，可以帮助宝宝的身体吸收食物中的铁。但应该只在用餐时提供，以保护牙齿。不要给宝宝喝未经稀释的果汁，它会让他贪恋甜食。

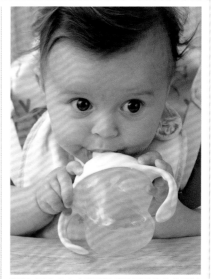

解渴 饭后喝水或喝稀释果汁可以让宝宝保持体内水分充足。

保持互动

不要让宝宝看电视时间过长（最多只看一个节目或者DVD的一小段），看完立刻关上电视，让宝宝专心看书或者玩游戏。

宝宝看电视时要经常和他互动，以便他把看电视与学习新东西联系起来。你可以指着电视里的物并说出它们的名称，你还可以在电视节目结束后重复儿歌或童谣，并配合着韵律做动作，以达到强化的效果。请记住，你应从现在开始帮助宝宝建立看电视的习惯，所以试着把电视作为偶尔使用的"助手"，而不是家庭生活中的主要组成部分。

事实上……

当你去超市为家人购买食品时，谨记有些价格便宜的加工食品可能含有一定量的氢化植物油。食品行业利用氢化植物油延长加工食品的货架期。然而，自从氢化植物油被证实与糖尿病、癌症和心血管疾病发病相关后，世界上很多国家都已经禁止使用氢化植物油了。不过这种成分偶尔还会存在于一些食品中，所以，如果你有所怀疑，那么应该仔细阅读包装上的标签。有些国家的法律规定，婴幼儿食品禁止添加氢化植物油。

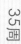

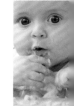

35周

试探你的反应

当宝宝重复做某件事时，你能注意到他在小心地观察你的反应。

宝宝会重复那些能使你微笑或能博得你的赞扬或拥抱的声音、动作，这当然是你乐意看到的。但是，对于你不想让他做的事，如果你给予过多的关注，则会让宝宝再次做同样的事。

宝宝不是故意调皮，只是想吸引你的注意。他不知道粗暴对待猫咪是不友善的，也不知道掐你或拽你的头发会弄痛你，但你应该开始教育宝宝这样做是不好的。平静地对他说："别这样，很疼。"同时做出痛苦的表情，这样就可以了。你还可以示范给他看，怎样做是温柔的，比如，拉着他的手抚摸你的胳膊，并且说"来，咱们轻点摸"。

宝宝需要得到足够的关注，尤其是当他玩得很好，或者表现得温柔和友爱的时候，还有他展示新技能、学了新词汇，或其他新东西时。如果宝宝行为粗暴，你应该注意自己的反应，并提醒自己宝宝不是故意的，他不是有意让你失望。在这个年龄阶段，对负面行为视而不见并非推荐策略，你必须阻止他做出对自己或他人有潜在伤害的行为。相反，你可以平静地告诉宝宝怎样做是友善和温柔的。

假如宝宝因为做了正确的事而得到足够的关注，他会重复这些良好行为。所以，当他轻柔地抚摸小猫，或者乖乖地吃饭而没有把碗扔掉，或者学你的样子，在玩耍后把玩具放到盒子里，一定要表扬他，为他鼓掌，给予足够的关注。这样，你就逐渐帮助宝宝建立了好行为的边界。

喜欢交流的小家伙

35周大的宝宝很爱学习，所以应该多向他解释身边发生的事情，回应他，与他交流，这样做有助于他的发育。

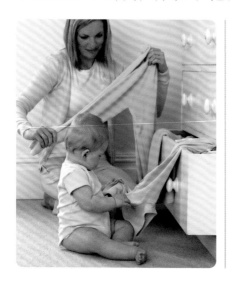

和宝宝聊聊你一天里所做的事情，让他建立起对世界的理解。对于宝宝来说，一切都是崭新和令人兴奋的，所以你可以随时停下脚步，让宝宝看看人行道上的小裂缝，观察驻足在漂亮花朵上的蝴蝶。你们还可以躺在草地上，让宝宝看天上的云朵或者大树茂盛的枝叶。

而且，宝宝与你交流时，你应该认真聆听并做出回应，就好像你们在对话一样。他和你咿咿呀呀地说话时，你要表现出强烈的兴趣，重复他的声音和语调并让他也做出回应。当他大声喊叫、咯咯笑或者用某些手势表示想要什么东西时，你要留意。尽管你猜不出宝宝想做什么，可能让你有点沮丧，但是，对他的交流需求和努力有所回应，有助于他建立敢于表达自己的信心。与此同时，他也能初步掌握社交行为的微妙之处。你是宝宝的第一位老师，你在这几个月教给宝宝的所有知识是他的好奇心、自信心、记忆力、词汇量、想象力等等形成的基础。

不断解释 向宝宝描述你正在做什么家务活，过一会儿要去哪里，也把他的日常作息安排下一步要做什么告诉他。

游泳

和宝宝一起游泳既快乐又放松。游泳可以让宝宝养成尊重水的健康态度，同时也能促进他的身体发育。

水的浮力能够托起宝宝，意味着宝宝虽然在陆地上还不能自由自在地四处活动，但在游泳池里却可以随心所欲地做动作。这让宝宝感到自由和独立，而且在水中蹬腿和拍打水花的同时还可以让肌肉得到很好的锻炼。游泳也能让宝宝建立自信，让他不怕水。

游泳之前
为了避免在水中发生意外，你应该给宝宝用游泳尿布（普通的一次性纸尿布不适合在水中使用）。你既可以选择一次性的，也可以选择可重复使用的——原则就是感觉舒适。你可能还想买几个可充气的婴儿手臂浮圈或一件充气泳衣，以帮助宝宝在水中漂浮。

在你第一次带宝宝去公共游泳池之前，要检查那里的水温是否合适。如果温度低于30℃，宝宝会觉得凉。可能的话，避开游泳的高峰时段，最好趁游泳池不太拥挤且比较安静的时间段去，否则宝宝会被嘈杂的声音吓到。

保证在游泳前至少提前一小时给宝宝吃饭——不要吃完饭立刻游泳——记得游泳后给宝宝补充液体，再给他吃点小零食。

开始游泳
一点一点来，别让宝宝产生挫败感。慢慢把宝宝放入水中，紧紧抱着他，戏水之前应给他足够多的时间熟悉水，熟悉在水中的感觉。一旦他感觉舒适，轻轻

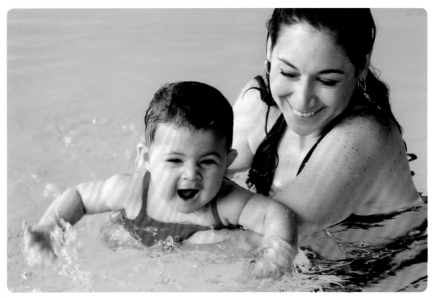

自由运动 一旦宝宝学会了在水中蹬腿和拍打水花，他会爱上在水中的自由感觉。

拍溅水花，唱首歌，帮宝宝踢踢腿，让他知道在水中动作可以做到什么程度。教他玩在水中吹泡泡的游戏，这是一项很重要的技能，学会呼气（吹气）可以避免宝宝呛水。

第一次游泳要控制时间——一开始以20分钟左右为宜——确保宝宝开心地离开游泳池，并且玩得很尽兴，而不应让他觉得太累。任何时候你发现宝宝看上去冷，或者他的皮肤或眼睛被氯刺激到了，应立即把他抱出游泳池。

毋庸多言，当宝宝游泳时，你应该无时无刻不看护着他。游泳结束后帮他洗个热水澡，为了让他感觉舒适，应先给他穿好衣服，你自己再换衣服。

问与答……医生

宝宝得了湿疹，我可以带他去游泳吗？

虽然游泳池中的氯可能刺激湿疹宝宝的皮肤，但只要注意做好防护措施，游泳对宝宝来说是一种既好玩又减压的游戏。你可以给宝宝涂隔离霜，防止皮肤受到氯的刺激。但是，这可能让宝宝在水中有点滑，你可以在涂隔离霜后，再给他穿防紫外线的泳衣或者婴儿潜水服，从而使你能在水中稳妥地抓住他。

游泳后给宝宝洗澡，确保洗掉可能附着在皮肤上的氯，擦干他身上的水，再使用常用的润肤霜。

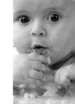

36周

有12%的婴儿在9个月大的时候就可以走路了。

现在，宝宝白天的活动越来越多，而且一整天都很活跃，因此到了晚上，他便累得可以一觉睡到天亮。睡眠习惯的改变可能会影响白天的小睡。不过不变的是醒着的时候，他对学习和玩耍的热情始终高涨。

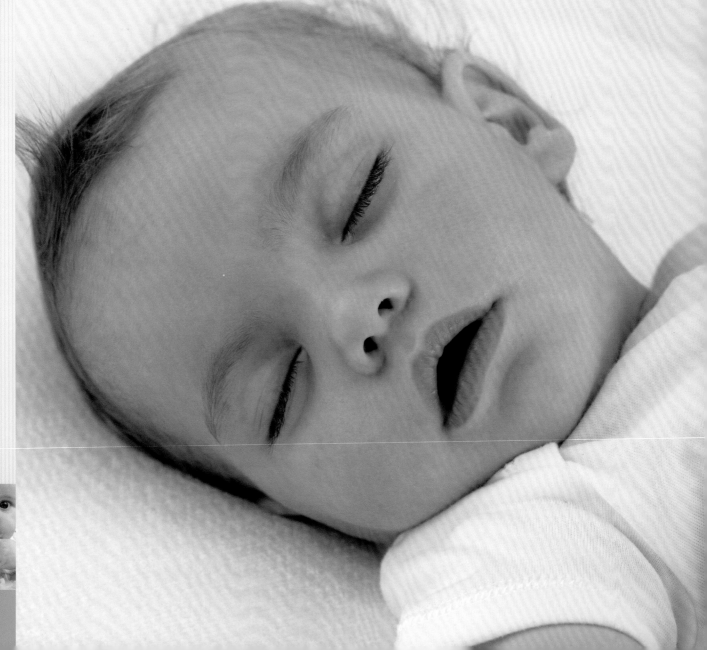

扶着东西走

只要宝宝能够拉着东西自己站起来，下一步他就可以扶着家具绕着它们挪动步子了——"巡游"时间到！

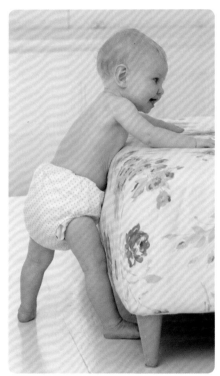 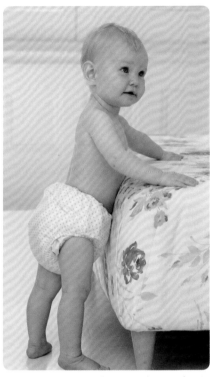

宝宝开始迈步 在宝宝愿意迈步以及在家具之间巡游之前，可能需要几周的时间扶着东西让自己保持站立姿势。让他自己掌握进度。

在接下来的数周或数月，宝宝将体验一项新技能，尝试着站立和迈步，从一件家具巡游到另一件家具。

为了帮助宝宝安全方便地移动，应重新布置家具，使他从一件家具移动到另一件家具时都可以有所支撑。随着他的自信心不断增加，你可以稍微拉开家具之间的距离，他就能检验自己的走路技能了。

确保家具是稳固的，可以支撑宝宝的体重，把所有边角尖锐的家具都移走。

过不了多久，宝宝就能以很快的速度娴熟地沿着家具移动，所以一定要有人陪伴。

扶着东西走是婴儿发育过程中的一个里程碑，宝宝开始掌握独立行走时必备的技能，随之而来的则是碰撞、受伤和泪水，以及不断的庆祝。但也要记住，有些婴儿不会经历这个阶段，他们更喜欢用小屁股挪动（见 260 页）。

扶着东西走包括几个阶段。第一个阶段是用双手扶着支撑物，身体贴着支撑物。接下来，他会离支撑物稍微远一些，只用一只手支撑着，之后——在某个时刻——他会试着松手。宝宝可能也对攀爬展示出兴趣——他会爬到靠垫上，上台阶，甚至爬到沙发上。随时随地关注宝宝的安全，当他爬高时，确保他不会把自己置于危险之中。

当宝宝对保持平衡和控制身体感到有信心时，他喜欢拉着你的手走路，甚至有时可以自己走上一两步。把他的鞋和袜子脱掉，他的脚趾就能更好地抓住地板，从而更好地控制平衡。

问与答……相关专家

到这个阶段，我每天应该给宝宝喂多少奶？

9 个月大时，多数婴儿需要每天喂 2~3 次奶，配合 2~3 顿固体食物。1 岁之前的推荐量为每天大约 600 毫升母乳或配方奶，再加上其他各类食物。宝宝 1 岁之后就可以喝牛奶了。如果有疑问，可以咨询相关专家或医生，他们会为你判断奶量过多还是过少。

我的宝宝在扶着东西走时总是踮着脚，这正常吗？

别担心——很多宝宝一开始都是这样走的，用不了多久，他就会用全脚掌支撑着身体四处移动了。但是如果情况仍然持续，务必咨询相关专家或医生。

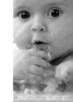

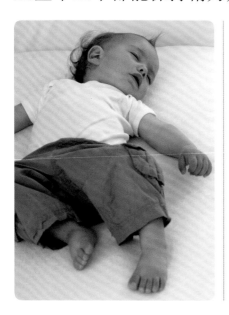

你哭我也哭

36周的宝宝对他人的负面情绪很敏感。他对于你哭泣的反应预示着他未来的情感特征。

现在，你应该能注意到宝宝会模仿你的某些面部表情和说话语调，并且咿咿呀呀地说个不停。他一直注意着你的情绪反应，并且在你伤心时表现得很难过。这称为"反射性"哭泣。你还可能注意到，宝宝在托儿所里本来很平静，但当另一个宝宝哭起来的时候，他也跟着哭了。很快，有更多的宝宝哭了起来。

当你哭泣时，宝宝可能会将身体靠近你。这个安慰性的动作可能是从你那里学来的，虽然并不是真正的感同身受，但随着宝宝逐渐成长为学步儿童，这类动作和手势将具有其真实含义。

共情的发育对于婴儿与他人的人际关系以及理解他人至关重要。然而，只有当他到了学步阶段时，才会真正开始识别情绪。在接下来的几年中，宝宝将逐渐理解别人的观点，并认识到自己行为的结果。为了帮助宝宝理解情绪，很重要的一点就是不要隐藏你的情感；但是，当你表达强烈的情感时，必须确保宝宝看到的是你冷静地处理情感，而不是被情感所左右，导致情绪失控。

当你抚慰宝宝时，也是在教他如何抚慰他自己。这是他生命中极其珍贵的一课，他会运用诸如拥抱或抚摸的方法，表达他对别人的同情。

改变睡眠模式

如果宝宝能一觉睡到天亮，那么他可能已经做好准备取消上午的小睡了，而且整个上午都能保持精力充沛的状态。

在现阶段，不要假设宝宝不再需要上午的小睡了。有些儿童在2岁前仍需要每天两次小睡，并且由于成长和活动的增加，需要更多的睡眠。如果宝宝一上午都玩得兴高采烈且不想睡觉，那就可以改为每天一次小睡。你应该见机行事。可以在上午让宝宝小睡一会儿，鼓励他在小床里放松自己。如果他没有睡觉，而是安静地玩耍，也会让忙碌的一天得到片刻宁静，并且从中获益。然而，宝宝拒绝躺下休息并且没有任何疲惫的迹象，这种情况也时有发生。

时间更长的小睡 如果上午的小睡取消了，那么宝宝下午的小睡会睡得时间长些。

为了顺利地从两次小睡减少到一次，需要将日常作息安排做些微调，把午餐和加餐时间提前一些，下午的小睡则比往常提前一个小时左右。注意观察宝宝，避免他兴奋得错过入睡时刻，从而导致过度刺激。上午的小睡取消后，宝宝下午的小睡会睡得时间长一些，所以，如果他睡了几个小时还没醒，你应该叫醒他，否则晚上会因不够困倦而无法入睡。

如果宝宝第二天看起来很累，那么你就能知道他仍需要两次小睡，之后再改为每天一次，睡眠时间较长。让宝宝的感受引领你吧。

保持爱的激情

抚养宝宝是十分累人的，因此，维持亲密关系似乎成为一种额外的负担，但这样做有助于巩固你和爱人的关系。

在你的爱人还在忙碌的时候上床休息（甚至直接呼呼大睡）；由于整天守在家里照顾宝宝，没有机会出门而产生些许怨气；忙到腾不出时间来陪伴对方——这些都是初为父母之后对于性爱需求降低的原因。和宝宝身体上的亲密，对宝宝无尽的爱使你深深感觉到，你更需要的是空间，而不是舒适。如果是母乳喂养，你会感觉你的身体并不仅仅属于你自己。

此阶段对性生活不感兴趣是正常的，无论你们多么深爱对方。其实，无论男人还是女人，都会在孩子出生后经历性欲减退的阶段。健康的夫妻关系能够应对没有规律性生活的阶段，然而性确实是一种表达感情的有力方式，并且可以帮助你放松和改善心情。最终，它会在两性关系中发挥更为强大的作用。至于现在，你们双方都应更加注重情感交流，随着时间的推移，你们之间的亲密关系终将恢复起来。

浪漫时刻

你们可以尝试安排几次"约会"，共度美好时光。比如，你们可以依偎在一起看电视，或者最好关闭电视，点上蜡烛，给对方做身体按摩。你们还可以一起沐浴，或者依偎在床上聊天。实际上，你很有可能在性爱发生之前就进入了梦乡，但这也无妨，感受彼此身体的温暖，重新熟悉它们，是重新开始性生活的重要一步。

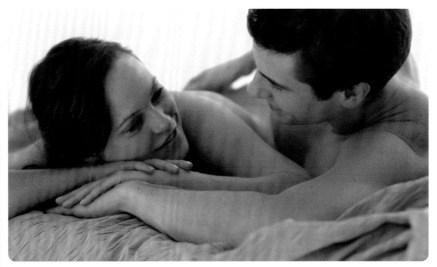

保持亲密关系 腾出时间与你的爱人亲密接触。即使最终没有性爱发生，这种亲昵也会使你们更加亲近，彼此步调一致。

应积极回应对方的主动示爱。即便你目前没有性爱的心情，积极回应对方温柔的爱抚，能够让你们彼此确信，对于对方来说，你们仍然是既可爱又有吸引力的那个人。一点前戏或热烈的吻有助于调动你的情绪，能够燃起你对性爱的激情。

然而，在现阶段，性爱并不是最重要的事，如果你们双方都对现状表示满意，用其他方式表达对彼此的爱意，是绝对正常且无可厚非的。如果你们对性爱的欲望不同步，或者你们中的一个甚至两个人都感觉到压力很大，觉得寂寞、沮丧、孤立无援——试着寻找一种适合你们双方的妥协方式。向对方表达爱意是两性关系中非常重要的部分，无论是通过性爱的方式，还是通过语言和行动的方式。

问与答……医生

生了宝宝之后性生活时仍感觉疼痛，这正常吗？

如果你是难产，而且你的身体仍在恢复中，你也许感到情感方面受到了伤害。由于知道会疼痛，所以你会感到紧张。润滑剂可能有所帮助，尤其是当你出于恐惧或因疼痛而难以燃起欲望时。慢慢来，可以尝试不同体位。坚持锻炼盆底肌（见65页），可以使其紧实并促进血液循环。偶尔，会阴切术或者会阴撕裂导致较长时间的不适并引起感染，如白念球菌（引起鹅口疮的真菌）感染。如果你的疼痛感持续存在，应该去医院就医，医生可能为你推荐物理治疗师或妇产科医师。

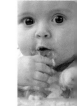

科学的食物组合

虽然给宝宝喂他喜欢吃的食物让你们俩都很开心，但给宝宝扩展食谱、引入新食物非常重要。

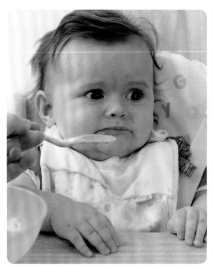

挑剔的小食客 有些宝宝就是不容易接受新的食物。你应该坚持，但可能需要改变策略。

即使宝宝不愿意吃，也不应放弃拓展他的食谱。不断让他尝试新食物，把新食物与不同食物混合，使其口味、口感和外观变化多端。宝宝很快就能够适应新食物了。

如果你已经养成批量烹饪的习惯，那么给宝宝调整饮食应该比较容易，因为你能以一两种他喜欢的食物为基础，开发出许多新品种。比如，他喜欢甘薯泥，你可以加入鸡肉末或切成小块的鸡肉以及豌豆——于是你就有了一份即食炖菜了，既营养丰富，又因为有宝宝喜欢的食物，更容易被他接受。如果他热爱土豆，可以把土豆泥与仔细碾碎的白色鱼肉泥、磨碎的淡味车达奶酪和切碎的菠菜混合在一起，做一份健康的"鱼派"。如果他喜欢胡萝卜泥，可以把它和甜的食物等比例混合，比如甘薯、欧洲防风或奶油南瓜，在保证营养的同时也让宝宝尝到了新口味。

蘸酱也是个不错的选择。给宝宝示范如何把健康的手指食物，比如胡萝卜、黄瓜或手指吐司蘸着他喜欢的各种泥吃。这样做有助于宝宝接受和习惯不同口味和口感的食物组合。如果他喜欢胡萝卜，可以捣碎成泥，与切碎的菠菜混合，并给他一些用黄油拌过的意大利面条放到里面蘸着吃，再配上几根磨牙的黄瓜条。

给宝宝穿衣服

宝宝实在太忙了，像穿衣服这样的小事简直是在浪费时间！采取一些策略分散他的注意力，有助于你给他穿好衣服。

当你需要给宝宝穿衣服时，让他放松警惕！如果他每天在固定的时间穿衣服，或者日常作息安排的顺序始终如一，那你应该偶尔改变一下，因为一旦意识到下一步该做什么，他就开始抵制了。但是，也许宝宝恰巧是个喜欢井井有条的小人儿，他总是希望知道接下来要做什么，那么你应在每天固定的时间给他穿衣服，因为这种性格的人如果知道下一步做什么，抵触情绪会少一些。你可能发现给宝宝穿衣服时，让他坐在你的腿上更容易，你可以抓牢他，防止他扭动身体掉下去。些许改变能出其不意，宝宝更容易配合。如果他不冷，你可以分批次给他穿衣服，让他先玩一会儿再给他加一层。快速而安静地给宝宝穿上衣服，应该不会遭到他的抵制。

尽你所能让穿衣的过程充满乐趣。跟宝宝说点什么以分散他的注意力——比如："这是你漂亮的红裤子，咱们把它从你小腿提上来，再包上你的小肚子。现在咱们要穿条纹T恤衫了。来，抬起小胳膊，把头钻出来，乖，宝贝儿！"把T恤衫拉好后胳肢他，通过玩游戏，或者唱首他喜欢听的歌曲，鼓励他协助你穿袜子。如果他很投入，玩得又开心，就会忘记自己本来是不喜欢穿衣服的。无论你做什么，动作必须快速高效，在宝宝意识到之前搞定一切。

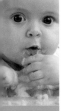

成功的托幼

不管你是请家人来照顾宝宝，还是雇佣一位专业人士，与他们建立良好关系是很重要的。

信任、理解和相互尊重是照顾宝宝过程中的关键要素，无论看护者是你雇佣的，还是慷慨豁达的家庭成员。当然，如果是雇佣的，你们之间的关系更加公事公办，但无论谁在照看宝宝，良好的双向沟通都有助于托幼工作顺利进行。

有偿服务

如果你雇佣幼儿托管人或者保姆照顾宝宝，那么你应该把目标放在维持良好的职业关系上。你们不必成为好朋友，但你确实应该成为一个好老板。倾听他（或她）的顾虑，准时付薪水，保证对方按约定的时间工作。如果偶尔需要你灵活处理，应该欣然接受，因为当你有需求的时候，肯定希望他也这样做。

请记住，他不仅仅是你的雇员。虽然你付给他薪水，但他是宝宝生活中最为重要"其他人"，所以应该花时间了解他，记住他的生日，关心那些对他来说重要的事。

尽量与看护者充分沟通。就家里发生的事交换信息，比如宝宝是不是因为长牙整晚没有睡好？没有那条特别的小毯子，他会不会哭闹？看护者必须了解这些事。同样，他也应该在一天结束时向你报告关于宝宝发育方面的任何事，无论它多么微不足道，只有这样你才能跟上进度。

分享你们的育儿理念。与其订下条条框框让看护者严格执行，不如花些时间向看护者解释，为什么给宝宝吃这些食物，或者为什么你不想让宝宝看电视，以及如何坚持在家里让宝宝的作息有规律。如果让看护者觉得自己是参与其中的，那么他更有可能听从你的指示。要对他的经验和专业素养表示尊重，乐于接受新想法，因为你能从他那里学到很多重要的小窍门。

定期进行回顾，使一些小问题和小情绪在酿成大麻烦之前得到化解。像团队那样合作永远是最好的方式。对他的需求体察入微，那么他也有可能这样对待你。

家庭内部事务

如果是由家人替你带宝宝，应经常向他们表达谢意。整天照看宝宝可不是件轻松的事，而如果你手头很紧张，无法改变现状，那么这种状况有可能成为滋生不满的温床。一旦问题出现，你们应该多进行讨论，如果对方觉得目前的状况难以应付，你应该表现出愿意承担责任的态度。你应该理解任何看护者都需要时不时休息一下，与成年人待在一起，聊聊成年人的话题。表达你的谢意，而不应认为这是理所当然的。

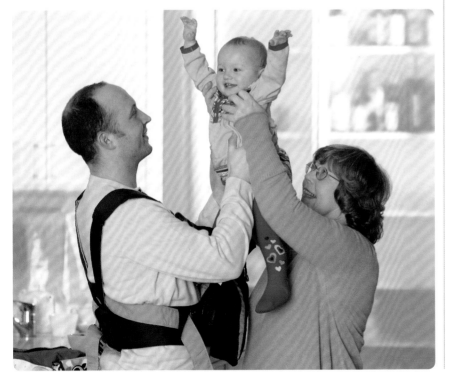

和谐的安排 祖父母和外祖父母经常担负起照顾宝宝的重任，要保证他们能够体现自身价值并赢得你的尊重。

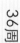

37周

不断重复的体验可以促进婴儿大脑神经的连接。

宝宝继续用他的小嘴巴探索各种物品，他比以往更加机灵，不断建立起词语和物品之间的联系。他也更加好动，所以要尽量保证房间的安全，同时也要为宝宝各种奇怪的跌倒姿势做好准备！

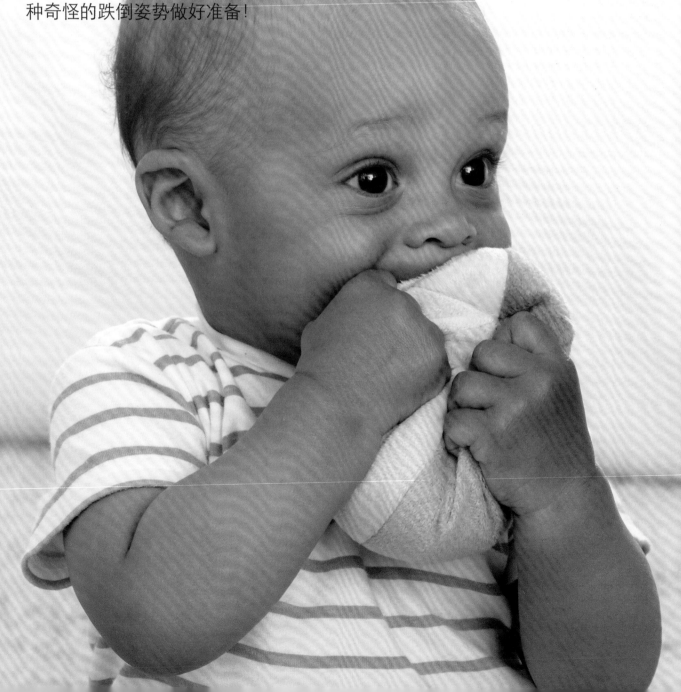

自言自语

不管你有没有在听，宝宝都喜欢咿咿呀呀说个不停，而且现在他开始提高嗓门了。

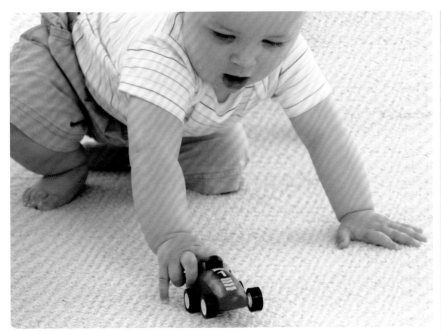

音域和音量 在宝宝进行每日最重要的活动——玩耍的过程中，当他玩得高兴的时候，可能会哼哼，嘟着嘴吐气，尖叫，发出各种噪音或大笑。

37周大时，宝宝会通过说话、与你聊天、唱歌甚至大喊大叫来锻炼他的语音模式和音调变化。这对于语言技能的发育是非常重要的一步，而且他几乎每天都会发出新的声音，蹦出新词。在他能够自信地将两个声音搭配在一起发音之前，如果他在很长时间内总是发同一个声音，你也别惊讶。宝宝还热衷于体验声音的不同音量，而且可能喊出惊人的高音，对于自己掌握的新本领，他会开心地大笑。当他为了锻炼音域嘟着小嘴吐气，还发出各种奇怪有趣的声音时，你可要留心听哦。

他已经习惯你和他聊天，在他看来，

一整天用一连串的咿咿呀呀和你交流再正常不过了。宝宝快到9个月时，他会继续通过模仿你的声音来回应你，包括模仿音高和音调变化。这种模仿有助于培养和促进宝宝的大脑形成语言的节奏感和韵律感。你可能已经注意到，宝宝的牙牙学语再现了你自己的发音方式，当他结束"句子"时，可能会用一种高音调的、类似疑问句或感叹句的方式。重复宝宝说的话有助于语言技能的发育。宝宝会近距离观察你的嘴，试图理解你在说什么，但他的理解程度取决于与事物的关联性，所以应该坚持在说话时指向你所说的事物，向他解释你正在做什么事。

发育游戏与活动

再见！

挥手告别是我们道别时的常用手势，也是婴儿喜欢观察和模仿的动作。大多数婴儿在10~12个月开始第一次有意义地挥手。有些婴儿则可以更早学会挥手告别，尤其是父母在婴儿更小的时候经常做这个动作的情况下；如果父母不常做这个动作，婴儿可能晚一些才学会。如果你的宝宝到现在还没有学会挥手，可以在你说再见时示范给他看。经过多次重复，宝宝就开始回应你了。很快，不用你提醒，他就能在朋友离开时或在公交车上，甚至在商店里主动抬起胳膊挥手告别了。

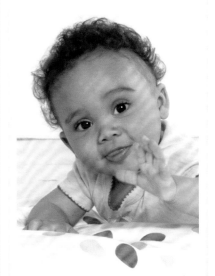

挥手 37周大的宝宝在听到"再见"这个词的时候，便能够把这个词与挥手的动作联系起来。

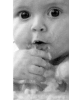

体重增加速度减慢

尽管宝宝最近更容易饿，但在这个阶段，由于活动的增多燃烧了更多的卡路里，因此他的体重增加速度反而慢了。

关心宝宝的体重是正常的。看到宝宝圆滚滚的胳膊和大腿，你可能担心他是不是超重了；而如果宝宝太瘦了，身上一点肉都没有，你可能又担心他是不是体重过轻。

如果宝宝体重增加的百分比延续了手册中生长曲线图的趋势，就说明他没问题。持续定期给宝宝称重，按照大约每两个月一次的频率跟踪宝宝的成长进程。撇开其他不谈，这样做至少能够让你安心。

婴儿的成长速度在第一年迅速下降，在12个月时速度基本稳定下来。与婴儿正在摄入或准备尝试的其他食物相比，母乳和配方奶的热量更高，因此婴儿需要花一些时间，才能摄入足够的食物以弥补热量差。如果宝宝一开始对固体食物不怎么感兴趣，你也无须紧张，许多婴儿都需要经过一段时间才对新食物产生兴趣。请记住在这一阶段，母乳或配方奶仍然是宝宝营养来源的基础，而且他也需要时间来接受和习惯新口味和新口感。

> **问与答……医生**
>
> **宝宝的囟门还是软的——这种情况正常吗？**
>
> 宝宝的头骨闭合最多可能需要18个月的时间。到11个月大时，小一些的囟门（后囟门，位于脑后方）通常已经闭合，只有大一些的囟门（前囟门，位于头顶）还有些软。所以，还有7个月时间，你不用担心。如果你发现囟门有下陷或凸起的情况，应立即就医。

放到嘴里

宝宝现在可以拿着玩具而不会扔掉它们，他会把玩具放进嘴里，探究它们的表面。

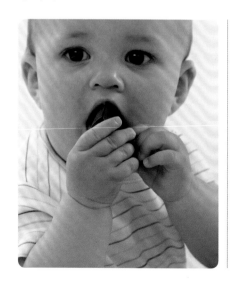

探索的工具 当宝宝想探索事物的时候，嘴巴经常是他的首选工具。

现在，宝宝的颌部和舌头能够很好地协调运动，而且他的嘴巴技能高超，凡是进入嘴里的东西，他都可以提取出感官信息。他用舌头、嘴唇和颌部来探索玩具或其他物品的大小、形状、质地和重量。他也会利用这种技能搞清楚他所吃食物的各种信息。

宝宝也开始用张开嘴巴，甚至通过咬东西来缓解长牙的不适。啃咬、咀嚼，用嘴来探索玩具，能够帮助宝宝缓解牙龈不适，你可以给宝宝非PVC材质的牙胶让他咀嚼。

有意思的是，随着颌部和舌头的肌肉得到锻炼，宝宝的嘴巴正在为咀嚼和消化固体食物以及说话做准备。

宝宝现在更好动了，而且正处于即将掌握钳握式的"阵痛期"，所以一定要非常小心，家里不能有小的零碎物品，因为有发生窒息的潜在风险（见339页）。另外，确保把所有危险物品或有毒物品放在架子高处或者锁进柜子里。

婴儿床的安全性

一旦宝宝能够支撑着在床上站起来，你就需要采取一些措施，保证宝宝在他的小床里是安全的。

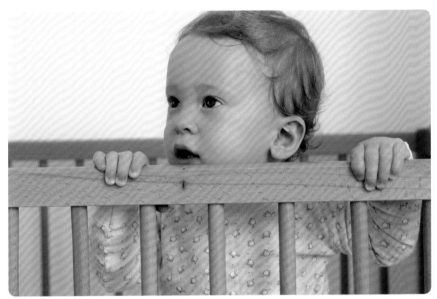

安全的高度 从现在开始，婴儿床的床板应该调节到最低的高度，最好是当宝宝站起来的时候，身体完全被护栏遮挡。

保证婴儿床的床板位于最低的高度。如果宝宝能坐了，特别是能站起来的时候，他绝对会扶着婴儿床的护栏站起来，如果床板太高，他有可能从床上翻出来。

当宝宝可以在床上站起来时，正在出牙的宝宝很有可能啃咬护栏。要确保婴儿床的油漆不含铅。你可以安装塑料的防咬条，既可以保护宝宝不被油漆或者护栏脱落的碎片伤到，也可以使婴儿床保持美观。

把未固定的物品以及靠近婴儿床放置的架子全部挪走，因为宝宝在练习站立的过程中会扶着这些东西掌握平衡，有可能从床上翻出来。确保照明设备的电源线、百叶窗和窗帘已经收起或捆扎

好，并且远离婴儿床。

查看床垫是否严丝合缝。现在，宝宝可以在床上来回走动了，如果床垫不合适，他的脚有可能陷进床垫和床架之间的缝隙而被卡住。因此，应该对婴儿床上任何可能卡住宝宝的镂空装饰或者空的地方进行覆盖和填充。这些设计可能很漂亮，但大部分都不够安全。如果婴儿床是二手的，要检查它是否符合安全标准。护栏之间的距离不应大于5厘米，以防止宝宝的头被护栏卡住。

最后，作为预防措施，应在床边的地上放一块厚厚的软毯子。初生牛犊不怕虎的宝宝一旦下定决心，又有办法，没什么可以阻止他爬出婴儿床！

问与答……儿童心理学家

我的宝宝很黏人，总想让人抱着，我一放下他，即使几分钟，他也哭个不停。真让人为难——我怎么办？

有些婴儿比其他婴儿更缺乏安全感（可能是由分离焦虑导致的，见283页）。宝宝在你怀中感到安全，因而也最想待在那里。但是，整天抱着宝宝不仅妨碍你做事，而且也不利于宝宝训练新技能，比如爬行等，这些技能最终可以让宝宝能够四处走动，而不必被人抱着才能移动。此外，总抱着也不利于他学习如何在短时间自娱自乐。

婴儿哭着要人抱，可能是因为他们想获得舒适感和关注，或者是因为他们想要什么东西或者需要你为他做什么。所以，你要问问自己：与宝宝一对一相处的时间是否充足？他的尿布脏了还是到了该吃午餐的时间？如果他的要求都得到了满足，试着延长抱起他的时间间隔。给他足够多的玩具，让他独自玩一阵。如果他开始烦了，你可以和他一起玩几分钟，然后离开。如果他哭着要求你抱，试着和他玩游戏，从而转移他的注意力。

你应该面对现实——所有婴儿都需要经常被抱着到处走。当他学会爬行并且获得独立意识的时候，他就不那么喜欢总被抱着了。

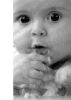

大脑的能量

现在，宝宝的大脑发育比任何其他时候的速度都快。他的大脑里都发生了什么？

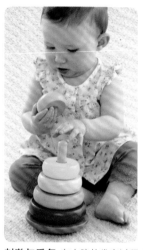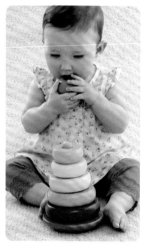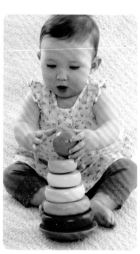

刺激与重复 在大脑的发育过程中，体验重复的刺激促进了神经通路的发育，而神经通路也是储存信息的地方。

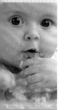

家里的软体游戏区

不仅仅是学步儿童，小婴儿也喜欢拥有自己的小空间。在客厅里为宝宝开辟一块软体游戏区域——一个用裤子、枕头、纸箱组合而成的"小窝"，他会被改造后的空间深深吸引，通过在专属领地中玩耍，促进运动技能的发育。

尽量多收集棉被、毛毯和羽绒被，把它们铺在地板上，宝宝跌倒时便可以安全软着陆。用靠垫和倒扣的塑料整理箱作为攀爬的障碍物，把两端开口的纸箱当作隧道。但当宝宝在这充满乐趣的游乐区玩耍时，你要时刻注意看护他，而且要在他需要时给予帮助，以便他可以顺利通过这些家庭自制冒险课程。

婴儿的大脑在第一年里的发育速度比其他任何时候都快。到 12 个月时，他的脑容量已经增长了 2 倍，达到成人大脑容量的 60%。婴儿天生就拥有一套完整的神经细胞，包括大量神经元，但只有那些经常被用到的神经元才会长得更粗，并且伸展出更多的连接和通路，使婴儿能够思考并开发新的技能。

到第一年末时，婴儿的大脑中将形成数百万个新的连接——连接越多，婴儿的智力发育越好。此外，婴儿大脑中的每个神经元外都包裹着髓鞘，可以起到隔离和保护神经元的作用，并且使信息传递更快。

重复

当婴儿的大脑处理各种对外界的体验时，神经通路便形成了。词语、动作和玩耍的重复对强化连接非常重要，而且与单次体验相比，重复对婴儿的神经发育更有益，因为神经通路需要通过不断重复才能固定下来。

技能训练

婴儿的技能发展是符合一定逻辑的，每达到一个发育里程碑或者在发育方面进展到某一点，都是在为下一个更复杂和更高要求的发育里程碑打基础。比如，掌握抬头和抬高身体的技能为他提供了学习翻滚的技能，并且还可以练习爬行时所需的动作。一旦力量和平衡能力有所增强，宝宝就会把这些孤立的技能结合起来，开始认真学习爬行。

刺激感觉

婴儿的大脑发育依赖所有感官提供的信息。他所有的经验——闻到的气味，尝到的味道，看到的各种人和物，听到的每个声音、歌声或噪音，以及感受到的不同材质——都将被解读，并激发大脑中神经元的发育，而神经元的发育反过来又强化了细胞之间的连接，进一步促进婴儿的学习。

与此同时，那些极少被用到的神经通路可能被削弱甚至消失。在这种情况下，婴儿的大脑不断"修剪"着自己——保持并增强某些连接，而那些不太重要的连接则被抛弃。你可以通过多给宝宝一些刺激以及不同的体验来帮助他，并且通过不断重复这些体验来巩固神经通路。

测试时间

喜欢冒险的宝宝不断挑战自己的能力极限，稍不留神就可能陷入困境。

宝宝的好奇心无穷无尽，他可能会想办法支撑自己站起来，然后又发现自己其实没把握坐回去。他可能爬上楼梯，可是回头一看发现爬得有点远、有点高，接着便沮丧地意识到自己还不知道怎么下楼。当听到邻居家的狗叫或者其他很大的噪音时，宝宝会哭喊，甚至在睡觉时突然表现出对黑暗房间的厌恶。这些反应都是自我保护的反应之一。它们提醒宝宝要小心，但通常很快就会被好奇心、对学习的渴望和练习新技能的欲望压倒。有些时候，宝宝确实因自不量力而受到惊吓，因此需要来自于你的保护、安慰和舒适感。

教宝宝如何上楼和下楼，如何从站立到坐下。鼓励他多重复动作，直到收获足够的信心。给他解释那吵闹的声音其实是一只傻乎乎的狗在叫，晚上关灯后，让宝宝听一些舒缓的音乐，或者重复他喜欢的摇篮曲。无论宝宝的状况如何，你都应保持平静。如果你紧张忙乱，他会立刻警觉起来。帮助他，安慰他，然后在你的帮助下再试一次。如果你怕狗，在他面前也不要表现出来。面对突发事件时，你应该避免表现出手足无措的样子，对不熟悉的情况也应保持自信。在玩游戏时，应给宝宝创造成功的机会以增强他的自信，他玩得好时应该多多表扬他。

磕碰和跌倒

宝宝现在越来越好动，而且对所有事都喜欢亲力亲为，因磕磕碰碰而导致的撞伤和瘀伤在所难免。

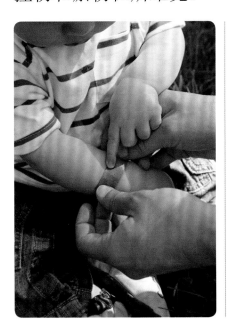

如果宝宝在玩耍的过程中跌倒了，甚至受伤了，你也不要反应过度。他在做出反应之前，会先观察你的反应，如果他看到你惊慌失措、焦虑或者伤心，他自己也会做出同样的反应。相反，轻轻拍掉他身上的灰尘，轻松地说"啊哦"，并鼓励他再试一次。如果他把新体验和受伤联系在一起，从而表现出对新体验的恐惧的话，就不怎么愿意进行有益的体验和探索了。如果你教导宝宝犯错误——当然也包括磕碰和跌倒，是生命中正常的部分，他将能在前进的过程中坦然接受并且不断尝试。

如果宝宝在意外发生后心情低落，你要安抚他，对肿胀瘀青处进行冷敷并仔细检查全身。持积极的态度并不意味着可以忽视他、对他的状况漫不经心。你应该保持警惕，确保他伤得不严重。比如，任何位于宝宝头部的肿胀或奇怪的凹陷，或者流血不止超过几分钟，你都应该和医生沟通，特别是当宝宝看起来很虚弱或者痛苦的时候。可以联系医疗组织或机构，比如红十字会，了解相关的紧急救助知识。当宝宝受伤的时候，应该去医院就诊还是立刻呼叫救护车，你将更有信心处理，并能做出正确的决定。

不断跌倒的宝宝 对于跌倒和轻微受伤，用一些好玩的创可贴为宝宝包扎伤口，多关注他，多拥抱他，能让他感觉好受一些。

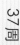
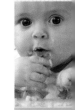

38周

婴儿喜欢在其他婴儿的身边玩，但又不会一起玩，这种情况直到2岁才会改变。

你那个有独立意识的小家伙喜欢自己"演奏乐器"，尽量鼓励他的这种行为。他的记忆力也正在不断增长中，越来越频繁地认出熟悉的人或事物。他喜欢坐在"朋友们"身边玩耍，并通过观察其他人来学习。

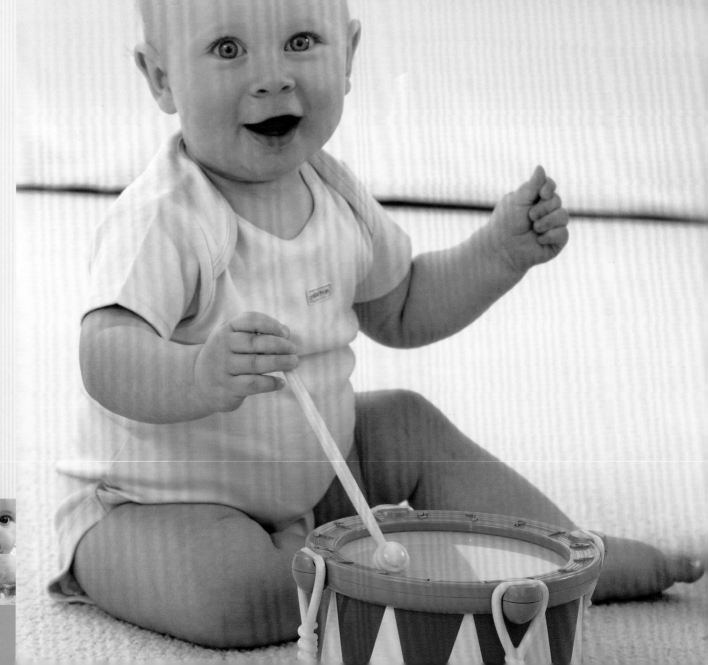

让我们来点音乐……

再跳一支舞吧！刺激宝宝与生俱来的节奏感，并且鼓励他享受听音乐和制造声响的过程。

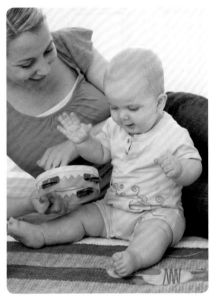

音乐人生 让欣赏音乐、制造音乐成为宝宝日常生活的一部分，将在各个层面促进宝宝的成长和发育。

音乐对婴儿的影响巨大。舒缓的音乐可以使他安静下来，而欢快的音乐又能振奋精神。当他累了或者烦躁的时候，音乐是转移注意力的良方。乘车长途旅行时，音乐则是调节心情、逗他开心的好方式。听音乐和自己制造声响有助于婴儿感官协调能力和记忆力的发育。唱儿歌还有助于婴儿的言语发育，并且能教会他更多韵律。

玩具乐器对于提高婴儿的精细运动技能也有很大帮助。玩具电子琴、木琴和手鼓都是不错的选择，它们既易于敲击，又能发出有趣的声音。你的宝宝会很喜欢有音乐相伴，例如敲鼓或者摇晃拨浪鼓时发出的声音。

舞蹈练习

无论宝宝是已经准备好在你的帮助下站立，还是乐于从你的腿上被高高举起，鼓励他随着音乐的节奏扭动，培养他的韵律感，提高协调性和身体感知力，并且创造性地表达自己的情绪。在他还是个小不点的时候，播放他喜欢的乐曲，他会本能地随着音乐摆动小胳膊和小腿，年龄大一点后，他还会蹦跳和摇摆呢。

握着宝宝的小手一起"跳舞"，合着音乐的节拍把他举起来转个圈，或者抱着宝宝在起居室里——就像在舞池里一样，来个华尔兹或者探戈滑步。宝宝一定喜欢在地板上摇摆和旋转的感觉。

发育游戏与活动

家庭乐队

宝宝喜欢用一些安全的家居用品制造出很多响声。用一个塑料瓶装上一些儿童意大利面条或大米，做成简易版的沙槌。确保瓶盖已妥善拧紧封死，以防有东西掉出来，使宝宝有窒息的危险。用厨房里的煮锅、平底锅、塑料碗和其他容器，配上锅铲或木勺，自制一套架子鼓。他的拨浪鼓也可以当作打击乐器。如果家里有电子琴或钢琴，也可以让他在键盘上敲打。和宝宝一起创作音乐，但应注意给他留有自己的创作空间。先播放欢快的音乐，然后播放轻柔的音乐，并观察宝宝有何不同反应；当节奏发生变化时，他的敲击是否也跟着变化呢？

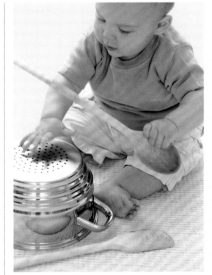

临时乐器 任何能弄出响声的东西都会被宝宝拿来当作乐器。

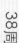

38周

安慰物

宝宝可能对他的安慰物特别依恋。如果没有这个安慰物的陪伴，他晚上很难入睡。

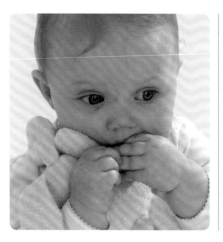

特殊玩具 当你不在身边的时候，安慰物可以让宝宝有安全感。

在这个年龄段，宝宝开始出现分离焦虑（见 246 页、283 页），一件能够起到安慰作用的玩具是将宝宝与他所熟悉的事物关联起来的纽带，从而使宝宝在陌生的环境中放松。在安慰物的陪伴下，他能在祖母家安然入睡，放松地坐在陌生人的腿上。你返回工作岗位后，安慰物能让他和保姆在一起时感到更加安心，而且在难过时有助于他舒缓情绪。

如果宝宝还没有安慰物，现在给他准备也不晚。选择一个他喜欢的、柔软且光滑的玩具，或者一条他自己能够拿得动的薄毯子，他可以揉搓或者啃咬。安慰物应易于清洁或者机洗，宝宝拿着时又很安全——而且，最为理想的是一旦丢失又很容易替换的！给宝宝喂饭时塞到他的胳膊下面，确保他入睡时也带着它。当宝宝累了或者烦躁的时候用它来安慰宝宝，宝宝将很快把它与舒适和安全联系起来。

爱社交的宝宝

宝宝对其他宝宝很感兴趣。他会喋喋不休地与他们说话，模仿他们的行为，喜欢与他们进行平行游戏。

到了 38 周，婴儿的游戏方式是平行游戏——他坐在另一个婴儿身边，各玩各的。他们可能互相搭话，并观察对方在干什么，甚至会为同一个玩具争执起来或者模仿彼此的动作，但是他们关注更多的还是自己的游戏。实际上，他们很可能都忘记了旁边还有一个人。

对于宝宝来说，他的小朋友就像另外一件玩具或者他观察到的有趣的事物。他喜欢看那些和他差不多大的宝宝。这些早期的相互交流使他习惯与其他宝宝为伴。宝宝通过观察学习，建立"友谊"，而友谊对这个年龄的宝宝而言就是熟悉

并喜欢对方。当你们参加游戏小组或者与朋友聚会时，他会自然地被那些他认识的宝宝所吸引。

如果宝宝像对待新玩具一样，通过拉扯头发、戳戳脸蛋来研究他的小伙伴，你也不必过于惊讶。他可能只是喜欢看到自己的行为引起了对方的反应，比如他打了对方的头或者爬到对方身上。要有耐心；这只是宝宝的实验，不是有意的攻击。示范如何轻柔地拍小朋友，然后分散他的注意力。

平行游戏 宝宝会坐在其他宝宝旁边玩，但几年内都不会分享。

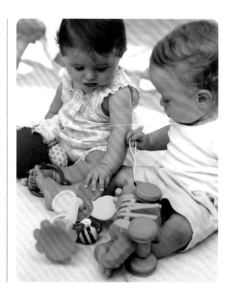

扔东西真有趣！

宝宝从扔东西中找到了乐趣并乐此不疲，因此在接下来的几周里，你不得不一次又一次把东西捡起来。

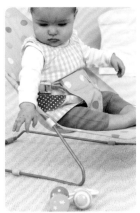 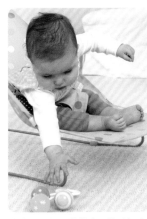 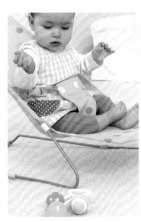

捡起来，扔下去 宝宝认为扔东西充满了乐趣，将花大量的时间来玩这个迷人的新游戏——当然是在你的帮助下！

到目前为止，宝宝还不具备有目的地张开手、把握着的东西抛出去的动作协调能力。大约7个月大的时候，宝宝开始从无意识的松手变为有意松开。起初，他几乎是不得已的——把东西从一只手递到另一只手的时候，给东西的那只手不得不放开，因为接东西的那只手要把东西拽走。此外，当宝宝感觉到他手里拿着的东西碰到另一个物体表面的时候，他就学会松手了。久而久之，他逐渐学会了张开手指、有意识地放下东西。尽管对我们来说轻而易举，但对宝宝来说，扔东西却是一项有趣的新技能，他想多多练习。

几乎与此同时，宝宝对客体永久性的概念越来越了解（见245页）。他很快意识到，如果他把什么东西扔在高脚椅的一侧，这个东西并不会消失，而是就在地板上。此外，他正在学着指东西——于是他告诉你，有东西掉在那边了，"需要"你去捡回来，而你当然会这么做。

扔东西还是一节复杂的因果关系课程。当一个东西掉在地板上，它会发出声音。宝宝喜欢重复听到这个声音，而每一次他扔东西的动作都强化了这种联系——东西掉下与它撞击一个表面发出"砰"的声音。动作和声音之间的时间延迟是教会宝宝关于时间和空间概念的重要课程。

扔东西是一项重要的游戏，尽管重复捡东西很烦人。在你的忍受限度之内，尽可能地满足宝宝扔东西的愿望，让他收获快乐。并提醒自己：扔东西，寻找东西，并指出在哪儿，这些都是重要的发育里程碑。当他长大一点后，你就要采用"事不过三"法则——当他已经扔了三次而你也捡了三次后，第四次就让那个东西待在地板上吧。

发育游戏与活动

传接游戏

婴儿特别喜欢玩扔玩具的游戏，想要弄清楚扔东西是怎么回事。他从扔东西的过程中学习，所以和他一起玩接球游戏吧。让宝宝坐在婴儿高脚椅上，把一个柔软的沙包扔在他面前的托盘上。他会捡起来，运气好的话还会把它扔出去。当他这么做的时候，接住沙包，再轻轻扔回到托盘上。过不了多久，他便能熟练掌握这个小游戏，把玩具捡起来再扔出去，甚至模仿你的动作，先把玩具扔给自己作为游戏的开始。当你和他一起在地板上玩滚球游戏时，也可以按照同样的方法——现在他能够有目的地把球扔出去，并最终学会把球拍回去或者滚回给你了。

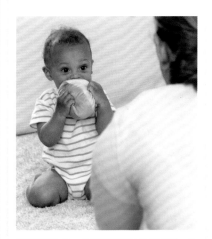

球类游戏 把一个软球轻轻地抛给宝宝，这样他能抓得起来，并且能够把球滚回或拍给你。

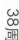

小睡时间

宝宝的小睡次数现在减少到每天两次左右，不管他愿意与否，坚持每天小睡对他保持健康快乐十分重要。

宝宝可能不那么容易入睡了。他不想错过任何有意思的事，对于任何企图中断他玩耍的行为，他将予以坚决抵制。但这并不意味着他不需要睡眠。事实上，快速发育和所有他喜欢的活动都使他感到疲劳，即使他自己不承认。

如果你哄他入睡很困难，那么试着早点让他躺下。设定一个短暂的预睡眠程序：先喂奶，清洗一下，然后哼唱舒缓的摇篮曲。也许他将开始期待这些愉快的活动，很快放松地入睡。有些婴儿喜欢在明亮的阳光下睡觉，而有些婴儿则需要安静漆黑的环境。观察你的宝宝怎样入睡最好，再根据他的需要进行安排。

也许他已经减少了一次小睡，可能无法在这段额外的时间里保持精力充沛的状态。如果他已经疲乏了但不想小睡，就给他足够的安静时间。坐在婴儿推车里进行一次长距离的散步能使他放松并恢复精力，或者安静地坐在沙发上听你读书，也能让他的"续航"时间更长。

制订出一整天的作息安排，你不但能外出办事，也能配合宝宝重要的小睡时间。最好在宝宝精神头十足的时候约会、购物或者拜访亲朋好友，但是要持续关注他的疲倦信号，如果需要的话，让宝宝睡上一小觉。有时他会在车里睡觉，你得把他抱到婴儿床上；有时他会在婴儿推车里打盹。并没有所谓的鼓励小睡的正确方式——只要他能小睡一觉就好。把宝宝的小睡时间视为自我放松和充电的机会，而不要利用这段时间做家务。

识别

随着宝宝记忆力的提高，他能在你叫他名字的时候转过头来，而且开始表现出认出那些你经常说起的熟悉物品的样子。

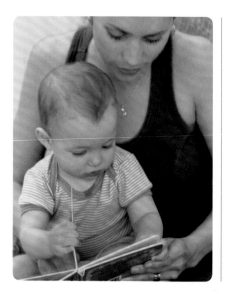

当看到想要的东西时，宝宝开始用手指向它，并且对熟悉的地方，比如公园，表现出兴奋和认识的样子，甚至当他认出来这条路是通往熟悉地方的时候，会表现出极大的热情。

现在，他能认出近几个星期见到的熟人，因此当熟悉的保姆来照顾他时，他也更容易安静下来。他能认出自己喜欢的玩具，甚至用急迫的"呃—呃—呃"的声音吵着要拿到它们，而且急切地用手指去指。

我知道! 在最喜欢的图画书里，宝宝已经能够指出你说的东西了。

试着弄明白他说什么、想要什么，鼓励他尝试交流。这可能需要你无数次拿起玩具问他："是这个吗？"他会感激你为理解他而付出的努力，如果你拿对了，他会回报给你一个开怀大笑。

如果你始终坚持每天的作息安排，宝宝将会逐渐识别作息安排的不同阶段。现在，他对你所说的话理解得越来越多，而且喜欢参与到每件事中去。他甚至有可能在你举起照相机的时候，配合地露出顽皮的笑容！宝宝知道接下来该干什么，并以玩游戏的态度完成每一项必须做的事。

预防龋齿

与我们相比，宝宝的牙釉质比较脆弱，即使只有一点糖或者不注意口腔卫生，就可能有引起龋齿的风险。

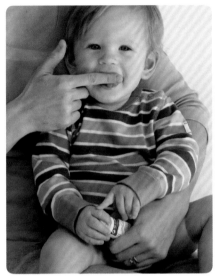 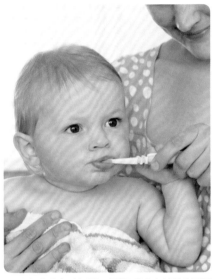

使用牙膏 用一点含氟的儿童牙膏给宝宝刷牙，可以预防细菌滋生（左图）。**刷牙** 让宝宝试着自己刷牙（右图）。

请记住，最重要的是宝宝现在吃的不是全固体饮食，因此他吃东西的时候只能产生少量唾液（唾液可以保护牙齿，使它们变得更坚固）。出于这个原因，采取一些措施预防龋齿是十分必要的，而且要抓住每一个机会使宝宝的牙齿更加坚固健康。

鼓励宝宝多吃钙含量高的食物，钙既能坚固乳牙，也有助于恒牙的正常发育。绿叶蔬菜、扁桃仁、乳制品和大豆都是钙最好的来源，所以试着把这些食物纳入宝宝的日常饮食中。当然，他现在可以从日常吃的奶中获取大量的钙，但从现在开始建立起健康的饮食习惯，能使他逐渐习惯吃那些有助于强健牙齿的食物。

你要规律而高效地帮助宝宝刷牙（见212页）。即使他现在只有几颗牙齿，也要用一点含氟的儿童牙膏擦一擦或刷一刷。这样做有助于保持牙齿清洁，避免细菌滋生，还能增强牙釉质。

如果你偶尔奖励宝宝一点甜食，最好在用餐时给他吃，因为吃饭时产生的唾液可以保护牙齿。同样，果汁也只能在用餐时间提供，以减少果汁里的天然糖分对牙齿的影响。事实上，任何含糖的食物，无论是天然的还是添加的，都最好在用餐的时候给宝宝吃，而不要在两餐之间提供。

吃零食的时候尽可能喂宝宝一些水或奶，奶中的蛋白质和钙可以保持宝宝的牙齿健康。

氟化物和宝宝

氟化物是一种天然矿物质，存在于很多种食物中，而且饮用水中也含有氟化物。氟化物可以促进牙齿健康，能使牙釉质坚固，使其更加防蛀。氟化物还能减少细菌在牙齿上产生的酸性物质，也能防止牙齿表面形成沟槽，减小牙菌斑聚集的区域。出于这些原因，很多牙膏中都添加了氟化物，以使刷牙更有效。

某些地区从1945年起，将氟化物添加到饮用水中，以改善牙齿健康。在水中加氟被证实可以减少40%~60%的龋齿。然而，并不是所有地区的水里都添加了氟化物，所以如果你想知道家里的水是否含有氟化物，要询问你所在地的供水部门。

实际上，无论你家里的饮用水是否添加了氟化物，通常建议所有3岁以下的婴幼儿都应该使用氟含量不少于0.1%的牙膏。到了3岁之后，他们应该使用氟含量为0.135%~0.15%的牙膏。

但是，过多的氟化物对儿童健康同样不利，它会使牙齿变色。出于这个原因，当你给宝宝刷牙的时候，只能用少量含氟牙膏，并把牙膏放在宝宝拿不到的地方，以免宝宝误食。

38周

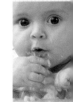

307

39周

婴儿的牙龈非常坚硬，因此即使没有牙齿，他们也能咀嚼手指食物。

聪明的宝宝关注着你的指令。如果指令既简单又是他所熟悉的，他甚至会按照你的要求去做。你说的很多话他都能理解了，他会用自己的方式和你进行交流。他新近掌握的分类能力可以帮助他将新事物与之前的经验进行比较。

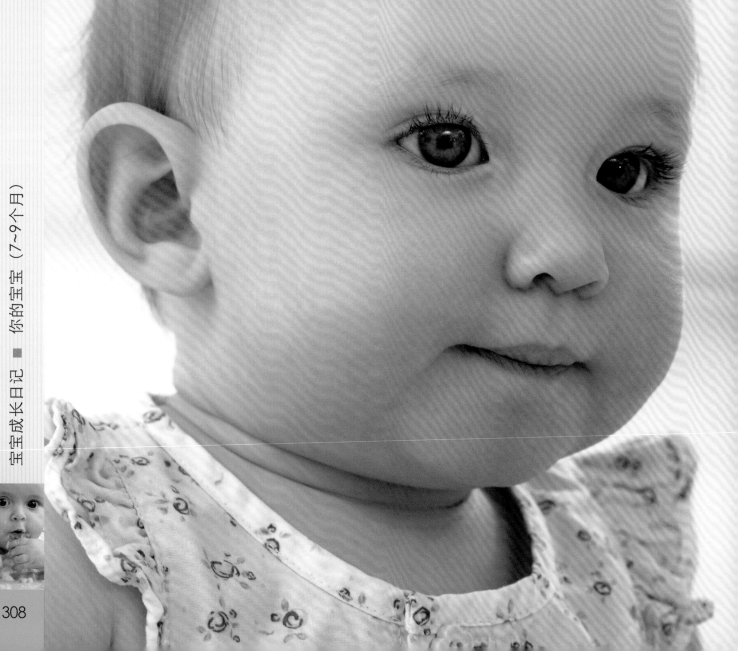

快速成长

9个月的宝宝已经从一个无助的新生儿成长为一个活泼、充满好奇心的婴儿，尝试发出各种声音，为他说出的第一个词做准备吧。

宝宝现在的个头已经是出生时的 2~3 倍了，身体和认知能力方面的快速发育也更加明显。随着他逐渐能够自己吃饭，饮食结构也从单纯的奶类饮食过渡到多样化的食物。现在的他越来越独立，而且有时候自己也能玩得很开心，并且持续不断地从他的体验和探索中有所收获。他很愿意交流，而且没有什么比和妈妈、爸爸交谈更愉快了——好吧，实际上，任何一个听他说话的人都行。曾经，哭是宝宝表达需求的唯一方式，而运用动作和手势，以及肢体语言，发出越来越复杂的声音组合，甚至包括古怪的"真正的"词语，正在成为新的交流技能。此外，由于感官知觉促进了他与他人交流和应答的能力，因此他的社交能力向前跨越了一大步。

宝宝的粗大运动技能继续发育，学会了抬头，自己坐着，而且也学会了如何翻身，爬行（有可能），也许还能借助东西摇摇晃晃地站起来。他的手眼协调能力随着精细运动技能的逐步成熟而有所提高，能用双手操纵物体，或许还能灵活地运用手指。

如果宝宝达到某个发育里程碑的时间比预期的晚，你可能想了解他的发育速度是否正常。如果他还没有达到同龄宝宝同样的社交、语言、认知、粗大运动技能和精细运动技能的里程碑，也不要惊慌。每个婴儿的生长发育速度不同。假如你对宝宝不能按时达到里程碑很担心，与健康方面的专业人士探讨，以寻求帮助或安慰。

如果宝宝是早产儿，那么他在达到某些发育目标时可能稍微落后。这是完全正常的。对于早产儿，要用矫正年龄来评估发育程度，任何有关生长发育的问题，如果你很担心，请寻求专业人士的建议。

发育游戏与活动

玩偶时间

宝宝很喜欢看木偶剧，或许还希望亲自参与表演！用马克笔在袜子上画眼睛或者用针线绣眼睛，做成袜子玩偶，或者买一个动物手偶。把玩偶放在靠垫后面和宝宝玩捉迷藏，或者用玩偶表演大笑、哭等表情，甚至用玩偶胳肢宝宝！把宝宝的小手放到玩偶里，示范玩偶是怎么做动作的。指偶也是做游戏的好伙伴，可以很容易地套在宝宝的小手上。让你的指偶对宝宝低声说话、咯咯笑、大喊、跳舞、上下跳，并让宝宝的指偶也这样做。玩偶能激发宝宝玩耍时的创造力和想象力，并且有助于提高他的注意力和视觉能力。

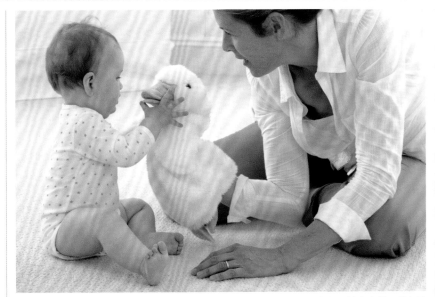

是鸭子嘎嘎嘎叫吗？ 玩偶游戏对宝宝来说非常有趣，他甚至注意不到你的口技表演技巧其实并不怎么样。

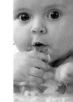

断奶第三阶段——多样化的饮食

一旦宝宝喜欢上了各种各样的果蔬泥、肉泥，他就准备好进入断奶的第三个阶段了。现在，你可以给他提供丰富多样的食物、新鲜的口感，以及手指食物。

清单

一日三餐

是时候让宝宝尝试更多块状的食物、新鲜的口感、丰富的口味以及手指食物了。

■ **蛋白质** 宝宝每天应至少摄入 3 份蛋白质。每份大约 40 克。来源包括鸡蛋、肉、鱼（小心鱼刺）、乳制品、豆腐、果仁酱、豆类、植物种子等。

■ **脂肪** 大约有一半的热量来源于脂肪，而其中有一部分是奶提供的。引入健康脂肪，包括鳄梨、橄榄油和全脂乳制品。

■ **水果和蔬菜** 每天摄入 5 份。

■ **碳水化合物** 宝宝每天应摄入大约 3 份。包括麦片、面包、意大利面条、古斯古斯米、土豆、米饭、薄煎饼等。

■ **稠度** 经捣碎、切碎或绞碎的食物泥与较大块的食物混合。

■ **多久吃一次？** 每天 3 餐，再加点零食。

■ **吃多少？** 由宝宝来引导；有时他可能很饿。开始时的分量要少，避免负担过重。如果他还想吃就多给些。记住，如果他每天吃奶超过 2 次，那么他不太可能感到饥饿（见 291 页）。

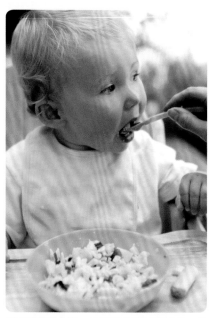

拓展宝宝的食谱 一旦宝宝愿意吃固体食物，让他尝试各种质地的食材和混合口味很重要。

断奶的第三阶段也是最后一个阶段，基本上就是把你以前做过的事继续进行下去，同时要给他的一日三餐添加更多的食材——更大块的食物，需要咀嚼的食物——以及更加多样的口味。

现在，宝宝对很多味道已经熟悉了，既喜欢吃捣成泥状的食物，也能吃一些手指食物。他或许还能用有盖的杯子喝水。

断奶的第三阶段通常从宝宝 9 个月开始，你可以引入一些切得很碎或剁得很碎的食物，还有硬的手指食物，因为

现在的他能够更自信地咬和咀嚼食物了。还有些婴儿在这个阶段乐于尝试自己吃饭，尽管最后一片狼藉。虽然宝宝很愿意拿着勺子，但由于要到 1 岁之后他才能灵巧地把勺子送进自己嘴里，而没有把勺子里的食物撒出去，所以不要期望他一夜之间便能成功。有些婴儿喜欢由手指食物组成的餐食，因为它们抓起来更加得心应手，而晃晃悠悠的勺子们好像各个都擅长自作主张。然而，最好让宝宝体验使用勺子，因为这是必须掌握的一项重要技能。

宝宝现在应该每天吃 3 顿饭，再加上一些零食，并且应该尝试各种不同的食物。如果宝宝吃饭仍然以你用勺子喂他为主，只需事先用叉子把食物大致压碎；而到宝宝 9 个月大时，你只需把大块食物弄小点，而不必弄得太碎。

无论你采用喂饭的方式，还是采用宝宝自己主导的断奶方式，现在都可以利用宝宝快速发育的钳握式（用拇指和食指拿东西的本领），给他一些小块的手指食物，例如葡萄干、浆果、豌豆，对半切开的圣女果或葡萄，或者其他松软的食物。

好的饮食习惯将受益终生

在这个阶段，让宝宝尝试混合着不同口味的复杂食谱，以及草本植物和香料很重要。例如，直接在意大利面条上撒点混合香料，从而将平淡无奇的餐食变成令宝宝感觉新鲜兴奋的食物。对于辛辣的调味品，宝宝适应起来可能有点困难，但是你可以选择其他香料，如芫荽、肉桂、香茅、百里香、罗勒，都是不错的

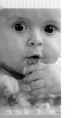

选择。从现在开始丰富宝宝的食物风味，有助于减少他以后挑食的可能。

像土豆牛肉派、金枪鱼烤意大利面条，还有炖菜这样的菜肴，散发着诱人的混合香味，再搭配水果甜点和富含水果的早餐，是很不错的餐食。由各种不同食材做成的菜肴增加了宝宝饮食的多样性，有助于刺激他的味蕾。

当你开始把家常饭菜引入宝宝的食谱让他尝试的时候，请记住宝宝的营养需求和成人大不相同。与你不一样的是，宝宝仍然需要从饮食中摄取大量的脂肪，因为他成长得太快，而脂肪是最主要的能量来源。另外，宝宝也不能摄入太多的膳食纤维——低热量、大体积的食物会把他的胃塞满，却不能为他提供所需要的足够热量。更多关于宝宝营养的信息，请参见 207 页。

你的示范作用

当然，让宝宝学会吃饭并且享受新食物的最佳方法就是模仿。这就是为什么全家人应该坐下来一起吃饭的原因之一，这样你才能起到示范作用，教给宝宝和家人在一起能度过珍贵的时光。当宝宝看到你、他的爸爸或者哥哥姐姐们在吃一种新食物，他更愿意尝试。在享受美味的同时，宝宝还将学习餐桌礼仪，并爱上用餐时间的社交氛围。试着让就餐气氛变得有趣和愉快，如果宝宝的确不想吃的话，也不要强迫他吃饭或尝试新食物。当宝宝吃了的时候给予表扬，即使他只吃了一点点，而如果他拒绝吃某种食物或者不想再吃的时候，默默把食物拿走即可。

研究表明，经常和父母一起吃饭的儿童对于何种食物是健康的有更好的认知，而且也更有可能尝试没吃过的新鲜食物。

大宝宝的食谱

早餐
■ 粥或无糖麦片，搭配牛奶和香蕉。
■ 手指吐司配水熟蛋和切片水果，例如桃或菠萝。
■ 苹果泥、无糖酸奶和无糖麦片。
■ 贝果和奶油奶酪，加一把蓝莓。

午餐
■ 烤土豆配金枪鱼或奶酪。
■ 方便抓取的小块食物，如奶酪块、切片的圣女果、皮塔饼、黄瓜条和鹰嘴豆。

■ 低盐低糖的焗豆和吐司。
■ 迷你三明治，馅料可以考虑奶油奶酪或水煮蛋，或切碎的鸡肉，以及一点蛋黄酱。
■ 番茄意大利面条配罗勒酱。
■ 家常番茄汤配面包和黄油手指饼干。
■ 一块玛格丽塔比萨配切碎的圣女果和黄瓜。
■ 鱼（小心鱼刺）或鸡柳配胡萝卜和番茄酱。
■ 面包棒和综合蔬菜沙拉配新鲜制作的蘸酱。

晚餐
■ 切碎或剁碎的肉配土豆泥和胡萝卜泥。
■ 鱼肉条配豌豆和土豆泥。
■ 鸡肉炖菜配米饭。
■ 千层面配西蓝花。
■ 意大利蔬菜烩饭，撒上奶酪碎。
■ 牛肉汉堡或小扁豆汉堡配绿皮西葫芦、切片的番茄和水煮土豆。
■ 干酪花菜和青豆。
■ 肉丸配西蓝花和胡萝卜。
■ 水煮三文鱼配米饭和蔬菜。
■ 烤鸡肉蔬菜串。

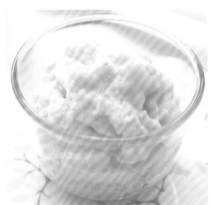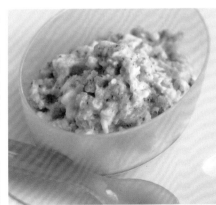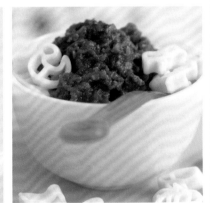

快乐用餐 婴儿牛奶燕麦粥拌酸奶和香蕉（左图）；鱼片配奶酪，用蔬菜调味汁调味（中图）；肉酱意大利面条（右图）。作为日常饮食的一部分，它们为宝宝提供蛋白质、碳水化合物、脂肪、维生素以及矿物质。

感觉被取代

如果你已重返工作岗位，可能有点小小的嫉妒，因为现在照看宝宝的人比你更早见证宝宝达到发育里程碑。

你和宝宝的看护者之间的关系十分重要，无论你对他（或她）与宝宝之间的关系有何种感觉（见295页），都应维护你们之间的关系。如果他是一位经验丰富的专业看护者，他能够意识到你正在各种复杂的情感中纠结，所以，最好把你的感觉表达出来。为了使你依然能感觉到与宝宝很亲近，请看护者把看护期间宝宝发生的每一件事都及时告诉你，即使你不得不在上班的时候接听电话以获知宝宝取得的新进步。向宝宝的看护者明确表示，你尊重他并感激他所做的努力，对他教给宝宝做的事给予积极的评价。假如你开始感到有点失落，应提醒自己，宝宝只不过与看护者待几个小时而已，而你和宝宝待在一起的时间则多得多。

有时候，当你去接宝宝的时候，他可能表示不满，甚至还会哭，你也不必惊讶。无论宝宝多么期待你来接他，看护者和父母之间的交接时刻仍会使宝宝感到压力。你可能正好打断了他的游戏或小睡；他可能感到现在待的地方很舒适，不想被裹上外套后被带走。多花些时间完成交接，当你向看护者询问宝宝一整天过得怎么样时，你要抱着宝宝，并让他养成习惯，以挥手告别作为结束看护的标志。

把宝宝接回家后，即使还有其他事要做，也尽量单独和宝宝待上一段时间。他现在很喜欢与爸爸或妈妈待在一起。大部分父母或多或少地因为无法和宝宝一直待在一起而感到内疚，并不只有你如此。

那个词是什么意思？

你也许已经发现，宝宝对熟悉的事物有自己特有的语言。例如，你可以指着他的安慰物，问问他这叫什么？

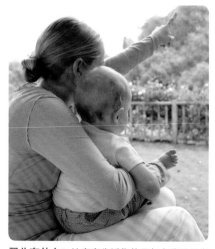

那儿有什么？ 让宝宝告诉你他是怎么称呼日常用品的。

如果你重复把一个物品拿给宝宝，而每次他都发出同一个音，那么他很可能开发出了自己的命名方式。把物品名称中的几个音混杂起来创造出一个可识别的"词"，对于婴儿来说是常见现象。他可能管他的奶瓶叫"奶奶"，或者叫你"妈扑"；他可能用"咪咪"来称呼牛奶，或者用"果果"称呼狗。鼓励他给物品起名字，并为他的杰作鼓掌欢呼。仔细听他的发音模式——是否经常说起同一个"词"？他想跟你说什么？

当宝宝尝试和你交流的时候，他可能产生挫败感，他会用手指着并且重复他说的话，努力向你传达他的意思。为了缓解他的挫败感，拿着熟悉的物品，比如他的盘子、毛毯或者可爱的玩具，听听他是怎么叫它们的。重复他的发音，同时告诉他正确的发音。例如，说"对，果果，这是狗狗"。

给宝宝创造机会练习新词语。让他指出图画书上的不同物品，告诉他正确的发音，看他如何反应。如果你们已经练习过动物的叫声，他将能很好地用这些动物的叫声来指代，而不是说出它们的名称。当宝宝能将词语和声音与某个物品联系起来的时候，要祝贺他并鼓励他继续。

家庭假期

宝宝又长大了一点，带他去旅行是十分有趣的事。只要你精心做好准备，他会喜欢和全家人一起去探险。

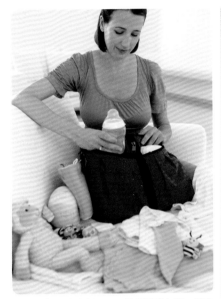

有所准备 把宝宝的必需品放到妈咪包里，随身携带。

许多婴儿到了新环境会感到不安，所以当你们外出度假时，最好带上几件宝宝经常在家里玩的玩具，可以使他感到安慰，到达目的地后也能有的可玩。别忘了在随身行李里放一些玩具和书，在旅途中可以分散他的注意力。如果你下榻的酒店提供婴儿床，或者你带了旅行婴儿床，那么可以带上宝宝常用的睡袋或者熟悉的毛毯——有熟悉的物品陪伴，他在陌生的环境里更容易入睡。哄他睡觉前先让他在新床上玩一会儿，当他夜里醒来时就能知道自己身处何地。

奶和食物

如果你打算出国旅行，而你的宝宝还在用奶瓶吃奶，就带一些他平常吃的配方奶，以防在目的地找不到相同品牌的配方奶。你也许还想知道宝宝在旅行的时候可以吃什么样的固体食物。如果他已经习惯吃罐装或者袋装的果蔬泥，随身带一点，以便在他适应新地方和不同饮食的过程中能吃到熟悉的食物。这些都是应付紧急情况的备用品。大多数婴儿都喜欢吃独立袋装或罐装的水果泥，如果目的地酒店房间有冰箱的话，你可以带一些吸嘴袋包装的酸奶和独立小包装的奶酪。

你还可以带一些他喜爱的零食，例如盒装葡萄干、面包棒和米糕。小盒的婴儿早餐麦片也被证实很有用。

无论到哪儿，你都能买到面包、水果和蔬菜。同样，大多数餐馆都可提供米饭、面条或意大利面条（如果需要，可以不加调料）。在当地的超市或市场买点东西吃，再吃点爸爸妈妈盘子里的饭，这样拼凑起来很容易填饱宝宝的肚子。在原产地品尝新鲜蔬果特别美味可口——而且你可以通过鼓励宝宝尝试这些新鲜食物，引导挑食的小家伙扩展食谱。

明智的预防措施

仔细清洗水果和蔬菜，可能的话应该剥皮。如果你给宝宝买瓶装水，确保水是低钠的。如果你在餐馆点了禽类或肉类菜肴，确保肉已被彻底煮熟，才能让宝宝品尝。

在到达酒店房间之后，检查是否有潜在的危险。如果宝宝已经会爬，或者开始扶着东西站起来，甚至可以扶着家具到处走了，务必检查房间里是否有可能绊倒他的台阶，他可能会抓的电线或绳子，能接触得到的电源插座，不太稳当的家具，以及其他任何可能导致意外发生的物品。如果你担心某些物品会危及宝宝的安全，与酒店负责人沟通。如果的确存在安全问题，负责接待你的旅行社应严肃对待。最后，别忘了带上你的旅行保险单，包括紧急电话号码，还要带上护照和其他旅行文件。

清单

有用的小窍门

第131页列出了很多关于带小婴儿旅行的窍门。现在，宝宝稍微大一些了，你还要考虑带上以下物品：

■ 汽车遮阳挡，在海滩用的遮阳伞。

■ 急救包，以及婴儿对乙酰氨基酚和出牙凝胶。

■ 婴儿监视器或者夜灯。

■ 婴儿推车遮阳篷。

■ 双肩背婴儿背带。

■ 挂在婴儿推车上的书和玩具。

■ 通用的浴缸塞，把它塞入浴缸排水孔，把淋浴变成盆浴。

■ 洗衣粉或洗衣液，用来清洗宝宝吃饭时弄脏的衣服。

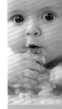

闪亮的头发

宝宝的头发跟小时候已经完全不一样了，从纤细的稀疏绒毛变成了浓密的头发，因此需要相应的日常护理。

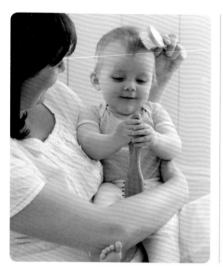

在出生后的第一年里，大部分婴儿会脱去柔软的胎毛，长出浓密的新头发。然而，像所有与婴儿有关的事情一样，婴儿头发的生长也有很大的差别。有些婴儿直到9个月大，甚至12个月大的时候，头发依然非常稀疏；而另外一些婴儿早已满头卷发，或者长度已经到肩膀了。如果你的宝宝毛囊发育不全，你也不用担心——他的头发最终会长出来的，而且至少从目前看，头发稀疏的好处是更容易打理。每周用柔和的婴儿香波洗几次，并用软毛刷理顺，这样就可以了。

那些头发多的婴儿，尤其是卷发的话，打理起来会比较麻烦。用香波洗头并用水冲干净，涂上少量护发素，用细齿梳子梳通打结的头发。因为特殊的发质和卷曲方式，那些浓密的、粗的、卷曲的或者波浪状的头发都需要特殊护理。因为这样的头发发质较干，容易断，所以要温柔地打理。洗头次数过多将使头发失去天然油性，变得干枯易断，因此洗头次数最好不要超过每周一次。

用这个方法…… 梳头。让宝宝成为日常作息安排的主动参与者，使这个过程更好玩。

冷和热

宝宝的身体现在已经能很好地调节温度了，但你还是需要避免他太热或者太冷。

宝宝39周大时，如果不舒服，已经能够明确地让你知道了。如果他太热，会扯衣服或者变得烦躁；如果他觉得太冷了，会让你抱着，或蜷缩在心爱的毛毯里。

在寒冷的天气里，你穿几件衣服，也给宝宝穿几件。当他坐在婴儿推车里的时候，因为活动量比你少，更容易觉得冷，所以应该戴帽子，并围上毯子。毛线鞋或者双层袜子能让缩在毯子里面的小脚丫暖和些。由于宝宝总想练习手部技能，所以他不喜欢戴手套，但当天气非常寒冷，你也要戴手套时，必须给他戴。买一件连手套的外衣（手套是可以摘下来的），宝宝自己就无法摘手套了。

在炎热的天气里，当宝宝在户外玩的时候，给他戴帽子，穿着背心和尿布裤，或者不穿背心也可以。当他待在阴凉处，如果已经涂了防晒霜，戴了遮阳帽，就不需要穿整身衣服了。假如他的脸红了，浑身湿漉漉或黏黏的，频繁地伸舌头，可能是太热了。给他喝点水，并帮他脱件衣服。

事实上……

关键温度

婴儿卧室的温度通常应该保持在16℃~20℃之间。婴儿洗澡水的温度应该在37℃左右。对于一个健康的婴儿来说，如果从口腔测量的话，他的"正常"体温应该是37℃；而如果从腋下测量的话，体温则比37℃稍微低一点点。

宝宝的记忆力

从出生以来，宝宝的记忆力已经有了很大进步。随着时间的积累，他记住了很多事情，保留信息的时间也变长了。

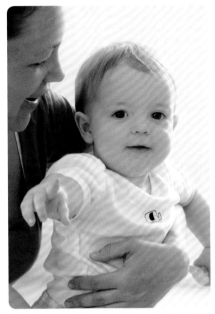

我认识那个人！ 当宝宝看到某人，而他又记得这个人时，他的小脸马上就高兴起来，尤其是看到他喜欢的人的时候。

新生儿主要通过反射来了解周围的世界，虽然你的味道、触感和声音对宝宝来说是熟悉的，但毫不夸张地说，如果他看不见你，差不多也就把你忘了。也正是从那个时候起，宝宝的记忆力开始渐进地发育。

宝宝首先记住的是你的脸，这使他和你之间形成了一种强大的情感纽带。在6个月大之前，他已经开始对那些比较重要的事形成短期记忆。在对一些活动或事情的预期上，宝宝表现得较为明显，这表明他已经能够从记忆中调取有关的信息了。比如，当你把他的书拿出来或者你把他放到婴儿高脚椅上准备吃饭时，他就知道接下来将发生什么，而当看到他的安慰物或者喜欢的玩具时，他会表现得非常兴奋。

到了6个月大时，宝宝已经认识到你和你的爱人是他生命中最重要的人。从现在开始，当你叫他的名字时，他会转过头，表明他记住了这个声音指他自己。他也可以辨认出熟悉的物品，记得住他的玩具存放在什么地方，他的零食在哪里，记得住熟悉的面孔和每天的日常作息安排。

当然，对你来说，宝宝记忆力的发育也有不利的一面。比如，宝宝可能记得他不喜欢洗头，因此一听到浴室传出放水的声音就开始烦躁不安，不停地扭动身体。

长期记忆发育

宝宝的记忆发育是储存和调取信息的能力稳步提高的过程。某件事他看到的次数越多或体验得越多，他就越容易回想起来。

与此同时，宝宝也在逐渐增加保留记忆的时间。比如，如果他不怎么经常看到祖父母，一个月之内再次见到他们的话，他还能迅速认出来，但是如果超过这个时间的话，他可能需要花点时间或者需要你提醒，才能想起来他们是谁。宝宝能记住多少东西取决于多种因素，例如对特定信息的熟悉程度和接受提醒的次数。

发育游戏与活动

一片狼藉的玩法

宝宝对物品的质地和密实程度非常感兴趣，因此总是把小手弄得脏兮兮的。你可能已经注意到，他特别喜欢把手放进婴儿高脚椅托盘上的食物里搅动、挤压，甚至拍打食物。他还喜欢把食物涂在脸上和衣服上。这种与各种不同材质之间的嬉戏，是宝宝理解周围世界中他所熟悉的物品属性的一部分。渐渐地，他就能够预知这些事物触摸起来是什么样的。给他一碗稀的粥或者弹力十足的果冻；让他撕扯抱子甘蓝的叶子，或者把他的手放进柔软的蛋糕坯里——这些都能让他学习事物的外观和触感。

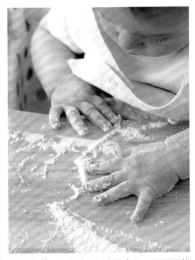

面粉大战 玩食材不仅非常有趣，而且还能让宝宝了解物品的材质和形状，虽然他会弄得一团糟。

39周

315

你的宝宝（10~12个月）

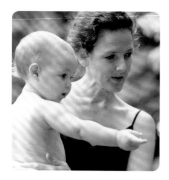

用手指指东西 婴儿的手运动起来愈加灵活，开始用食指而不是抬起胳膊指东西了。

自己吃东西 婴儿暂时还不能灵巧地使用勺子自己吃饭，但是他很乐意去尝试。

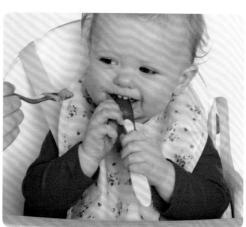

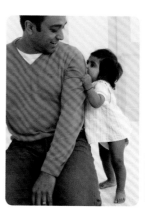
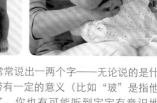

第一次说话 婴儿现在常常说出一两个字——无论说的是什么，如果他经常说，并带有一定的意义（比如"玻"是指他的奶瓶），也算一个字了。你也有可能听到宝宝有意识地叫"爸爸"或"妈妈"。

你知道吗？ 婴儿已经知道自己的名字了，但是自己说出来可能还要过一段时间。

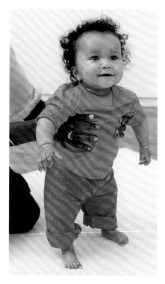

扶着站起来 有大人扶着时站得很好，但一松手就跌坐在地上了。一旦婴儿能用腿掌握平衡，马上就能自己站立了。

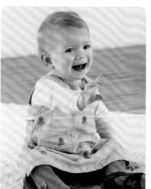
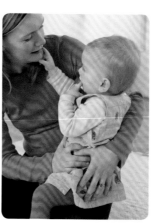

情绪爆发 在这个年龄段，婴儿可能在不如意的时候失望地大哭。他的情绪涌上来之后排山倒海，冷静耐心地应对是关键。

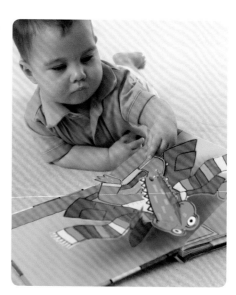

翻书页 婴儿现在能翻一些厚的卡板书了，而且喜欢看一些清晰简单的图案和立体插页。

宝宝现在是个善于交际的小人儿了，他掌握了好多新技能，能更好地控制自己的身体了。

用蜡笔 在你的帮助下，宝宝能握住粗粗的蜡笔在纸上移动，创作他的第一幅画作。

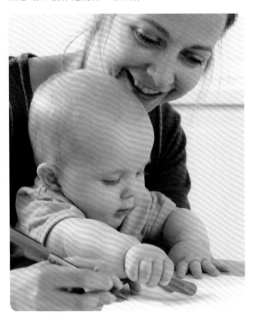

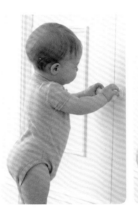

理解"不" 婴儿开始意识到"不"是什么意思，但不会每次都配合，因为当你说"不"的时候，宝宝觉得你更像是在和他做游戏。

你知道吗？ 有少数婴儿不到1岁就能独立迈出他们人生的第一步，但是大部分孩子都要在1岁之后才会走路。

社交宝宝 婴儿现在看小伙伴就像看物品一样，想知道他们的模样和手感。

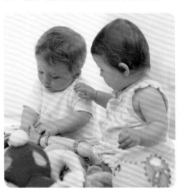

独自站立 没有支撑地独自站立一会儿是婴儿的巨大进步。

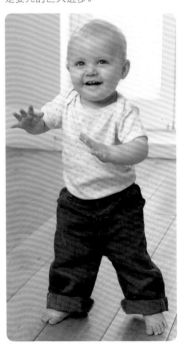

复杂的游戏 通过玩堆叠、分类和开关等游戏，婴儿了解身边的世界，包括事物之间是如何连接、平衡、掉落和移动的。

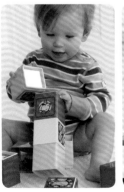

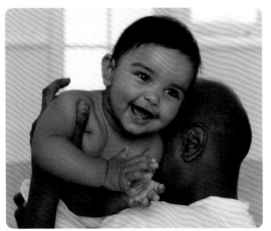

鼓掌 婴儿能让胳膊和手配合起来，并展开手掌鼓掌，他还会用鼓掌来表达愉悦。

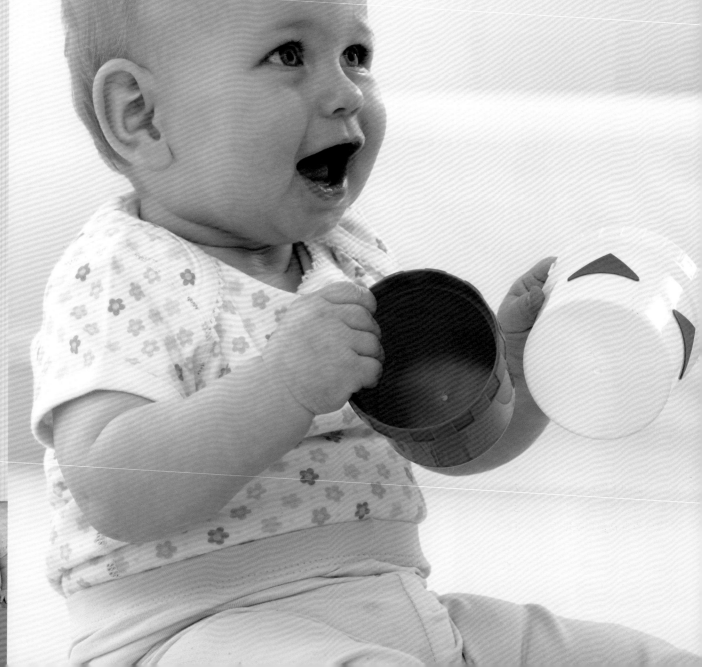

40周

分离焦虑通常在10~18个月时变得强烈。

宝宝能自信地同时使用双手，而且很骄傲地向你展示他的本领。应对他的进步给予大量的赞扬。他现在能吃的固体食物种类越来越多，天生爱交际的他喜欢和全家人一起聚餐，并从中获益。

宝宝自己的方式

随着宝宝的成长，他可能不像你想象的那样听话。对他一定要有耐心。

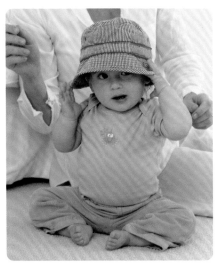 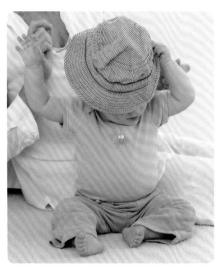

摘帽子！ 你刚把帽子给宝宝戴上，他立刻就摘掉了。对他来讲，这是一个好玩的游戏，对你而言则是考验耐心——特别是当你准备带他出门，不想让太阳晒着他脑袋的时候。

宝宝曾经或多或少就像你自己的延伸部分，很容易用婴儿背带带着到处走，或者很快在婴儿推车的摇晃中睡着了，但那些日子一去不复返了。现在，他已经有了自己的想法，即使还不会特别坚持自己的独立性，但对于你要求做的一些事，他已经能够明确地表示反对或直接表示不喜欢了。平静的生活突然起了波澜，你会发现当宝宝不按照你的要求去做时，你变得越来越烦躁不安。

或许你想让他戴帽子、穿袜子、穿鞋，而他却不停地脱掉它们；或许他不肯换尿布或者穿外套，也有可能一次次把碗里的食物都扔在地板上。可能在某些时候，你觉得你的耐心正经受着极端的考验。然而，重要的是保持一点前瞻性，而且记住——虽然你的宝宝似乎一夜之间便长大了，但他依然是一个小婴儿，照顾好他并不难。

留出富裕的时间

在日常作息安排里多留一些时间，如果宝宝没有立即合作的话，你也不会因此变得慌乱，因为你的压力在可控范围之内。

尽可能尊重他的愿望——如果不是非穿袜子不可，而且你也可以用毯子盖住他的脚，就随他去吧。如果他喜欢舒适的毛衣而不喜欢系扣的外套，穿他选择的那件更轻松。如果他有些沮丧，就帮助他；如果他把你推到旁边，就让他自己尝试，做自己想做的事。

最重要的是不要生他的气。他还不能理解你为什么生气，会因此难过。试着看看有趣的一面，而且不要对宝宝期许太多——毕竟他只有 9 个月大！

发育游戏与活动

拾起

大约 10 个月的时候，宝宝的钳握式已经完全发育（见 339 页）。你可能发现，他会先用手把他想要的小东西"耙"到身边合适的位置并且放好，然后用拇指和食指把它捏起来。

用餐时间给宝宝提供了绝佳的练习机会——婴儿高脚椅托盘里的葡萄干、小片的软水果或煮熟的蔬菜，都是吸引他练习抓取的诱饵。每次在他的托盘里放上两三片，让他自己拾起来放进嘴里。他喜欢坐在婴儿高脚椅上扔东西，把面前所有的物品都扔到地板上。这个动作就是"投掷"，对婴儿而言，这可是一项十分有趣的游戏。

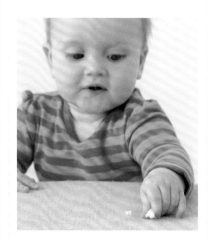

钳握式 宝宝现在已经能够熟练地用拇指和食指拾起东西，而且他会反复运用这项新技能。

固定的小睡时间

确保宝宝能安睡一整晚的办法之一就是让他白天有固定的小睡时间。

尽管10个月大的宝宝能够适应因偶尔外出引起的作息规律上的小改变，但总的来说，应保证固定的小睡时间，以使宝宝拥有高质量的睡眠，这很重要。如果你抱他上床休息的时候，他已经太累了，就不容易入睡，而且在夜间会变得烦躁不安。

这个年龄段的大部分婴儿每天至少需要一次较长时间的小睡，通常是在午饭后；或者每天两次——上午那次短些，下午那次睡得长些。如果小睡安排得好（正好赶上宝宝困意来袭的时候），时长也正合适（总计2~3个小时），那么宝宝便能坚持到晚上的入睡时间，又不至于过于疲乏，而且夜里也睡得好。

固定的小睡程序与晚上的睡前作息安排类似，虽然不必完全一样，但也很重要。例如，把灯光调暗，唱一首摇篮曲，但可以把讲睡前故事放到晚上。每天都要重复这些程序，宝宝就能学会期待小睡并为之做好准备，从而更愉快地安静下来，更快地睡着。

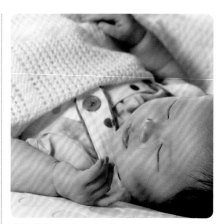

高质量的小睡 宝宝现在每天需要1~2次高质量的小睡。

不穿衣服活动

我们的祖先可能会惊讶于我们包裹宝宝的方式。如果天气不冷，经常让宝宝裸露身体，这样对他有好处。

事实上……

我们的先辈们在给婴儿穿衣方面的选择不多，例如在中世纪的欧洲，布被认为是一种奢侈品。过去，在婴儿长到可以自己坐起来之前，人们通常用亚麻布条包裹着婴儿。在能坐着之后，婴儿经常是光着身子的，或者披一件毯子以御寒。那时的儿童日常可能只披着简单的长袍。直到18世纪的时候，欧洲的小男孩们才穿上连身衣，而小女孩们则穿着简单的直筒连衣裙。

只要你能掌控得好，宝宝会非常喜欢每天不用尿布的时间段。显而易见，夏天最适合这样做；尽管只有洗澡前的时间段是比较安全的，但如果是在铺有瓷砖的温暖浴室里，一年四季都可以实现。如果你家里的地面全部铺着地毯，你可以买一块防水的垫子，上面再铺几条浴巾，万一宝宝尿了，尿液很快就能被浴巾吸收。

每天允许宝宝有2~3次短暂的不用尿布的时间，有助于预防和治疗尿布疹。这样做也能使宝宝逐渐熟悉小便和大便的感觉，这意味着久而久之，他能学会在去洗手间之前，知道是要去小便还是大便。他喜欢不受尿布束缚的感觉，如果还可以不穿衣服，那就太完美了。

一些专家指出，每天留出不用尿布的时间能加速如厕训练的过程，但不要单纯为了实现这个目标才这样做，尽管这样做最后的结果是皆大欢喜。如厕训练应在合适的时间开始。宝宝现在还太小，无尿布时间只是为了让他能够感觉到身体的自由，并使他的小屁股很好地通风！

全家一起吃饭

40周大的宝宝能从规律的家常便饭中获益良多。与家人一起进餐能促进宝宝养成良好的就餐习惯，并有兴趣尝试新食物。

每次吃饭都把全家人聚齐可能不太现实，但是尽量每周安排几次，时间充裕的周末也应该这样安排。婴儿们都是喜欢社交的小家伙，当所有人都围坐在餐桌旁一起用餐的时候，他们也就不太坚持挑剔的饮食习惯了。你的宝宝看见家人吃他没有吃过的食物，他更愿意亲自尝试。从你的盘子里挑选适合他吃的食物，如果可能的话，尽量做所有家庭成员都能吃的饭菜。

宝宝将看到你用餐具吃饭，用茶杯或玻璃杯喝水，或许还用到了餐巾。他会注意到你并没有把你的碗扔到房间的另一头，家人们离开餐桌时都会礼貌地打招呼，并帮助收拾餐具。尽管在几年内他都不会掌握这些社交技巧，但是你已经就人们如何在一起吃饭为他做出了好榜样，给他示范什么样的行为和礼节是受欢迎的。应让用餐时间充满欢乐，最好不要在用餐时进行激烈的争论。记住，宝宝是一个伟大的观察家，如果你给每个孩子订立不同的进餐规矩，他可是会注意到的哦。

带宝宝出席社交聚会，或者参加有更多家庭成员在场的聚餐——也许是周日的午餐或者节日聚餐，纪念日或者生日派对。即使他本能地提防陌生人，但是有你陪在他的身边，他见到新面孔、体验新环境的机会越多，就会变得越自信。面对不同的人，品尝各种各样的食物，大家相互交谈，这是一种令人兴奋和快乐的体验，对宝宝来说也是如此。

家常便饭

宝宝也能吃家常便饭，记住他的那份不能加盐和糖，或者辛辣的香料和重口味的调味品，某些芥末或醋可能让他的肚子不舒服。把食材捣烂、研磨或切削成适合他食用的形状。适合宝宝吃的家制食物包括：

■ 鸡肉炖蔬菜，用香草调味，配土豆泥和绿叶蔬菜。

■ 浓蔬菜汤或以小扁豆汤为基础的其他汤，配手指面包。

■ 烤鳕鱼配菠菜、豌豆和土豆。

■ 自制肉丸番茄汤配面条或米饭（如果肉末很细而且肉丸做得足够小，他能像吃手指食物一样吃）。

■ 西蓝花、韭葱或者菜花和奶酪一起烤制。

■ 烤金枪鱼意大利面条配番茄酱。

■ 鱼糕配鳄梨（把鱼糕切成小块并将鳄梨捣碎或切片）。

■ 牧羊人派或鱼派——注意作为食材的高汤，通常很咸。

■ 木豆糊（不要加咖喱或含盐的调味酱）。

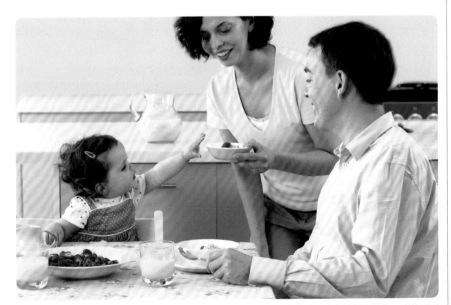

用餐时间的社交氛围 和家人一起吃饭提供了很好的交流机会。宝宝将观察你的餐桌礼仪，当他看到你在吃某种食物的时候，他往往也想尝一尝。

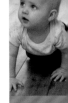

40周

怕见陌生人

这段时间，即使最爱交际的婴儿在陌生人面前也变得害怕和不安。

当面对陌生人，以及与妈妈分离时，宝宝的焦虑变得更加强烈。他明白他和你的关系是特殊的，而其他人则需要谨慎对待。这是他社交能力发育过程中完全正常且重要的组成部分。见到超市收银员阿姨时，他不再眉开眼笑，有可能哭起来、捂住眼睛或钻到你怀里。

对于那些关系亲密的家庭成员或朋友来说，这是一段微妙的时间，可能因宝宝突然拒绝和他们亲近而感到失落。如果宝宝没有表现出阳光、欢乐和合群的样子，你也不必感到尴尬。安慰这些亲戚朋友，告诉他们这是宝宝发育过程中的一个正常阶段，称为分离焦虑（见283页），而且可能会以某种形式持续到3岁左右。

让宝宝按自己的节奏成长。徐缓地将他引入社交场合，经常温柔地小声安慰他。在你把宝宝交给陌生人照看之前，留出热身时间，以便他与照顾他的人互相熟悉。如果他确实不想接近某人，不要强迫他。如果觉得有必要，向陌生人解释宝宝只是不太想接近不熟悉的人，并非针对他个人。告诉大家一些总能逗宝宝大笑的小诀窍，帮助宝宝放松，积极地与人交往。即使他只想待在你怀里，也应该让他见见陌生人——最初他可能会感到恐惧和不适，但他必须适应嘈杂的环境和面对新面孔。只要你在他身边，安慰着他，就有助于他建立自信。最重要的是，当你和他人在一起时要表现得积极、乐于交际。如果宝宝看到你很放松、玩得很高兴，他很快就能意识到没什么可担心的。

大笑

大笑是生长发育的一个里程碑——表明宝宝能积极地回应刺激，幽默感也正在发育之中。

婴儿的社会化程度取决于他和他人的互动能力。当婴儿觉得某件事很有趣时，就是他喜欢与周围的人和事为伴的最清晰的信号。大约从3个月时起，宝宝就已能发出浅浅的咯咯笑了（有些婴儿甚至早在8周时就能够大笑了），但到了40周时，他的咯咯笑可能完全转变成开怀大笑。

各种傻气的行为让宝宝不由自主地大笑——冲他吐舌头、吹泡泡，胳肢他的大腿，或者假装他的脚很臭（通常这是最能逗他发笑的）。由于他现在读懂别人表情和情绪的能力更强了，所以很喜欢你因为他的脚而拉下脸、吓得呻吟的样子。你可能会发现他强行把脚丫伸到你面前，让你一遍又一遍地重复刚才的表情和动作。而当你发现某件事能让宝宝不可抑制地咯咯笑时，你自己也想不断重复——对大多数父母而言，宝宝的笑声是世界上最美妙，也是最振奋精神的声音之一。

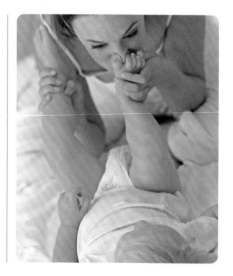

好臭的小脚丫！ 假装他的脚丫真的很臭，卖力地逗他笑——他会觉得太好笑了，以至于笑得上气不接下气。

宝宝能吃什么？

宝宝现在能吃的食物更接近你吃的饭菜了。你可以安排一日三餐，再给他补充点零食，而且他现在也能吃更大块的食物了。

现阶段是给宝宝的饮食引入更多手指食物的最佳时机。除了手指食物，其余的食物应该继续捣碎，然后逐渐过渡到切成块状的食物（见310~311页）。

宝宝这会儿可能已经长出几颗牙了，而且他的颌部和舌头的功能也已经发育，足以有效地"研磨"、咀嚼和吞咽食物。你给他吃的团状、块状，以及不同质地的食物越多，将来挑食的概率就越小。

用叉子把各种蔬菜混在一起捣碎，比使用食物料理机好，是提供丰富口感的好办法。婴儿们好像特别喜欢捣碎的根茎类蔬菜。你可以把它们蒸或者煮至软烂，再和生的水果一起捣碎，或者把几种蔬菜和（或）水果混合在一起捣碎。像肉末这种剁得很碎的食物可以提供既需要咬但又足够软烂的口感，便于宝宝咀嚼和吞咽。

一旦宝宝接受了剁碎或捣碎的食物，可以尝试把食物切成细小的片或者块。当他习惯了吃块状的食物后，可以逐渐把食物切得大一些。有些婴儿喜欢能看得见的大块食物而不喜欢小碎块，因为这会带给他们惊喜。

丰富多样的质地

你努力的目标就是让宝宝能够在自己的盘子里吃到各种质地的食物。例如，你可以把鸡肉剁成肉末，再把土豆和胡萝卜捣碎，把甜玉米段作为手指食物。或者把菠菜和奶油奶酪以及肉豆蔻混合起来，再配上蒸金枪鱼排或罐头金枪鱼，儿童意大利面条和略蒸过的四季豆，或者小朵西蓝花，让他抓着吃。

到宝宝快1岁时，他能按一日三餐来进食，尽管每餐吃的食物量差别相当大。如果他早餐吃得不顺利，那么早晨那顿奶少喂些，以便他的胃有更多的空间来容纳早餐。如果他白天还有一顿奶，那么安排在餐后喂他，而不要在餐前喂，否则他就不饿了，吃不下你给他准备的食物。

现在，要试着鼓励宝宝每天吃3顿富含营养的餐食，在两餐之间辅以一些健康的零食。如果他不能每餐都吃得干干净净，你也不要烦恼。只要你在一整天的时间范围内给他提供了均衡的餐食和零食，他就能获取所需的营养。

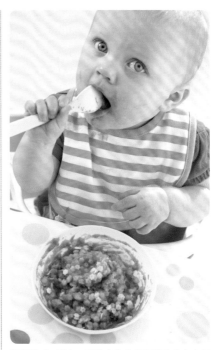

变换饮食 现在，固体食物在宝宝的饮食中变得更加重要，他现在吃的食物与你的食物越来越接近了。

问与答……相关专家

宝宝似乎对吃奶没兴趣了，我该怎么办呢？

随着宝宝的成长，吃奶时更容易被身边发生的事分散注意力，而且因为喂奶时间长而不耐烦。

通常这个问题是暂时的。可以尝试以下办法重燃宝宝对吃奶的兴趣：喂奶时远离干扰物，一旦导致宝宝分心的事物被移除，他很快会安定下来；在他困倦时喂奶，则不太容易受外界干扰；喂奶时和他肌肤接触，鼓励他回忆起早期的亲密记忆；在他更加放松的时候，在他最喜欢和熟悉的地方喂奶。根据他的进餐时间，按常规次数继续喂奶，并在喂奶开始时增加一个环节——先在他嘴唇上抹一点母乳。他可能只是需要被提醒，吃奶是多么美妙的事情。如果以上方法都不奏效，用杯子或者奶瓶喂给他，同时规律挤奶以维持泌乳量。最终，你是能够把他哄回来吃奶的。

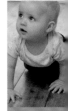

41周

当婴儿扶着东西四处走时，他可以自己站立几秒钟了！

宝宝能自己玩很长时间了，你则盼来了片刻的轻松。然而，他逐渐增强的独立性也意味着你将面临更多的考验。在保护他远离危险的同时，关于哪些事能做、哪些事不能做，你务必立场坚定。永远对他的好行为给予赞扬，比如他没有吵着要玩具。

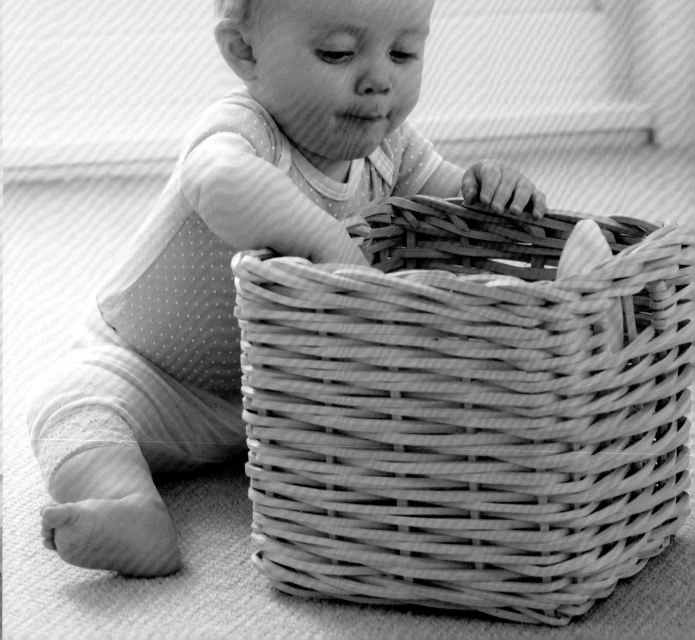

母乳喂养和你的乳房

喂奶本身并不会改变乳房的形状和大小——改变是由怀孕引起的。这里有一些关于胸围的好消息告诉你……

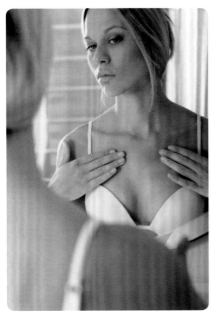

接受变化 接受因怀孕和喂奶带来的胸围变化，尊重自己的身体，因为它养育了宝宝。

在你怀孕期间，激素水平的急速上升导致乳房变大。在整个孕期，乳房始终保持着这种状态；生产之后，如果你采取母乳喂养的话，乳房的大小几乎能一直保持到断奶时期（如果你没有采取母乳喂养，生产之后几周，乳房便可恢复到孕前的大小）。

乳房本身没有肌肉，通过一些细韧带附着在胸肌上。无论你是否喂奶，由于乳房尺寸增大，这些起到支持作用的韧带会被拉伸。如果你在孕期增重很多，而产后又持续减重，也会对你的乳房产生影响。在哺乳期穿戴合适的哺乳文胸以支撑乳房，这很重要。

乳房是由脂肪组织构成的，因此如果你长胖了，乳房将增大，而你体重减

轻后，乳房会缩小。乳房缩小的量与你体重减少的量是成比例的，所以如果你现在比怀孕前还要苗条，那么你的乳房也会比孕前小。

在停止喂奶之后，你的乳房可能有点松弛，但也有一些好消息。在停止喂奶6个月左右，脂肪组织将逐渐替代乳房里的那些乳腺组织，让你的乳房变得丰满一些。锻炼胸肌（见本页）有助于使乳房变得更结实和挺拔。水分充足的皮肤更有弹性，看上去也更光滑，所以要大量喝水，涂抹保湿霜，使颈部线条保持柔美。

断奶之后，请富有经验的文胸销售人员为你测量尺寸，也许你的乳房大小发生了变化。

锻炼胸肌，保持良好的胸部线条

准备一对哑铃或者两瓶水，再稍微加点技巧，简单的锻炼就能让你获得最好的效果。

俯卧撑

如果你以前没做过俯卧撑，用手撑住地板，将腿向后伸展，然后把双膝放在地板上。两只脚的脚踝交叠。用胳膊支撑身体，保持背部挺直。弯曲双臂降低上身的高度，使鼻子能碰到地板，然后伸直胳膊抬高身体。重复10次，休息，然后再做10次。如果你希望收缩腹肌或者子宫，尝试站着做俯

卧撑。面向墙壁站好，伸直胳膊，用手撑住墙壁，与肩同高。轻柔和缓慢地屈肘，使身体慢慢靠近墙壁，然后伸直胳膊回到起始位置。

胸部推举

平躺在地板上，每只手拿一个哑铃或一瓶水，向上伸直胳膊，肘部微微弯曲。慢慢地将胳膊向身体外侧伸展，从容不迫地向地板靠近，保持肘部弯曲，直到你的拳头悬停在地板上方。抬起胳膊，恢复到起始位置。重复做15次，然后再做15次。

肩部推举

平躺在地板上，每只手拿一个哑铃或一瓶水，举起胳膊放在身前，肘部微微弯曲。缓慢地将胳膊举过头顶，直到你感觉哑铃碰到地板，然后把胳膊还原到起始位置。重复15次，休息，然后再做15次。

扩胸伸展

伸展刚刚锻炼到的肌肉作为放松运动。背部挺直坐好，双手在背后握住，把肩胛骨向后伸展，扩张胸部。保持10秒，然后放松休息。

带宝宝购物

所有父母都清楚，带着宝宝去超市购物是件麻烦事，所以在这里给你支一两招，帮你顺畅完成宝宝的超市购物之旅。

去超市之前，列出购物清单。如果你了解超市的布局，可以根据货架的顺序排列清单上的物品，这样你到了超市就能以极高的效率完成任务！

根据宝宝的吃饭和小睡时间，合理地安排购物时间，这样宝宝既不会饿又不会太烦躁。尽量避开购物高峰，就不必在结账时排长队。带上点零食，例如米糕或面包棒，当你们在超市里到处逛的时候，宝宝可以嚼着东西打发时间。如果你把他放在购物车的儿童座椅上，确保扣好安全带。带几个婴儿推车上的玩具，把它们挂在购物车上，以便宝宝有东西消遣。

尽量把你的汽车停在靠近超市出口和购物车存放处的车位，当你把购买的东西装上车后，只要走上几步就能把购物车推回到存放处。特别是当宝宝不大配合的时候，这招可是你的救星。

最重要的是，让宝宝参与到购物过程中，让他觉得购物充满乐趣。例如，你可以拿起一个菠萝，给宝宝解释它是什么，放入购物车之前让他摸一摸。在超市逛的时候一直和宝宝说话，表扬他，摸他的小手，和他进行充足的目光交流，让他知道你对他乖乖坐在购物车上的行为很满意。

让我自己走

如果宝宝已经能够小心翼翼地扶着家具挪动步子，那么现在，他可能开始更加自信地扶着东西走了。

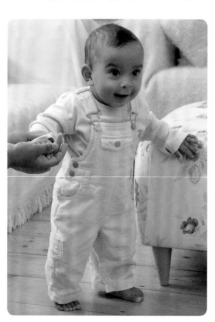

在宝宝迈出人生中重要的第一步之前，他需要花很长一段时间让自己能够自信地站立，并最终完全靠自己的能力独自站着。一旦他掌握了这种平衡技巧，他将对一只脚在前、一只脚在后的姿势更加自信。

婴儿开始走路的平均年龄是13个月。在此之前，宝宝会集中精力，花大量时间练习扶着东西站起来，然后逐步自信地扶着东西走。现在，他可能热衷于扶着家具在屋里走来走去，而且可能

我快能自己走了！宝宝刚学走路时有些摇摇晃晃，这是由于他要保持身体直立，所以把双脚分得很开。

站得更直了。随着信心的增长，他的身体和家具之间的距离也越来越大。有时，他甚至能够短暂地松开手，完全不靠外力站立。

你可能打算等宝宝走得稳了之后，再给他买第一双结实的户外鞋，其实很多软底鞋正好适合这个阶段，尤其是进行户外活动的时候（见328页）。

如果宝宝喜欢通过其他方式移动，例如坐着用屁股移动，也不必为此着急。只要他对运动有兴趣，就没问题。很多用屁股移动的婴儿动作相当熟练，以至于和其他婴儿相比，他们对迈步走路的兴趣不大。

家居安全检查

随着宝宝的活动能力在不知不觉中增强，最好重新检查家居安全防护是否到位，确保宝宝远离危险。

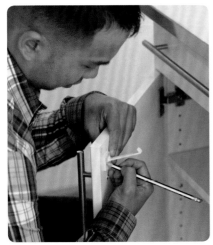

安全锁 橱柜安全锁可以帮助小小探险家远离危险物品。

若要使家居环境尽可能安全，最好蹲下来，从宝宝的高度观察。如果有松散的电线，把它们塞起来或缠好；购买插座安全塞，装在插座上；查找一切和宝宝头部等高的边边角角，它们有可能碰伤或划伤宝宝。如果门虚掩着，安装铰链的一侧和门框之间便留一道缝隙，宝宝的小手指正好能够伸进去——如果这个时候门关上了，手指就会被挤住。用门挡保持门始终敞开着，防止宝宝的小手指被挤住。

清空地板。如果你家里铺有小块地毯，请暂时把它们收起来。最好也把咖啡桌暂时收起来，不仅仅是因为它的边角很锐利，还因为你难免会把饮品遗忘在桌上，它有可能被打翻，万一是热饮的话，宝宝就有被烫伤的危险。

如果宝宝刚好摸得到厨房里的烤箱门，最好买一个罩子把烤箱罩起来。存放刀具和化学品等危险物品的橱柜应安装儿童安全锁。另外，每次使用完毕，把吹风机和卷发棒之类的小型家用电器的电源插头拔掉，而且要放在宝宝触及不到的地方冷却。

确保洗衣机、洗碗机和烘干机的门始终处于关闭状态，以免宝宝打开门钻进去。室内玻璃门最好用安全玻璃，如果不是，贴一层防爆膜以保证安全。如果家里养了宠物，把宠物的食物和水放在宝宝进不去的房间，或者在宝宝离开房间的时候再拿出来。

发育游戏与活动

做鬼脸

宝宝天生具备模仿你的能力和动力，所以如果你冲他做鬼脸，他会回应你相同的表情。互相做鬼脸对宝宝的社交能力发育具有重要意义。他模仿你的表情，反过来你再模仿他。通过做鬼脸，他学习社交轮换，而且这些面部活动最终将具有意义，因为在未来的几年，他会把扬眉与疑惑联系起来，用皱眉表示生气等。在最开始教宝宝识别不同情绪时，可以给每个表情匹配一个标签，例如"痛苦"或"高兴"。他现在还不能建立它们之间的联系，但是在早期开始情绪教育是个不错的主意。

做鬼脸还有助于宝宝面部肌肉的发育，而面部肌肉的发育反过来又能促进言语能力的发育。

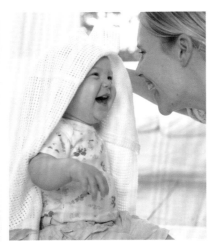
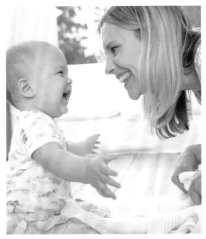

模仿表情 当你做鬼脸逗宝宝笑的时候，他能够模仿你，并从模仿的过程中学到很多，同时你们也收获很多乐趣。

爱好甜食

相对于咸味食物，宝宝可能更喜欢甜味食物，但是不要给他吃添加了糖的加工食品，糖对他正在生长的牙齿有害。

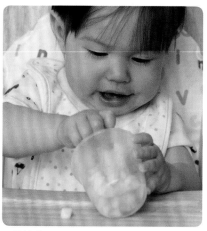

天然糖分 水果富含糖分，香味浓郁，对喜欢甜食的宝宝很有吸引力。

多项研究表明，爱吃甜食是一种习得的现象。尽管小婴儿确实对甜味食物表现出明显的偏好，但在他们长大一些后，对甜味食物的需求很容易从健康食物中获得满足，因为他们更具适应能力。

糖天然存在于很多食物中，例如水果、蔬菜和奶。像果汁等天然食物中的糖对牙齿的损伤要比加工提取的糖小一些，不过它们对牙齿的损害方式和蔗糖一样。当宝宝开始长牙的时候，需要对他的糖摄入量进行监控。不要给他吃含糖的精加工食品，例如蛋糕、饼干、糖果和巧克力。以苹果泥或香蕉泥的形式作为奖赏已经足够了。严格限制在用餐时吃黏糊糊的水果干，比如葡萄干，因为它们会引起龋齿。关于饮品，最好提供冷开水。如果给他喝果汁，一定以1份果汁兑10份水的比例稀释。

这个阶段的宝宝很容易受他人影响，因此鼓励他多吃咸味食物。即使一开始他拒绝某种食物，也要坚持给他吃（如果可行的话，混在他喜欢的食物里）。宝宝通常能够逐渐接受那些原本被他拒绝的、不喜欢吃的食物。

穿学步鞋？

一旦宝宝开始自信地扶着东西走，你也许想知道他的小脚丫是否需要支撑和保护。

当宝宝蹒跚学步的时候，以及在不久后学习独立行走时，你不需要给他穿袜子和鞋，以便他揣摩如何用脚趾控制平衡。所以，尽可能让宝宝光脚练习走路。他的脚正处于一个重要的发育阶段，光脚走路有助于足弓的形成，同时还能强壮脚踝。

然而，你可能想知道宝宝学会站立后，他的小脚丫是否需要更多的保护，尤其当他在户外或在光滑的地板上活动时。很多商店出售专门为学步儿童设计的学步鞋，以方便他们在房间里四处"巡游"。学步鞋对儿童是否有益一直是人们争论的话题，支持者称学步鞋可以给脚趾和脚跟提供支撑，让小家伙们走路时感觉更自信。

软底的学步鞋具备充分的灵活性，宝宝的脚可以弯曲，同时又能感觉到地板。带宝宝去商店里的童鞋部选一双天然材料制作的鞋，比如皮鞋，请受过培训且擅长与小孩打交道的店员帮助挑选，购买最适合宝宝脚型的鞋。

问与答……妈妈

我发现学步鞋很贵，能买二手鞋吗？
买二手的学步鞋不是一个好主意，因为它们的鞋型适合前一个小朋友的脚，而你的宝宝的脚正在发育，所以不建议购买二手学步鞋。如果你打算经常让他穿学步鞋，买一双新的还是值得的。除非你只是想买一双特别漂亮的鞋，以便宝宝在特殊场合偶尔穿，那么二手的学步鞋对宝宝不会有太大影响。

真实的个性

随着宝宝学会了运用多种方式来表达自己并形成独特的行为模式，他的性格特点表现得越来越明显。

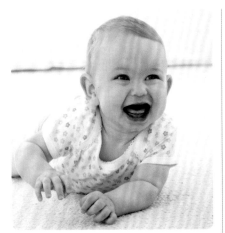

真实的性格 庆祝宝宝有了自己的个性，选择适当的方法加以引导。

宝宝最终的个性在很多方面已经形成，经验丰富的家长知道，一个放松、快乐的宝宝通常能将这种性格带到儿童时代和成人期。随着他的成长，你将发现他个性的很多方面。他可能固执己见，也可能容易满足；他可能安静爱笑，也可能有点紧张敏感。

无论宝宝的性格是怎样的，都不要给他"贴标签"。叫他"乖乖宝"或是"调皮蛋"都将影响他的个性，而且你的标签也很有可能成为一个自我实现预言。如果宝宝在长大过程中被大家认为是一个"挑剔的人"，他很可能这样给自己下定义，并如此处事。如果你有一对双胞胎或多胞胎，这一点就更重要了，因为你很容易对几个宝宝进行比较并分别贴标签。

庆祝宝宝有了自己的性格，即使与

你性格不一致，尤其是在最初的几年，你可能会产生些许挫败感。一个永远停不下来、精力旺盛的宝宝或许会让初为父母的你们筋疲力尽，但请记住，等他长大后，这些都是令人赞赏的品质。

有一些性格特点可能稍显极端，你可以在宝宝个性形成的这几个月中让它们变得和缓一些。假如宝宝已经松弛到对周围的事物没什么反应的程度，应经常播放一些活泼的音乐，鼓励他多做体育运动。如果他一不顺心就灰心丧气，要耐心地告诉他应该怎么做，或者用另一项活动分散他的注意力，直到他平静下来。他的脾气秉性可能不会改变，但是忍受挫折的能力是可以提高的。

请记住，如果把自己的个性强加给宝宝，将扼杀他的天性。例如，你是一个安静的人，可能觉得宝宝吵闹、热情洋溢的性格让你身心俱疲。然而，主动避开那些吵吵闹闹的游戏或者场面，将使宝宝有点不知所措，因为他没有途径展现自我。

试着赞赏宝宝独一无二的个性，并寻找合适的方式加以正确引导。如果你看到某些你不喜欢的性格特点，积极地看待长远的好处。身处一个适当引导并充满爱和欢乐的家庭，即使最调皮捣蛋的宝宝也将成长为稳重、快乐和品行端正的人，因为性格既是个体的天性反映，同时也是家庭教养所塑造的。

发育游戏与活动

挪动脚步

扭动、摆动、跳跃和拍手——这些都是 10 个月大的婴儿稍微努力就能做到的舞蹈动作。如果宝宝能够扶着东西站得很好，你可以播放音乐，抓住他的双手或者轻轻抱着他的腰，这样能使他站得更稳，然后和他一起跟着音乐跳舞。屈膝弹跳促使他弯曲和伸展双腿，而这两个动作是学习走路的另一个步骤，而且这样做也能加强他的腿部力量。

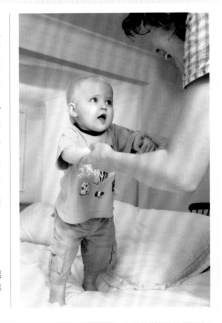

和宝宝一起跳舞 让你的宝宝随着音乐舞动起来。你们可以在床上跳，万一他站不稳，摔倒了也能软着陆！

42周

婴儿可能在出生后的第一年里经常感冒。

小家伙的精细运动技能一直在不断地完善，他对物品的操控越来越准确。他还对使用日常物品产生了兴趣，比如勺子或者电话，他都想试试它们怎么用。

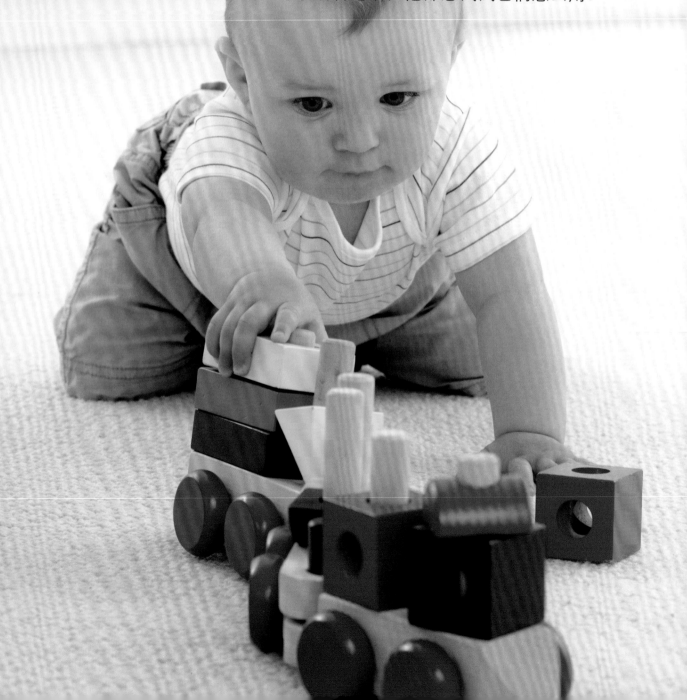

330

经常感冒

你家这个活力四射、善于交际的小宝宝从人群和环境中接触了大量的病菌，因此他好像经常流鼻涕。

危险征象

如果宝宝感冒了并有下述任何一种并发症，请去医院就诊。

发热 体温达到或超过 39℃，或者持续 2 天以上高于 37℃，请去医院进行检查。

嗜睡 我们在对抗感染时都会有些困倦嗜睡，但是如果你的宝宝很难从小睡中被唤醒，无力或者反应迟钝，应寻求医疗帮助。

脱水 宝宝需要水分来抗击感染，因此如果他拒食配方奶、母乳或者不喝水超过 8 小时，请寻求医生的建议。想了解更多关于脱水的症状和处理方法请参见 395 页。

皮疹 尽管伴随病毒出现的一些非特异性的皮疹相对无害，但任何皮疹都需要进行医学观察，因为可能存在某种特定原因，需要进行治疗。

揉搓耳朵 如果宝宝不停揉搓耳朵，看上去难受，也许是耳朵感染。

持续的咳嗽 如果咳嗽持续 1 周以上，可能是肺部感染，特别是还伴有呼吸困难的话。

呼吸困难 如果任何时候宝宝出现呼吸困难，立即去医院就医。

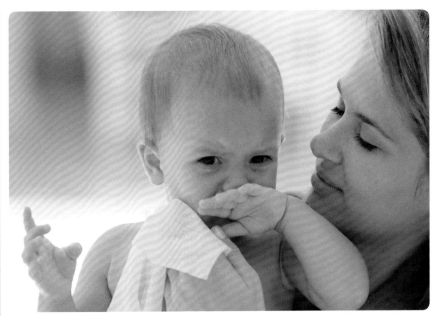

打喷嚏和流鼻涕 宝宝可能在出生的头一年因感冒而受很多苦——但是每一次小的疾病都有助于免疫系统的建立，这样他今后就能够抵御同样的病毒了。

宝宝的免疫系统还没有接触过某些传染病并建立起对这种病的免疫力，这使得他更容易受到普通病毒，比如感冒病毒的侵袭。尽管感冒可能影响睡眠，但感染相对无害的病菌是宝宝建立免疫力的重要组成部分。通过接触朋友家或游戏小组的玩具，宝宝将不可避免地暴露于病菌中，特别是他还喜欢把所有东西都往嘴里塞。这没什么问题，而且可以肯定的是你不需要随身携带抗菌洗手液。

即使是这样，最好还是避免接触那些明显病得很厉害的儿童，尤其是那些患哮吼或胸部感染的患儿。宝宝不要患上比感冒更严重的病是最理想的。

治疗感冒

大部分病毒感染没有特别的治疗方法。你所能做的就是让宝宝尽可能舒服些。给他量体温——如果高于 37℃，说明发热了；按照剂量指导给宝宝服用婴儿用对乙酰氨基酚。如果宝宝有鼻塞症状，你还可以用薄荷按摩膏帮助清洁鼻窦，或者在干净的棉纱方巾上滴几滴桉树油，放在他的房间里，但是不能放在婴儿床上，因为宝宝可能会抓起来擦脸。给他补充大量的液体，可以预防脱水，并确保他有足够的休息和睡眠。如果他食欲不佳，不要强迫他吃饭——宝宝生病时通常胃口不佳。可以少量多次地给他吃一些食物。

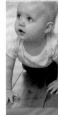

是在叫"爸爸"吗？

研究表明，婴儿很可能在10~11个月的时候第一次开口说话。但是他会说什么呢？

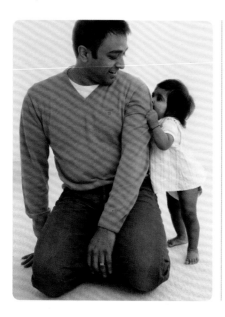

从宝宝大约2个月大起，他就开始发出呢喃的声音，那是他第一次尝试"说话"。现在，他已经发育到能够通过控制声带有意识地发出声音了。你和宝宝的爸爸难免会针对宝宝先会叫"妈妈"还是"爸爸"展开竞争——你们都全神贯注于让他学会说话，所以这是一场帮助宝宝言语能力发育的友谊赛。

"爸爸"通常是宝宝说的第一个词，接下来是"妈妈"，很可能是因为对婴儿来说，"爸爸"比"妈妈"更容易发音。

我的爸爸 大多数宝宝先会叫"爸爸"，然后才会叫"妈妈"，这多与言语能力发育有关，而非亲情关系。

因此，如果宝宝在会说"妈妈"之前，先会说"嘟咕""哒咔"什么的，你也别吃惊。其他常被婴儿最先学会的字有"咔"（虽然可能听起来像"他"），其次是"马"或"八"，不太常见但是经常被提到的还有"橘""婆""书""嘟""白""他"或"那那"等。

宝宝第一次说出的词语往往是由那些易于发音的"泼""波""的""摸""呢""思""哥"等构成的，而那些较难发音的词语，宝宝通常晚些才掌握。无论宝宝说的第一个词是什么，要继续和他说话，给他读书、唱歌，因为宝宝马上就能说越来越多的词了。

宝宝长得真快！

现在看起来真是令人难以置信——看看宝宝现在的个头，很难想象他刚刚出生的时候有多么小！

从现在起到12个月期间，宝宝的体重将达到出生体重的2~3倍。但这些数值仅供参考，每个婴儿体重增加的速度有细微的差异。到1岁生日的时候，宝宝的身高应该增长约25厘米。

如果你发现他长得慢了或者体重减轻，有可能是因为生病——有几天没有吃好，尤其是在伴有呕吐和腹泻的情况下，体重可能会减轻，不过一旦宝宝康复，很

快又会长回来的。这种情况也可能在宝宝学习爬行，扶着东西走或者学走路的时候出现，因为这些活动消耗了大量卡路里，所以体重增长得稍微慢一些。如果宝宝很精神，快乐，吃饭好，而且排便正常，那么一切都没问题。如果你仍然担心，可以咨询或医生。

假如你担心宝宝太胖了，请医生给他称体重。如果存在超重风险，医生会

直接告诉你。切记不要因此限制宝宝的饮食，这很重要，但是你应注意那些表明他吃饱了的蛛丝马迹。

如果你的宝宝轻微超重，应保证他的能量来源是有营养的食物——比如水果、蔬菜、健康脂肪、麦片，而不是甜食和加工食品。和宝宝一起玩耍，鼓励他多做一些肢体游戏，给他提供一个安全的空间，让他变得更活跃。

兼顾工作和宝宝

平衡工作与家庭生活本非易事，现在又在混乱中添了一个宝宝。你需要将自己掌握的所有组织协调技能都运用到日常生活中。

没有人是全能的，所以不要想做超人。如果家务活没干或者没有顾得上给宝宝洗澡，也不是世界末日。把家里的事变得简单是成功的秘密。婴儿适应能力超强，而需求又很有限。只要你的宝宝得到关爱、照看和刺激，就能健康成长。没必要持续不断给宝宝提供刺激。有时候，你待在他身边，他就很高兴。停下来喘口气，和他一起放松。

别外，要学会说"不"。你的宝宝、家庭以及工作，都是你优先考虑的事。有时候，使这些事正常运转便是你能做的全部了。腾出时间来做你喜欢的事——那些可以激励你、让你放松并使你快乐的事。对那些不能对你的生活产生积极影响的事或人说"不"。

同样，不要被内疚击倒。如果留在家中照顾宝宝导致家庭财政吃紧，接受现状，找到令你、你的爱人和你的宝宝健康快乐的生活方式。换句话说，积极地看待问题。怎样从你和宝宝共处的时光里获益最多？只关注你能做的事，忽略那些你不能做的，从而释放情绪方面的压力。

工作界线

你以前的工作可能是全职工作，甚至做得更多，但现在变得困难了。当你重返工作岗位后，让同事知道你的需求，将对你很有帮助。你也许希望工作安排更有弹性，或者以兼职的方式工作。不要害怕提出要求，很多公司很重视雇员，

愿意根据你的需要提供方便，以便你能达到理想中的工作和生活的平衡。如果你自己是管理者，可以考虑将部分工作分派出去，给自己留出更多的时间。

照顾好自己

一个筋疲力尽、营养不良、情绪萎靡的家长对谁都没有好处！ 如果你吃得香、

睡得好，便能更好地掌控自己的生活。给自己留出独处的时间，同时也给你和你的爱人留出享受二人世界的时间，对于维持健康的情感生活很重要。有时候，既要照顾家庭又要工作确实辛苦，但即使挤不出太多时间，你和你的爱人也应尽量抽空出去放松，你们应该相互支持，不要有负罪感。

双胞胎

不同的个体

双胞胎宝宝们的个性现在正在形成，尽管他们在很多方面很相像，但还是能表现出不同的性格特点，即使他们是同卵双胞胎。你可能发现他们一个喜欢爬，而另外一个则不感兴趣；或者一个比较放松安静，而另一个则很容易沮丧。养育双胞胎时面临的挑战是要避免相互比较或者给他们贴标

签。标签很顽固，如果你给一个宝宝贴上了"害羞的宝宝"的标签，而另一个被认为是"吵闹的宝宝"，那么就对宝宝们进行了分类，以后很难再改变了。随着宝宝们逐渐长大，重要的是让他们既能感受到作为独立个体存在的价值，同时又能享有亲密无间的双胞胎关系。

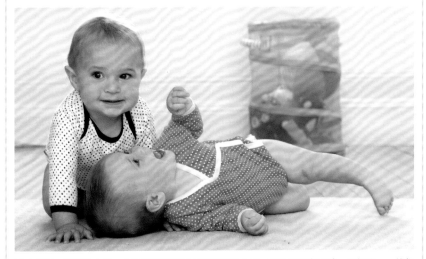

同中存异 双胞胎中的一个可能在早期更占优势而且合群，但是并不意味着一直如此——他们之间的动态关系会随着成长而改变。

麻烦的牙齿

很快，在宝宝的口腔后部将会长出一组宽而扁平的牙齿，这4颗牙齿就是1岁龄磨牙。

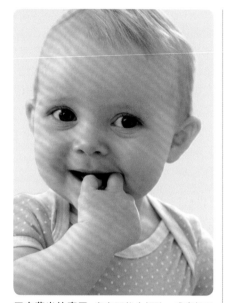

正在萌出的磨牙 宝宝可能会揉脸，或者把手指伸进嘴里摸那些疼的地方。

宝宝1岁的时候，1岁龄臼齿往往刚刚冒头。这些看上去又方又扁、用来咀嚼和研磨的牙齿，在它们突破牙龈的时候可能导致很强烈的疼痛感。你能够看到它们向上拱出，在牙龈上形成一个隆起。有时，一小块牙龈会松动，露出一个白白的牙尖，宝宝可能会揉那一侧的脸颊或者耳朵，用舌头舔长牙的部位，而且会流很多口水。牙齿常常是成对萌出的，所以嘴巴的两侧将同时受到影响。通常，女孩比男孩出牙更早一些，尽管不总是如此。

宝宝可能想通过咀嚼东西来缓解不适。给他一些硬的食物，比如面包棒、米糕、吐司或者苹果片。冰凉的奶昔有助于缓解炎症。

怎样才算干净？

在日常活动和游戏中，宝宝接触到大量病菌，需要经常给他的餐具和奶瓶消毒吗？

答案很简单：大部分都不需要。宝宝越来越好动，意味着无论去哪儿，他的小手都会接触地板。如果他参加游戏小组的活动或者家里有哥哥姐姐，他会经常玩其他孩子递过来的玩具。他总是把手指和玩具放到嘴里，因此过分关注于给所有玩具和家居用品消毒没什么意义。然而，务必定期用温热的肥皂水清洗塑料玩具，经常把毛绒玩具用洗衣机清洗，而且要在加热模式下进行。

可用热的肥皂水或者洗碗机的普通模式清洗塑料汤勺和碗，现在不必考虑对它们进行消毒了。但应坚持给盛放配方奶或母乳的奶瓶和杯子消毒，因为附着在奶瓶和杯子内壁上的油腻残留物很难用水清洗干净，而残留物将导致宝宝肠胃不适。

保持家里的地板清洁，没有碎屑，定期清洗木质地板和瓷砖地面。同时，在饭前和接触宠物后给宝宝洗手。但应避免过度焦虑——宝宝必须暴露于病菌中才能建立起抵抗力。

鼓励独立

通过给宝宝一些自由，使他能够更多地掌控自己的世界，从而促进宝宝的成长发育。

大约 10 个月大的时候，宝宝会表现出一些分离焦虑的迹象（见 283 页）。为帮助他缓解焦虑，试着给他创造机会，让他独自去探索家里那些较远的地方。确保他无论到哪里都是安全的，不会发生危险，然后让他从这个房间爬到另外一个房间——如果他特别希望你跟着他，在这种情况下你可以陪着他。如果他下定决心和你黏在一起，你可以试着自己离开房间，起初只是短暂的，在你走开后始终和他说话，以便他放心你并没有走远。逐渐地，他的自信心——关于你会回来这个想法，以及即使你短暂地离开一会儿也没什么问题这个事实——将伴随着独立性的增强而增长。

做游戏时间的主导者

把几件适合宝宝的玩具放在篮子里，让他自己选择玩哪一个。一旦他做出选择了，和他一起玩这个玩具，让他知道你对他的选择很感兴趣，愿意按照他的玩法一起玩。

某些玩具特别有益于培养宝宝的独立思考能力。形状分类玩具、堆叠杯和积木都有助于提高宝宝独立看待问题和解决问题的能力。

自己吃饭

吃饭时给宝宝一把勺子，这样他能尝试着自己吃饭，与此同时你自己拿着另一把勺子，适时给予帮助，可以保证确实有部分食物被宝宝吃进肚子里！手指食物对于锻炼宝宝独立吃饭很有帮助。

给宝宝吃什么？

宝宝逐渐长大了，你会怀念那段你想给他吃什么，他就吃什么而会不拒绝的日子。你可以提供两种健康零食让他选择，给予他一定的独立性，鼓励他指出他喜欢的那个。

无论他选择哪个，都让他吃。如果他还想吃另外那个，也允许他吃，因为练习应充满乐趣。这样做有助于使宝宝感到他对自己的生活享有一定程度的控制能力，而这种感觉反过来也有助于他理解独立性的好处。

发育游戏与活动

捉迷藏

现在，宝宝理解客体永久性的概念已经有一段时间了（见 245 页）。玩藏猫猫的游戏（见 140 页）有助于他意识到，即使他看不到你，但你还在那儿。而对于好动的宝宝，捉迷藏是一种极好的活动，因为它有助于他确信你在与不在。一开始只在一个房间里玩，并且以家庭为单位一起玩，以便宝宝掌握游戏的玩法。当你和宝宝数数时，爸爸藏起来，然后你们一起去找他。下次，让爸爸数数，你和宝宝藏起来。当爸爸假装找不到的时候（直到宝宝咯咯傻笑起来暴露了自己的位置），宝宝会爱上这个游戏。一旦宝宝理解了游戏的概念，你可以和他一起玩。你首先藏好，然后叫他一声，给他一点提示，而且重要的是让他确信能在那里找到你。然后，你给他时间藏起来（不可避免地藏在你刚才藏的地方），假装有好一阵子找不到他。

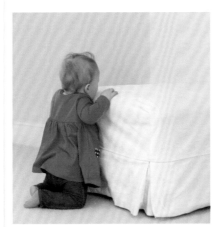
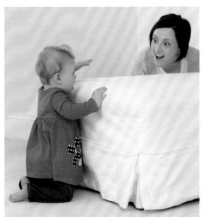

我来了！藏好没有？ 宝宝很喜欢和你一起玩捉迷藏的游戏，它有助于宝宝建立信心——即使看不到你也不用惊慌。

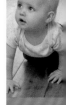

43周

注意——在10~11个月这个阶段，食物、杯子和玩具等等，随时都可能变身为"导弹"！

宝宝什么事都想自己做。尽管他的身体协调能力不好，动作也不够灵活，但允许他去尝试，比如吃饭的时候让他拿着自己的勺子。随着宝宝的独立性不断增强，让他知道你有多么爱他比以往更加重要。

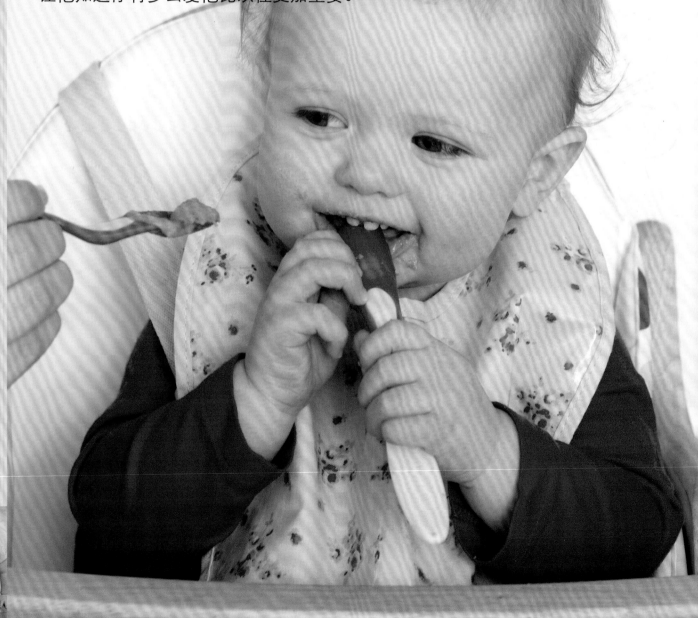

谨慎

宝宝的生活充满了各种新鲜体验，但有一些体验他并不喜欢，所以他有时本能地变得小心谨慎，甚至紧张忧虑。

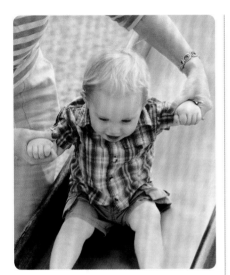

建立自信 如果他觉得滑梯太高了，就帮助他慢慢地滑下来，并让他确信你会抓着他，他非常安全。

就在几周前，你的宝宝还能在好奇心的驱使下，勇于四处探索，但是现在，在经历了几次摔跤和太多令人吃惊的发现之后，有些婴儿在探索过程中变得小心多了。分离焦虑也意味着宝宝在新的环境中更容易紧张，尤其是在他觉得你会离开他的时候。这是宝宝了解身边世界所要经历的自然过程，随着他在不同环境中的自信增强，他的表现也在一天天、一周周地变化着。

温和地鼓励宝宝继续探索并投入到新环境中。当他开始琢磨新玩具或者游乐设施的时候，陪在他的身边；让他坐进玩具汽车，但要一直和他说话，这样他即使看不到你，也知道你就在旁边。

你会发现他很容易被大的声响或者不熟悉的声音吓到，而这些又常常是不能避免的。所以要多拥抱和安慰他，并简单解释："那是汽车喇叭在嘟嘟响。"

宝宝将逐渐习惯听到大部分他听过的声音，当然，感到害怕是我们保证安全的自然反应，因此在听到意外噪声时偶然受到惊吓也是必然的。不要取笑宝宝的谨慎反应或嘲笑他拒绝做某事，也不要用"别犯傻了"这类词语。在任何新环境里，不断安慰宝宝，直到他感到安全放松，这样做非常重要。

问与答……儿童心理学家

宝宝好像有点怕黑，我应该怎么帮助他适应呢？

对于有些婴儿来说，身处完全黑暗或者几乎完全黑暗的环境中会感到害怕（即使是成年人，有些人也倾向于晚上睡觉时有点光亮）。一盏小夜灯足以让婴儿在夜里醒来时确信一切正常，并让他迅速识别周围环境。不愿待在黑暗环境里并不需要改变或者"治疗"——试图强迫他在完全黑暗的环境中睡觉更容易使他不安，不如告诉他黑暗其实没什么可怕的。然而，如果宝宝晚上一定要开着灯睡觉，那么务必在一两周时间内用亮度调节开关逐渐调暗室内光线。

怕生

宝宝现在已经知道是谁在照顾他，谁是可以信赖的。当他不认识的人出现时，他相当自然地提防着他们，即使这个人是你希望他认识的。不要强迫他，相反，你们可以一起坐在房间里，让宝宝坐在你的腿上，让他能够在你们聊天的时候打量这个陌生人。当宝宝准备好了，让他和这个陌生人进行第一次互动，对于宝宝的良好开端要给予多多的鼓励。然而，不要期待太多，也不要期待宝宝很快接受这个人，宝宝可能会以一个试探性的动作，比如向这个陌生人递个玩具来互动一下，然后坐回你的腿上，直到会面结束（见 283 页）。

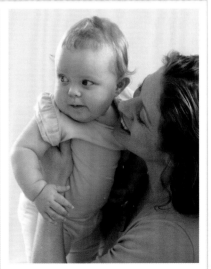

警惕陌生人 宝宝在这个阶段不信任陌生人是很自然的现象。让他按自己的节奏认识更多的人。

你的宝宝 43周零1天

外出就餐

让宝宝适应和你一起在餐馆吃饭，多早开始都不算早，做好下面提到的这些准备工作将使适应过程更容易些。

一家适合婴儿就餐的餐馆应备有婴儿高脚椅，有给婴儿换尿布的地方，有儿童菜单，还有一些给小客人玩的玩具。如果你对这些情况不确定，提前给餐馆打电话确认——如果每次宝宝尖叫时都遭到侍应生或者其他食客的白眼，会让你压力很大。餐馆能够提供适合婴儿的菜肴，能让你从准备一日三餐的繁重工作中暂时得到休息，但是如果你希望自带食物，要确保餐馆能够加热。最好事先预订靠窗的座位，在需要的时候可以让宝宝看看外面，以分散他的注意力。

多带点桌面玩具。积木、有立体插页的卡板书，以及小型形状分类器，能让宝宝在高脚椅上消磨时间。用餐时间最好和宝宝的午餐时间吻合，这样他就能与你同步吃饭（即使你需要在自己吃饭的同时喂他）。这样，在他感觉疲劳需要午睡之前，你有充足的时间。

最后，记住应一边用餐一边和宝宝说话，陪他玩耍，让宝宝参与到整个用餐过程中，以后他就会期待重复这样的体验。

问与答……医生

我该怎样清洁宝宝的耳朵？

耳朵具有自洁功能——耳垢从内耳带走灰尘和异物。耳垢看上去可能不美观，但是确实有用，因此如果耳垢还在宝宝的耳道里，不要试图把它们弄出来。可以用湿的棉片轻轻蘸去掉在外耳道的耳垢。请记住，绝对不要用棉棒清洁宝宝的耳朵。即便你的手很稳，但宝宝很容易动，你可能会弄伤他的鼓膜。

你的宝宝 43周零2天

通过触摸学习

宝宝的感官教会他所有他需要知道的事。现在，他更善于利用这种能力来感知外界了。

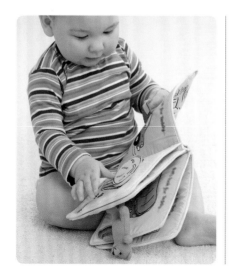

10个月大的宝宝可以通过触觉学到很多东西，你可以提供不同质地的东西让他感觉和体验，以帮助他学习。

让宝宝坐在婴儿高脚椅上，在他面前的托盘上放两三碗不同质地的东西，让他用手指去感觉。确保它们入口是安全的。食物是个不错的选择，一些捣碎的香蕉，一碗麦圈或儿童意大利面条，一碗米饭，对宝宝来说它们都是可以用手去探索的好玩的东西。婴儿们都特别喜欢把手指插入果冻里！时刻留意宝宝塞进嘴里的东西（以防窒息），并准备好一块干净的棉纱布，随时擦掉他手指上的食物残渣。

你可以给宝宝购买介绍各种织物和纹理的书籍。书店里有很多有意思的书，它们是专门为教婴儿理解光滑、柔软、蓬松、粗糙等词汇的意思而设计的。和宝宝坐在一起读这些书，鼓励他触摸书页上的不同材料，并把描述它们的词汇告诉他。

探索质地 介绍不同质地和纹理的图书可以让宝宝通过觉来探索和学习。

正确使用物品

宝宝能够把物品与动作以及事情发生的顺序联系起来，这吸引他学着按你的方式使用物品。

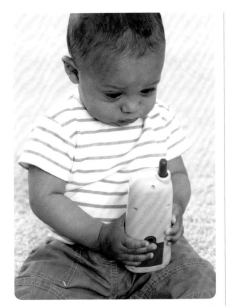

给谁打电话好呢？ 当宝宝能够控制双手和手指后，他渴望以"正确"方式操控物品。

宝宝现在已经知道，他的大口杯里有水或果汁，并且能够喝到嘴里。他也知道他的牙刷和毛巾是做什么的，而且可能试着正确地使用汤勺和玩具电话。或许还要过几个月（有些情况下可能需要几年），宝宝才能够独立使用各种日常物品，但是他现在已经可以更加熟练地使用双手了，因此他乐于经常练习这些技巧。

允许宝宝试着自己把牙膏挤到他的小牙刷上。让他和你一起刷牙，一起穿袜子，还可以让他用木勺搅拌蛋糕糊。宝宝喜欢感觉到自己很重要，也喜欢事事参与，而且放手让他去做这些事，能够增强他对物品和动作之间关系的理解。

日常生活中的每个时段都可以进行这种关联性的学习，而且如果你告诉宝宝所用物品的名称，以及这些物品的用途，将促进他的理解。他很快就能根据名称指出这些物品，甚至还可以找到它们并拿给你。

洗澡的时候，让宝宝把毛巾递给你，或者在喝完水后，让他把杯子递给你。一开始，他可能有点迷惑不解，但如果他多次听到你的指令和正确的名称，同时还观察到你所指向和使用的物品之后，他将很快建立起必然的联系，从而理解你的要求。

钳握式

大约从 8 个月开始，作为一种精细运动技能，婴儿的钳握式开始发育，并且随着婴儿的成长而日趋成熟。使用钳握式时，婴儿用他的食指和拇指一起抓住并拿起物品。正是这种抓握技能使他在未来的几年里，学会系衬衫纽扣，握铅笔，玩乐器，以及操作鼠标。

掌握钳握式是婴儿生长发育的一个里程碑，它表明婴儿的大脑、神经系统和肌肉已经发育得更加协调和同步了。同时，钳握式也为婴儿探索世界提供了无限可能。利用钳握式，婴儿能够搭积木，自己吃饭，玩形状分类器和拼图游戏，以及参与更多的游戏与活动。

你会发现，宝宝开始用小手轻触玩具，然后手掌蜷曲并且用手指包住玩具，以这种方式把玩具捡起来。他会用 4 根手指与拇指抓着东西，看上去仍然相当笨拙。等他到了 12 个月大的时候，用食指和拇指以钳握式抓住东西的能力使他能够更加容易和精确地捡起和操控物品了。

为鼓励宝宝提高钳握式的精确度，吃饭的时候在他的高脚椅托盘上放一些小东西让他抓取，例如葡萄干、麦圈，切成小块的葡萄，或者一些简单的拼图玩具。避免那些可导致窒息的小物品，因为宝宝会把它们拿起来放到嘴里。

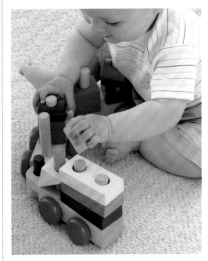

更好的抓握能力 给宝宝一些适合他的小手抓握的玩具，帮助他提高全手抓握的能力，并最终完成钳握式的发育。

鼓励宝宝自己吃饭

宝宝喜欢把手伸进碗里，然后用手把食物送到嘴里。尽管看上去一片狼藉，但这就是他自己吃饭的开始。

很多婴儿喜欢独立，希望自己吃饭，但是在这个年龄段，大部分婴儿都不具备手眼协调能力，无法用勺子舀起食物并送进嘴里；而手指食物正好满足他们自己吃饭的需求，不但能体会到更多独立的感觉，还能扩展饮食范围。

现在，试着让宝宝品尝各种质地和口味的食物：松脆的食物，比如面包棒、米糕、烤吐司和未经冲泡的早餐麦片，这些都是理想的手指食物。也可以尝试黄瓜条、淡味奶酪块，以及煮熟的儿童意大利面条。在宝宝能够较好地自己吃饭后，你可以增加一些适合抓取的块状日常食物，例如小三明治、皮塔饼，或者烤奶酪面包条，蘸胡姆斯酱的蔬菜条，奶酪块或者奶酪碎，煮熟的蔬菜，一些切碎的葡萄、苹果、梨或香蕉。确保由手指食物组成的餐食营养均衡且健康，脂肪含量不能过低，纤维含量不能过高（见207页）。

永远跟随宝宝的节奏，试着在他开心和有精神的时候引入新食物，避开疲劳或者感觉不适的时间段。假如他正发脾气，最好还是给他吃那些他爱吃的食物。每次只在他喜欢的手指食物中增加一个新品种，从而鼓励他尝试。

所有利用手指食物进行的练习对于宝宝的精细运动技能和协调能力发育都很有好处，当他开始用勺子吃饭的时候也将有所帮助（见369页）。

和动物一起玩耍

小朋友们热爱动物，喜欢一切与它们有关的事物，无论是看动物图片还是和真正的动物一起玩。

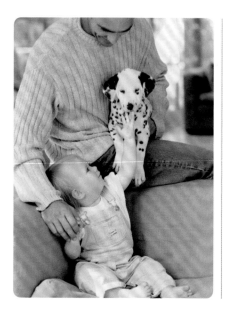

宝宝非常喜欢和小动物在一起玩耍。尽管第一次接触小动物时，他会紧张，甚至恐惧，但学习认识动物是发育过程中的自然部分。通过看书上的动物图片，观看有关动物的电视节目，尽早让宝宝熟悉动物。和宝宝谈论动物，把每种动物指给他看，并模仿它们的叫声。也可以给宝宝唱有动物叫声的儿歌，比如《唐老鸭有一个农场》。

如果你家有花园，可以考虑放置一个喂鸟器，让宝宝观察小鸟进食。或者

家养宠物 和宠物接触能够提高宝宝面对动物的自信。当小动物和宝宝一起玩时，要一直在旁边看护。

把那些经常光顾你家花园的小动物指给宝宝看，比如小松鼠。外出时，指给宝宝看那些鸟、猫和狗，还有河里或者池塘里的鸭子和鹅。或者带他到专门接待小朋友的动物农场和动物园，这些地方为宝宝提供了一种安全的方式，使他可以近距离感受小动物。尽管他可能年纪太小，还不能抚摸动物，但他的感官会让他了解一切，而且他也将逐渐建立起面对动物的自信。接触过动物后，清洁卫生毫无疑问是必须牢记的。无论农场动物还是家养动物，接触之后应仔细给宝宝洗手，并且让他养成习惯，每次在沙坑或者花园玩耍之后，以及吃饭之前，都要洗净双手。

爱的重要性

或许到了现在，给予宝宝爱和关注已经成为你的第二天性，他将在你的爱抚下茁壮成长。

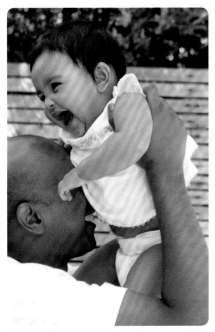

安全和幸福 那份始终如一的爱、安慰和保护，无论来自父母还是看护者，都有助于宝宝的心智健康发育。

关于婴儿对情感和关注的需求方面的心理学研究，其中最重要的部分是由心理学家约翰·鲍尔比在20世纪60年代完成的，这些研究为我们指明了为婴儿营造安全感的方法。

鲍尔比的依恋理论告诉我们，父母和孩子之间的情感纽带是婴儿建立安全感和积极生活模式的基础，婴儿将在未来建立社会关系时不断重复这种情感纽带。

在安全、充满爱的环境中长大的儿童，从小通过拥抱、亲吻、轻拍和依偎的方式，自由地给予和接受情感，长大之后更容易成长为有爱心的人。

关于如何养育孩子的"最佳方法"，一直存在着很多不同的理念，从古老的谚语，例如"大人说话小孩别插嘴"，到严格遵循日常作息安排的方法，再到宝宝主导法。无论你倾向于哪一种方法，从根本上来说，宝宝需要爱、关注和情感投入是毫无疑问的，只有这样他才能发展出安全感、稳定的情绪以及自信心。当你在他哭的时候安慰他，给予大量身体爱抚，表现出你喜欢他的陪伴，这些行为都是在为宝宝创造安全感。他还需要你始终如一，以便他预测你的反应，以及你希望他怎么做。当他一天天长大，让他知道哪种行为是可取的，哪种行为是不被接受的，将变得非常重要。

一心一意

和宝宝一起欢笑，胳肢他，然后一起傻笑，给他一心一意的关注，是表达你有多么爱他的另一种方式。研究表明，如果你在宝宝做游戏的同时还做别的事，比如读书或者打电话，他玩耍的复杂程度比你聚精会神关注他时低。

让宝宝主导游戏——有时候他希望被你举高高，而有的时候则喜欢被放下，因为他想要更多的自由。有时，他的全部需要就是你轻轻地拍拍他的小脸蛋或者摸摸头，以这种方式确信你爱他。不管他对爱的需要是多还是少，回应他、尊重他，告诉他你重视他的感受，意味着他将学会重视自己。

请温柔些

10个月大的宝宝对于自己的力气有多大还没有真正意义上的感觉，也缺乏必需的协调能力来掌控拍打或者抓取东西的力度。然而，教给他尽量温和地做动作，则是越早越好。鼓励宝宝轻抚毛绒玩具或布娃娃，轻柔地握着宝宝的手，让他体会轻轻抚摸的感觉。

选择一件特别的玩具，也许是一只泰迪熊，当着宝宝的面拥抱它，然后鼓励宝宝也这样做，同时说"哦哦，泰迪熊"。温柔地把泰迪熊放下，给它盖上小毯子，再亲吻它，然后鼓励宝宝重复这一系列动作。类似的角色扮演游戏可以巩固宝宝的理解，即需要照顾他人、善待他人。

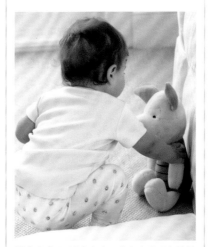

学会友善 通过向宝宝示范怎么照顾好他的毛绒玩具，教会他如何友善和温柔地对待他人。

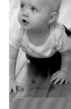

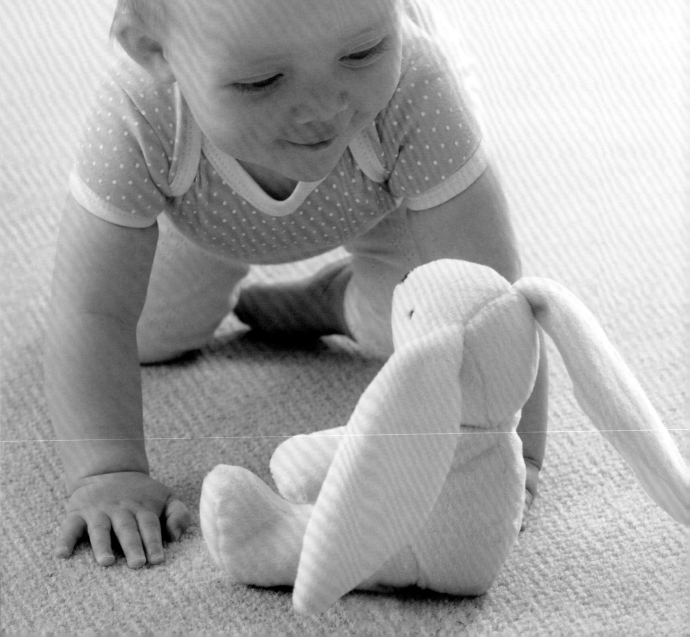

44周

很多婴儿都有一个特别喜欢的安慰物，无论去哪里都随身带着。

随着宝宝的活动能力越来越强，他变得更加自信，而且他也非常确定自己想做什么、不想做什么。保持耐心，但对于你设定的界限也要立场坚定。自从6周左右宝宝第一次朝你微笑，现在他已经发育到能够开怀大笑了。

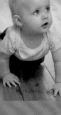

让宝宝帮忙

宝宝可能很乐意完成一些小任务，给你提供小小的"帮助"，而且他认为像妈妈一样做事很有趣。

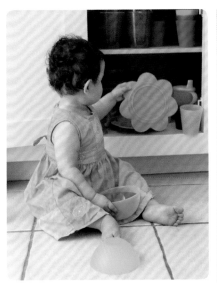

整理时间 让宝宝完成一些简单的任务，比如把他自己的小碗和盘子放回橱柜里。

对于 10 个月大的宝宝来说，能帮你做的最简单也是最有用的事，就是在一天结束时帮你把他的玩具收拾起来，放回玩具箱里。如果你将这项任务作为每日结束时的例行程序，到了宝宝进入学步期时，你会惊喜地发现，这个行为已经成为他的习惯，你的身边多了一个能帮忙的小家伙。

在房间中间放一个玩具箱，鼓励宝宝把玩具收拾起来放进去。尽可能设定游戏情境，比如"你能找到你的兔子吗？宝宝真聪明！好，现在把兔子放回箱子里"。给他很多赞扬，甚至和他轮流做——"现在妈妈能找到小火车，它在这里！放回箱子"。把收拾玩具作为加强宝宝对颜色、性状、动物等的体验和学习的机会。虽然进展缓慢，但是整理工作终将完成。

清洁

尽管宝宝通过做家务赚零用钱的日子还早着呢，但是你可以在打扫卫生时让他也参与进来，给他一个掸子，让他拂拭低矮的表面。尽管掸沙发可能没什么实际的用处，但是要对他帮助妈妈做家务的行为给予多多的表扬和鼓励。同样，饭后给他一块湿抹布，让他帮忙擦桌子，尽管他可能只是来来回回地擦面前那一小块地方，但是他理解了你的意思，那么他的努力就应该得到尽可能多的表扬。

堆叠的乐趣

堆叠有助于婴儿手眼协调能力的发育，鼓励宝宝多玩逻辑拼图，巩固他已经掌握的因果关系。堆叠杯是很好的堆叠类玩具，能一个一个地套在一起，如果把杯子反过来，又可以一个一个地堆起来（厨房里的塑料量杯套装也有同样的功效），五颜六色的积木以及套在一起呈锥体的堆叠环也不错。

为了把杯子和套环恰当地堆叠好，宝宝需要弄清楚它们的形状和相对大小，还需要将东西从一只手递到另一只手。摆放积木时，需要运用平衡技巧、精细运动技能，以及轻柔的触感，才能把同样大小的积木一个一个地摞起来。无论上述哪种玩具，堆叠任务都能引导宝宝开始解决数学问题，为他以后掌握数学技巧开了个好头。

一开始，给宝宝示范积木是如何堆起来的，然后告诉他轮到他自己堆了。当他仔细研究积木摆放的顺序时，你要待在旁边并在需要时给予帮助。如果玩具倒了也没关系——这些都是学习过程中必不可少的部分，宝宝乐于从头开始再把积木堆起来。

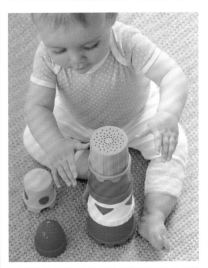

早期数学教育 堆叠玩具使宝宝在娱乐的过程中熟悉数学技巧。

与其他儿童见面

宝宝还太小，不会主动和其他小朋友一起玩，但是让他们在一个群体里活动，对他们来说也是一种很好的体验。

与各年龄段的小朋友相伴成长，对宝宝来说是一件好事。在他与同龄的小朋友们平行游戏的同时，大孩子们会带领他加入到各种各样的游戏中。大孩子喜欢给小朋友讲故事，或者在地上爬来爬去假装钻洞，而成人一般会羞于这样做。相对于那些想与他互动或打断他玩耍的陌生成年人，宝宝觉得那些在他旁边玩耍的孩子们更容易相处。大孩子们很高兴有机会"照看"小宝宝，明确地告诉小宝宝能做什么、不能做什么，你会惊喜地发现他们其实是很不错的保姆呢。即使你还是必须待在旁边，也会让宝宝感觉到更多的独立性，同时也能给彼此留有更多的空间。当然，如果宝宝有哥哥姐姐，他们已经这样相处了。如果没有，你需要促成这种机会，以便宝宝能和其他小朋友相处。

雇佣幼儿托管人或者去托儿所，意味着宝宝能在安全的环境中与各年龄段的小朋友相处（即使你现在还没有打算重返工作岗位，偶尔让宝宝在托儿所待上一段时间也能让你松口气）。

如果亲戚家有小朋友，你可以邀请他们来家里坐坐，也可以去他们家里拜访，让孩子们有机会相处。如果可行的话，定期聚会能够建立亲密关系，随着宝宝的成长，这种亲密关系对他来说将成为一种爱的支持，对你也是一样。

你还可以考虑和有孩子的朋友们一起带着孩子利用假期旅行。要确保酒店的房间足够宽敞，而你对同行的家庭又足够熟悉，这样才能无拘无束地互相交流你们对宝宝和自己的想法和愿望。

你们自己的时间

你和你的爱人需要一些"我的时间"来互相关心，把关注的焦点从宝宝那里转移到对方身上，开展一些你们俩都喜欢的活动。

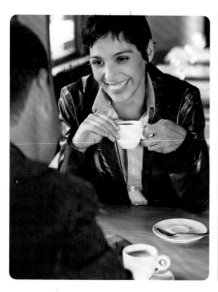

如果有固定的时间不用照看宝宝，对你和你的爱人来说是件好事。这意味着你需要找一个临时保姆来照顾宝宝一个晚上，一起外出放松，或者预订一两个晚上在外过夜。当然，这取决于保姆是否可以信赖，你是否有经济能力支付相关费用。另外一个方式是你和有孩子的朋友们建立一个宝宝看护群，于是大家就可以在需要时轮流照看宝宝。无论你怎样安排，在彼此陪伴、进行娱乐活动或

二人世界 你和你的爱人需要抽出时间把宝宝留在家里，走出家门，放松身心并享受属于你们的二人世界。

者犒劳自己的过程中，你和你爱人之间的关系将变得更亲密。

你还可以重新投入到一些过去喜爱的活动中。你可能想恢复因怀孕生产和照顾宝宝而暂停的运动，比如踢足球、跳健美操、骑自行车或者登山。和朋友们见面能使你精神焕发，逛街、看体育比赛、一起喝咖啡或者组织其他活动，都能让你有时间给自己充电。活动的内容并不重要，重要的是你们俩都能有时间和空间做自己喜欢的事，以及那些对你们来说具有特殊意义的事，无论单独做还是一起做。

宝宝不肯放手怎么办？

毫无疑问，安慰物对宝宝是很有帮助的，尤其当宝宝焦躁的时候，但是如果它开始主导你的生活了，你该怎么办呢？

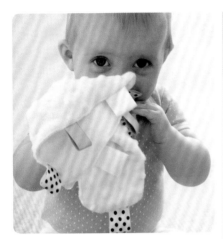

形影不离的伙伴 宝宝可能不愿意离开他的安慰物，如果他想24小时都抱着，从他手中拿走恐怕显得有点无情。

宝宝每天都有新的体验。在宝宝开始到处活动后，即使是同样的事和物，他也会从另外一个视角来观察。因为刚刚品尝到这种前所未有的独立滋味，即使在熟悉的环境中，他也会突然感到不知所措。在10个月大时，宝宝的体验、学习和理解的能力开始密集爆发，整个过程让他感到既兴奋又不安。所以也不必奇怪，这个安慰物（有时也叫过渡物或安全物）对宝宝来说是一个熟悉不变的恒量。它象征着你对宝宝的爱，闻起来有家的味道，能够产生积极的、安全的联想。当你不在他身边，当他经历一些新鲜事，或者当他感觉疲惫的时候，或者生病了，都需要安慰物的陪伴。有时，他是如此依赖这个安慰物，以至于一刻也不愿意离开它。

虽然看起来没什么，但从此以后父母的神经将开始经受最严峻的考验。外

出时，记得带好每一件需要的东西已经够难了，但是最糟糕的莫过于你正安全地载着宝宝开到半路，突然他大哭起来——因为你把他最好的朋友（安慰物）忘在了家里！此外，你还肩负着看护宝宝最珍贵宝物的重大责任——千万不能把它弄丢了。

随大流吧！

除了接受这个事实，并做好应急计划之外，你基本无计可施。一旦宝宝形成了对某个特定事物的依赖，把它从他身边拿走只能让他感到不安和烦躁。所以，

理想状态是把安慰物放在他的身边，需要时就能拿得到。最终，随着宝宝的成长，他自然而然就不再需要安慰物了，或者需要你帮助他逐渐走出对安慰物的依赖，但要等他长大些之后。目前你能做的就是保护好他的安慰物。如果可能，多买几个同样的安慰物以防丢失。如果宝宝喜欢某块不可替代的毯子，可以考虑把它裁成两块，这样就能在清洗一块时启用另一块了。要经常清洗这些安慰物，避免上面留有太多宝宝的气味，这样宝宝也就不会因为安慰物被清洗过而不接受它了。

发育游戏与活动

隧道时间

这个年龄段的婴儿喜欢玩隧道玩具。尼龙材料的隧道玩具在玩具店可以买得到。不过，用胶带把3个纸箱粘起来，两端敞开，也是个不错的选择。沿着纸箱隧道的长边挖出一些窥视孔，以便宝宝在隧道里能看到你。鼓励宝宝钻进隧道里，可以在里面放一些玩具来吸引他，当他从出口露出脑袋的时候和他玩藏猫猫游戏。你还可以像变魔术一样猛地出现在隧道的另一端，吓他一跳。如果他在隧道里能够自信地玩，还可以在隧道的一端开口挂一块毯子，让他体验从里面往外窥探的感觉。如果他看上去有点紧张，不想进去，也不要强迫他钻入隧道。把隧道玩具留在房间里，当他准备好了，自然会钻进去。

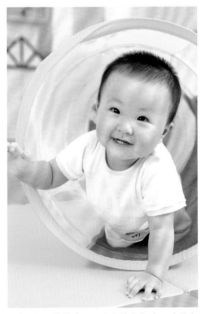

有趣的隧道游戏 玩隧道游戏有助于改善宝宝的粗大运动技能，同时也有利于预知能力的发育。

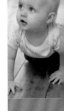

讲故事和唱歌环节

除了在家里陪宝宝读书，参加讲故事和唱歌活动，与其他小朋友和家长一起分享也很有趣。

现在有很多图书馆接受刚出生的婴儿加入会员的申请，并且积极鼓励婴儿和幼儿最大限度地利用图书馆的各种设施。你也许在本地图书馆就能找到为婴儿举办的一些定期活动，通过儿歌、故事、唱歌，也可能还有图画和木偶表演，激发小家伙的兴趣。还有一种选择就是加入你家附近的亲子小组组织的讲故事活动。这样的活动是大人和孩子都喜欢的定期外出活动，能够让宝宝阅读到新的书籍，并体验到和一大群父母孩子在一起的群体感觉。

你不妨趁机认识其他父母，即使你的宝宝不愿意坐下来听故事，你也可以利用图书馆丰富的图书资料。很多图书馆的馆藏里都有大量的卡板书供宝宝阅读，而且还有玩具和游戏。

从宝宝很小的时候就带他去图书馆，鼓励他探索并享受读书的乐趣，能为他长大以后的阅读做好准备。

> **事实上……**
>
> 婴儿大笑的次数比成人频繁得多。据统计，婴儿平均每天笑 300 次左右，而成人每天笑的次数仅约 20 次——由于每个人的个性不同，所以笑的次数也有差异。在 9~15 个月期间，当妈妈把尿布放到自己头上或者学牛哞哞叫时，婴儿就会明白妈妈做的是一件令人意想不到的事情——而且真的好搞笑。

优质时间

如果父母双方或一方一整天都在外工作，那么保证每天有一段能专心致志与宝宝亲热欢聚的优质时间是很重要的。

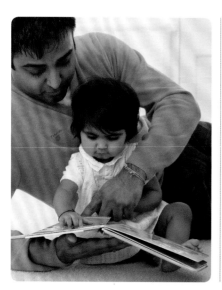

婴儿从妈妈和爸爸那里获得和学到的东西是不同的，因此如果可能的话，让宝宝和你们俩都有单独相处的时间，这很重要。假如你们中的一个或者两个人都要外出工作，特别是工作时间长或非正常轮班的情况下，安排起来会有一定难度，但是如果安排得当的话，将给宝宝带来很多益处。

父母的育儿方式不同，但同样对宝宝的成长起着促进作用。你们俩可能一

爸爸特有的方式 爸爸讲故事的方式常常和妈妈不同，爸爸对宝宝产生的独特影响是不可替代的。

个性格沉稳平和，而另一个喜欢参与兴奋热闹的活动。来自于你们的关爱和照顾将有助于宝宝社交能力、情感和智力的发育。

试着建立一套程序，比如回家早的人负责给宝宝洗澡，回家晚的负责讲睡前故事，然后你们两个都亲吻宝宝并对他说晚安。或者事先做好家务计划，在早晨出门上班之前，其中一个人可以坐下来和宝宝共进早餐。除了一家人一起玩耍之外，确保你们俩分别有时间陪宝宝单独玩耍，以便他能接受方式不同的刺激。

准备开始走路

10个月大的宝宝可能会爬了，或者正努力自己站起来，甚至可能已经扶着东西走了，但他什么时候能自己走呢？

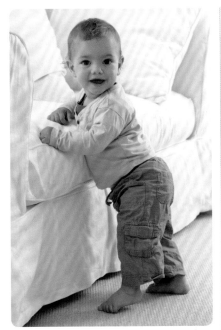

享受运动 只要宝宝从现在开始到处走动，无论用屁股挪还是用腿走都没关系。

兴奋地期待宝宝迈出他的人生第一步，这是再自然不过的事了。毕竟，当他第一次摇摇晃晃地走向你张开的臂弯时，就是在通往独立的道路上取得了巨大的进步。

如果宝宝现在已经能相当自信地扶着东西走，那么他随时都有可能迈出人生中独立行走的第一步。儿童第一次走路的平均年龄是13个月，尽管也偶有听闻，但能在如此之早的10个月大就学会走路是不同寻常的。

什么时候学会走路取决于宝宝的粗大运动技能、协调性和体格的发育（婴儿一般身长腿短，很难保持平衡）。如果宝宝达到抬头和独立坐着的发育里程碑比别人稍微晚一些，那么一般来讲他走路也会晚一些，在粗大运动技能发育方面，他达到里程碑所需的时间比平均时间长一些。宝宝是否能早早独立行走，与运动能力或智力发育没有明确的关系——仅是有些婴儿学走路快一些而已。

慢一点，再慢一点

宝宝刚开始走路时，更像是一摇一摆地挪，速度非常慢，并非迈开步子行进。只有当他的协调能力和平衡力发育到比较好的程度（一般在2岁后），他才能抬起脚迈步走。在此之前，他将一直用小碎步蹭着走，很少把脚抬离地面。而且，婴儿走路时，两只脚离得远，双膝弯曲，这让他们看起来有点罗圈腿，而且他们走路时倾向于弓着背，脚尖向内。虽然早期的走路姿势不那么优雅，但是已经能让你惊叹不已了。

一旦宝宝开始走路，你最需要做的就是具备足够的耐心。他需要你拉着他的手，配合着他那蜗牛一样的步速走向你的汽车，或者去另外一个房间拿东西。通常这个过程缓慢得令人沮丧，特别是当你赶时间的时候。但是避免经常把他抱起来以节省时间——他现在需要多多练习。

发育游戏与活动

学步训练

如果宝宝正处于刚刚开始站立、还没有扶着东西走的阶段，可以在离他几步远的沙发上放一只泰迪熊，鼓励他扶着东西侧身挪过去。他扶着东西走得越多，稳定性和协调性也就越好。

这些运动是很好的锻炼腿部肌肉的方式，可以使宝宝的腿部肌肉变得强壮，同时也是很好的迈步训练，因为当他扶着东西挪动时需要抬脚和落脚。一旦宝宝能自信地扶着东西走，可以把玩具放得远一点，或者放在沙发旁的椅子上，鼓励他在家具之间挪动脚步。

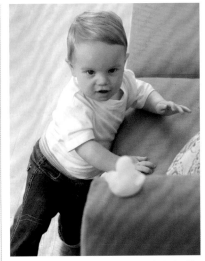

我快抓到了！ 通过挪动自己的身体拿到想要的东西，宝宝能够体验到一种真正的满足感。

45周

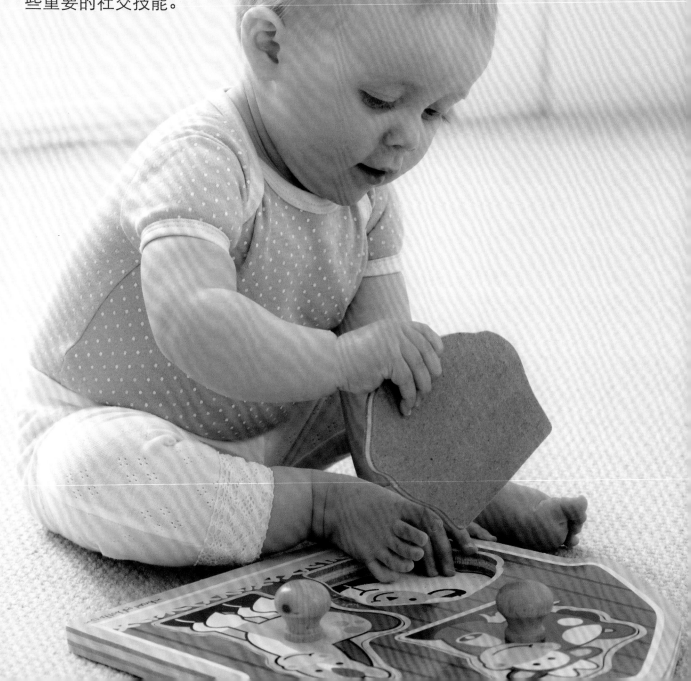

10个月大的婴儿应该能够睡整宿觉而不会中途醒来。

宝宝解决问题的能力迅速提高，而且他也很喜欢应对各种挑战，并在应对过程中展现出很好的决断力。现在是时候送他去附近的游戏小组了，以便他开始学习一些重要的社交技能。

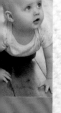

自信的父母

现在宝宝快1岁了，你感到自己像长跑运动员一样即将到达终点，回头看看自己学到的——你会为自己能胜任父母的工作而感到自豪。

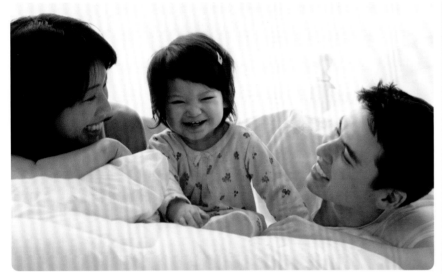

幸福的家庭 身为父母，对自己的决策和能力有信心，将在很大程度上帮助你、你的爱人和宝宝享受家庭的乐趣。

你并非孤军奋战。当你需要帮助时，你的父母、朋友和医生随时为你提供建议和支持。特别是你的爱人，他就在你身旁，和你一起就如何养育宝宝做出所有决定。当你或你的爱人拿不定主意时，两个人要相互信任，共同讨论并做出决定。满怀信心地养育宝宝绝不意味着凡事自己说了算。

相信自己

你的宝宝将寻求你的指导——无论现在，还是未来的数十年。不要给自己太大的压力，要求自己事事正确，次次无误。但是，应确信自己为宝宝做的每一个决定都是出于良好的愿望。

而且也要记住，自信和自大截然不同。相信自己做的决定很重要，但当你意识到自己做了错误决定的时候，应该放弃。能够承认自己犯了错误，并承担相应的责任，然后继续前进也是自信的一种体现。世上没有不犯错的父母。

坚持立场

为人父母的自信体现在有能力为宝宝设定做事的界限。当你有充分的理由对宝宝说不，或者阻止他做某些事的时候，无论宝宝如何抗议，都要坚持立场。说话算数的父母养育的宝宝更有可能成长为一个自信的人。

快乐生活

最后，热爱"为人父母"的工作。你每一天都看到宝宝的成长，为他感到骄傲，但也要表扬自己。当你因成功而喜悦时，宝宝也能从你的快乐中获益。

清单

自信的育儿方式

要做到……

■ 采用各种积极的育儿方式，包括你既往的育儿经验，你的父母曾经实践过的好方法，以及你周围其他父母育儿过程中好的方面。

■ 思考你的父母、你爱人的父母或其他人在育儿过程中犯的错误——避免重蹈覆辙。

■ 尊重宝宝的意愿，并不是无原则地迁就他，而是用温和的方式设置严格的界限。

■ 用你自己欣赏和乐于接受的方式和宝宝说话，听他诉说，并且在他需要时，随时给他抚慰。

■ 经常向宝宝传达爱意——告诉他你有多爱他，并用行动证明。

不要……

■ 一旦事情不能按计划进行就自责——世上没有一成不变的育儿规定，只要宝宝能健康快乐地成长，你做的就是对的。

■ 苛责你的爱人——相互探讨彼此不同的育儿方法，当对方就你育儿方式的细节指出问题时，要虚心接受。记住，你们两人都是从内心深处最疼爱宝宝的人。

■ 害怕寻求帮助：有大量的外部资源可以利用，当你需要时应充分动用各种资源。

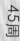
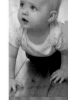

胡言乱语？

认真听宝宝说话——45周大的宝宝也许就是在说话，只不过他说的词汇你听不懂而已！

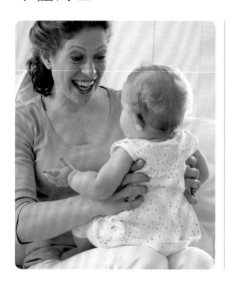

多聪明的宝宝啊！宝宝喜欢叽里咕噜说着不太清楚的话，但是如果你仔细倾听，或许真能听到几个真正的词呢。

在某些情况下，分辨出宝宝所说的词汇的确不太容易，但有些时候，这些词汇却清晰可辨。如果宝宝喜欢坐地铁，他可能会说"嘟……嘟……"，或者当他看见一只猫时，可能会说"喵"。他掌握的词汇量不断增长，但用于描述具体事物的实词还不够丰富。

与此同时，你会发现宝宝的发音总是尾音不全。当婴儿开始学说话时，他们很难发出字词的尾音，这是再正常不过的事。例如，钟表指针发出的"嘀嗒"声会被宝宝说成"嘀"。

宝宝可能要到快2岁的时候才能熟练地掌握完整的词语发音。尽管如此，当你和他说话时，也要将背景噪音（例如收音机和电视机）的音量降至最低，以便他能听清你说话。同时，尽量完整清晰地说出每个字词。时不时将难发音的词稍微夸张地说出来，有助于宝宝注意到它们。

下定决心

当宝宝决定要做成某件事时，是很有一股子倔强劲儿的，一旦下定决心就坚定不移。

正是坚定的决心促使婴儿每天学习新技能并完善已经掌握的本领。虽然宝宝还不会用积木搭成塔，但他很喜欢把一些简单的玩具堆起来，即使你早就厌倦了，他还在不断尝试。

当然，这种不厌其烦的尝试也有不太好的一面，就是宝宝不愿意让你帮忙。这意味着当你们遇到一些实际的任务时——例如，出门前要给他戴帽子，如果你不介入的话，花费的时间可能要长得多。

"持久力"是现在学校里经常用到的术语。老师们越来越多地提到，如果孩子们感到吃力，那么他们将抗拒把事情做完，做事往往半途而废。所以，试着培养宝宝的持久力，当他自发坚持尝试时，不要吝啬表扬，给他尽可能多的机会尝试做各种事。允许他有始有终地做完一件事，直到他自己觉得做够了，自然将注意力转移，或者允许你帮助他。最重要的是对宝宝的坚持不懈予以充分的表扬，在他取得成功的时候，为他欢呼喝彩。

我的宝宝开始咬人而且咬得很疼。怎样才能阻止他？

宝宝并不知道他咬疼了你，他只是觉得咬人很好玩。即便如此，你也不能放任他养成咬人的习惯！确保你没有反应过度，但务必要说："哎哟，疼！"并配合相应的表情。把他从你怀里放到地上，分散他的注意力。宝宝很快就能意识到咬人是你不喜欢的行为。

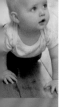

游戏小组时间

帮助宝宝融入群体可以教会宝宝重要的生活技能，例如如何与同伴进行交流和善待他人。

宝宝喜欢和其他孩子玩耍，喜欢玩新鲜的游戏和各种各样的玩具，因此从现在开始便是参加游戏小组的好时机。游戏小组离家越近越好，这样宝宝可以和住在附近的孩子交朋友，也许将来他们可以一起上学。有些游戏小组是由政府机构开办的，而在有些地区则是由教会开办的，还有一些是由志愿者妈妈组建的（这些妈妈们的孩子都上学了，愿意把自己的经验传授给大家）。在你家附近多参观几个游戏小组，挑选出一个或几个让你感觉最友善的，同时又是宝宝最喜欢的游戏小组。

在游戏小组能学到什么？

宝宝能学到多少取决于游戏小组的规模大小。小规模的游戏小组有供学步儿童使用的房间或一块区域，里面有攀爬玩具，手工活动也在这里进行，另一个房间或另一块区域则供小婴儿使用。规模大的游戏小组把众多房间分别用于不同的活动——或许一个房间用于画画（或其他容易脏乱的活动），一间是婴儿室，一间供学步儿童玩耍。所有的游戏小组都提供热茶和咖啡，还有小点心，以及适合儿童的饮料和零食。当一期活动结束时，通常把大家集合起来一起唱歌，庆祝生日，并针对未来几周的活动提出注意事项。

一般来说，游戏小组的氛围是随意和放松的，父母们可以随意和孩子玩耍，或者与其他父母交谈。有一些游戏小组要求家长每次（或每期）来访时给予小额捐赠，有的游戏小组则邀请父母参与义务劳动——也许是准备茶点或为即将进行的手工活动提前在家做些剪贴。参与游戏小组的活动是你与其他妈妈们交流的好途径，同时也能让你产生一种集体归属感。

宝宝不喜欢怎么办？

有些游戏小组的噪音和疯狂活动会使一些宝宝望而却步。如果宝宝一开始不愿离开你去找别的孩子玩，也不要失望。找一项你可以和他一起做的活动，或者给他读书。等你们多去几次之后，天生的好奇心将使他逐渐适应游戏小组吵闹的环境，他会离开你，自己去探索。然而，一定要牢记，他只有10个月大，他很高兴坐在其他小朋友身边玩耍，但不一定喜欢和他们一起玩。

发育游戏与活动

面粉画

找一个浅托盘，最好是深色的。在托盘上撒一些面粉，来回晃几下，让面粉均匀地铺在托盘上。给宝宝示范如何用手指在铺满面粉的托盘上画出各种形状和图案。这个活动远比用颜料画画干净得多，而且打扫起来也相对容易些！

面粉画是对宝宝进行艺术启蒙的绝好方法，而且也有助于精细运动技能的发育，而精细运动技能对宝宝今后的绘画和写字都是至关重要的。

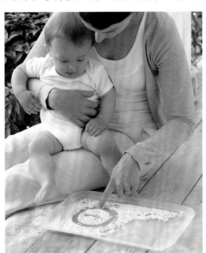
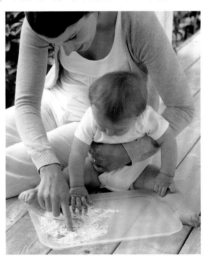

艺术启蒙 让宝宝用面粉画画是一种很不错的方法，能引导他对物像形成概念。宝宝很喜欢画各种形状，同时也很享受用面粉画画时的触觉感受。

睡整宿觉

如果宝宝还不能睡整宿觉，你也不要过分焦虑，因为你不是唯一遇到这种情况的父母。但是，一个10个月大的婴儿应该能够睡整宿觉，所以可以考虑试试下面的一些方法，帮助你和宝宝都睡个好觉。

你的宝宝需要睡眠来支撑他完成白天的活动，并保证健康成长。同时，你和你的爱人也需要睡眠。通常，睡眠不足使我们烦躁易怒、缺乏耐心、难以相处。如果父母双方都感觉如此，是不利于家庭和谐的。如果你家也是这样，那么是时候采取行动了。虽然宝宝晚上不睡觉的毛病改正起来相当棘手，令人望而生畏，但坏习惯一旦养成，等宝宝长大后就更加难以纠正，因此最好立即着手解决，宜早不宜迟。

假如白天的小睡没有问题，那么10个月大的婴儿在晚上应该能够睡较长时间，大概是10~12小时。到了这个年龄段，婴儿应该每天进餐2~3顿，两餐之间可能还有零食，所以无须再进行夜间哺乳。婴儿越早学会不依赖父母，能在夜间醒来时自己安静下来重新入睡，父母和婴儿就越顺心。

宝宝晚上不睡的原因

如果宝宝不习惯在睡眠周期的浅睡眠阶段醒来后自我平静下来重新入睡（作为成年人，我们不会察觉），他会完全清醒过来并寻求你的抚慰或要吃奶。他会养成习惯，没有父母的抚慰或不吃奶，就无法让自己安然入睡。9~12个月大的婴儿常常饱受分离焦虑之苦，在漆黑的深夜独自醒来时更甚。其他导致婴儿晚上睡不安稳的原因包括：白天睡得太多，午睡太迟，或者处于生病之后努力恢复正常作息的阶段，抑或通常睡得很熟，但被长牙打乱了节奏。

你可以尝试很多方法，帮助宝宝的睡眠模式规律化，从而使你们都能享受充足的休息。关键是选择你感觉最舒服并能坚持进行到底的一种或几种方法。请记住，如果宝宝一直以来晚上都会醒来（也就是说宝宝从未有过睡整宿觉的时候），想要改变习惯的话，你可能需要长达3个星期的持续努力。因此，千万不要中途放弃！

睡前准备

严格的就寝时间、愉悦的例行睡前作息安排和让人放松的环境有助于睡眠。宝宝需要接收大量积极的、令他感到宽慰的信号，才会觉得该上床睡觉了。父母要在宝宝睡前一小时陪伴着他，和他进行一些平心静气的互动。这样做可以使宝宝得到充分的关注，促使他在睡前安静而放松。给宝宝洗澡，给他穿上睡衣，为他读睡前故事。选择一个固定的睡前故事，读完这个故事就让宝宝睡觉，这是一个明确的"信号"，宝宝听完故事就意识到接下来该做什么了。

到了宝宝该睡觉的时候，拥抱并亲吻他，把他放在婴儿床上，安顿好（也

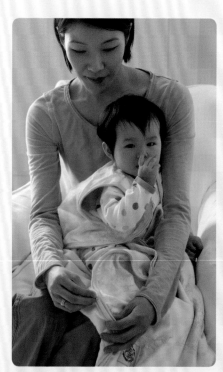
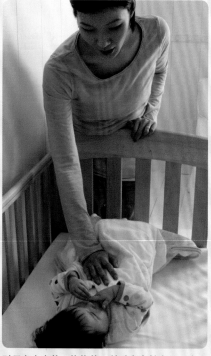

温馨的睡前安排 在你准备让宝宝睡觉之前的一小时里多亲亲他，抱抱他。鼓励宝宝躺在婴儿床上自己入睡。

包括宝宝的安慰物或泰迪熊），跟他道晚安，然后离开他的房间。如果愿意的话，可以打开小夜灯，或者播放舒缓的音乐。确保婴儿床是令宝宝感到快乐的地方。避免把婴儿床当作父母想快点完成任务或赶着去做家务而限制宝宝活动的方便场所。相反，婴儿床应该是宝宝最喜欢的玩偶睡觉的地方，放置他心爱的安慰物的地方，能在夜晚睡前和早晨醒来后看到你笑脸的地方。

午夜骚乱

如果宝宝经常夜间醒来，并且想和你玩，你要说服他晚上就是这么无聊，在后半夜求玩互动游戏没有意义，因为没有任何好玩的游戏可玩。如果宝宝哭了，平静地抚慰他，但不要和他聊天或互动。如果宝宝白天小睡时间过长或午睡时间过迟，他可能到了该上床睡觉的时间却不够困。你可以试着把他午睡的时间提前 15 分钟，并将时长缩短 15 分钟。你当然不愿意让宝宝就寝时过于疲倦，但他必须为睡眠做一些准备。

醒来要吃奶

如果你已养成了习惯，半夜给宝宝哺乳或喂配方奶，这个习惯很难改变，尤其是当它已经成为你们在寂静的深夜享受亲密感的一部分之后。虽然对你而言没什么特别的含义，你甚至讨厌半夜被叫醒，可你的宝宝却不这么认为。如果你开始怀疑宝宝是否真的需要夜间进食，有没有可能他只是习惯夜间醒来，那么就该考虑采取措施终止夜间喂奶。

你可以试着逐渐减少喂奶量，可以连续几个晚上缩短母乳喂养时间，或者逐渐减少配方奶的量。抑或在宝宝夜间醒来时，给他喂水而不是喂奶；过一段时间后，他也觉得没有醒来的必要了。再有，如果宝宝进食很好，睡前也已经

吃过奶了，并不是真的饿了，你就会对终止夜间喂奶更有信心。

醒来要妈妈抱

如果宝宝晚上一定要你在身边才能安心睡觉，那就很难把他从你们温暖的床上搬到他自己的床上。然而，如果你一直让他在你们的大床上睡觉（见本页），他就无法学会在自己的床上入睡，而且，等到了学步期，他会占据你们的大半张床。如果你想让宝宝睡在自己的床上，最好的办法是当他晚上醒来找妈妈的时候，你走到他的床旁轻轻地拍他，轻声地和他说话或唱歌，但不要把他从婴儿床上抱起来。有一些婴儿在睡前需要哭闹一下，持续时间短暂且声音越来越小，因此不要误以为宝宝需要你抱他。

睡眠训练

你可能听说过一些训练宝宝睡觉的办法，例如，渐退法和控制哭泣法。渐退法是一种相对缓和的方法。具体做法是：照常哄宝宝睡觉，在他迷迷糊糊的时候把他放到婴儿床上，而你则坐在房间里（不要与宝宝互动）直到他完全睡着。一开始，你可以坐在房间的另一头，然后慢慢过渡到你彻底离开房间，最终让宝宝学会自己入睡。

控制哭泣法的具体做法是：在宝宝每次夜间醒来哭闹时先让他哭一会儿，然后再去轻轻拍他、安抚他，但每次都延迟一会儿再过去，最终让他学会醒来后自己再次入睡。有不少专家认为控制哭泣法不可取，因为采用这种方法时，宝宝和你们都很难受。

有很多方法可以帮助宝宝养成好的睡眠习惯，但无论你采用哪一种，最重要的是应贯彻到底，有始有终。

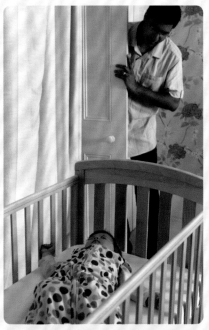

充分的睡眠 晚上睡个好觉能让宝宝得到休息，精力充沛地应对更多的活动，并将白天学到的东西记得更牢。

与父母同睡

毫无疑问，婴儿和父母同床睡比较容易哄睡，夜间醒来也不爱哭闹。然而，即使现在婴儿和父母都能睡得安稳，等婴儿再长大一些，夜晚就变得不那么平静了。因为婴儿逐渐长大了（也结实了），晚上睡觉时更爱滚来滚去，伸胳膊踢腿，很容易弄出声响。而且，父母和婴儿同床睡也存在一定的危险，在某些情况下必须分开睡（见 30~31 页）。

如果你或者宝宝开始睡得不如以前安稳了，要尽早考虑把宝宝挪到他自己的床上睡。有些婴儿能轻松过渡，但有些婴儿却需要一段时间才能习惯自己睡——你不得不把宝宝的婴儿床留在你们的房间一段时间。但即使宝宝已经搬出去，你们的大床依然是早安拥抱的绝佳地点！

10月龄以上的玩具

为仅仅10个月大的宝宝选择适合的玩具不容易，通过观察宝宝玩耍的情况有助你选择能够吸引他的玩具。

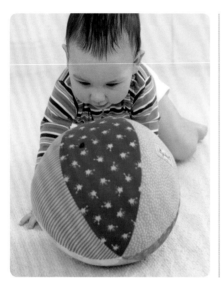

45周大时，宝宝已经具备思考和解决问题的能力了，他会利用这种能力寻找乐趣、探索未知。书籍以及球类、积木和堆叠杯等玩具有助于促进宝宝对于因果关系、形状和尺寸的理解，并提升解决问题的能力。确保玩具大小适宜，宝宝能拿在手中，并可不费力地从一只手传递到另一只手上。

那些可以鼓励宝宝移动的玩具，或

学习的乐趣 专为这个年龄段的婴儿成长发育设计的玩具有助于提升宝宝学习的热情，让他享受到学习的乐趣。

者能帮助他站起来的玩具，都适合这个年龄阶段。当你给宝宝买新玩具时，确认它适合宝宝的年龄段——大多数都标示在标签上——还要考虑到宝宝的发育阶段。婴儿生长发育的速度因人而异，所以玩具应与婴儿个体的运动能力、灵活性以及理解力相匹配。

没有必要花太多钱去商场买玩具——充分利用家中闲置的物品为宝宝制作适合的玩具。例如，用卫生纸的纸芯或包装纸芯做成漂亮的小喇叭，硬纸箱是让宝宝爬进爬出的好东西，你还可以把纸箱当成投球的球筐。

形状和大小

现在，你可以开始给宝宝引入新概念，例如大和小，但也别期望他可以自己区分出来。

宝宝正在努力地感受着这个世界，你可以通过评价一些熟悉的物品，用"大的""小的""软的"和"硬的"等词语来描述这些物品的属性，从而帮助宝宝认知。熟悉这些概念将有助于宝宝的发育，他将在未来的几个月里掌握它们。

让宝宝玩形状分类器，各种大小不同和材质不同的玩具，以及配对游戏，宝宝会把"进和出""大和小"的概念付诸行动，但他并没有意识到自己正在把

动作和概念结合起来。用毛绒玩具或泰迪熊玩讲故事的游戏，讲一讲关于小小的熊宝宝和大大的熊爸爸、熊妈妈的故事。然后你把玩具拿给宝宝并要求他："给我大的那个。"很快，宝宝就会有意地去实践这些概念。充分利用以形状和大小为主题的故事书，特别是那些专门设计出来让宝宝触摸和感觉的页面。平日与宝宝聊天时，和他聊聊大小、方圆、高矮等，经常在交谈和观察中引入大小和形状的概念。

事实上……

如果宝宝眼睛的颜色仍然在变化，你也不要觉得奇怪。虽然眼睛的基础色通常在6~9个月大时已经确定，但随着虹膜颜色的加深，细微的色调变化还是能够被注意到的（例如，绿色加深变为褐色，或淡褐色加深变为深褐色）。婴儿眼睛的颜色一直到学步期都在发生变化，有时甚至持续到成年。

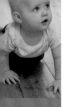

再见，小家伙

离开宝宝一整晚，你心里一定七上八下。让宝宝和你信任的看护者待在一起，能让你感觉好一些。

现在的你已习惯于包办宝宝的一切事宜，所以让你"放手"把宝宝交给别人照看是很难的，而且是一整晚！因此，选择一个能让你放心的人在你不在时照顾宝宝是很重要的。如果看护者是宝宝非常熟悉的人，例如他的祖父母，非常了解宝宝的喜好和习惯，宝宝就不会感到特别不安。

宝宝方面的准备

保证在你外出之前的一周，让宝宝和看护者有足够的相处时间。理想的做法是让看护者到你家和你一起照顾宝宝，宝宝在逐渐熟悉看护者的过程中，家能给他提供安全感。如果能邀请看护者在你离开前与你们一起住几天，就再好不过了。请看护者给宝宝喂饭，哄宝宝午睡，熟悉宝宝的作息习惯，让宝宝在你离开前就能适应看护者的照顾。

看护者方面的准备

通过让看护者熟悉你的例行程序，使他能在你离开之前很好地适应宝宝的模式。鼓励看护者执行你的作息安排，以免因为作息改变让宝宝觉得不安。确保看护者知道宝宝能吃哪些食物（可能的话把宝宝的饭菜预先准备好），可以吃哪些零食。毫无疑问，你希望看护者能坚持你的日程表，但也要让看护者知道，为了使宝宝舒适快乐，可以对日程表进行必要的调整。

如果在你外出期间，宝宝需要待在看护者家里，要确保他有一张婴儿床，

安慰物，足够的食物，尿布，以及你回来之前充足的换洗衣服。根据你的行程安排准备宝宝的饮食，多备出一天的食物，以确保宝宝不会断粮。在你离开之前，你和看护者一起对他家进行家居安全防护的快速检查，因为你比看护者更清楚哪里有风险。最后，别忘了留下详细的紧急联系方式。

自己做好准备

和看护者约好打电话的时间，以便你了解宝宝的情况。当你要出发时，向宝宝明确地传达你是高高兴兴地离开的信息。如果你偷偷溜走，宝宝会担心你不再回来了。所以，勇敢点，和宝宝挥挥手，潇洒地离开。

> **问与答……儿童心理学家**
>
> **如果宝宝在看护者家过夜的话，他的作息习惯会被打乱吗？**
>
> 环境的改变可能让宝宝感觉不安。而且，无论看护者如何努力，也没有可能精确地掌握宝宝的日常作息安排。不过，只要宝宝在家时已经建立起良好的作息习惯，他能很快适应作息时间的小调整。把宝宝接回家后，要尽快恢复原有的作息模式，不要因为你想有些空余的时间，或者因为你曾经把他一个人丢下，现在想好好补偿他，从而让宝宝睡得太晚或做其他方面的改变。

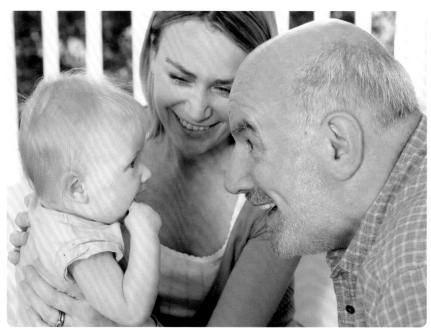

为你的离开做好准备 在你离开前的一周，让宝宝与将要接替你照顾他的人有充分的时间相处。

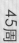
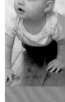

46周

在10~12个月大时，婴儿学着用摇头表示"不"。

现在，宝宝可能尝试着站起来，甚至迈出他人生的第一步。他整天咿咿呀呀，已经做好了说出第一个字的准备。现在是时候停止用儿向语，改用成人语言和宝宝说话了，这样可以让宝宝学会如何正确地表达。

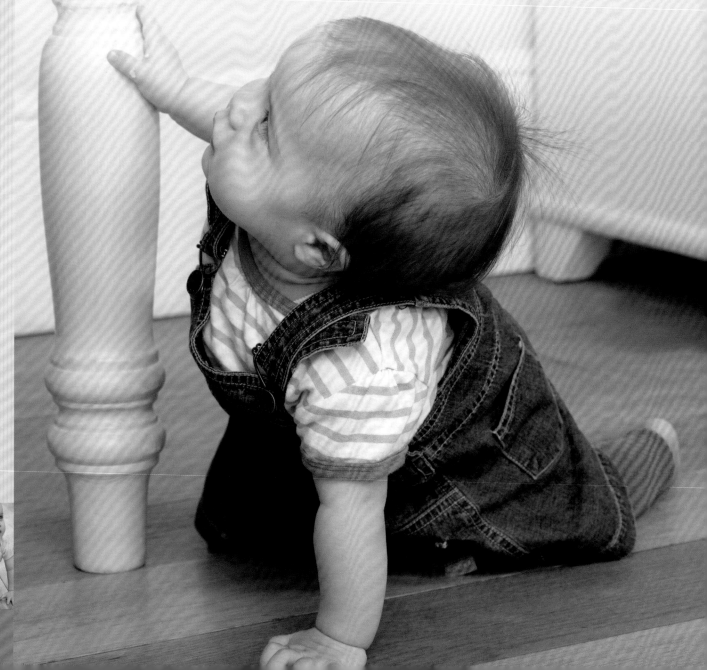

任何你做的事……

……你的宝宝也想做！通过观察和模仿父母，宝宝开始以你们为榜样来学习。

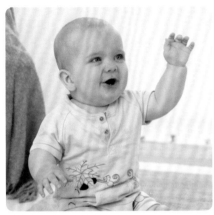 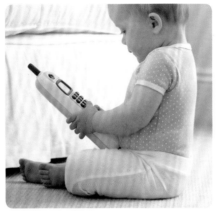

你好和再见 跟宝宝挥手，他可能也向你挥手告别哦（左图）。**奶奶来电话了！** 玩具电话可以让宝宝练习接打电话，就像他看到你们做的一样（右图）。

也许宝宝还不能完整地说出一个词，但他可以用摇头表示"不"，用手指向他想要的或想让你注意的东西，还能挥手告别。这些都是我们每天和宝宝交流时使用的动作，他已经从你们那里学会了。如果宝宝还不会挥手，不要担心——有些婴儿过了1岁才学会挥手。

充分利用宝宝的模仿行为，把各种东西指给他看，或用你的语言和动作表达你的意思。如果你打算告诉宝宝某个物品很大，可以展开双臂来表示。如果你打算喂宝宝吃午饭了，用表示吃的动作告诉他。

模仿大人做家务

你手里拿着的和用着的东西，宝宝也想拿来玩，无论它是安全的量杯还是危险的菜刀（所有危险的物品应该已经锁起来了，但再仔细检查一遍总没错，以免你粗心大意遗忘的东西对宝宝造成伤害）。

可以给宝宝玩一些家居用品的玩具版。真的电话可能导致误拨（婴儿习惯按999），玩具电话则不必担心，而玩具熨斗让宝宝觉得自己像妈妈一样能干，却没有被烫伤的危险。

你是宝宝最主要的模仿对象

婴儿天生很容易受到别人影响，应充分利用这点。如果宝宝看见你在某种情况下表现得很开心，他更有可能开心地回应相同的情境。如果宝宝看见你用餐时使用餐具，他也想用勺子吃饭。即使宝宝没有立即模仿你的动作，没准下次他就能很好地模仿出来——心理学家称这种现象为"延迟模仿"。

所有这些，理所当然地使父母成为关注的焦点，因为在这个年龄段，宝宝对生活的各种体验首先从父母那里习得。所以，无论你做什么事，都要给宝宝做个好榜样！

双胞胎之间的对话

你家的双胞胎宝宝们有没有给人这种印象：他们能听懂彼此之间的咿咿呀呀。大多数专家认可的观点是双胞胎之间共享的不是"语言"，而是"代码"，或是一系列在他们交流的过程中发展出来的"捷径"。这种"捷径"通常始于婴儿期，双胞胎相互模仿对方稚嫩的说话方式，包括混杂的语音和自创的词语。因为双胞胎是同步发育的，他们时常相互强化沟通的意图，不断丰富他们自己的语言。

尽管双胞胎之间的对话很可爱，你还是要帮助他们学习如何正确地说话。你可以分别和两个宝宝进行一对一的对话，而不是对着他们一起说，给他们读书，从而让他们接触大量的词汇。

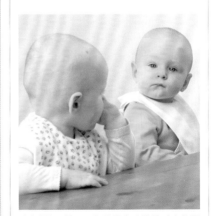

咱俩聊天吧！ 双胞胎常喜欢模仿对方的咿咿呀呀。

像成年人那样说话？

当宝宝10个月大时，你可能希望少用点儿向语，开始降低自己说话的音调，用更接近成年人的方式和宝宝说话。

当宝宝处于这个发育阶段时，鼓励他和父母进行不拘形式的交流非常重要，以帮助他建立与成年人对话的信心。无论你是否听得懂宝宝说的话，允许宝宝想怎么说就怎么说，即使听起来如同胡言乱语。

当宝宝结束一段咿咿呀呀之后，你要用成年人的语言回应他。这一点对于宝宝的言语发育至关重要，他需要从你那里听到正确的说话方式。

尽可能弄明白宝宝想表达的意思。例如，你可以问他："你是想喝水吗？""你是想出去吗？""你想告诉我什么？你是想要那个泰迪熊吗？"如果你不能每次都听懂他说的话，也不用担心，继续尝试，直到弄明白他的意思。当你猜对了的时候，宝宝也许会回以微笑。认真听宝宝的发音和稚嫩的话语，表达你的高兴心情，这样宝宝就会知道他做得好。鼓励宝宝说话，认真倾听并回应他，能鼓励他发展语言技能，并建立说话的信心。

> **问与答……相关专家**
>
> 我的宝宝已经10个月大了，仍在夜间醒来要吃一瓶配方奶。我怎么改变宝宝的习惯？
>
> 现在，宝宝夜间醒来不是因为饥饿，他在白天已经摄入身体所需的足够热量了。通常，这么大的婴儿夜间醒来要吃奶的唯一原因就是渴望得到安慰。确保宝宝睡前的一餐吃饱了，准备些冷开水，以防万一他夜间醒来是因为口渴。

肌肉发育

宝宝的精细运动技能和粗大运动技能已经得到充分的发育，但你可以做得更多，促进它们继续发育。

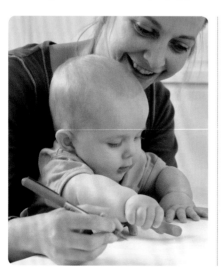

随着宝宝不断战胜一个个身体方面的挑战，腿和手臂的肌肉力量也不断得到加强。你可以鼓励宝宝在软的家具上爬上爬下（地上铺好软垫子），爬楼梯（在大人看护下），以及在软体游乐场爬来爬去，以促进发育；你可以和宝宝玩"划呀划，划呀划，划大船"这样的游戏，你们相互推拉，模仿划船动作，能帮助他加强上身力量；另外，你还可以扶着宝宝的身体一起跳舞，或者当宝宝站着的时候抓住他的双手，鼓励他弹跳，这些活动都能促进双腿肌肉的发育。

现在，宝宝能更好地控制身体的小肌肉群了，包括手指的肌肉。带宝宝玩按手印的游戏，让他熟悉颜料和纸张，或者指导他用手指蘸着颜料在纸上画画，创作他人生中的第一幅画作。如果你觉得宝宝的手已经能握住蜡笔，可以试着给他一支粗蜡笔，并手把手教他在纸上涂鸦。尽管现在就让宝宝对付蜡笔，时间还早了点，但你可能发现他紧握着蜡笔不放——如果你打算把蜡笔拿走，他可不会心甘情愿给你哦！

握着蜡笔作画　用蜡笔涂鸦是一项有趣的活动，能促进精细运动技能的发育。

鼓励健康饮食

在宝宝对某种食物特别喜欢或特别讨厌之前，帮助宝宝爱上健康食物的味道和口感。

蘸酱爱好者

宝宝喜欢自己吃东西，那么就鼓励他用手指食物蘸酱吃。他喜欢以这种有趣的方式吃健康的食物。你可以参考下列食谱，但要当心——它们很容易被弄得一团糟！

■ **自制婴儿鳄梨蘸酱** 把切碎的番茄、捣碎的新鲜鳄梨和一茶匙柠檬汁混合，配全麦吐司。

■ **番茄酱和意大利面条** 制作基础款的番茄意大利面条酱，给宝宝一些煮得很软的螺旋意大利面条（必要时可以切成小块），让他蘸番茄酱吃。

■ **奶酪火锅** 具体做法：将 25 克黄油、25 克奶油奶酪和 50 克碎的车达奶酪用平底锅小火加热直至融化。让宝宝用面包块或吐司，或者略微蒸过的蔬菜蘸着吃（把嫩的小土豆对半切开就是不错的主意）。

■ **煎饼蘸酱** 把煎饼或香蕉切成条状，让宝宝蘸原味酸奶吃。

■ **肉丸蘸酱** 用新鲜番茄制作番茄酱，让宝宝用肉丸蘸番茄酱吃。

■ **酸奶蘸酱** 用希腊酸奶、切碎的新鲜薄荷和一点柠檬汁制成酸奶蘸酱，让宝宝用蒸熟的鱼块（注意剔除鱼刺）或鸡肉蘸着吃。

■ **自制炸鱼柳** 蘸家常风味番茄酱吃。

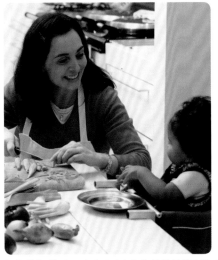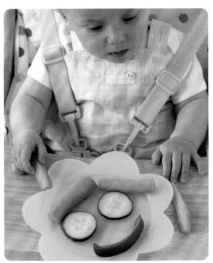

妈妈的好帮手 和宝宝聊聊如何为他做饭并让他"帮忙"，能够激发宝宝对食物的兴趣（左图）。**有趣的食物造型** 把手指食物摆成一张脸的样子，宝宝会很喜欢（右图）。

虽然宝宝还太小，不能帮忙切菜或搅拌，但当你为宝宝准备食物时，可以让他坐在身边，告诉他你在做什么。让宝宝感到自己也参与了做饭的过程，能激发他对食物的兴趣，而且更有可能不挑食。

在烹饪食物之前和之后，允许宝宝感受食物的质地，和他谈论食物的颜色。例如，跟宝宝说："这是胡萝卜——看，它是橙色的！妈妈可以给胡萝卜削皮了吗？"

让食物看上去更诱人

当你去餐馆吃饭时，如果端上来的菜肴卖相不够好，你可能也不大想吃。宝宝对食物的反应与你一样。一旦宝宝能咽下软的、小的块状食物，接受各种各样的口感，他就特别喜欢色彩明快、造型新颖的食物。把健康食物做得既好看又好玩，对宝宝来说既有趣又促进食欲。

把不同种类的食物分别堆成小堆放在宝宝的餐盘里——例如，把煮得软烂的蔬菜放在餐盘的一边，宝宝可以自己用手抓着吃，把鸡肉炖菜放在餐盘的另一边。最好把食物盛在分格餐盘里——专为婴幼儿设计的分格餐盘大多色彩鲜艳并配有装饰图案。

如果你擅长艺术创作，可以把手指食物摆成一张笑脸，做一列迷你三明治火车，或用饼干模具给三明治造型——宝宝很喜欢吃掉一颗星星或一朵花！

还有一个好玩的把戏，就是在一碗早餐粥里弄出漩涡，或者用色彩鲜艳的水果做装饰，平淡无奇的食物便有了生气，让人食欲大振。

工作和居家的好处

重返工作岗位和做全职家庭主妇各有各的好处，最好时不时提醒自己。

除了能使家庭收入更加稳定之外，回到工作岗位还有其他益处：

■ 当你专注于家庭生活时，常常担心自己错过有关工作的重要资讯，工作技能退化，而回去上班后你很快就能重新掌握，打消顾虑。

■ 在辛辛苦苦照顾小宝宝几个月后，工作是重拾信心的重要途径。

■ 重新穿上职业装令生活发生小小的改变，甚至还有机会更新你的衣柜。

■ 在生完宝宝的头几个月，你独自在家照顾宝宝，上班后你能再次见到喜欢的朋友和同事，扩大社交面。

■ 哪怕只离开宝宝一天，都能让你意识到宝宝的重要性，他使你的生活更加美好，每天下班回家再看到宝宝时，你总是心怀感激。

在家做全职家庭主妇照顾宝宝也有好处：

■ 你有机会见证宝宝成长过程中的每一个奇迹、每一次进步，不会错过任何一个发育里程碑。

■ 你有时间再次审视自己的职业。

■ 你有机会和其他父母交朋友，并成为本地社团的一分子，而你之前根本不认识他们。

是时候考虑……

购买新的安全座椅

在宝宝 9~12 个月大时，假如他的体重达到了 9 千克，他的第一个儿童安全座椅就不能用了，因为它是适用于 0 级婴儿的。如果你买的是 0+ 级安全座椅，使用时间则稍长些，可用到宝宝体重达到 13 千克的时候。一旦宝宝的体重超过座椅的最高限重或头部高于座椅顶部，必须更换 I 级的安全座椅，它可以用到宝宝 4 岁。

听，这是什么声音？

宝宝对周围的所有声响都感兴趣，所以要帮他了解日常生活中出现的各种不同的声音。

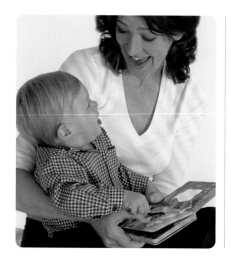

教会宝宝识别他可能听见的各种不同声音，你能收获不少乐趣。从汽车发动机到动物的叫声，电话铃声或门铃声，足够磨炼你模仿声音的技能，你也可以适当安排宝宝听真实物体发出的声音。

和宝宝一起玩动物玩具，模仿这些动物的叫声。如果宝宝已经听了很多汪汪汪、哞哞哞和喵喵喵，可以给宝宝购买发声书，或者从图书馆借阅，这种书配有声控按钮，你教宝宝按下相应的动物图案按钮，就能听到咩咩咩或小鸟的叫声了。你还可以下载动物叫声的应用软件。

同时，你也可以教宝宝识别家务劳动过程中的各种声音，当门铃响或开启吸尘器时，他就不会受到惊吓。手把手教他去按门铃，这样他就能听到门铃声；当电话铃响时，抱着他一起接电话。宝宝很快就能记住他听到的声响是什么动物或什么东西发出的了。

大声发音 和宝宝一起看发声书，让书中的物体和动物发出声音并大声模仿。

延长母乳喂养时间

延长母乳喂养或者长期母乳喂养指的是母乳喂养超过一年——你也打算这样做吗？

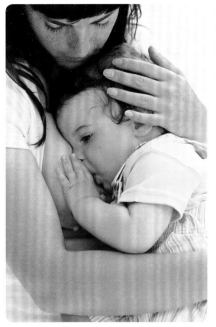

坚持母乳喂养 给大宝宝或幼儿继续母乳喂养在西方国家比较少见，但在某些文化背景下是正常现象。

母乳喂养时间越长，婴儿从中获益越多。随着母乳喂养次数的减少，母乳的营养更加浓缩，因此仍能继续为婴儿提供维生素 A、C、B$_{12}$ 和大量的叶酸、卡路里、蛋白质和钙。然而，到了婴儿 1 岁时，他的主要营养来源是日常吃的食物，这也是不争的事实。

世界卫生组织已经确认，母乳喂养两年对儿童是有益的。与非母乳喂养相比，经母乳喂养的 16~30 个月大的学步儿童更少患病，且当他们患病时，病程也更短。

与此同时，延长母乳喂养时间对母亲的身心健康也有益。母乳喂养的时间越长，日后罹患某些癌症的概率就越低，其中包括乳腺癌、卵巢癌、子宫癌以及子宫内膜癌。世界卫生组织还提出，母乳喂养能够降低母亲罹患骨质疏松症的风险。

做出正确的决定

母乳喂养时间的长短完全取决于你和宝宝的感受，因为母乳喂养的体验是非常个性化且私密的。你可能听说过母乳喂养不应超过 6 个月或一年的说法。如果你想继续母乳喂养，那么请鼓起勇气，坚持自己的选择。母乳喂养是一种养育宝宝的自然方式，只要你和宝宝都喜欢这种体验，而且你们也能从中获益，就没有必要停止。那些在延长母乳喂养方面有过积极体验的人认为，母乳喂养时间长的宝宝在进入童年期后，往往表现得更有自信，也更加独立。

如果你听到有人对你延长母乳喂养的决定指指点点、说三道四，向你看重的家人和朋友解释你计划继续母乳喂养的原因就够了，要特别向他们强调母乳喂养对宝宝的益处。

当宝宝到了学步期，你可能更在意在什么地方喂奶。请记住，宝宝现在吃的食物很丰富，他可以等到你下班回家或直到找到一个你喜欢的安静场所才吃奶。当你们外出时，如果宝宝口渴了，你可以让他用杯子喝水。

尽管世界卫生组织推荐在婴儿出生后至少坚持母乳喂养两年，但在西方文化背景下，在婴儿期结束后仍坚持母乳喂养的情况相对少见。

直到 20 世纪 60 年代，许多其他文化背景的国家，例如肯尼亚、新几内亚、蒙古，女性通常母乳喂养孩子到 3~5 岁。然而，随着女性受教育程度的提高及越来越多的女性外出工作，长时间母乳喂养的情况也不那么普遍了。如今，只有个别族群仍坚持母乳喂养至孩子 3 岁或 4 岁，而且多为发展中国家，例如墨西哥的某些印第安人和玻利维亚的西里奥诺人。

现在，一开始便采取母乳喂养的比例普遍比以前有所提高，例如据英国国民健康服务系统最新的婴儿喂养调查显示，有 81% 的新妈妈选择母乳喂养。然而，据估计仅有 25% 的妈妈能坚持母乳喂养至婴儿 6 个月。

许多大宝宝的妈妈坚持部分母乳喂养，即在某个特定时间喂奶——通常是早晨起床和入睡前各喂一次，因为这样可以使宝宝的一天有个温馨的开始和结束。如果宝宝已经习惯吃辅食，那么你在白天就不需要定时喂奶，这种情况是最理想的。

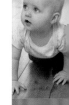

47周

婴儿是天生的模仿者，无论周围的人做什么，他都会尽力模仿。

宝宝的肌肉力量增强了，协调性也提高了，因此能够学习新技能，例如从站着到坐下。他总是动来动去，燃烧的卡路里也更多。宝宝越来越像准备蹒跚起步的幼童了！

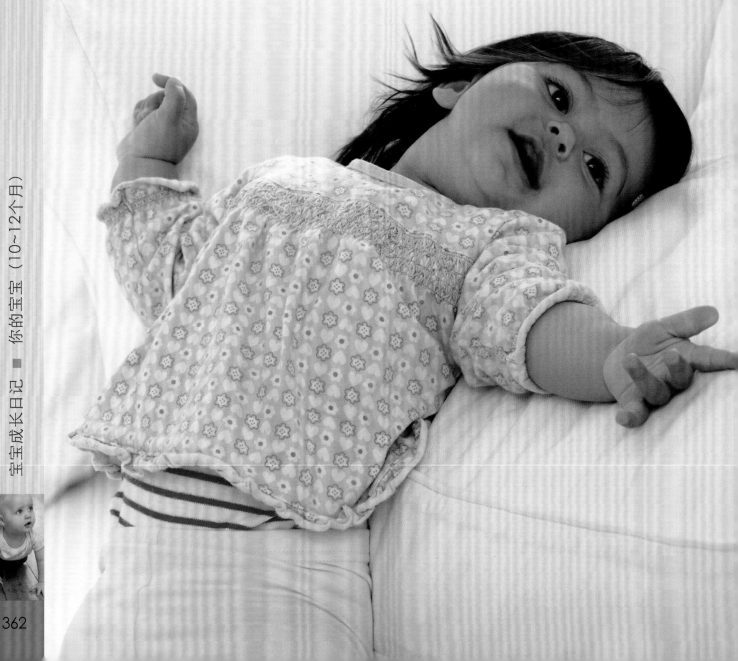

头朝下

宝宝身体协调性的提高使得他在处于不同姿势的时候都能控制好自己的身体，可以从新的角度看世界，对世界有新的认识。

户外活动的安全性

一旦宝宝能四处活动，他将渴望探索外面的美好世界——首先就是你家的花园！丰富的户外活动对宝宝的身心健康大有好处，但在好奇又好动的他四处活动之前，你应该花点时间，仔细检查户外环境，以确保安全。遵循下列指导方针有助于你保证宝宝的安全：

■ 检查是否有宝宝能接触到的有毒植物。如果你不能确定——也许是前任屋主种的花——剪一枝或拍张照片送到园艺中心，鉴定是否有毒。

■ 不要让宝宝靠近露台上栽种的盆栽植物，以免他试图把土或鹅卵石塞进嘴里，引发窒息。

■ 当宝宝靠近水边时要时刻注意。把花园里的池塘填上或围上护栏，不使用的充气戏水池必须移走或者倒扣过来。

■ 确保每一件游乐器材和用具都安装得很牢固。如果是你自己安装的，必须确保严格遵循生产商的安装手册。所有器材和用具都应远离栅栏和围墙。

■ 沙坑在不使用的时候要覆盖起来，以免被猫当作它们的地盘。检查花园里其他地方有无猫或其他动物的排泄物。

■ 最重要的是当宝宝在花园里玩耍时要随时监督。

在这个年龄段，宝宝会扶着东西站起来，但是坐下去还有些困难，因为他还没有学会如何使膝盖弯曲。所以，当宝宝看到地上有他想要的玩具时，他会伸直双腿，弯下腰，撅着屁股去拿，或者直接从站姿"咕咚"一下一屁股坐到地上（尽管要比以前的动静小一些）。当宝宝俯下身时，他可能从双腿之间的空隙瞭望并从两腿间的空隙伸出手去抓玩具或别的物体。

事实上，宝宝对自己的能力范围和身体局限性是没有认识的，但是他一定会想尽办法去拿他想要的东西。因此，当宝宝摔个屁股蹲儿或发现自己处于一个意想不到的姿势时，会很惊讶或很沮丧。

鼓励宝宝在站着的时候向前弯腰，捡起地板上的玩具，这样有助于锻炼宝宝的平衡能力和协调性。

当宝宝在地板上爬的时候，也可能用腿撑起身体并从两腿之间向后看。每一种新的姿势都为宝宝提供了新的角度来观察周围环境，他的空间意识和从不同视角理解事物形状的能力也得到了发展。鼓励宝宝用手指向他从新的角度看到的事物，看着他发现自己喜欢的东西颠倒过来时高兴地咯咯笑的样子。

安装楼梯安全门栏固然重要，但同样重要的是教会宝宝如何在上下楼梯时控制身体。现在，宝宝可能已经成为一名技能高超的攀爬能手了，你可以教他下楼梯的技巧（要知道，下楼梯远比上楼梯难得多），还要给他示范必要时如何抓住楼梯的栏杆。同样的动作也适用于从沙发或家具上爬下来，那就是采用趴着的姿势，双脚先动，身体跟着滑下来。

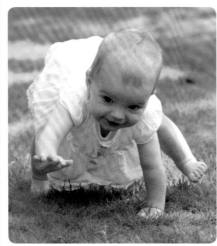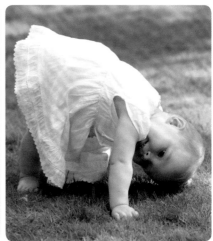

一个全新的视角 从不同的角度看世界，得到的印象也不同，这时的宝宝有能力控制身体尝试一些新的姿势，例如伸直双腿、弯腰、头朝下看世界。

吸引宝宝的注意力

宝宝每天总是忙个不停，热衷于探索未知，以至于有时候忽视了你的指导和警告。

通常，宝宝会认真听你说的每一个字，并渴望和你交流，积极地倾听和回应。当然，宝宝也有全神贯注玩耍的时候，这时让他听你说话就有些困难，特别是当你想让他停止玩耍或是让他去做别的事时。如果你需要打断他，最能吸引他注意力的办法是蹲下来与他平视并进行眼神交流。叫他的名字，然后简短地告诉他你要他做什么。例如，宝宝不停地

骚扰猫咪而且就快要被猫咪抓伤的时候，要对他说："(他的名字)，不要逗猫！"然后带他离开，从而强化你的指令。避免长篇大论或提出复杂的要求，若有必要，每次都静静地带他离开。列举种种危险是毫无意义的，因为在你脑海里立刻浮现出的可能发生的各种危险，宝宝是想象不到的。相反，你可以在遇到问题时用模拟结果的办法，例如你想告诉

他水很烫，可以碰下杯子假装很烫的样子，说："哎哟，烫，不能碰。"同时甩甩手，好像被烫疼了一样。给宝宝传授这种安全意识需要多次重复，所以不要指望他能很快记住。

假如你在宝宝视线之外和他说话，而他从来没有反应，那么你需要带他去医院检查听力。

停用奶瓶

47周的宝宝已经能够拿稳大口直身的塑料杯了，所以吃奶可以使用杯子。早些戒掉奶瓶可以保护宝宝的牙齿。

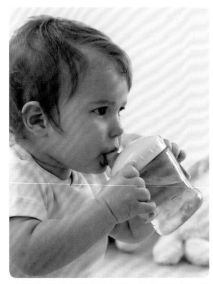

用杯子 帮助宝宝养成习惯，用杯子吃奶和喝水，以预防龋齿。

继续让宝宝用奶瓶吃奶相对轻松，特别是在晚上，能使宝宝获得安慰，而且它早已成为日常作息安排的一部分，另外，用奶瓶也容易估算出宝宝的奶量。

但是宝宝用奶瓶的时间越长，就越难过渡到使用杯子，导致他不吮吸奶嘴就很难入睡。吮吸的动作导致奶液在宝宝嘴里打转，牙齿被奶里的糖分冲刷，入睡后奶液还存在嘴里，很容易引起龋齿。如果你早点让宝宝放弃用奶瓶，他就不太可能把吃奶与慰藉联系起来，在今后的生活中也较少出现安慰性饮食的问题。

如果宝宝已经习惯了无论喂他什么液体都用奶瓶，他可能抗拒使用杯子，

所以尽量使转换过程变得有趣。首先把奶瓶的奶嘴换成吸管，让他慢慢习惯喝而不是吮吸。买一些五颜六色的杯子，让他自己选择想要用哪个。1岁以内的婴儿很容易建立习惯，而且，如果宝宝觉得自己有选择权，很快就会把不能用奶瓶的沮丧感抛之脑后。如果宝宝情绪不佳或生病了，戒奶瓶的事有时会出岔子，但你可以和宝宝依偎在一起给他读书，用他自己选的杯子盛一杯温热的奶，以此来抚慰他。

如果你是母乳喂养，可以继续常规喂养，但试着每天有1~2顿少喂点，然后把母乳挤出来用杯子喂给宝宝，以补足奶量。吮吮母乳不会导致龋齿。

宝宝的第一任老师

父母是宝宝的第一任老师。你们的指导和行动为宝宝理解周围世界提供了衡量和判断的标准。

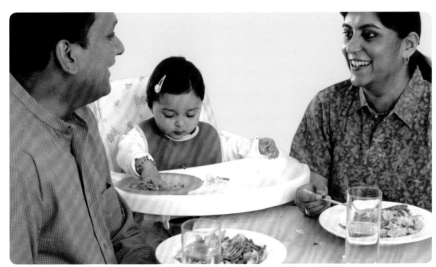

做个好榜样 家庭用餐时间是让宝宝学习正确的餐桌礼仪的极佳机会，同时这也是学习社交技巧的场合。

问与答……儿童心理学家

宝宝已经开始出现坏脾气的迹象了，这种情况正常吗？

虽然婴儿的情绪发育还未成熟到幼儿期的耍脾气——"坏脾气"的程度，但婴儿确实会表现出发脾气的样子。这个迹象表明他们因为不知如何表达自己的需要而感到挫败。

试着保持冷静和耐心。很多婴儿在心情不佳时希望被拥抱和抚慰；哼唱一首宝宝熟悉的歌安慰他，并试着转移他的注意力。和宝宝小声说话能够安慰他，让他感觉到世界并没有失控，并且教会宝宝如何掌控他正在做的事，或者温柔地把他带到另一个房间，远离导致他伤心沮丧的事件或状况。

或许从宝宝出生时开始，你每天都和宝宝说话，解释每一项日常活动，告诉他每件东西的名称和用途。在接下来的几年里，宝宝将继续从你这里寻求指导、获得信息，通过观察和倾听，学习行为准则，以及如何和他人互动，如何适应日常生活。

因此，如果你想让宝宝学习并传承家族精神和价值观，而且行为举止得体，那么你自己应该尽力做个好榜样。虽然宝宝还太小，还没有学习任何餐桌礼仪（在碗里挖来挖去，把食物弄得到处都是，这些都是宝宝学习吃饭的重要部分），但你自己应表现出良好的举止。只要有可能，坐下来和宝宝一起吃饭，试着享受规律的家庭聚餐。研究表明，一家人在一起吃饭的次数越多，家人之间的关系也越和谐。宝宝还可以学到用餐时间也是一种社交场合，他会看到爸爸妈妈在别人说话时如何倾听，以及如何轮流说话。让宝宝看到你们与他人之间建立健康的、互相尊重的关系。你们如何与家人、朋友、熟人进行沟通，将教会宝宝什么样的社交关系和行为举止是可取的。

树立好榜样

在充满争吵的环境中成长的婴儿经常目睹成年人发脾气，会模仿这些行为并认为这些行为是正常的。虽然与单纯的婴儿相处也不总是很轻松的，你会发现自己精神紧张、心情烦躁，但当事情出了岔子或者你感到有压力时，要尽可能想办法控制自己沮丧和生气的情绪，这样对宝宝才更有利。

为宝宝树立积极的榜样毫无疑问是有益的（当宝宝看见你积极参加社交活动，热爱阅读，做事井井有条，爱运动，享受和谐的人际关系，他很可能也吸取这些品质），但同时也应意识到世上没有"完美"的父母。养育宝宝是一条学习曲线，即使有些事情没处理好，无论是厨房一团糟，没有及时接听电话，还是忽略了日常作息安排，或因琐事与你的爱人拌嘴，都不要过于苛责自己。即使有时事情没有达到理想状态，宝宝也能适应。只要你能够满足宝宝的需求，并把他的需求放在第一位，给予他源源不断的关爱，你就是很棒的家长。让宝宝在一个安全的、能互相理解的环境中成长，是你能为宝宝做的最美好的事了。

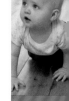

胃口越来越大

随着宝宝活动量的加大，他的胃口也越来越大。他需要吃更多的食物，同时应规律地吃一些零食，以保证身体的能量供应。

给宝宝提供营养丰富的均衡饮食，确保他获得足够的能量用于生长和发育，同时能在较长的时间里保持活力。奶构成了宝宝1岁以内的营养供给基础，但固体食物的摄入量在稳步增加，宝宝现在已经每天吃两餐或三餐了。宝宝应该摄取充足的全谷物碳水化合物、新鲜蔬菜和水果、瘦肉、鱼、鸡蛋、乳制品和豆类。即使有一些这个年龄段的婴儿变得很挑食，也要继续提供种类丰富的健康食物，对于宝宝不喜欢吃的食物，可以隔几天再给他吃，直到他熟悉这种食物为止。

在两餐之间不要给宝宝吃不健康的零食。零食应该为整体饮食做出贡献并弥补不足。如果宝宝学会了在饥饿时吃一些葡萄干、杏干、涂花生酱的全麦土司、酸奶、奶酪块、新鲜蔬菜条、水果、全熟的水煮蛋或几勺金枪鱼肉填饱肚子，他便能养成健康的饮食习惯，把新鲜食物与正餐和零食时间联系起来。

鼓励宝宝品尝你盘子里适合他吃的食物。当你外出购物或准备晚餐时，教宝宝区分不同的食物，让他用手摸摸，用鼻子闻闻，甚至咬几口尝尝。让宝宝尽情吃，直到觉得饱了；他可能有几天每餐都吃得很多，然后在接下来的一段时间里吃得较少。让宝宝的饥饿感做主，由他自己决定吃多少：宝宝吃得健康又规律当然很重要，但只要他的体重保持稳定增长（见298页），偶尔吃得多些或少些都是完全可以接受的。

另辟蹊径

与其等宝宝睡着的时候急急忙忙做家务，不如慢慢做，让宝宝也参与进来。你会惊讶地发现你和宝宝都乐在其中。

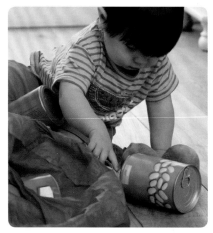

小帮手 拆商品的包装不一定越快越好，那可是一件很有意思的事呢。

当宝宝开始很投入地自己玩耍时，你可以利用这几分钟时间打电话，查收邮件，或列出购物清单，过后宝宝就需要你的关注了。当宝宝午睡时，你也能得到一些空闲时间。但是，如果你打算见缝插针，利用零碎时间把全部家务活做完，那是不可能的。

让宝宝参与到你的家务劳动中去，尽管会花更多的时间，但这样能让他忙碌起来，并教会他家务劳动是如何进行的。把宝宝放在要洗的衣服堆里，让他看着你如何给衣服分类，教他区别不同的颜色；或者当你整理换尿布台和妈咪包的时候设定游戏情境，让他帮你递东西。宝宝拿出去的东西很可能比装进去的多，但在你做家务的时候，他也能玩得不亦乐乎。

你也许还想让宝宝参与日常作息安排里的活动，比如一起洗澡。当宝宝坐在地上玩得正高兴时，如果你大声地读书或念邮件，他会爱上你朗读时发出的声音。也许你的效率降低了，但和宝宝一起工作带来的满足感远比把他放在一边要高得多。

户外活动

让宝宝有大量时间在户外玩耍很重要，这样能保证他呼吸到新鲜的空气，享受到灿烂的阳光，进行充分的身体锻炼。

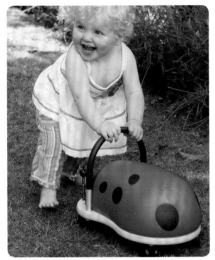

户外活动的乐趣 在户外玩耍为宝宝提供新的环境，使他兴致盎然、生机勃勃。

宝宝需要时间和空间进行探索，把他从房间、儿童安全座椅或婴儿推车的限制中解放出来，给他大量的机会爬，做运动，体验自然世界中各种各样的物质、气味、活动和其他无限的可能性，能很好地锻炼宝宝的粗大运动技能和精细运动技能，提高协调性、平衡能力和想象力。

在户外活动也有助于宝宝看到不同的景象，体验新的感官刺激。眺望远处，感觉微风拂面，注意到光的变化，所有这些都为宝宝提供了新的感官信息。

众所周知，在自然环境中进行户外活动有助于调节成年人的情绪，所以定期带宝宝去户外活动能使你精神振奋，同时可以帮宝宝建立有益于未来成长的好习惯。在阳光下玩耍还能促使体内维生素 D 的合成（见 226 页），而维生素 D 对健康的骨骼和牙齿非常重要。但即使有好处，晒太阳的时候也务必采取防护措施，以免宝宝的皮肤被晒伤。

每日"远足"

尽量保证每天至少有一次机会外出。天气好的时候，让宝宝坐在草地上，在公园里爬来爬去，或在你家附近游乐场的沙坑里自娱自乐。带他荡秋千，玩球，找找树上的松鼠，用过期的面包喂鸭子。

给宝宝提供一个安全的场所去探索；抓着他的双手，让他扶着你在水坑里蹦跳，溅起水花；让他随意爬，弄脏小手也无所谓。一旦宝宝会站了，你可以牵着他的小手，带他在自家花园或邻居家的花园里进行"迷你"探险，让他从容地走走停停，探索沿途的自然景物。备好宝宝的婴儿推车，当他疲倦时可以在车里休息。在和宝宝共度的黄金时间里，给他一个全新的视角看世界，也能让你自己发现一些以前不曾注意过的风景。

发育游戏与活动

雨天的乐趣

宝宝每天都需要时间自由地活动身体，以便能运用粗大运动技能，进一步体会自己的身体都能做哪些动作。

假如你不打算在雨天和寒冷的天气冒险外出，应想办法让宝宝在家里玩活动性游戏。鼓励宝宝在楼梯上爬上爬下，而你则在旁边监督，或者与宝宝在客厅的地板上进行爬行比赛。抓住宝宝的双手，随着欢快的音乐起舞，用靠垫、枕头、折叠起来的毛巾和玩具搭建障碍跨越训练场，让他爬上去、爬下来，再爬回起点。

你可以用厨房里的锅碗瓢盆和木汤勺做一套爵士鼓，或玩追逐游戏，追着他绕着客厅爬，当你抓住他时，一起唱儿歌做动作。

如果宝宝开始有点气喘吁吁，咯咯地笑个不停（这样是最好的），就说明他的能量快耗尽了，当然也玩得尽兴了。

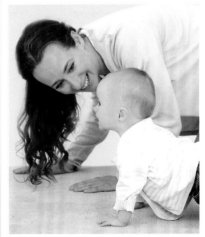

和宝宝一起爬 跪下来，像宝宝一样在地板上爬，从他的视角看世界。

48周

起初，婴儿认为指东西的重要性在于那根手指本身。

现在，宝宝双手的灵活性大大增加，已经能够很熟练地用食指指向他感兴趣的东西。同时，宝宝也能更灵巧地用勺子自己吃饭，但他的手眼协调能力还没有完全发育好，吃饭的时候注定会弄得一团糟！

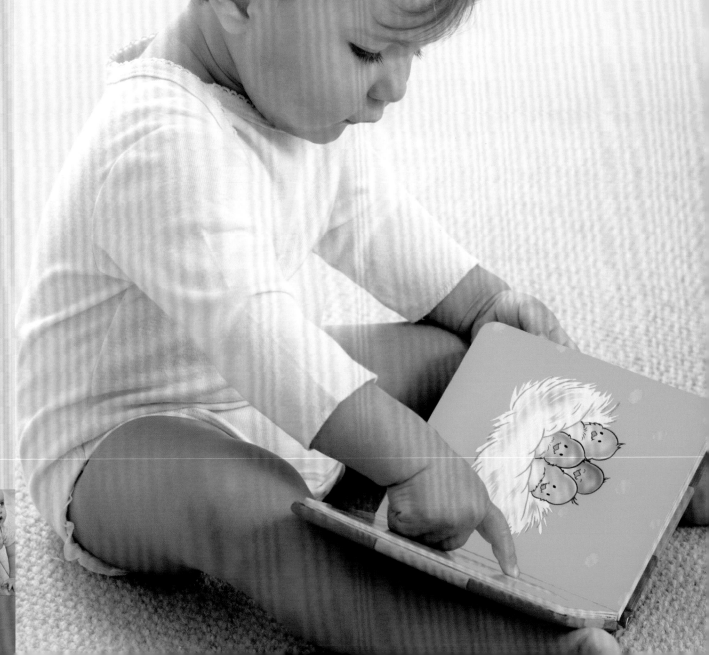

我自己吃饭！

还要再等一段时间，宝宝才能熟练地用勺子自己吃饭，但他很喜欢在吃饭的时候用勺子舀食物，就像爸爸妈妈那样。

现在，宝宝渴望自己吃饭，即使他还不具备轻松地把勺子送到嘴里的运动技能和协调性。不过，给宝宝准备一把勺子，让他练习用勺子吃饭也没什么坏处。给宝宝准备一把短柄的塑料勺而不是长柄的辅食勺，他操作起来更容易些，因为短柄勺更容易操控。再给宝宝准备一个碗，最好是吸盘碗，这样能防止宝宝把它打翻。碗底的吸盘能够牢牢地固定在某个地方，比如婴儿高脚椅的托盘上，方便宝宝尝试用勺子在碗里舀食物，积累经验。

当宝宝奋力用勺子从碗里舀食物时，你可以把食物分出一部分，盛进另一个碗里，然后用勺子喂给他。通过观察你的动作，宝宝最终将学会拿起并握住勺子的技巧，用勺子舀满食物，然后放到自己的嘴里。

忘掉礼仪

最初的时候，宝宝很可能用一只手握着勺子，却用另一只手抓取面前的食物并送到嘴里。在这个阶段，他想怎么做就让他怎么做。假如宝宝愿意一手握着勺子，用另一只手抓饭吃，那也没关系——当他的协调性提高了，就会考虑用勺子舀饭送到嘴里了。给宝宝系一个围嘴（选择用布即可擦干净的款式，可免去洗涤的麻烦），还可以在婴儿高脚椅下的地板上铺一些报纸或防污垫。

即使宝宝把大部分食物都弄到了头发里，也不要阻止他体验用勺子吃饭。

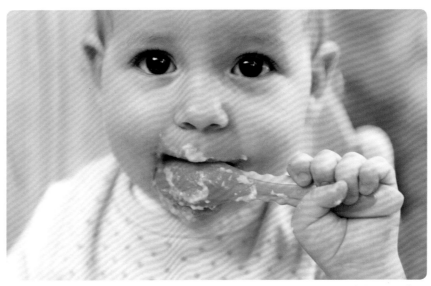

用勺子自己吃饭 当宝宝自己用勺子吃饭时你要有心理准备，大部分食物最终会掉在腿上、地上，或涂得满脸都是，甚至跑进他的头发里！

你可以在他握着勺子的时候握着他的拳头，帮他把勺子送到嘴边，但要记住，宝宝目前具备的协调性和手腕的灵活度还不足以使他自己完成上述动作。不要低估你给宝宝的指导和示范的重要性。在用餐时间和宝宝坐下来一起吃饭，他就能看到你是如何使用餐具的。

此时，最重要的是鼓励宝宝用最简单可行的方法把食物吃进肚子里，并且享受用餐过程。

能够自己吃饭对婴儿的发育来说是一次巨大的飞跃。现在，宝宝的自信心越来越强，但直到3岁之前，他还不大可能在无人帮助的情况下，凭自己的能力完整地吃完一顿饭，所以仍需要你在吃饭过程中给予大量的指导和帮助。

问与答……营养师

为什么我的宝宝到了吃饭的时间不饿呢？

他还在吃奶吗？吃了多少？这个年龄段的婴儿每天摄入的奶量不应超过500~600毫升，以奶酪、酸奶、黄油和其他形式摄入的乳制品也应计算在内。先给宝宝吃固体食物，然后再给他吃奶，以便他空着肚子吃饭。逐渐减少白天的喂奶次数。到现在这个阶段，宝宝可以应付早晚各一次喂奶，吃饭时喂少量的奶即可。切勿动不动就给宝宝喝其他的饮料，特别是果汁或汽水，这些都会导致宝宝食欲不振。同时也应避免给宝宝吃太多的零食，每日一次给他吃点健康零食就够了。

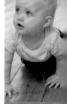

拍一拍，戳一戳，捏一捏

宝宝的手眼协调能力不断发育，现在他已经能够用手指指着东西，并会用手戳，甚至还能用手捏呢！

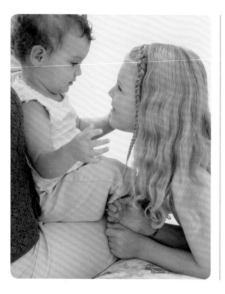

宝宝开始测试自己的力量和能力了，你会看到他开始捅、戳、推甚至掐家里的宠物、玩具和人。事实上，任何能引起强烈反应的动作都能引起宝宝的兴趣，而且他会不停尝试。

这种不招人喜欢的行为只不过是一种满足宝宝的好奇心以及评估他人反应的练习。宝宝没有恶意，他只是在测试他的技能和做试验。当宝宝戳人或打人时，教他如何温柔地与周围的人和物互动。教会宝宝如何轻拍宠物，如何轻抚

温和待人 教会宝宝如何温和地对待他的哥哥姐姐。

他的哥哥姐姐。在做动作的同时说"可爱的小猫，拍一拍它"，宝宝将学着理解你想让他做的动作并弄懂相应的意思。很快，你就能通过简单的语句"拍一拍"，让宝宝轻抚而不是打小猫了。

如果宝宝的动作还是过大过猛，阻止他的关键是分散他的注意力。宝宝会知道大人期望他怎么做的，即使没能立刻做到。宝宝的手指已经具备了一定技能，应该帮他创造更好的机会去锻炼。可以让宝宝玩那种带按钮、拨盘和拨弦的游戏板，以便他练习按、转和弹的动作。

不愿睡觉！

在宝宝看来，上床睡觉就意味着和爸爸、妈妈——以及所有好玩的事分开——所以当你哄宝宝上床睡觉时，他就是不睡。

宝宝现在快满周岁了，他可能一到晚上就拒绝上床睡觉，因为他不想错过任何一件好玩的事！如果宝宝开始闹着不上床睡觉，要确保睡前作息安排既放松又舒适，令他期待睡前准备的到来，并继续把它与和你共享亲密且安静的时光联系起来。

要记住，随着宝宝的成长，他所需的睡眠时间也相应减少（见376页）。如果宝宝在现阶段仍然有三次小睡且小睡时间相对固定，是时候减少一次小睡了

（见292页）。

在白天，让宝宝进行大量的身体活动，接受外界的刺激，那么他到入睡时已经累得想睡觉了，同时可以把白天的小睡提前，或把晚上入睡时间略微延后，以便宝宝在睡前有充足的时间做准备。

尽量不要沮丧或生气，否则会让宝宝变得焦虑，更加不安。宝宝也可能会发现拒绝睡觉是吸引你注意的好办法。像往常一样直接把宝宝放到婴儿床

上，他叫你时再回来。轻轻拍他，抚慰他，唱他熟悉的催眠曲或者像往常一样道"晚安"，然后离开。表现出乐观积极的态度，才不会让宝宝觉得上床睡觉是一种惩罚。宝宝上床睡觉后，把家里的噪音降至最低，这样他才不会被其他房间发出的声响分心。

如果上述办法都不奏效，那么可以在宝宝的床上留几件玩具和他的安慰物，让他自己安静地待会儿，直到睡意来袭，进入梦乡，然后你再取走玩具。

限制和界限

宝宝快满周岁了，你可能开始思考宝宝今后的行为举止会是什么样子的，以及你自己将要采取何种教养方式。

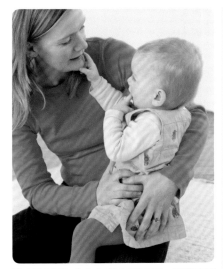

清晰的解释 当宝宝做错事的时候，要让宝宝知道他错了，并且温和且清楚地解释为什么他这么做是错的。

当涉及规范孩子的行为举止时，大多数父母都将目标定位于爱与温暖、严格与公平之间的平衡和妥协。这意味着既要给宝宝探索世界的自由，又要确保宝宝能成长为行为端正、明辨是非的人，掌握好两者之间的平衡是父母们经常遇到的挑战。

当宝宝从别的孩子手中抢夺玩具时，你拉开宝宝或转移他的注意力。如果他做了不该做的事，你可以牢牢抓住他的手说"不"。通过这些，你其实已经给宝宝制订了各种规矩。所以在宝宝 10 个月大的时候，他已经明白"不"是指"停下来别做"，但他还不能理解对错的抽象概念，也不会乖乖听从你的指令，因为好奇心将占据上风。

纪律的分类

纪律大致可以分为两种类型——一种是出于安全的需要，另一种是出于行为得体的需要。

当涉及安全问题时，重要的是让宝宝的身体远离危险。例如，如果他去摸烤箱门，或抓桌子上的台灯时，要立即把他拉开，并要牢牢地握住他的手，蹲下身子和他平视，对他说"不"，并解释为什么——"烤箱是热的，它会烫伤你，哎哟！"或"灯很重，它会砸伤你"。解释一次是不够的，重复解释和保持相同的反应将帮助宝宝掌握你要传达的信息。

如果是涉及行为是否良好的时候，

不要期望过高。宝宝仍然认为自己是世界的中心，对于自己会把别人弄得心烦意乱，他一无所知。在这个年龄段，宝宝通过观察来学习，而你是他最重要的榜样。如果你行为端庄得体，言语沉着冷静，他将吸取这些优点，在成长的过程中同样表现得体。虽然宝宝还不明白向他人道歉的含义，但给他示范如何向别人道歉越早越好，因为这样可以让宝宝了解道歉之后会怎样。

无论采用何种教养方式，有几点必须牢记：如果你的行为始终如一，那么宝宝更容易产生共鸣；多表扬、多鼓励宝宝，而不是一味地责备；同时，当需要实施纪律和约束的时候，你必须沉着冷静，不能发脾气。

发育游戏与活动

软和硬

宝宝每天接触到大量的物品，你可以帮助宝宝理解这些物品的不同属性。给宝宝不同质地的玩具和日常用品让他抓握，同时给他描述每件物品的特性，它是光滑的还是毛茸茸的，是软的还是硬的，以及它是什么颜色的。用这种方式和宝宝说话，能扩大他的词汇量，同时能让他明白不同的事物不仅名称不同，还具有不一样的特性。这反过来能帮助宝宝开始了解不同事物之间存在着联系和区别。虽然宝宝自己还不能叫出所有物品的名称，但你这样做可以帮助他理解。

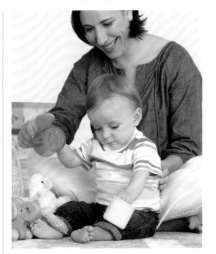

通过触摸探索世界 把不同质地的玩具和物品装进一个篮子，鼓励宝宝把手伸进去翻动、摸索。

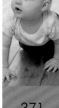

宝宝自己的时间表

虽然你很想让自己的宝宝与同龄宝宝同步达到发育里程碑，但要记住，每个宝宝都是独一无二的。

设置发育里程碑是为了帮助父母对婴儿在婴幼儿时期身体、智力和（或）情绪方面是否已做好了应对各种挑战的准备，以及是否已获得相应的技能有粗浅的认识，并非用来测试婴儿是否达到了一定的智力水平，或评估婴儿未来在不同领域的发展潜力。事实上，婴儿达到某些发育里程碑，例如很早会走路或睡整宿觉，并不意味着他能高水平地继续发育，也不能说明他总能比同龄婴儿发育早。重要的是应意识到发育里程碑更像是指南，而不是硬性的规定，每个婴儿达标的顺序是不一样的。有些婴儿身体方面的发育是飞跃式的，但说话晚。有些婴儿手眼协调能力发育早，但可能1岁多才会走路。所以当朋友家的同龄宝宝已经忙着爬上爬下时，你的宝宝可能正全神贯注地练习发出各种声音。

你的宝宝是独一无二的，有他自己的个性。如果宝宝发育良好、准备充足，到时候自然会达到发育里程碑，除非他明显落后于同年龄段的宝宝（见412~413页），否则没有理由过分担心。拿自己的宝宝和其他宝宝比较是可以的，能帮助你确定宝宝的发育有没有问题，或者在极少数情况下，能让你留心宝宝是不是需要进行专业的健康检查。但要避免陷入发育竞赛。在一个乐趣十足、有必要的支持、充满爱意的环境中刺激宝宝，激励他发展必要的技能，从而达到每一个发育里程碑，并为他的每一次达标欢呼庆祝。

那是我！

宝宝的独立意识正在形成，在接下来的几个月里，他的自我意识将逐步发展起来。

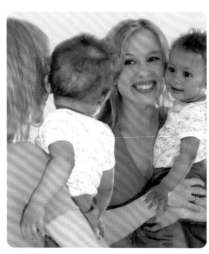

安全的保证 尽管宝宝比以前更加独立，但他将一如既往地渴望和你亲近。

已经有一些迹象表明，宝宝开始明白你和他是各自独立的个体。最早的迹象几个月前就有了，他大概在那个时候已经意识到，你并不总是在他身边，有时会离开他的视线。这时的他明白了人的"客体永久性"的概念：即使他看不到你，也听不到你说话，但你依然存在。

当宝宝发现自己的身体时，他的自我意识便随之发展起来，与此同时，他对身体的控制能力也增强了，知道自己的身体如何运动。宝宝在脑海里也形成了自己和他人的图像。大约在12个月大的时候，宝宝能够区分出自己和别的宝宝的照片，15个月大以后，他发觉镜子中的影像其实反射的就是自己。

另一个表明宝宝能区分自己和他人的迹象是能参与一些简单的幻想游戏。当你和宝宝玩过家家的时候，宝宝怀抱着泰迪熊，或把杯子送到泰迪熊嘴边假装给它喂水，这些都是他在模仿别人的行为。

当宝宝快满2岁时，他越来越强烈地意识到他和你是各自独立的两个人，因此应小心维护他的人格。过不了多久，"不"就会变成他的口头禅。

上班族父母

一边工作一边养育宝宝让父母们倍感压力，你可能感觉自己无论哪一边都不能付出全部的精力。产生这种情绪是很正常的。

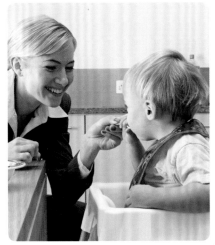

美好时光 当你和宝宝在一起的时候，全身心地关注他，确保你和宝宝共度的这段时光是令人愉悦的。

尽管有各种各样的问题，作为需要外出工作的父母，你尽管放心，你绝对能养育出一个健康快乐的宝宝，同时还能享受你的工作。其中的秘诀就是保持井井有条又灵活机动，根据轻重缓急做事。如果你在工作时间把工作放在第一位，在家时把宝宝和家人放在第一位，那你一定能够把事情做好。围绕这一点，你日常生活中的其他事情，包括家务琐事和社交活动，在一段时间内都要退居其次——当然是直到你能建立起一套日程安排，并且能够适应所有人为止——适当地降低对自己的期望值也同样重要。如果你能够让所有事情运转起来，那你就做得很棒了！

发育游戏与活动

自得其乐！

找一个空纸箱，大小需适合宝宝爬进爬出，对宝宝而言如同得到了最昂贵的新玩具，足以让他高兴半天。把纸揉成纸团放进去，然后鼓励宝宝把纸箱里的东西倒出来，然后再装满它。塞几个玩具进去，让宝宝去探索。同样，一个结实的洗衣篮也可以当作一辆不错的玩具汽车或火车——你推着宝宝转来转去，他则假装成司机或是乘客，他会玩得不亦乐乎。

这些游戏有助于激发宝宝的想象力，提高粗大运动技能和精细运动技能。而且，这些游戏能让宝宝玩上好一阵子！

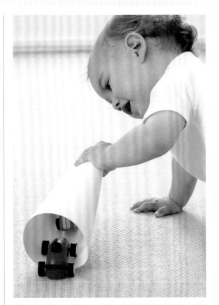

简易玩具 即使把一张纸卷成锥筒形都能成为"有用的"玩具。

实现工作与家庭的平衡

不可否认，让工作和家庭生活互不干扰是很棘手的，如果下面几件事你做到了的话，有助于你的每一天都过得很顺利。首先要做到井井有条。你知道什么时候该做什么，并且每天坚持执行同一套日常程序，这样你就能使事情简单化，宝宝也知道该做什么，这会让他有安全感。入睡前准备好第二天早上所需要的所有物品，你会感觉轻松。批量烹饪和大宗购物也是条理化的绝好办法，从长远来看可节省大量的时间——可能还很省钱呢！

做好备用方案也是很重要的，以防万一宝宝病了或保姆请假。尽力去构建一个支持网络，当事情无法按计划进行时能求助于他人。

如果有时你觉得自己不堪重负，那就多关注积极的一面。因为错过见证宝宝的每一个"第一次"或因无法满足宝宝的每一个日常需求而心怀愧疚，对你有害无益。相反，你要为自己喝彩，因为宝宝既健康又快乐，而你则能外出工作、赚钱养家。专注于那些对你来说最重要的事，只做那些可以改善你生活状态的事。一个筋疲力尽、病恹恹又感情脆弱的妈妈无论做什么都是做不好的。

最后，不要因为暂时放下了事业追求而心怀愧疚，身边有个宝宝确实会削弱进取心。等宝宝再独立些吧，你有充足的时间追求梦想。

49周

11个月大的婴儿在24小时的周期内大概需要14个小时的睡眠。

确保宝宝摄取种类多样、色彩丰富的食物，为他提供生长发育所需的营养。这么大的宝宝会比以往更害羞，甚至缠着你不放——这个迹象表明宝宝进一步意识到他和你是各自独立的，缓解他的不安，温和地带领他适应各种新状况。

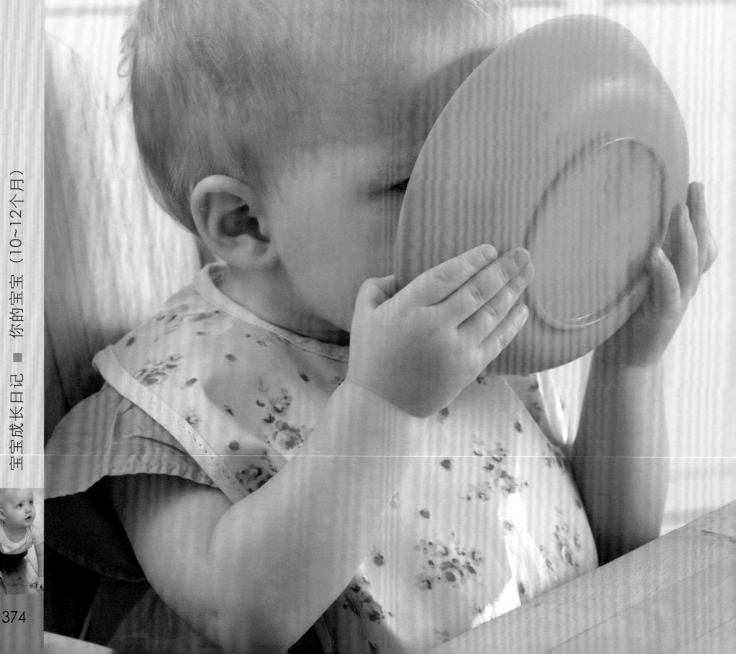

解决问题

现在，宝宝表现出越来越强的解决问题的能力，他喜欢玩富有创造性的游戏和活动，以及可以测试技能的玩具。

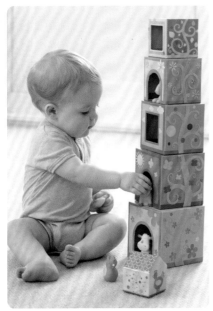

分析能力 宝宝已经具备把不同大小和形状的物体相匹配的能力，精细运动技能也进一步发展，使得他能玩更为复杂的游戏。

诸如形状分类器，简单的拼图玩具，乐器和积木，这些都有助于促进宝宝分析思维的发育，而分析能力的提高反过来又培养了宝宝研究周围环境中事物是如何运转的能力。

通过玩不同种类的玩具，宝宝学会了区分玩具的不同部件，在此后的数月乃至数年中，他能够识别它们的形状、大小、颜色和用途，并且开始推理、演绎、分析，以及运用逻辑思维去判断玩具是如何操作的，然后再把自己的想法付诸实践。宝宝也学着当自己的想法不能立刻奏效时去解决问题。例如，当宝宝选了一个插槽去匹配木质拼图块却发现它们不合适时，他会锲而不舍地寻找解决办法，以找到合适的匹配。尽管会因此沮丧，但像大多数婴儿一样，宝宝喜欢应对挑战，他将一次又一次地重复，直到拼对为止。

为了激励宝宝养成并磨炼解决问题的技能，先让他玩一些已经熟练掌握的拼图和游戏，然后再让他玩更富有挑战性的玩具。由于之前的成功经历，他会对自己的能力有信心，当遇到困难时也记得自己曾经成功过。假如宝宝很难掌握一种玩具的玩法，让他回去玩那些已经熟悉玩法的简单玩具，重拾信心是第一位的，不要让他产生挫败感。

观察与模仿

宝宝通过观察和模仿解决问题。这就是为什么值得花大量的时间和宝宝一起玩，向他展示事物如何运作的。给宝宝演示新玩具的玩法，然后让他自己玩，并为他的努力探索而鼓掌喝彩。

如果可能的话，给宝宝创造机会，让他定期和其他宝宝一起玩耍。找找当地的游戏小组、社区托幼中心或托儿所，让宝宝习惯和其他宝宝一起玩耍——你也可以为自己腾出一些时间。你还可以和你认识的邻居妈妈们组织起来，每周或每两周轮流在其中一家举行一次聚会。所有这些办法都能为宝宝提供参与到周围环境中的机会，观察别的宝宝如何用不同的方式解决问题，以便宝宝观摩和学习。

发育游戏与活动

工艺美术

经常带宝宝参加工艺美术活动能培养他的创造性，同时也能锻炼手眼协调能力和精细运动技能。给宝宝买一些短粗的无毒蜡笔，在厨房的地板上铺一大张纸并用胶带固定，教宝宝如何用蜡笔在上面画画。既可以画各种图案，也可以随意涂鸦。一边涂涂画画，一边和宝宝说说蜡笔的颜色，握着宝宝的手画出直线或圆圈，并说出你们画出的各种形状的名称。每隔几个月，挑选一张宝宝的作品放进剪贴簿或宝宝作品集里，在未来的几年里你就能看到宝宝的技能进步有多么大。天气暖和的时候，带宝宝到户外，在家门前的人行道或你家的露台上用粉笔随意涂画。

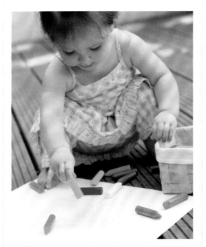

胡乱涂鸦 宝宝很喜欢用颜色和形状来表达自己。

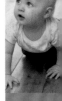

策划宝宝的生日派对

你可能很想为庆祝宝宝的1岁生日举办一场派对。但宝宝对派对没什么兴趣，对此不必感到奇怪。

宝宝的第一个生日派对应安排得简单些——你不可能一边忙着招待客人，一边庆祝宝宝从嗷嗷待哺的婴儿到学步幼童的转变，而且宝宝更愿意你待在他身边，尤其当家里比往常多了那么多人的时候。限制客人的人数——大多数婴儿在这个年龄段会有一些分离焦虑，大型聚会往往使他们痛苦不堪。邀请宝宝已经熟识的人参加派对。

不要设定派对主题和游戏环节——宝宝对这些没有兴趣。把气球固定在小客人们触及不到的地方，以免他们把气球弄爆（而惊吓会把一整天都给毁了），而且，瘪了的气球还有导致窒息的可能。或者用氦气球并把固定的绳子剪断，参加派对的小客人们就拿不到了。

派对的时间要短——宝宝的注意力只能持续 1 个小时或 90 分钟。把派对定在宝宝午睡醒来后半小时开始，此时他精力充沛，又不会发脾气，让宝宝在客人到达之前吃点喝点，因为一旦客人到了，宝宝可能由于太兴奋而吃不了多少东西。时刻注意宝宝吃了什么，因为成人吃的食物并不适合他。要像平常一样监督他，确保他吃的是健康的零食，避免吃太多的蛋糕和饼干。

不要过于注重生日礼物。宝宝很可能对生日礼物本身没什么兴趣，反而更喜欢那些花花绿绿的包装纸！如果客人问你该送宝宝什么生日礼物，图书是个不错的主意。这是帮宝宝建立私人图书馆的好办法，而且对大多数人来说都负担得起。

每天该睡多长时间？

宝宝现在可能一到就寝时间便拒绝上床睡觉，而且睡眠时间也比以前短了，但为了宝宝的健康，必须保证他享有充足的睡眠。

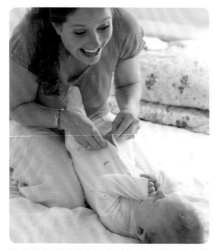

睡前习惯 坚持进行睡前"仪式"有助于宝宝做好入睡前的准备。

宝宝马上就要满周岁了，每天大概需要睡 14 个小时。白天，他可能睡一次大约 2 小时的小长觉，或睡两次加起来大概 2~3 个小时的小短觉，夜间大概睡 11~12 个小时。

坚持进行睡前作息安排——如果睡前的"仪式"已经成为习惯，到时间他自己就主动进行，那他不太可能拒绝睡觉。入睡前给宝宝一个安慰物，当他醒来时能很好地安抚自己。在宝宝的婴儿床上放几件玩具：如果看到床上有好玩的东西，他会很乐意被安顿上床的！相当肯定的是，他玩着玩着就睡着了！

摸索出最佳的午睡时间。如果午睡被安排在下午比较晚的时候，宝宝到了晚上将难以入睡——用安静而温和的游戏取代小睡同样能使他放松。如果宝宝晚上入睡早，可以在午饭时间让宝宝睡一次小长觉，以保证他整个下午都精力充沛。

只要晚上的入睡时间相对固定，具体几点上床并不重要。但要注意，如果他在下午 6 点之前上床睡觉，那么第二天早晨 6 点之前他肯定会起床！假如你是夜猫子，而不是早起的云雀，需要相应调整宝宝的就寝时间。

热爱户外运动

宝宝现在快1周岁了，你可以和宝宝一起开展户外活动，尝试一些以前未曾接触的运动项目。

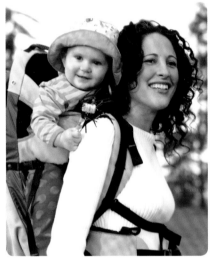

逍遥骑士 婴儿双肩腰凳是带宝宝一起散步的好办法——他可以从你的高度看世界。

这么大的宝宝已经完全能够参与某些你喜欢的户外活动了。而且，自从宝宝出生以来，你可能一直都没痛快玩过呢。

有不少价格相对便宜的户外用具可以满足你带宝宝一起进行户外运动的愿望。如果你想散步或徒步旅行，可以选择婴儿双肩腰凳。最好带着宝宝一起去买，只有你和宝宝都觉得舒适才是最佳选择。选择背负系统适合你，胸带结实的款式，而且大小要和宝宝相称，在宝宝睡着时能提供有效的头部支撑。大多数腰凳是防水材料做的，配有遮阳挡雨的帽兜，还有专门的口袋盛放一些必需品，如饮料、零食、换尿布垫和防晒霜。当你带宝宝散步或徒步旅行时，最好至少有一位成人和你结伴同行，他能时不时查看宝宝的状况，帮你把婴儿腰凳背

上或卸下，有时还能替你背一会儿。一辆坚固的、车轮粗大的婴儿推车也能让你们在不平坦的道路上尽情地长距离步行。

全家骑自行车出行

如果你渴望重新骑上自行车，可以给你的自行车配备一台儿童专用的自行车拖车。热门的自行车骑行路线上有很多网点出租自行车，并配有所有必备的安全装置。宝宝是否能乘坐自行车拖车取决于他头颈部的发育状况以及头盔的重量。最好是在宝宝已经不用他人扶着就能坐稳至少2个月之后，通常是在10~12个月大的时候。

一些国家的法律规定婴儿满1岁才能作为乘客乘坐自行车，并强制即使在拖车里也必须佩戴头盔。1岁之前不要让宝宝坐在自行车后座上，因为他的肌肉力量和发育状况还不足以支撑戴着头盔的头部。

问与答……营养师

我是不是应该鼓励宝宝把碗里的食物吃光呢？

最好让宝宝的食欲决定他吃多少。鼓励宝宝把食物全部吃完有可能导致他对食物产生厌烦心理，变得更不愿意吃饭。到了这个年龄段，有些婴儿的食欲较之前略有下降。出生后第一年，宝宝的体重是出生体重的3倍，但到了第二年，体重增加则变缓了，宝宝反而不需要像以前一样吃那么多了，而与此同时，他

宝宝很喜欢坐在腰凳里从你的高度看世界，或者坐在自行车拖车里看着树木、房屋从眼前一一闪过；一同呼吸新鲜的空气，分享新奇的经历，你和宝宝都受益匪浅。

为了让宝宝习惯坐在拖车里的感觉，也帮助你自己适应把他拖在后边的状态，从短途骑行开始，避开交通繁忙和喧嚣的公路，选择路面平坦的小路以免颠簸。一开始，与你的爱人或是朋友结伴同行，等你和宝宝更有信心后，逐渐进行更长距离的骑行。

当天气过冷或过热时，不要把宝宝放在腰凳或拖车里，那样会很难控制宝宝的体温。进行时间较长的户外运动时，途中应经常休息并检查宝宝的情况，每隔一段时间让他下来自由活动。检查设备上是否有安全标志，确保它们是专为儿童设计的，同时应定期查看所有的胸带、肩带和固定装置的磨损情况。

的活动量却增加了。请记住，宝宝仍然需要从奶中摄取相当一部分卡路里。而且，因为宝宝比以前更好动，很难让他安静地坐在那儿直到吃完最后一口饭。另一方面，如果宝宝对奶不太感兴趣了，那你可能会发现他开始大口大口地吃饭了。无论如何，只要你能给宝宝提供各种各样的健康食物（最好集中在正餐时间提供），他就能获得所需的营养，茁壮成长。

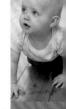

言行得体

现在正是宝宝学习各种礼仪的好时候，示范如何礼貌地对待他人，让宝宝学习模仿。

虽然我们不能每时每刻都做到彬彬有礼，但宝宝会留意你经常使用的语句并开始理解它们的含义，温和有礼地对待宝宝和其他人，只会对他产生积极的影响。

递给宝宝玩具时跟他说"谢谢"，让宝宝为你做事或帮忙的时候跟他说"请"，以便他熟悉这些礼貌用语的发音。即使宝宝一时不会说"请"或"谢谢"也没有关系，把礼貌用语作为日常生活对话的一部分，让宝宝经常听到就有意义。

在日常活动中适时使用"抱歉""不客气"甚至"对不起"等礼貌用语。随着宝宝的成长，他会逐渐明白这些礼貌用语是日常行为的一部分，当他开始更多地和他人交谈时，使用这些礼貌用语将更加容易。

对身边的人也要有礼貌，包括对你的爱人。对他人不吝赞美和欣赏，时常怀有共情心，同情他人。没有必要在任何场合都做到完美无缺，只是要记住，

你的一言一行宝宝都在听，都在看——偶尔说一两句粗话可能不会让宝宝上心——但粗话说得太多了，宝宝有可能跟着你学哦！

1~2岁之间，宝宝的词汇量大大增加，你可以通过问他"你说什么"，或问他"那个神奇的词是什么"，提示他说出"请"和"谢谢"，反复对宝宝说"请"或"谢谢"，以便他习惯使用这些礼貌用语。

随时增减衣物

宝宝的着装并不需要多么讲究，为他准备一些基础款的衣服，便能应对所有季节。

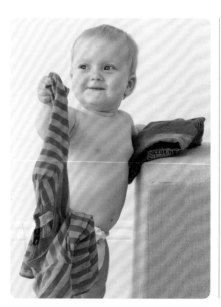

确保合理着装的要点是层叠穿衣法，根据气温变化或身处室内室外，相应增减宝宝的衣物。

在寒冷的天气里，可以给宝宝多穿几件，包括马甲、上衣，再套上暖和的卫衣或套头衫。户外活动时再穿上暖和的外套（如果气候潮湿，面料最好是防水的），同时戴上手套和帽子，最好是羊毛的。在凛冽的寒冬，最好给宝宝穿上连体防寒服。如果宝宝坐在婴儿推车里外出，需要给他盖抓绒被或毯子，保

舒适的衣物 为宝宝挑选款式简单、易于穿脱的衣物，以便他在各种天气里都能保持适宜的温度。

证他温暖舒适。如果带宝宝去商店购物，则要拿掉毯子并摘下帽子，到家后脱掉外面的衣服，并且摘掉帽子，以免宝宝过热。

在暖和的月份里，穿几件轻薄的衣服，外面套一件开衫，方便穿脱。宝宝的衣服是很重要的防晒装备。遮阳帽是必备的，选择盆帽或前端有帽檐、后边有帽帘的款式，以便遮住脖子。确保肩膀不被晒伤也是很重要的，特别是在海滩。给宝宝穿长袖T恤，最好买一件婴儿莱卡泳衣，可以阻隔大部分的长波紫外线。而在炎热的天气里，待在家里时只穿尿布裤就够了。

病了能上托儿所吗？

需要外出工作的父母可能很想让生病的宝宝吃过药后就去托儿所，但生病的宝宝应该留在家里护理。

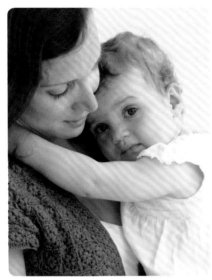

宝宝生病了 生病的宝宝应该留在家里悉心照料，直到他身体复原。

宝宝的免疫系统是通过不断接触之前未曾遇到过的感染形成抗体的；在这个过程中，宝宝可能在托儿所里感染正在传播中的任何病菌，很快就会被疾病击垮。正因为如此，父母有义务把生病的宝宝接回家，直到不再具有传染性，否则托儿所将成为感染的温床。

而且，患病宝宝的免疫系统已经在与一种感染奋力斗争，如果他又接触到其他种类的病菌，有发生继发性感染的危险。

如果宝宝生病了，一定如实告知托儿所。如果你打算蒙混过关把生病的宝宝送入托儿所，一旦事情败露，你就会使自己陷入尴尬的境地。

制订一份应急计划，以应对宝宝生病的状况。将可以求助的家人或朋友列成清单；或者把一部分工作带回家，暂时更改你的工作日程。

确保宝宝在家里待得很舒服，并摄入足够的液体，以弥补因为感染而流失的水分。做好精神准备，生病的宝宝难免烦躁易怒，哭哭啼啼，还可能接连几个晚上睡眠不好，务必保持耐心。在平静放松的环境里养病，宝宝很快就会康复。如果你心存疑虑，请教医生，他能判断宝宝的情况，使你安心，并指导你何时把宝宝送回托儿所。

问与答……医生

在什么情况下我应该把宝宝从托儿所接回家、在家护理？

请记住以下几点：

■ 大多数婴幼儿经常患感冒（在宝宝小的时候每年患1~6次感冒）。如果宝宝的鼻涕黏稠，他可能更容易发生进一步感染，例如耳朵感染。最好让他待在家里，直到痊愈。

■ 如果宝宝发热了，在体温恢复正常之后仍然要在家里继续看护至少24小时。不仅是因为刚退烧的宝宝烦躁不安、困倦不适，去托儿所只能让他痛苦不堪，而且也是因为宝宝还需要充分的休息以及补充足够的液体以促使身体复原。

■ 如果宝宝身上出现皮疹，需要请医生对他进行详细的检查。引发皮疹的原因很多，需要排除患传染性疾病的可能。

■ 婴幼儿患流感和其他呼吸系统疾病时，如果缺乏监护的话，可能会加重病情，所以如果宝宝出现流感症状（见408页），需带宝宝就医。这些疾病很容易在托儿所中传播，所以流感患儿必须留在家里。

■ 宝宝出现腹泻或呕吐症状时要留在家里。如果宝宝在托儿所出现这些症状，则会被送回家。即使宝宝总体状态很好，也要待在家里，直到最后一次症状出现48小时后。

■ 由细菌感染导致的眼部疾病具有高度传染性，例如结膜炎（见402页）。

宝宝应留在家里，直到使用抗生素治疗至少36小时后，症状完全消失的时候。

■ 如果宝宝患百日咳或其他儿童期的传染性疾病，例如麻疹、风疹或腮腺炎，应留在家里治疗。尽管宝宝出生后不久就接种了百日咳疫苗，但他仍有可能患百日咳，但通常不会太严重。如果宝宝患水痘、玫瑰疹、猩红热和手足口病，也应该让他留在家里治疗。

■ 如果宝宝患脓疱病或其他传染性皮肤病，在开始抗生素治疗至少48小时后，宝宝应待在家里。而如果宝宝患疖疮的话，则必须等到彻底治愈后才能返回托儿所。

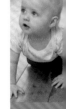

49周

50周

不满1岁的婴儿情感还没有发育成熟，他还不会真的大发脾气。

这时的宝宝会花更多的时间玩一些更为复杂的玩具。尽管规律的日常活动能让宝宝觉得更安全，但时不时做些变动能帮助他学习如何灵活应变。如果宝宝之前还不会走，那么现在可能要走路了，所以应确保你家里的布置适合宝宝学走路。

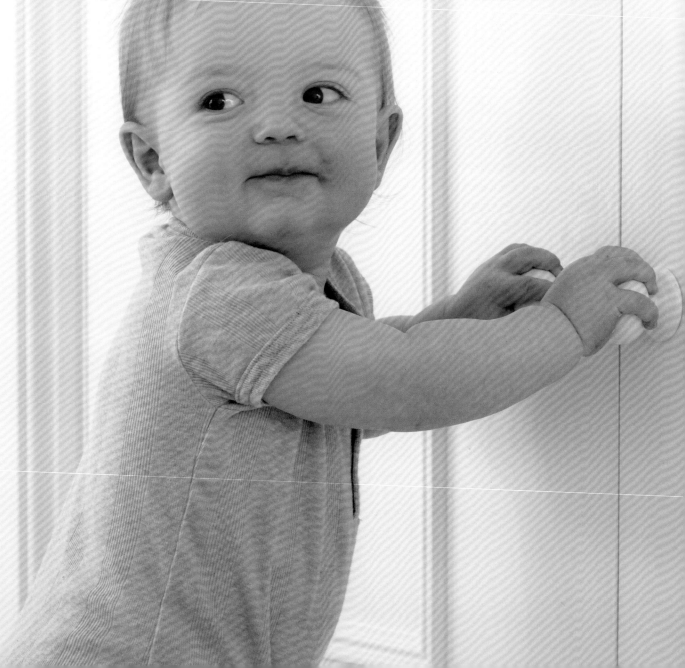

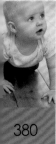

小小爱书人

现在，宝宝会对书架上的某本书情有独钟，而且喜欢你一遍又一遍地给他讲同一个故事。

书籍是给宝宝最好的礼物。书籍是特别好的"玩具"，因为宝宝目不转睛地看书，一页页往下翻，看看后面有什么内容，能专注很长一段时间。不过，书籍不仅仅是能够帮宝宝消磨时光的玩具，书中的世界还能增加宝宝的词汇量，发展语言能力，提高他的注意力。而且，几个月过后，宝宝就有可能自己把书中的故事连贯起来——这种能力最终将帮助宝宝学会自己阅读。

宝宝喜欢听熟悉的故事。研究发现，每一次给婴儿讲同一个故事，他都会从中获取新的信息，记忆力也随之增强。你可能发现了，当你给宝宝读一本他熟悉的书时，他能"跟上"书中的故事，预先知道下面的内容，并对接下来发生的故事做出回应。如果你漏了一页，甚至少讲一句话或少一个词，他都可能感到很困惑。

老故事与新故事

虽然读宝宝喜欢的熟悉的故事能促进语言的发展，但让他接触不同种类的书也同样重要。一旦宝宝能自己挑选了，鼓励他自己做出决定。把宝宝的书放在一个安全且高度合适的矮书架或篮子里，这样他能够自己挑选想读的书。当你们进行长途汽车旅行或外出购物时，记得带上几本书。尽量用书分散宝宝的注意力，用书使宝宝忙碌起来。

当你和宝宝一起读书时，让他也参与到故事中去。让宝宝指出页面上各种不同的物体，配合图片模仿动物或汽车的声音。这么大的宝宝喜欢只有几个简单字词的书，以方便他识记。如果宝宝不怎么喜欢看书，可以给他看一些有互动功能的书，例如有立体插页的书，介绍材质的布书，或者有按钮的书，他可以用手去摸、去按。卡板书更适合宝宝小小的手指翻页，而且也更经得起他的啃咬和反复撕扯。

可以考虑用各种照片给宝宝制作一本特殊的"书"，内容包括他最喜欢的人、去过的地方、玩具和各种活动。把页面塑封并装订成册。当宝宝大一些的时候，鼓励他用这本定制的"书"讲"从前的故事"。

发育游戏与活动

啪啪、扑通、哗啦！

一旦宝宝会站了，就可以给他买一双雨靴。宝宝最爱的就是在室外小路上的水洼里踩水玩。你也可以在夏天的时候，在自家院子里放一个充气戏水池，当他在水里嬉戏时，你在旁边看护，让他学习水是如何随他的动作而流动的，以及物体如何在水面漂浮。

玩水使游泳变得更有趣，也能提高宝宝的判断力和自信心。最重要的是，宝宝踩踏出漂亮水花的同时，也是他探索周围环境的过程！但绝不能放任宝宝在无人看护的情况下待在花园的池塘、戏水池或游泳池附近，以免发生危险。

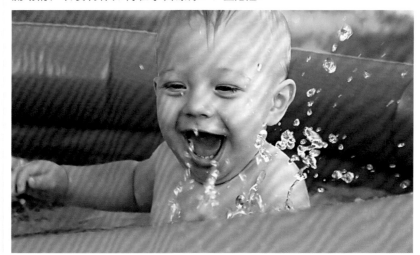

尽享夏日时光 夏天，大一点的宝宝喜欢在充气戏水池里嬉戏。但是，绝对要确保宝宝不是独自一人待在无人看守的水池里，一会儿也不行。

省钱的窍门

养育宝宝的费用是相当高的，相信你现在对这一点已深有体会了。当然，也有一些方法可以帮助你省钱。

如果在过去的一年里，你已经为宝宝添置了不少生活用品和装备——第二年再为宝宝购买使用时间有限的用具时，应该三思而后行。现在，像婴儿睡篮，衣服、毯子和被单，新生儿浴盆，擦洗用的碗等物品可能都成了累赘，被塞进了储藏室。如果你考虑再生个宝宝，这些用具可能还用得上；如果没有生育计划，你该考虑把这些用具放到就近的二手商店里寄售（在有些国家，这类出售

几乎全新物品的店家主要由一些亲子小组或类似于国家生育信托基金的组织经营）。当你需要为宝宝添置一些用于特殊场合而平时不怎么穿的衣物时，买二手的更加划算。慈善商店是为宝宝淘到书籍和玩具的好去处。如果打算买新的，最好在打折的时候买，即使半年内你都用不上。同时，把购物时店家赠送的优惠券和优惠凭证收集起来——攒在一起也能省下不少钱呢。

> **事实上……**
>
> 婴儿出生的头一年是他一生中长得最快的时段。在此阶段之后，婴儿的发育情况将部分受到基因的影响。换句话说，宝宝的身高不但受到你和你爱人身高的影响，同时也受到环境的影响。所以，如果宝宝营养良好，备受关爱，那他很有可能达到他的预测身高，甚至长得更高。

哥哥姐姐的关爱

当家里有个完全依赖你的宝宝时，宝宝的哥哥姐姐会觉得你有点忽视了他们，应确保他们也有和你单独相处的时候。

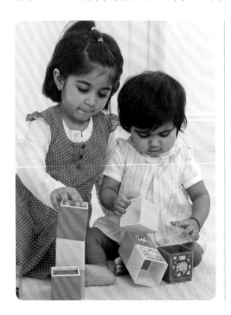

学学怎么玩 哥哥姐姐喜欢带领新出生的弟弟或妹妹玩，但当孩子们在一起时，你要在旁边监督。

如果你家里还有大孩子，他们在家中所处的长幼次序将发生改变。他们喜欢小弟弟或小妹妹，而且很高兴能和你一起照顾他，和他一起玩耍。然而，等宝宝再长大一些，开始对哥哥姐姐的玩具或游戏更感兴趣时，他们会觉得小家伙有点讨人嫌。有时他们会对宝宝发脾气，甚至试图伤害他。一旦这种事真的发生了，必须立即阻止，并且非常坚决地告诉孩子们这种行为（如打、推、抓或咬）是决不能容忍的。

要知道，宝宝的要求越多，他的哥哥姐姐的要求也会随之增多，记住这点很重要。孩子们的年龄差越小，越难以分享你的疼爱与关注。然而，年龄更大些的孩子即使感觉被冷落，也不会明显地表达出来。

要给宝宝的哥哥姐姐留出与你单独相处的时间。当宝宝睡觉的时候，不要急着去做家务活。相反，多花些时间和其他孩子一起玩。定期请人帮你照顾宝宝，以便你能空出一段时间，与大孩子们外出吃饭或一起参加活动，提前制订计划，从而让孩子们有所期待，享受与你单独相处的时间。

12月龄以上的玩具

当宝宝快满1岁时，他已经准备好挑战新玩具了，你可以给他买些好玩的玩具，他能开心地玩上好几个月。

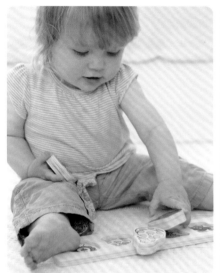
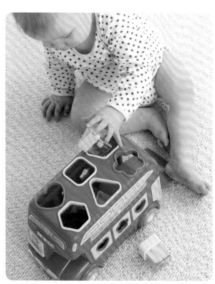

拼图游戏 形状简单的大块拼图备受1岁宝宝的喜爱（左图）。**动脑筋拼一拼** 形状拼图对于宝宝的精细运动技能和推理能力是一项挑战（右图）。

随着宝宝慢慢长大，很多旧玩具已经不适合他玩了。如果你正在给宝宝筹办周岁生日派对，可以考虑买一两件适龄的玩具作为生日礼物。市面上有许多适合1岁宝宝玩的玩具，尽量选择不同种类的玩具，有助于他发展不同的技能。

因为宝宝的粗大运动技能发育得很快，所以选择能增强身体活动能力的玩具是不错的主意。宝宝会把婴儿学步车利用到极致，推着学步车到处走动。这些运动能使宝宝习惯站立和运动状态，但注意不要让他过于依赖学步车。球类游戏也很受宝宝的欢迎，他喜欢到处找球，喜欢和你来回传球。分类玩具也适合这个年龄段，如形状分类器和堆叠杯，它们有助于锻炼宝宝解决问题的技能，探索如何把小的物体

正确放进大物体中。非常简单又稳当的木制拼图对现在的宝宝很有吸引力，这种拼图的拼块有提手，方便拿起和放下，宝宝能花很长时间颠来倒去地尝试把拼块放在合适的位置。选择形状简单些的拼图，并给宝宝示范如何才能拼好拼图。那种带拉绳的玩具也能让宝宝玩得不亦乐乎，这么大的婴幼儿可以轻松地抓住绳子，拖着玩具到处走。给宝宝玩那种一拽绳子，玩具就能向上爬的，或能制造出声响、会唱歌的玩具。

在天气暖和的季节里，玩水或沙滩桌、沙坑能给宝宝带来无穷乐趣。宝宝会往桶里装满水或沙子，然后再倒出来，最后弄得到处都是！但绝对不能单独把宝宝留在池塘边而无人监管。

双胞胎的游戏时间

让两个宝宝都开心绝对是个挑战，但并非不可能。确保给他们准备足够多的玩具，但不必把所有玩具都拿出来（宝宝们反而会无所适从），所有玩具都买双份就更过分了，而是确保他们都能从中选出自己喜欢的玩具，然后玩上好半天就行了。那种容易拆分的玩具，如软积木，也是不错的选择。重要的是把他们当作独立的个体来对待。记住每个宝宝喜欢和不喜欢什么，为他们提供能满足各自需求的玩具。最后，确保你和每个宝宝都有一对一开心玩耍的时间。不要想当然地认为宝宝们互相陪伴，就不怎么需要你了。你是他们的头号玩伴和老师，你要分别花时间和两个宝宝开心玩耍，这相当重要。

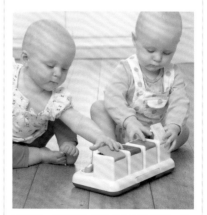
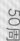

肩并肩一起玩耍 同其他的同龄宝宝一样，双胞胎宝宝在玩耍时，都愉快地沉浸在各自的游戏中。

50周

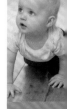

383

寻找平衡点

幸福满足的父母对宝宝的生长发育有益，所以父母双方都需要有自己的时间和空间，应对生活中各种重要的事情。

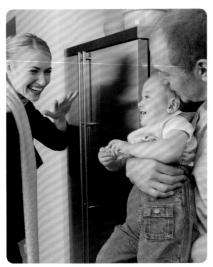

再见！ 建立行之有效的作息规律十分重要，既能让你享受与宝宝相伴的幸福，又能安心地外出工作，追求事业成功。

问与答……妈妈

我一直都在半夜起来拿掉宝宝嘴里的安抚奶嘴。现在是戒掉奶嘴的好时候吗？

是的，专家通常建议婴儿快到1岁时停用安抚奶嘴，一方面是因为早点戒掉习惯比较容易，另一方面是考虑到过度使用安抚奶嘴，当婴儿牙牙学语的时候，会影响语言发育。从缩短安抚奶嘴的使用时间开始：让宝宝含着安抚奶嘴入睡，睡着后拿走，以便他习惯醒着的时候嘴里没有安抚奶嘴。当你拿走安抚奶嘴的时候，可以给他一个安慰物，比如毯子或玩具，分散他的注意力。头一两个晚上，宝宝可能会抗议，但大多数婴儿很快就能适应。

时至今日，无论全职工作还是兼职工作，你和你的爱人可能都已重返工作岗位，需要安排别人照顾宝宝。也许你们已决定一人留在家里照看宝宝，另一人外出工作。或者你们两人都做兼职，倒换时间轮流照看宝宝。无论最终如何决定，都是你们俩讨论和计划的结果。

毫无疑问，现在的生活和宝宝出生之前截然不同。如果你们中的一个正在家里照看宝宝，那么可以按照自己的意愿抚育宝宝，并会为这一新角色而兴奋不已，每天在家陪伴宝宝一起玩耍，自豪地看着宝宝逐渐长大成人。然而，你也许还是很怀念宝宝出生之前生活中的某些方面。

感觉自己变了

如果放弃了工作，你可能会怀念每天工作结束时体会到的成就感，怀念成年人之间的交谈和互动，怀念那些按时出门上班的日子。你可能感到自我形象发生了改变，变得与以前截然不同。这种改变很容易动摇你的自信心，即使你现在所做的是你自己的选择，即使你知道你现在扮演的角色多么有价值。重要的是，你不能只考虑宝宝的需要，全然不顾及自己的感受。你必须为自己创造新生活，建立起适合你的生活作息规律，这样才能对抚育宝宝充满信心。

每周都为自己留出一段时间，周末上午请你的爱人或亲戚照看宝宝几个小时，以便你有时间做你喜欢的事。你可能打算在固定的时间段送宝宝去托儿所

待几个小时，或是预约幼儿托管人、雇佣兼职保姆照看宝宝。永远不要因为没能一直照看宝宝而感觉内疚。让自己感觉幸福满足，将使你成为一个能兼顾生活方方面面的优秀家长。

最重要的是与家里有同龄宝宝的父母建立友谊。你们能互相提供支持，你们的友谊常常能伴随终生。如果你感觉孤立无援，通过本地的游戏小组或支持网络与其他父母建立联系。相关专家能帮你联系其他父母。社区图书馆等也能提供他们的联系方式。

如果你已经回去工作，可能每天都很想念宝宝，或感觉自己被"剥夺"了照顾宝宝的机会。不必内疚，即使你不能一直陪着宝宝，他也会过得很好。留出特定的时间段，和你的爱人一起照看宝宝，能让你的爱人放松一下。如果你的爱人是照看宝宝的主力，确保你们每天都有时间进行交流。你的爱人需要告诉你宝宝每天都做了哪些事；这么做既能提升你爱人的成就感，也能让你觉得自己也参与了宝宝的成长过程。

你正在慢慢适应身为父母的角色，在现阶段，不宜把计划订得太死板。你和你的爱人也许无法按计划回去上班或留在家里照顾宝宝，也许你们中的一个主动改变主意，决定放弃工作，全心全意待在家照看宝宝了。一旦感觉不对劲，时刻做好准备与爱人沟通，对改变持开放的态度。

你的宝宝 50周零5天

口味的变化

宝宝的味觉发育得越来越灵敏，所以是时候扩展宝宝的食物种类，让他对新的食物产生兴趣了。

如果宝宝对家里其他人的食物感兴趣，务必让他和你们一起吃饭。这是养成健康饮食习惯的最好途径。如果从现在开始经常和家人一起吃饭，宝宝能慢慢学会品尝并享受家常便饭的口味，而这些食物将伴随他成长，而且他也喜欢作为家庭成员与家人一起吃饭的社交体验。

宝宝仍然在学习自己吃饭，你可以给他一个盘子或碗，盛点饭菜给他（烹调时把他那份拨出来再调味）。宝宝既可

以用手抓食物吃，也可以用粗柄的勺子舀着吃。

如果宝宝挑食，你可以挑一种蔬菜偷偷加在酱汁或汤里，让宝宝尽可能多地摄取各种营养物质。

现在，你可以在烹制婴儿食物的时候用香草和香料调味，并且可以加点葡萄酒了。如果用葡萄酒调味的话，保证烹调的时间足够长，使酒精完全挥发。

宝宝的菜单上仍然不能有盐和整粒的坚果，但你可以在他的食物里添加些新的调味料和奶酪，使食物更有滋味。

如果宝宝仍然不愿意吃大块的块状食物，可以继续在他吃饭时准备些手指食物，同时把日常饭菜的口感做得粗糙一点，让宝宝尝试。例如，如果你给宝宝吃极碎的水煮鸡肉末配蔬菜泥，可以再把鸡肉和蔬菜切成块状或条状混在一起，鼓励宝宝尝尝。

你的宝宝 50周零6天

当宝宝睡着的时候

在这个年龄段，宝宝做梦的时间比以前略短，但他的大脑一如既往地巩固白天学到的东西。

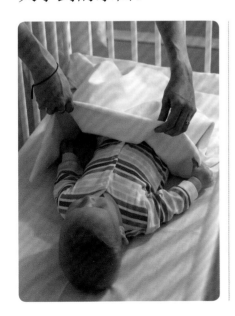

当宝宝接近1岁时，他的睡眠方式会发生一些变化。他的快速眼动睡眠（也就是做梦的睡眠）比以前短了（见121页）。快速眼动睡眠是睡眠最浅的阶段，特点为眼睑频繁地抖动，呼吸不均匀，面部表情经常变化。宝宝的大脑在快速眼动睡眠阶段还在努力工作，处理和整合白天获取的信息。早产儿的快速眼动睡眠时间仍然比足月婴儿长，这种情况还将持续几个月的时间。

当宝宝做梦时，他的中枢神经系统

美美睡上一觉 宝宝一整晚的睡眠会经历几个阶段，有睡得很沉的时候，也有睡得比较浅的阶段，这时宝宝往往在做梦。

进入"活跃"状态，体温也略微升高，同时伴随着脑电波活动频率的增加及心率的加快。在最浅的睡眠阶段，宝宝可能会短暂醒来，也可能虽然还睡着，但翻来覆去睡不安稳。

如果你听到宝宝睡着后有轻微的哭声或发出不安的声响，应该尽量避免太快回应，因为他通常能自己安静下来。浅睡眠阶段之后是深睡眠阶段，两者交替出现一次称为一个睡眠周期。大多数婴儿在一个晚上通常有5个睡眠周期。在深睡眠的时候，宝宝的呼吸均匀平稳，可能会发出叹息的声音或者有吮吸的动作。

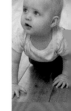

385

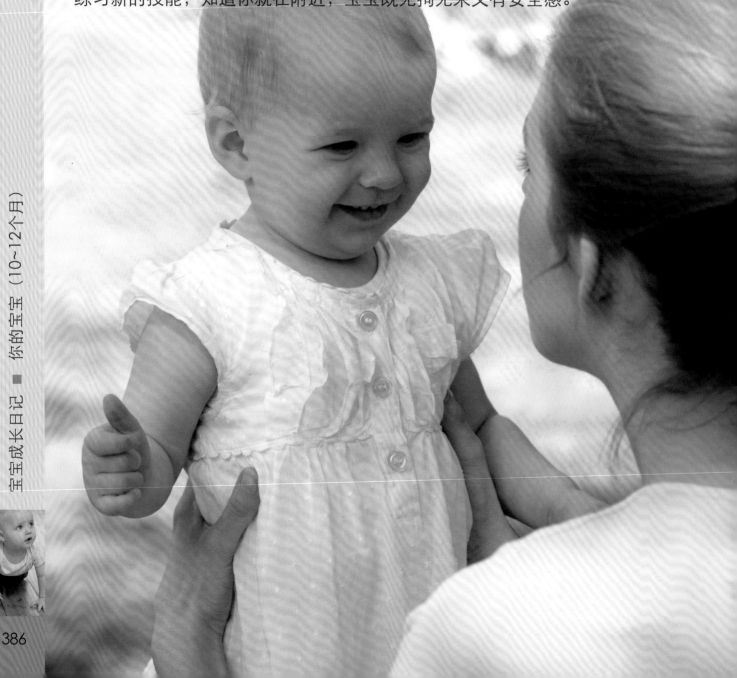

51周

马上就要庆祝小家伙的第一个生日了!

真是让人难以置信!宝宝已经从一个完全依赖他人的婴儿长成一个爱说爱笑、能自己吃饭的幼儿了。在爸爸妈妈的监督下,给宝宝充分的自由探索周围的世界,练习新的技能;知道你就在附近,宝宝既无拘无束又有安全感。

你的宝宝 51周

更加活泼好动

运动是每一个幼儿成长发育的一部分，即使是最不愿爬或走的幼儿在接下来的几个月也会动起来。

很早学会走路的婴儿现在可能要开始跑了。不过，大多数婴儿仍在努力尝试走出摇摇晃晃的第一步。在婴儿能以一定速度行走之前，他会反复试验走路技能，向后走，侧着走，上下楼梯——常常一路上不停地跌倒又爬起。

尽可能带宝宝到户外的草坪上练习，草坪能在宝宝摔倒时起到缓冲作用，而且在不那么平滑的草坪上学走路有助于平衡感的发展。宝宝没有距离感，深度知觉也没有发育成熟（他走到楼梯最后一层或门廊尽头可能还继续往前走），所以要密切注意宝宝的一举一动。

成倍的混乱

对于双胞胎或多胞胎的父母们，他们的宝宝学走路的阶段是非常有趣的，因为宝宝们会四处乱走。多数情况下，多胞胎和单胎婴儿的发育速度是一样的。但如果是早产儿的话，就需要花更长的时间才能达到某些发育里程碑，不过通常在第一年里就能迎头赶上。多胞胎的发育速度可能不一样，例如其中一个更早学会爬。这只反映出他们各自不同的发育特征而已。

全速前进！ 宝宝一旦走起来就很难停下脚步，所以务必确保你家里的环境安全，能放心地让宝宝学走路！

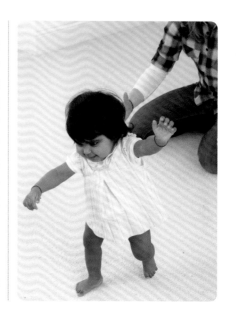

你的宝宝 51周零1天

1岁宝宝的睡眠

在接下来的几个月，宝宝所需要的睡眠时间将比之前缩短。宝宝想睡多长时间就睡多长时间，不能按照作息安排来决定他睡眠时间的长短。

你可能已经根据宝宝活动量的大小，把白天两次较长的小睡改为两次较短的小睡，或者索性就睡一大觉。在接下来的一年里，宝宝在24小时周期内可能需要睡10~13个小时。无论宝宝的睡眠是通过一整夜的睡眠达成，还是分成白天和晚上两部分，都取决于宝宝个人的需要。然而，婴儿很少能整个白天都不睡觉的。

你会发现，宝宝有的时候更容易困倦，在早晨起床几个小时后又要睡上午觉。宝宝也可能养成了在午饭时间睡觉的习惯，所以你需要调整作息安排，以确保宝宝在午睡前能美餐一顿，这样他就不会因为饥饿而提前醒来。

把白天的睡眠都集中在下午睡也没问题。如果宝宝已经表现出困倦的迹象，就安顿他上床睡觉。但如果下午4点他还没醒的话，你需要把他唤醒——如果这个时间还在睡，通常会影响晚上的睡眠。

如果宝宝更习惯于白天睡个长觉，就应让他事先有一定量的身体活动，以帮助他安静下来，并且还能按照例行程序完成你的日常作息安排。请记住，宝宝到了这个年龄段，更有可能从午睡中醒来玩耍，也可能试图不睡午觉，所以要确保宝宝的床是安全的（见299页），把婴儿床的床板调整到最低的高度，避免发生意外。

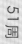

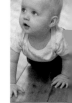

51周

把牛奶当作饮料

这时的宝宝已经足够大，完全可以吃牛奶了。2岁之前给宝宝吃全脂牛奶，2岁之后可以换成半脱脂牛奶。

到目前为止，母乳和配方奶一直是满足婴儿特殊营养需求的最合适的食物。牛奶里的钠、钾、氯化物含量过高，婴儿小小的肾脏还不能承受。此外，配方奶和母乳中含有重要的维生素和矿物质，是婴儿出生头一年快速生长发育所必需的，而牛奶则明显缺乏这些维生素和矿物质。

现在宝宝1岁了，吃牛奶已经安全了，牛奶能给宝宝提供健康脂肪、蛋白质、钙、维生素A和必需脂肪酸，以及其他基本矿物质。如果你正在以素食的方式养育宝宝，或者他特别挑食，一开始你可考虑采用专门针对幼儿的成长配方奶，这种配方奶添加了铁和维生素。但最终还是应该有针对性地扩大宝宝的食物种类，让他通过吃日常的食物，再搭配全脂牛奶来满足营养需要。

所有乳制品都富含鲜牛奶里所含的营养物质，所以如果宝宝不吃鲜牛奶也不要恐慌。只要增加摄入其他乳制品和富含钙的食物，如扁桃仁、绿叶蔬菜、各种豆子、豆腐和大豆就可以了。

宝宝对脂肪的需求量远远超过成年人，所以应喂他全脂牛奶。全脂牛奶可以提供卡路里和生长所需的脂溶性维生素。2岁以下的儿童大约有一半的卡路里是通过脂肪摄入的。2岁之后，只要宝宝的饮食品种丰富、营养全面，你可以考虑把全脂牛奶改为半脱脂牛奶。

宝宝还想吃母乳

无论你怎么想，宝宝可能还想继续吃母乳，而且没有打算停下来的迹象。

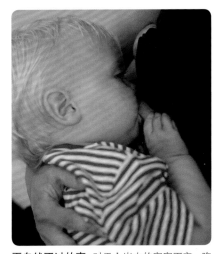

再自然不过的事 对于1岁大的宝宝而言，吃母乳仍然是一种自然的需求，能让宝宝安心。

断奶并没有"正确"的时间。许多妈妈发现她们的宝宝由于被周围的世界分心，在这个阶段自己就断奶了。而另一些宝宝似乎乐于继续吃母乳。这样也没问题——除非你自己想终止。由于终止母乳喂养，你和宝宝可能要同时面临一个困难的过渡期。

给大一点的婴儿断奶需要慢慢来，因为吃母乳已经成为婴儿根深蒂固的习惯，让他觉得很舒适。多多拥抱和安慰你的宝宝。即使已经添加固体食物，宝宝每天仍然需要500~600毫升奶，所以你需要用配方奶替代母乳（宝宝1岁之后你可以换成牛奶）。不过，宝宝仍然可以从每天的两次喂奶中获益，如果需要的话，可以加在早餐里或者在吃饭时给他。如果你想维持早晨或晚间的哺喂，从各个方面来讲对你和宝宝都是有利的（见361页）。

对于大一点的婴儿，母乳是珍贵的营养来源。一项研究发现，在婴儿出生后的第二年，每天仅仅摄入450毫升母乳就能提供一天29%的能量需求、43%的蛋白质、36%的钙、75%的维生素A、94%的维生素B$_{12}$和60%的维生素C。

宝宝的"第一次"

在接下来的几个月里，宝宝将迎接许多新的体验。事先做一些准备工作，帮助宝宝顺利通过每个"第一次"。

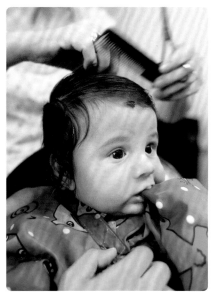

头发的养护 如果宝宝已经和你一起去过美发沙龙了，那么他第一次理发就不会受到惊吓。

在接下来的一年里，宝宝将第一次去牙科诊所看牙或者去美发沙龙理发，还可能第一次在祖母家过夜。一直以来，宝宝都是在自己家熟悉的环境中被照看的。有些婴儿很高兴地适应了新的体验；另一些婴儿则需要一点"热身时间"，才能接受新体验。如果宝宝知道在新情境下会发生什么事，他会感觉更安全。

如果你自己需要去牙科诊所，去医院看病或者去打理发型——或带宝宝的哥哥姐姐去剪头发的话——把宝宝也带去，以便他适应这些环境，看看这些地方是做什么的。当然，这个过程最好不要占用太长时间，例如你正好要做一次常规体检，或者请发型师快速修剪，宝宝便不会感到无聊和不安。

当发型师给你剪头发时，让宝宝坐在你的腿上，用愉快的声调解释发型师在做什么，这样宝宝就会了解这些事很正常。让宝宝看牙医如何检查你的牙齿，检查时你平静地坐着，以向宝宝表明没有什么可担心的。

如果你认为即将面对的新体验可能会使宝宝困扰，你可以给宝宝读书，书的内容是关于他即将面对的新环境的——看到自己喜欢的卡通人物在看牙医，能使宝宝更轻松愉快地应对。

如果宝宝将要独自在祖母家过夜，可以提前带宝宝一起去祖母家一两趟，让他先在你陪伴下习惯祖母家的环境（见 355 页）。

经历新体验的时刻

当宝宝第一次理发或面对其他新体验时，确保他已经吃饱了，而且也不困倦。如果他看上去有点焦虑，你可以把安慰物拿给他，或给他一个玩具、一本书，分散他的注意力。简单地向他解释你们要做什么，将要发生什么。提醒宝宝曾经读过的故事（关于他会遇到的相关场景的故事），或者帮他回忆妈妈上次理发的过程，现在轮到他了，剪剪头发更帅气！让他知道理发之后你打算带他去好玩的地方，比如去软体游乐场或公园，有助于他把理发和积极的事联系起来。最重要的是应该保持冷静和乐观——如果你自己害怕看牙医，宝宝很快就会发现的。

我应该在什么时候为宝宝预约牙医进行口腔护理？

在宝宝大约 6 个月大的时候进行一次牙齿检查是个不错的主意，或者当宝宝长出第一颗牙齿的时候。让宝宝习惯去牙科诊所，习惯让牙医检查牙齿是否一切正常。宝宝周岁生日之前，他是不需要进行完整的牙科检查的。牙医会提出很多关于宝宝口腔健康的建议，包括如何刷牙和氟化物的作用，并且检查宝宝是否有龋齿的早期迹象。

把和牙医的第一次会面当作社交场合来看待，让宝宝习惯新的环境和不同的气味。第一次看牙，也许还包括接下来的几次，当牙医检查时，你可以把宝宝放在你的腿上。宝宝很可能喜欢牙医关注他的牙齿。如果情况并非如此，即使宝宝大哭大闹也不要恐慌；你可以和牙医重新预约，过一阵子再来。

宝宝打完针后不停地哭闹。这是否意味着以后再注射疫苗时他会害怕不敢打？

宝宝是不会记得他的第一次注射经历的，所以请放心，他不会因此变得对医生的诊疗产生恐惧心理！不过，宝宝大声哭喊是他的本能反应：有些孩子的确会大声尖叫，而另一些则很容易安抚。

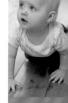

有含义的词汇

到了12个月大时，很多婴儿已经能说一些有一定含义的字词了，他们的词汇量迅速增长。

宝宝说出的第一个词往往是那些对他来说最有意义的词，例如"妈妈""爸爸""瓶瓶"。宝宝可能还不能准确地说出这些词，但现在你应该能完全明白它们的含义了。如果宝宝时常更换人和物的名称也不要感到惊讶。他可能整整一个星期都把他的奶瓶叫成"巴巴"，下一个星期则变成"瓶瓶"，甚至叫"奶"也说不定呢。

宝宝通过聆听别人说话来学习语言，在这一点上，他听懂的远比他能说的多。继续和宝宝说话，教他每种物体名称的正确发音——重复能帮助宝宝巩固记忆。然而，能够重复说出某些词语并不代表宝宝真正理解了这些词的含义。在宝宝说话时应仔细听，并在他说话时观察——他的语调和手势会给你提供线索，让你明白他想用这些词来表达的含义。

有一些儿童直到快2岁才开口说出第一个词，但通常在20个月大之前，他们已经能说出30~40个词了（通常是名词、简单的短语，如"再见"或"大大"）。这些词可能和一连串的咿咿呀呀混在一起。20个月大之后，他们开始以惊人的速度说出各种词——有时一天能说一两个——毫无疑问，你终于明白宝宝说的话，以及他想要什么东西了！

你的秘密

过去一年和宝宝在一起的日子令你开心吗——或许你是熬过来的？每个妈妈的感觉都是不同的，当然有一些妈妈会格外疼爱宝宝。

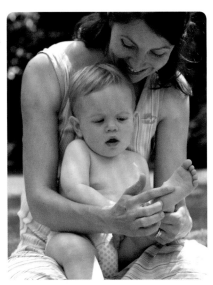

掌上明珠 宝宝是多么惹人喜爱啊！但有时也很难对付。

现在，你已经有了近12个月的养育宝宝的经验，你怎样描述自己的妈妈形象呢？你是否曾经试图突破一个典型母亲的形象——对有关照看宝宝和母乳喂养的事兴趣浓厚，对于与小孩子有关的一切了如指掌，是母婴论坛的忠实粉丝？抑或你发现换尿布、给宝宝喂饭、宝宝的作息安排等等这些事不但有点辛苦，而且乏味呢？

你可能正处于两个极端的中间地带，如果你没有像你期望的那样感觉过去的一年是幸福的，也试着不要内疚或感到灰心丧气。这并不意味着你不爱你的宝宝。对有些女性来说，随着小家伙逐渐长大，照顾他变得越来越有意思，回报也越来越多，因为宝宝能更好地沟通互动了。宝宝慢慢地成长发育，他的个性真正开始显露，你可能发现，自己参与宝宝的成长比以前多得多，但与宝宝小时候的实际情况相比，你反而更自由了。尽管已是老生常谈，被无数家长重复过许多遍，但婴儿确实是以令人难以置信的速度成长着——今天你还觉得宝宝不过是个蹒跚学步的幼儿，一转眼便到了要报名上学的年龄了——因此，应珍惜和宝宝在一起的分分秒秒。

生活中总会遇到艰难时刻，天底下也没有完美无缺的父母，你和宝宝之间的情感纽带是最宝贵的，也是无可替代的——无论你是什么样的母亲。

今天宝宝1岁啦!

热烈祝贺——宝宝现在正式成为一名学步儿童了!在接下来的一年,你将在宝宝身上看到许多可喜的变化。

宝宝的第一个生日可能令你百感交集——宝宝变得更加独立了。对于能做哪些事,想做哪些事,他心里有明确的想法,而你也许第一次意识到,这个小人儿事事都和你对着干。宝宝满周岁以后,对于你的干预,他会变得越来越不服从——即使你只是让他坐下来吃饭或穿衣服。

与此相反的是,分离焦虑将持续到宝宝2岁甚至是3岁,他将不断寻求你的陪伴所带来的安慰,在有规律的作息安排中获得安全感。继续通过身体上的爱抚使他安心,和他一起享受读书、唱歌、做游戏带来的乐趣,时刻提醒他你们之间存在的亲密关系。

在接下来的一年,宝宝将在言语发育方面取得惊人的进步,你也能很快掌握听懂他的窍门。读书、唱歌、聊聊一天的活动,这些都能继续促进宝宝语言能力的发育。过了这一年,宝宝便开始串起短句子,用动作和手势与语言配合,使别人更容易知晓他的需求。

确保宝宝的安全仍是你的首要任务。你必须检查周围的环境和他进行的活动,使宝宝在探索迅速扩大的世界时不会让自己处于危险之中。要让宝宝明白上下楼梯的安全法则,而当你们外出时,时常留意他的一举一动。

继续玩既刺激又好玩的游戏和活动,以精进宝宝尚在发育中的技能。尽管和

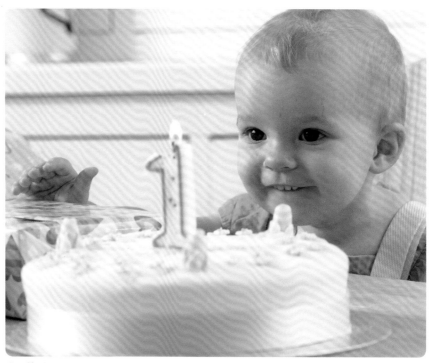

生日快乐! 宝宝的周岁生日标志着不可思议的第一年终结了,你可能希望与家人以及最亲密的朋友共同庆祝这一段美妙的人生经历。

以前相比,宝宝更想自己玩一会儿,但他仍需要和你进行大量的互动,你的参与对宝宝的生长发育至关重要。

宝宝现在已经能在餐桌旁坐得很好了,你越多安排宝宝和家人一起吃饭,他掌握的餐桌礼仪和社交技能也越好——他也更有可能吃到种类丰富的食物。你自己不喜欢某种食物的话,也尽量不要影响宝宝;美食世界是宝宝乐于探索的领域,丰富多变的食谱对宝宝的健康和发育是最有益的。

最重要的是花点时间做一些和宝宝

有关的可爱的小事——记下宝宝那些令人惊喜的第一次,用镜头捕捉他的身影,保存他的第一次艺术创作,录下他努力学说话的声音。接下来的几个月,甚至几年,时光将如白驹过隙,你会惊讶地发现,在通往独立的道路上,宝宝前进的速度比你想象的快得多。

你不但创造出了一个可爱、独一无二的小人儿,还给他提供了一个有无限可能的世界。你应该为他的成就感到自豪——这也是你的成就——终于,你可以安心了,你为抚育宝宝、建立和谐家庭所付出的努力获得了最好的回报。

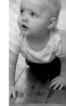

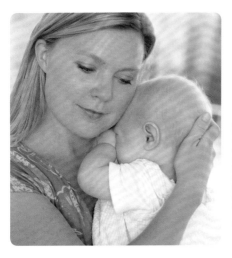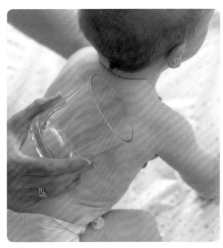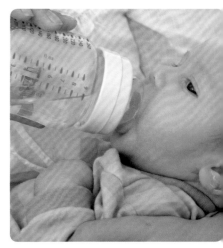

宝宝的身体健康是父母关注的头等大事，如果你对疾病的识别和诊疗过程多一些了解的话，当宝宝生病时，你就能多一分自信，应对起来也更容易。大多数婴儿在出生后的第一年里至少会生一次病，所以这一章将详细介绍所有的婴儿常见疾病，以及如何照顾生病的婴儿。当然，父母的直觉是不可替代的，只要你对宝宝的健康状况存有疑虑，直接给医生打电话。

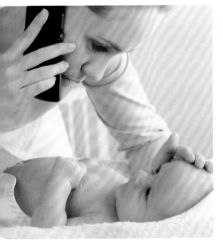
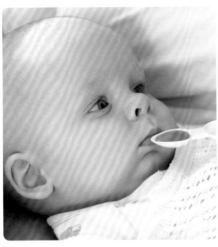
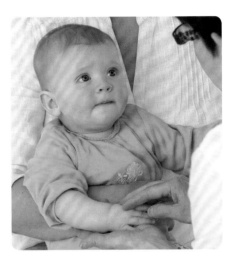

宝宝的健康

生病的宝宝

了解得越多，照顾生病的婴儿时就越有信心。

宝宝的免疫系统还没有发育成熟，所以在出生后的第一年里，他容易罹患诸多疾病。其中大多数是小病，但偶尔也会发展成为重病。关键是你要知道注意些什么，只有这样才能采取正确行动。

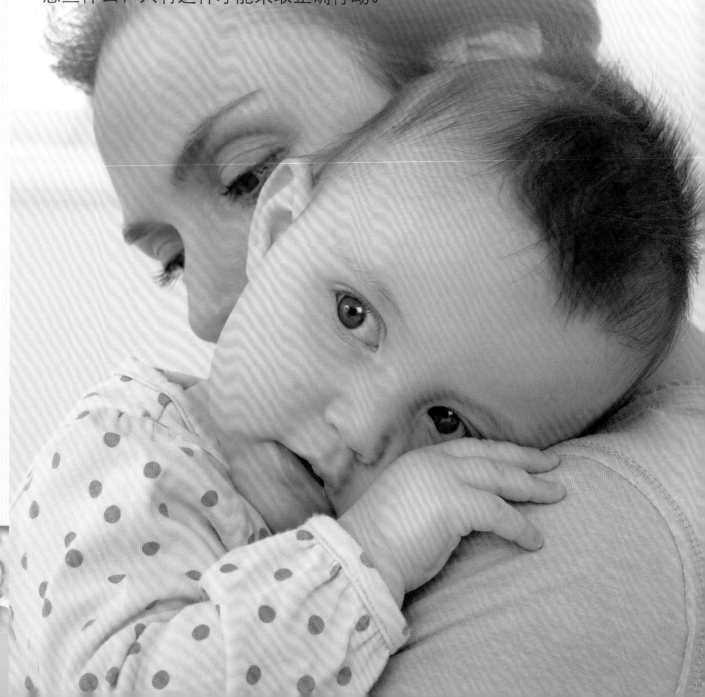

当宝宝生病时

初为父母，很难判断宝宝是否生病了，但由于你对宝宝的各方面情况都很熟悉，所以当他不舒服时，你能意识到有不对劲的地方。

宝宝经常哭，但长时间的啼哭常常提示宝宝可能不舒服或感到疼痛，尤其是在你无法安抚他的时候。另外，注意听宝宝是否声音嘶哑或哭的声调比平常高。同时，谨记病重的宝宝可能哭得反而比平时少，所以应持续关注宝宝是否异常安静或温顺，特别是在伴有其他症状的情况下（见396页）。

当宝宝感觉不舒服时，对吃饭没什么兴趣，或比平常吃得少。呕吐也是一种常见的症状，但不一定说明宝宝的肠胃有问题。

一旦宝宝会笑了，他可能经常笑容满面。假如宝宝看起来郁郁寡欢，或者当你和他说话时，他也不对你微笑，可能就是出问题了。同样的道理，大一点的宝宝生病时经常对玩耍失去兴趣。他总爱黏着你，你一靠近就抱着你不放，不愿你离开房间。如果宝宝呼吸时有杂音或者频率增快，就有可能生病了。病情不太重的宝宝比平时睡得多，但你还是能够将他唤醒的。如果宝宝对你的呼唤没有反应，应立即呼叫救护车；如果速度更快的话，你可以直接带宝宝去医院。

脱水

很多常见的疾病都能引起严重的体液流失，如果伴有发热的话，将使情况变得更加复杂。婴儿发生脱水的速度相当快，而脱水本身就是一个需要重点关注的问题，所以学会识别脱水迹象是至关重要的。

■ 起初，嘴唇干燥可能是唯一的症状。

■ 当脱水加重时，宝宝的尿布可能没有平常那么湿。皮肤会变得干燥，弹性下降。宝宝有点昏昏欲睡。你还可能注意到他的囟门（头顶柔软的地方）略微凹陷。请立刻与医生联系。

■ 当发生严重脱水时，宝宝的眼窝可能凹陷，也可能持续 12 小时没有排尿。立即呼叫救护车。如果你能很快到医院的话，可以直接带宝宝去急诊室——到了这个阶段，宝宝有发生惊厥或昏迷的危险。

为了避免脱水，应给宝宝吃大量的母乳或配方奶。宝宝需要额外摄入液体来补充因疾病流失的体液，特别是当他出现腹泻或呕吐症状时。少量多次地喂给宝宝可能有所帮助。如果宝宝不到 6 个月，且是人工喂养，你也可以把水煮沸，晾凉之后喂给宝宝。咨询医生是否需要补充口服补液盐溶液。补液盐溶液不仅能补充体液，还能补充由于呕吐、腹泻流失的糖和盐，而且对宝宝来说也更容易服用。

如何……

给宝宝测量体温

发热是身体对抗感染的一种正常反应，所以体温升高能帮助你判断宝宝是否生病了。人体的正常体温是 37 ℃，在腋下测得的体温大约要低 0.5 ℃。

给宝宝测量体温最好的位置是耳朵和腋下，但测腋下也许相当困难。因为你需要抱着宝宝，让他保持不动至少几分钟的时间，但宝宝通常会不停地扭动，所以读数有可能不准确。给婴幼儿测量体温时不能通过口腔，因为他们可能咬碎体温计。

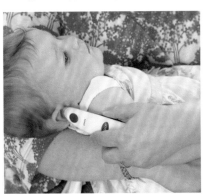
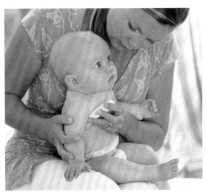

耳温计 稳稳地抱着宝宝，把体温计放入他的耳道，参照体温计说明书来确定放置体温计的正确位置（左图）。**腋下体温计** 把宝宝放在你的腿上，抱着他，别让他扭动身体，这样测得的体温更准确（右图）。

寻求医疗帮助

如果宝宝生病了，你可能需要咨询医生，或者——如果你非常担心宝宝的健康——就送他去医院。

清单

什么情况下需要向医生求助？

当你很了解宝宝的时候，很容易意识到何时需要向医生求助。某些症状是绝不能忽视的。即使宝宝没有明显的症状，如果你觉得他不舒服，也可以向医生咨询。婴儿的年龄越小，越应尽快咨询医生。低龄婴儿的病情进展常常十分迅速。如果宝宝出现下列症状，应及时联系医生：

■ 发热，体温达到 39℃或更高；或 3 个月以下的宝宝体温达到 38 ℃。

■ 拒食。

■ 呕吐不止。

■ 似乎因疼痛而尖叫。

■ 看上去无精打采或病恹恹的。

■ 有脱水迹象（见 395 页）。

■ 12 小时内有 2 次以上的水样便。

■ 排血便或黏液便。

■ 身体任何部位有出血。

■ 在过去的 24 小时内耳朵、眼睛或生殖器有分泌物排出。

■ 呼吸似乎较平时急促。

■ 皮疹。

■ 癫痫发作（痉挛或惊厥）。

■ 轻度烧伤或烫伤。

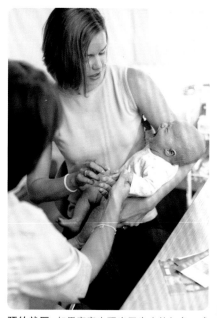

预约就医 如果宝宝表现出了患病的征象，或者你不能确定宝宝的状态是否正常，均应告知医生。

带宝宝去医院就医

据统计，在婴儿出生后的第一年，父母带婴儿看病的次数平均达到 9 次。因此，你应该了解如何在咨询过程中达到最好的效果。

除非确实有必要，最好不要请医生到你家出诊。带着发热的宝宝去诊所通常不会有什么害处，反而比等医生出诊速度更快。当你打电话与诊所前台预约时，务必告知宝宝的年龄。大多数诊所会灵活安排小病人的就诊时间，例如临时安排在其他预约病人之前，并且尽量减少你等待的时间。如果宝宝有皮疹，务必告知医生，这样你就不必在候诊室里浪费时间，并使其他病人陷入被传染的风险。这样做的另一个好处是使医生尽快开始给宝宝进行诊治。去诊所的时候带一块尿布，在医生检查完之后，你可能想给宝宝换上干净的尿布。如果宝宝有腹泻的症状，带上一块用过的尿布，以备医生需要将大便样本送检。

达到最好的就诊效果

向医生清楚地描述宝宝的症状，不要忘了告知细节，例如体温，用过什么药物，或你在家都尝试过哪些治疗方法。把你的想法如实告知医生，无论你是担心宝宝的咳嗽还是害怕宝宝可能患脑膜炎，只有这样才能确保你和医生相互了解。

你一定要弄清楚医生的指示，应该做什么，如何给宝宝喂药，等等。医生还将告诉你要注意哪些事项，宝宝用药后病情没有缓解该怎么办，什么时候来复诊。不要担心自己啰唆；当你在养育宝宝的过程中摸索道路时，偶尔虚惊一场在所难免。许多医生自己也有孩子，对你的境遇感同身受。他们能够理解你把宝宝视若珍宝，对他极度关心，也知道一两次可有可无的咨询远比什么都不做而导致病情延误强得多。

如果你觉得无法与医生交流，可能因为这位医生不适合你。每位医生擅长的领域和研究的方向不同，在几次咨询之后，也许换一位医生更好，既可以换同一家诊所的其他医生，也可以换一家诊所。

如果你只是想得到建议

你可以直接给相关机构的健康服务热线打电话咨询；届时将由一位专业人士接听你的电话，就你的宝宝是否需要就医给出建议。像母乳喂养和肠绞痛这样小的健康问题，你也可以咨询相关专家，或者针对如何处理尿布疹这类小病咨询药剂师。

很多地区都有无须预约的健康中心，你随时可以去，并且能与护士面对面交谈。在你离开中心的时候，注意查看该中心是否有专门的婴儿设施。如果你需要带宝宝就医而中心已经下班时，你可以拨打医生的加班服务电话安排就诊时间。

看急诊

带宝宝去看急诊令人发怵，但这是大多数父母在某些时候不得不经历的过程，所以应做好准备。绝大多数情况下，宝宝的问题不大，看过急诊后父母就可以带着宝宝回家。偶尔也会有宝宝的状况令人不安的情形，可能需要留在医院观察（见下文）。

无论你有多着急，也应尽量保持冷静。当你到达医院的急诊室时，需先找到急诊室的服务台。如果医院设有儿童急救中心，你会被引导到那里；如果没有，则会由一位儿科护士给宝宝进行身体评估。尽可能简明扼要地叙述意外事故的过程或描述宝宝的症状。护士将评估宝宝病情的严重程度，然后直接带宝宝去见医生，或告知你等待。

如果你不能立即见到医生，很难预计还需等多长时间，因为急诊室医生首先救治的是情况最危急的病人。不过，在常规情况下，婴幼儿会得到优先照顾，至多等几小时就能见到医生。因为你可能要带着宝宝等上一段时间，所以别忘了给宝宝带上安慰物、安抚奶嘴，如果需要的话，可以带点奶，或几块干净尿布。

住院

幸运的是，现在的儿科病房比以前明亮舒适得多，病房陈设不再单调刻板。你会发现医护人员不仅有高超的专业技能，对他们的小病人也关怀备至。儿科医生很少穿白大褂，他们往往是医院里最平易近人的医生。

陪在宝宝身边

在有些地区，如果宝宝必须住院治疗，父母几乎可以一直在医院里陪护，尽管很多病房里给父母提供的设施非常简单。站在宝宝的立场上，最重要的是你能一直陪伴在他左右，让他能顺利完成各种化验和检查。如果需要验血，通常医生会先给宝宝涂抹局部麻醉膏，抽血时就不会痛。如果宝宝需要进行局部麻醉下的手术，医生通常希望你能在场。如果手术需要全身麻醉，你则不允许留在手术室里，但你可以在医生指导下抱着他，直到他很快睡去。记得带上宝宝最喜欢的玩具、安慰物或者毯子，有助于让宝宝感到更像在家里。

住院前的计划安排

如果大一点的宝宝需要住院治疗，应该提前告诉他。给宝宝稍微讲讲住院的事，以免他受到惊吓。宝宝对父母的心情和情绪很敏感，所以无论发生什么，尽量抱着积极乐观的态度。如果你本人讨厌去医院，害怕打针，尽最大的努力不要表现出来。用柔和的声音和宝宝说话有助于安慰他。你还可以唱他最喜欢的歌曲或儿歌给他听。

多了解信息

详细了解宝宝的治疗措施有助于避免不必要的焦虑。如果你对宝宝的治疗有任何疑虑，直接询问医生，不要胆怯。你身旁的医生和护士通常很乐意回答你的问题。把你的问题列成清单，因为有那么多的事情要处理，你很容易丢三落四。

当宝宝可以出院回家的时候，确认你正确理解了宝宝的出院计划，并留下医院或者医护人员的联系方式，以便日后在需要的时候寻求专业人士的帮助。

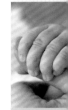

护理生病的宝宝

当宝宝生病时，他可能需要你全身心的关注。懂得如何护理，对宝宝恢复健康大有帮助。

你应该能预见到生病的宝宝要求多多、很难伺候，需要你时刻陪在他身边。把事情按先后顺序安排好，这样你才有时间多抱抱小家伙，或至少陪他坐着。一个能干的保姆或值得信任的亲戚也能照顾宝宝，但宝宝更喜欢来自于父母的安慰。

生病的宝宝可能还想玩些简单的游戏，或听他最喜欢的故事。常常是同一个故事一遍又一遍地重复。熟悉的事物比以往任何时候更能让宝宝切切实实地安心。宝宝可能也喜欢听你预先录好的故事和儿歌，你的声音对他具有特殊的意义。

留意宝宝的体温（见 401 页），必要时测量体温。不是每一次发热都需要处理，但如果宝宝觉得不适，体温非常高，或医生建议你退热，应尽可能给他降温。根据宝宝的年龄，对乙酰氨基酚或布洛芬可能适用（阅读说明书）。选择一种药物即可，不能同时使用两种药物。

当宝宝生病时，尤其是发热时，通常需要补充额外的液体。发热是身体对抗感染的正常反应，但会导致脱水。脱水反过来又进一步促使体温升高，形成

清单

家庭药箱

在药箱里准备一些常用药物，可使你迅速有效地处理一些常见的疾病。把药品放在宝宝触及不到的地方，最好保存在阴凉避光的地方，并经常检查药品的有效期。确保药物适用于宝宝的年龄段。

■ 对乙酰氨基酚溶液。

■ 儿童用布洛芬。

■ 炉甘石洗剂，针对叮咬和皮疹。

■ 补液盐溶液或散剂。

■ 抗生素软膏，针对割伤和擦伤。

■ 婴儿局部止痛凝胶，可缓解出牙的不适。

■ 医用注射器和（或）小药勺。

■ 体温计。

■ 医用胶布和绷带。

如何……

施用滴剂

应在施用滴剂之前洗手，不能让滴管直接接触婴儿，每次给药完毕后应对滴管进行消毒。

滴鼻剂 让宝宝仰面平躺在你的腿上，如果是大一点的宝宝，轻轻地将他的头略微后仰。确保宝宝的头部得到很好的支撑，然后把滴鼻剂滴入每侧鼻孔内。

滴眼液 让宝宝仰面平躺在你的腿上，用一只手臂稳稳地撑住宝宝的头。轻轻地把宝宝下眼睑向下拉，然后把滴眼液滴入眼睑和眼球之间的位置。擦去宝宝面颊上残留的药液。如果你一个人搞不定，可以请一个成年人帮助你抱住宝宝。

滴耳剂 把滴耳剂药瓶放在手心里握几分钟，药液就不那么凉了，然后让宝宝侧躺在你的腿上。由于这个姿势要保持一段时间，所以宝宝必须感觉舒适。牢牢地固定住宝宝的头，但动作要温柔，将药液滴入宝宝的耳道内。让宝宝静待几分钟，以免滴入的药液从耳朵里流出来。当宝宝坐直的时候，仍会有一些药液流出来，用事先准备好的纸巾擦掉。

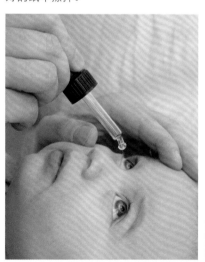

如何给宝宝用滴眼液 让你的手保持稳定，挤压滴管的橡胶头，把眼药水滴入下眼睑靠近眼球的位置。

服用口服药

给婴儿服用口服药物的方法有以下几种，无论是医生开具的处方药，还是你在药店购买的非处方药，这几种方法你都可以采用。在你给宝宝喂药前必须洗净双手，了解确切的剂量。药物过量是很危险的，对年幼的婴儿来说更加危险。喂药时，要抱住宝宝，让他略呈坐直的姿势。千万不要在宝宝平躺时喂药，这样做会有把药物吸入肺里的危险。

用注射器喂药　由于小婴儿还没有学会吞咽勺子里的液体，因此用注射器喂药可能是最好的方法。这个方法同样适用于药量小但要求精确的药物。在给不满 6 个月的宝宝喂药时，使用前应将注射器消毒。先用注射器从药瓶里吸取准确剂量的药液，再把宝宝抱起来，固定在你臂弯里。把注射器头放在宝宝的下唇上，轻轻推动注射器的活塞，把药液缓缓推入宝宝的嘴里。

用滴管喂药　在给不满 6 个月的宝宝喂药时，使用前应将滴管消毒，把准确剂量的药液吸入滴管，然后再抱起宝宝。让宝宝的身体稍微向后倾斜，把滴管嘴放到宝宝一侧的嘴角内，或放在下唇内侧。挤压滴管的橡胶头，把药液挤进宝宝的嘴里，应确保滴管内的所有药液全部被挤干净。

用勺子喂药　这是给 12 周以上年龄段的宝宝喂药最常采用的方法，特别是药物剂量至少为 2.5 毫升或以上时。应先量出一剂药液，再抱起宝宝，让他坐直，将勺子的底部轻轻抵住宝宝的下唇，和缓地将勺子倾斜，以便药液流进宝宝的嘴里。

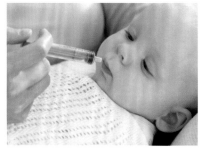

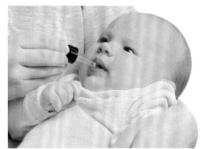

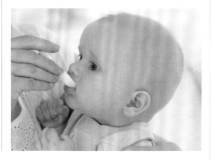

用注射器喂药　对于非常小的宝宝，你会发现用注射器给药是最容易的方法（上图）。
用滴管喂药　用滴管给宝宝喂药时，要确保所有的药液都滴入宝宝的嘴里（中图）。
用勺子喂药　3 个月以上的宝宝通常可以用勺子喂药（下图）。

恶性循环。

如果你采取母乳喂养，可以继续喂母乳，至于是否需要额外喂水，请咨询医生或相关专家。大一点的宝宝需要鼓励他多喝些水。确保宝宝想喝水时随时可以喝到。

如果宝宝已经吃固体食物了，他生病时进食不多也不必太担心。此刻，补充液体比补充食物重要得多。

当宝宝生病时，无须睡在自己的床上，让他穿着平时睡觉时穿的衣服，因为它们容易穿脱。到了晚上，应该让宝宝待在你身旁。如果宝宝已经能够在自己的房间独自睡觉了，你也可以考虑暂时把他的床移到你的房间。这样做的好处是晚上他有任何需求时，你更容易处理，而且宝宝就在你身旁，你也能睡得踏实些。

宝宝生病时，你可以用擦洗代替洗澡，或者用一块绒布简单地擦一擦。这完全取决于宝宝患病的严重程度，以及他是否愿意洗澡。有些大一点的宝宝洗澡时感觉很放松。洗澡后换上干净的衣服，能让他觉得舒服些。用海绵蘸温水擦浴的方法已经不再被推荐用于降低体温了。

照顾生病的宝宝是相当辛苦的，所以当宝宝睡觉时你也去休息。不要浪费宝贵的时间做家务。如果你需要帮助，让朋友或亲戚来照看一会儿，这样你就可以好好休息了。但是不管你有多累，当生病的宝宝躺在沙发上时，你绝对不能睡着。

给药

如果医生给宝宝开了处方药，如抗生素，按正确的剂量给药以及按医嘱完成疗程是相当重要的。这个原则也适用于局部治疗，如类固醇乳霜。请记住，无论给宝宝服用什么药物，都要以液体的状态给药。

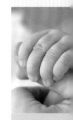

疾病和受伤

生病或受伤的婴儿需要投入大量精力去安抚，并辅以正确的治疗方法。

当宝宝身体不适或者跌倒、撞伤时，重要的是你必须清楚什么情况是可以留在家里自己处理的，采取什么措施是正确的，以及在什么情况下需要寻求医疗帮助。只有当你对采取的措施有信心时，你才能保持冷静，也更有效率。

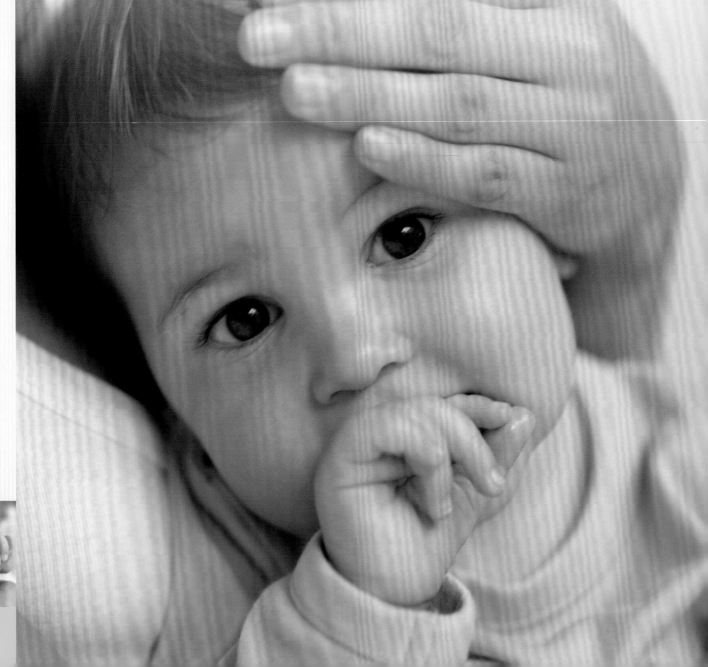

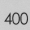

常见疾病

当宝宝生病的时候，他并不会表现出该疾病的所有症状，而是只出现一两种。通常情况下，表明婴儿身体不适的迹象并不明确。

热性惊厥

6 个月以上的婴儿和低龄儿童因高热而发作癫痫或惊厥，称为热性惊厥。

发热会加重婴幼儿大脑的负荷，并可暂时阻断脑细胞之间的信号传递，在某些情况下可诱发癫痫。热性惊厥通常发生在体温急剧上升时。如果有热性惊厥或其他类型惊厥的家族史，那么婴儿发生热性惊厥的可能性更大。

虽然热性惊厥发作持续的时间通常不超过 2 分钟，但确实很吓人。发作时，患儿意识丧失，呼吸暂时停止，往往伴有大小便失禁。四肢和面部肌肉抽搐，双眼上翻。惊厥停止后，患儿意识恢复，但可能嗜睡。

热性惊厥发作时，让宝宝侧卧，不要试图控制他的肢体，但要确保他的安全，不会跌倒受伤。如果可能的话，记住惊厥发生的具体时间。如果宝宝持续抽搐超过 5 分钟，立即呼叫救护车：任何抽搐如持续时间超过 5 分钟，意味着可能患有比热性惊厥更严重的疾病。

如果宝宝曾经发作过热性惊厥，请联系医生。如果是第一次发作，可能需要到医院进行相关检查以排除严重疾病。如果之后再次发作，宝宝仍需要接受检查，以寻找导致高热的病因。

发热

发热本身不是一种疾病，而是一种常见症状。发热是机体对抗感染或炎症的正常反应，所以应始终关注宝宝是否发热，特别是当宝宝还不满 6 个月的时候。

发热的病因包括流感、胸部感染、胃肠炎、泌尿系统感染以及一些传染性疾病，如玫瑰疹（见 406 页）。在接种常规疫苗后也可能发热。

用手摸摸宝宝的皮肤，尤其是当宝宝的后颈摸上去热热的或出汗了的时候，你便可以推测他是发热了，但只有通过测量体温（见 395 页）才能确定是否真的发热。

发热的护理

发热令婴儿不适，还会引起脱水。这就是当婴幼儿发热时必须及时补充足够水分的原因，同时还要密切注意有没有出现脱水的征象（见 395 页）。

不要给宝宝穿得太多，捂得过严不利于降温。在家时，假如房间里的温度适宜的话，穿背心、裹上尿布就够了，但要密切观察宝宝，因为婴幼儿控制体温的能力很差，他们很快就会冷。

用海绵擦浴或盆浴无助于降温，而且有可能使宝宝更难受。3 个月以上的婴幼儿可选用儿童用对乙酰氨基酚或布洛芬退热（按照宝宝的实际年龄选择合适的剂量）。请勿同时服用这两种药物。

然而，当一种无效时，你可用另一种。

何时就医

小婴儿发热并不常见，所以更应特别注意。一般来说，婴儿越小，越要尽快就医，但也别忘了用直觉判断。对于大一点的婴儿，他们的实际体温和发热时间的长短常不能说明患病的严重程度。如果出现下列情况，请联系医生：

■ 体温高达 39 ℃或以上，3 个月以下的婴儿超过 38 ℃。

■ 低热，但宝宝看上去很难受。

■ 伴有呕吐或呼吸困难等较重症状。

■ 反应迟钝。

医生可能对宝宝的尿液样本进行检查，因为儿童泌尿系统感染相对于成人更常见，却又不伴有类似成人泌尿系统感染的典型症状。

如果出现以下情况，应立即就医：

■ 出疹且按压不褪色（见 410 页）。

■ 热性惊厥。

■ 整体状况变差。

反流

胃食管反流是指胃内容物反流回食管并引起一系列症状。据估计，3 个月以下的婴儿约有半数存在胃食管反流，但很少出现严重的症状。母乳喂养和人工喂养的婴儿都可能患病。

胃食管反流的原因是婴儿食管下端

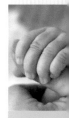

括约肌张力过低。不过，随着年龄的增长，这种情况会自行改善。胃食管反流的症状包括：

■ 大量吐奶。

■ 呕吐。

■ 咳嗽。

■ 易激惹。

■ 喂养状况不佳。

■ 罕见有便血或呕血（应紧急就医）。

　　如果宝宝在吃奶的时候哭闹，显得很痛苦时，就有可能是胃食管反流。然而，很多宝宝吐奶与胃食管反流无关。偶尔，胃食管反流会导致更严重的后果，如呼吸困难，或由于不能咽下食物而导致营养不良。

　　少量多餐可避免发生胃食管反流。每次喂奶后给宝宝拍嗝并竖抱 20 分钟也能减轻症状。

　　医生可能给你开具处方，你可以购买较为黏稠的配方奶或者增稠剂，加进配方奶或母乳里再喂给宝宝。医生还可能给你开一些适用于儿童的抗酸剂，以帮助增加食管括约肌的压力。如果这两种方法都不见效或宝宝症状很重，应求助儿科的专科医生做进一步的检查或开具不同的处方。

舌系带过短

在口腔底部和舌头之间天然存在的条状组织，称为舌系带。舌系带过短是指舌系带比正常的短、粗，并因此限制了舌头的运动。绝大多数舌系带过短不严重，但也有些婴儿因此不能成功地进行母乳喂养。

　　关于舌系带过短是否影响婴儿学说话尚无定论。大多数专家认为不会受到影响，主要是因为这种情况在婴儿学说话前已得到改善。然而，如果你认为宝宝确实舌系带过短，请咨询医生。有些患儿需要在局麻下进行舌系带矫正术。

结膜炎

结膜炎是指球结膜和（或）睑结膜的炎症。它是由细菌、病毒感染或过敏导致的。6 个月以下的婴儿最常见的结膜炎是细菌性结膜炎。这么大的婴儿容易患结膜炎的原因是因为泪腺还未发育成熟，细菌容易滋生，从而导致感染。

　　结膜炎的临床表现是晨起或小睡之后眼睑有硬痂，或眼角有黏稠的分泌物。你可能还会注意到宝宝的结膜充血，眼睑肿胀。

　　如果症状轻微，眼白部分没有充血，用脱脂棉蘸冷开水或母乳擦拭宝宝的眼睛。在擦拭前洗手，而且须从内眼角向外眼角擦拭，擦完一侧眼睛后，换干净的脱脂棉擦另一侧。注意不要触碰眼球。

　　如果黏稠的分泌物再次出现，请咨询医生。医生会给宝宝开具含有抗生素的眼药水或眼药膏。无论是单侧结膜炎还是双侧结膜炎，治疗时通常双眼都需

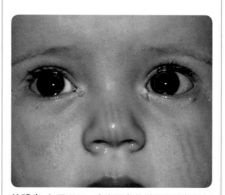

结膜炎 如图所示，宝宝眼角的黏稠分泌物是细菌性结膜炎的常见征象之一。

要用药。

　　如果宝宝多次反复发生结膜炎，医生将教你如何按摩宝宝的泪腺以使泪液能顺畅排出。

呕吐

所有的婴儿都会溢奶——也就是有少量的奶会被吐出来，但呕吐是指由于胃部收缩导致胃内容物大量呕出。绝大多数的呕吐与喂养不当有关，或者由于胃及食管病变引起。例如：

■ 进食过量。

■ 胃肠炎（见 403 页）。

■ 因食物引起的过敏（见 404 页）。

■ 胃食管反流（见 401 页）。

■ 幽门狭窄（见本页）。

■ 肠梗阻（见 403 页）。

　　然而，呕吐并不一定就是胃肠道的问题。当发生感染时，尤其是严重感染，如泌尿系统感染（见 409 页）、脑膜炎（见 409 页）、中耳感染（见 410 页）或胸部感染（见 409 页），婴儿也会发生呕吐。百日咳也可诱发呕吐，通常发生在阵咳之后。

　　如果宝宝看上去很健康，且只呕吐了一次，则不需要去医院就医。不过，婴儿很容易脱水，而且很快出现不适。如果宝宝呕吐不止一两次，一般来说应带宝宝去医院就医。医生将根据病因对症治疗。

幽门狭窄

幽门狭窄是指位于胃出口处类似于活瓣的幽门括约肌过度肥厚。因此，婴儿的胃出口过度狭窄，胃内容物不能正常通过，从而发生呕吐。其发生率是 1/400，好发于 4~6 周大的男孩。

呕吐通常在进食后即刻发生。食物回涌并喷而出，故称为喷射性呕吐。婴儿常常感到饥饿，看上去情况尚可，但随病程进展而出现脱水征象。有时，医生或相关专家为婴儿检查身体时，会发现婴儿进食后出现的胃部肿块。超声波扫描检查可进一步明确是否存在幽门狭窄。婴儿可能要接受一个小手术，医生将在腹腔镜下进行幽门肌切开术，从而解除狭窄。

肠梗阻

并不常见，但十分危急。一般的呕吐物看上去像奶或食物，而肠梗阻所致的呕吐其呕吐物里含有胆汁，所以呈绿色。如果宝宝的呕吐物呈绿色，立即联系医生或者送宝宝去急诊室救治。

胃肠炎

胃肠炎指的是胃和肠道的炎症，是由细菌或病毒引起的。胃肠炎导致呕吐，常伴有腹泻，尽管有些感染只引发呕吐，而不发生腹泻，例如诺如病毒引起的冬季呕吐病。

轮状病毒感染是婴幼儿胃肠炎最常见的原因。导致胃肠炎的细菌则包括大肠杆菌、沙门氏菌，以及志贺氏菌属、弯曲杆菌属。总的来说，胃肠炎更常见于人工喂养的婴儿。可能的症状有：
■ 呕吐和（或）腹泻。
■ 腹痛，特别是在大便前。
■ 发热。

如果你怀疑宝宝得了胃肠炎，务必告诉医生，因为婴儿会迅速发生脱水。如果宝宝大便里有血，要立刻带宝宝去急诊室。便血可能是由某些类型的胃肠炎引起的，但也有可能是肠套叠的典型征象，肠套叠是1岁以下婴儿发生肠梗

阻的原因。当胃肠炎发作时，并非每次都能明确是由哪种细菌或病毒感染所致。有时医生会要求你提供宝宝的大便样本，送至化验室进行检查。

治疗胃肠炎的主要目的是补充流失的液体。很多时候，尤其是大一点的宝宝，医生更倾向于让你在家里给宝宝治疗。医生可能建议你给宝宝服用口服补液盐溶液，口服补液盐溶液里含有恰当比例的盐和糖，能够预防脱水。每次给宝宝喝少量补液盐溶液，否则他可能咽不下去。如果你采取母乳喂养，可以继续喂奶。如果是人工喂养，要用口服补液盐溶液替代配方奶。

建议手边准备充足的纸巾，可以给大一些的宝宝准备一个碗，因为你无法预知他下次什么时候呕吐。因为胃肠炎很容易传染，所以要保持卫生，和其他人隔离。密切注意宝宝的病情变化。如果未见好转，需要再次就医。

腹泻

所有婴儿都有排稀便的时候。母乳喂养的宝宝常排稀便，这是正常现象。腹泻是指大便较平时稀薄且排便次数增多。有时大便过于稀薄，甚至会从尿布里渗漏出来。
原因包括：
■ 胃肠炎（见本页）。
■ 过敏或乳糖不耐受（见404~405页）。
■ 囊性纤维化。

腹泻最常见的原因是胃肠炎，但对于婴幼儿来说，几乎任何一种发热性疾病，甚至是耳朵感染，也可诱发腹泻。服用抗生素也可导致腹泻，因为它们杀死了肠道内部分对人体有益的微生物。同呕吐一样，腹泻能在很短时间内导致脱水，所以当宝宝24小时内排稀便超过4~6次，或出现其他令人担心的症状时，应立刻就医。注意观察有无脱水征象（见395页），切记对于还裹着尿布的宝宝来讲，如果发生腹泻，你是无法判断他是否排尿的。医生可能建议你：
■ 给宝宝喝口服补液盐溶液。你仍可继续母乳喂养。如过宝宝是人工喂养，应根据腹泻的严重程度决定是否继续喂配方奶。医生会给予你指导。
■ 密切关注宝宝的总体情况。
■ 采取严格的卫生预防措施，与其他人隔离。
■ 最后一次腹泻过后14天内，避免带宝宝去游泳池游泳。

便秘

便秘是指排便困难，排便次数减少。母乳喂养的婴儿排便次数较少，但如果大便性状正常，则不属于便秘。婴幼儿发生便秘最常见的原因有：
■ 进食固体食物初期。

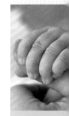

■ 饮食中缺乏膳食纤维。

■ 水分摄入不足（例如患病期间）。

■ 配方奶冲调比例不合适。

对于年龄特别小的婴儿，便秘可由一种罕见的先天性疾病——先天性巨结肠引起，也就是婴儿的肠道有一部分是畸形的。

当婴幼儿便秘时，每周可能才排便2~3次，而且大便硬结成球或呈大块。这样的大便导致排便疼痛，甚至可能引起肛门撕裂、出血。结果是宝宝因怕痛而不敢排便，便秘将进一步加重，还可导致腹痛。

如果宝宝便秘了，应向相关专家或医生咨询。那些用来缓解大孩子或成人便秘的验方或泻药不适用于婴幼儿，应避免使用。

如果宝宝出生后第一天内无胎便（黑色黏稠便）排出，则会被怀疑为先天性巨结肠。宝宝需要接受进一步检查，也许还要接受手术。然而，大多数婴儿发生便秘可能与脱水、饮食中缺乏蔬菜和水果有关。一开始，医生可能会给你开些缓泻剂，但长期的解决办法是给宝宝提供营养平衡的饮食。

黄疸

黄疸是指血液中的一种化学物质——胆红素升高，导致皮肤、巩膜（眼球壁最外层的白色部分）出现黄染的现象。大部分胆红素来源于衰老的红细胞，是一种代谢产物——这也是为什么皮肤擦伤消肿期间会呈现黄色。

正常情况下，肝脏负责清除血液中的胆红素。但新生儿的肝脏尚未发育成熟，而体内红细胞水平又高于成人，因此有半数以上的新生儿在出生后一周内会出现轻度黄疸。大多数情况下，新生儿黄疸可在几周内自行消退，无须治疗。

早产儿更容易发生黄疸，这是因为他们的肝脏清除胆红素的能力差，有时还会引起其他问题。所以如果你的宝宝是早产儿，医生可能将他置于蓝光下进行照射治疗（即光疗），以加速胆红素的清除。母乳喂养的宝宝容易发生黄疸。可能的原因是母乳中的某些物质抑制了肝脏里的酶进行代谢。母乳性黄疸具有家族遗传性，但无须治疗。

下列情况提示黄疸严重：

■ 出生24小时内发生黄疸，原因包括难产出血、感染、母婴血型不合。须紧急送往新生儿病房进行处置。

■ 黄疸持续时间超过两周，应尽快就医以排除严重肝病。同时也要特别注意，如果宝宝的大便发白、尿液呈深黄色，这也是黄疸的典型征象。

过敏

虽然过敏很常见，但也不像一些父母想象得那样普遍。如果你有家族过敏史，那么宝宝发生过敏的可能性更大。不过，过敏并不只与基因有关，因为即使同卵双胞胎也不一定对同样的东西过敏。

湿疹（见407页）是婴幼儿过敏最常见的反应。通常开始于3~12个月。有1/10的儿童湿疹与某种潜在的食物过敏有关，但食物过敏的反应并不强烈。

婴幼儿最常见的食物过敏是牛奶过敏（特别是牛奶中的蛋白质）。1岁以下的婴儿有2%~7%对牛奶过敏。牛奶过敏的反应既可在饮用牛奶后即刻发生，也可能在几天后发生，这导致症状难以辨识。

过敏的症状多种多样，幸运的是，宝宝并非每种症状都会出现。过敏反应包括：

■ 面色潮红。

■ 皮疹或湿疹加重。

■ 恶心、呕吐。

■ 腹痛。

■ 腹泻。

■ 罕见有过敏性休克（见本页）。

如果你认为宝宝对牛奶过敏，带他去医院就医。检查能协助诊断，但有时也有例外。医生可能建议你更换宝宝的配方奶品牌；如果是母乳喂养，那你本人也应避免食用乳制品。通常到宝宝3岁时，这种类型的过敏将自行消失。然而，也有个别婴儿仍然过敏，那么他以后要避免食用含有牛奶的食物。

乳糖不耐受并不是真正意义上的过

过敏性休克

这是一种短时间内触发的严重的全身性过敏反应。幸运的是婴儿很少发生过敏性休克。可能引发过敏性休克的物质包括食物，如牛奶、坚果、鸡蛋，还有昆虫毒液、药物。初期表现为呕吐或皮疹，然后出现下列症状：

■ 呼吸急促或有哮鸣音。

■ 舌头肿胀。

■ 声音嘶哑。

■ 晕倒。

■ 广泛皮疹。

然而，年幼的婴儿发生过敏性休克时不易判定，通常只是显得很虚弱。立即送医院急救至关重要。如果医生已经给你开了肾上腺素，应该立即给宝宝注射。

敏。它是由于人体内缺乏一种酶，因而不能耐受牛奶中的乳糖。症状包括腹泻、呕吐（但无呼吸困难）。症状发作常在患胃肠炎之后，治疗方法是用不含乳糖的配方奶喂养宝宝，一个月之后就可恢复正常配方奶的食用。

其他真正的食物过敏包括对鸡蛋、花生、坚果、小麦、大豆、鱼过敏。
■ 食物过敏的症状可能会非常严重，可以影响呼吸或者导致过敏性休克（见404页）。
■ 其他可能的征象包括胃食管反流、胀气、湿疹、腹泻、体重不增。

如果你的宝宝对鸡蛋过敏，接种疫苗时须选用非鸡蛋制备的疫苗，或在医院接种某些特定疫苗，以防发生过敏反应。尚不明确有哪些方法可以避免过敏的发生，目前建议母乳喂养的宝宝断奶不应早于4个月，在6个月大时添加小麦，并延迟添加鸡蛋和坚果，最早不应早于6个月。

尿布疹

即使现在有了超强吸水的纸尿布和最柔软的毛巾布，尿布疹仍十分常见。受到影响的皮肤会红肿疼痛，看上去疙疙瘩瘩的。

导致尿布疹最主要的原因是湿了或脏了的尿布，所以能不用尿布的时间越长越好。每次换尿布时，先不给宝宝用尿布，让他多活动腿脚。如果他已经能爬了，在地板上铺浴巾，你自己穿上旧衣服，就不怕被弄脏了。你会发现接触空气后，皮疹就不那么刺痒了。只要你能应付得来，每次20分钟、每天数次让宝宝不用尿布。经常换尿布，在换上干净尿布之前给宝宝涂隔离霜。

如果皮疹发炎、渗水或起泡，或者在主要的红疹部位外又出现一些小红点，请咨询医生。

水痘

水痘在初学走路的学步儿童中更常见，但1岁以下的婴儿也能感染。

水痘是由于水痘－带状疱疹病毒感染所致，具有很强的传染性，传染源是水痘患者和带状疱疹患者。水痘的潜伏期（从感染病毒到发病的时间）是14~21天，感染一次常可获终身免疫。

在出疹前一两天，宝宝会感到不适。然后，宝宝的身上出现皮疹，看上去像是小小的红点，多分布在躯干部位。皮疹很快进展为水疱，数日内更多的水疱分批成群出现，但最终都会结痂、消退。水疱很痒，宝宝可能会感觉不适、烦躁不安，尤其是当口腔内也有皮疹时。口腔内的皮疹一般是溃疡而不是水疱，宝宝在吃奶时感觉很不舒服。在皮疹完全结痂，又没有新的皮疹出现以后，宝宝才不具有传染性。

由于皮疹特征明显，所以水痘不难诊断。但在宝宝患水痘时，明智的做法是咨询医生，尤其是当他出现拒食的时候。大多数情况下，你可以在家照顾宝宝。采取下列措施将有助于缓解宝宝的不适。
■ 涂抹炉甘石洗剂缓解瘙痒。
■ 保持宝宝的皮肤凉爽，可以减少出疹数量。
■ 可试着让宝宝泡温水浴，水里加一勺碳酸氢钠（小苏打）。
■ 剪短宝宝的指甲，减轻皮肤被抓挠的伤害。
■ 如果宝宝有口腔溃疡而导致疼痛，食

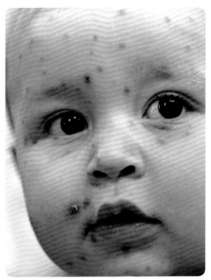

水痘 水痘皮疹初期是点状的红色小斑疹，然后发展为充满液体的、基底为红色的水疱，最后结痂。

物的温度应比平日低，若已开始吃固体食物，食物要软烂一些。
■ 必要时服用对乙酰氨基酚或布洛芬退热。
■ 如果宝宝不满4周且曾接触过水痘病毒，请咨询医生，宝宝也许需要进行专科治疗，以免症状加重。

让宝宝远离那些从未患过水痘的人。对成年人来说，被病毒感染后病情有可能非常严重。

鹅口疮

导致鹅口疮的是一种酵母菌——称为白念珠菌，通常存在于肠道的下段。大多数时候，感染白念珠菌没有症状。但如果白念珠菌数量过多，则会引起鹅口疮。

对于婴幼儿来说，最易感染白念球菌的是被尿布覆盖的部位和口腔。这是因为这些部位温暖潮湿，因此容易滋生白念珠菌。近期进行过抗生素治疗也是鹅口疮的易患因素，因为有些抗生素杀

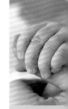

为了预防麻疹、流行性腮腺炎和风疹，婴儿在约 13 个月大时接种麻疹、流行性腮腺炎、风疹（MMR）疫苗，在 3~5 岁时再次接种。

麻疹（见本页）是一种传染性极强的病毒感染，可引起严重的并发症，如肺炎和大脑损伤。在麻疹疫苗发明之前，儿童感染几乎是全球性的，并导致很多孩子死亡。

儿童患流行性腮腺炎通常症状较轻（2 岁以下罕见），但可引起包括耳聋在内的严重并发症。对于成人，感染流行性腮腺炎病毒时症状严重得多，可引起炎症，如男性睾丸炎和女性输卵管炎。

风疹（德国麻疹）通常是一种温和的病症。但是，为了保护孕妇，接种疫苗是非常重要的。假如孕妇感染风疹病毒，胎儿受到的影响将相当严重。

灭了能抑制白念珠菌生长的有益微生物。乳头也可感染白念珠菌，如果你采取母乳喂养，将引起乳头刺痛，但这并不能成为停止母乳喂养的理由。在宝宝被尿布覆盖的部位，你可能会看见：
■ 红疹，多表面光滑。
■ 在大片皮疹周围散布着一些小点。

如果宝宝口腔内有鹅口疮，可能的表现有：
■ 无论母乳喂养还是人工喂养，宝宝在吃奶时感到疼痛，因而饮食不佳或喂奶时哭闹。
■ 口腔黏膜充血。
■ 口腔黏膜或牙龈上有白色或乳酪色的

斑点。

大多数情况下，医生开具的抗真菌滴剂或者凝胶能很快消除鹅口疮。有时，宝宝要先进行口腔拭子检查，以确诊。

麻疹

麻疹是婴幼儿最严重的感染性疾病之一。麻疹由副黏病毒科的一种病毒引起，具有很强的传染性，通过空气中的飞沫在人际间传播。宝宝可以通过接种麻风腮疫苗获得免疫，所以当他满 1 岁时请尽快接种。在接种之前，宝宝能够从你的免疫系统中获得一些抗体，但偶尔也会感染。麻疹的潜伏期是 10~14 天。

麻疹的初期症状包括：
■ 高热。
■ 流涕。
■ 嘴里出现斑点。

上述症状大概持续 5 天，然后进一步表现为：
■ 出现典型的麻疹皮疹，分布在面部、颈部，然后遍布躯干。
■ 到这个阶段，宝宝看上去很难受。双眼充血肿胀，还可能咳嗽。

如果你担心宝宝患了麻疹，务必就医。麻疹没有特效治疗方法，主要是补充液体，控制体温，缓解宝宝不适。宝宝应和其他人隔离。密切关注宝宝的病情有无恶化。麻疹可引起很多并发症，包括耳朵感染、胸部感染，甚至引发脑膜炎（大脑的感染）。

如果出现下列情况，应再次联系医生：
■ 无精打采、反应迟钝。
■ 呼吸困难。
■ 拒食。

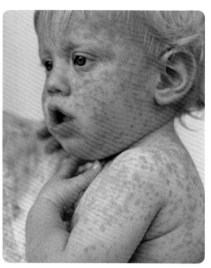

麻疹 扁平、斑点状的麻疹皮疹最初出现在脸上，然后扩散到身体的其他部位，再逐渐消退。

■ 脱水征象。

玫瑰疹

玫瑰疹是一种通常影响 6 个月以上婴儿的病毒感染，是由人类疱疹病毒 6 型导致的。玫瑰疹亦称婴儿玫瑰疹、幼儿急疹、六号病、三日热。尽管玫瑰疹很常见，但仍有很多父母不知道这种病的存在。玫瑰疹的传染性很强，潜伏期为 5~15 天。

■ 最初的症状是高热，体温常超过 40℃，有可能发生热性惊厥（见 401 页）。除此以外，宝宝看上去还好。
■ 在发热 3 天后，宝宝的躯干上出现粉红色斑疹，然后扩散至手臂和大腿，有时扩散至面部。斑疹的周围可能有一晕圈。因为皮疹仅持续 12 小时，所以很容易被忽略。
■ 宝宝可能烦躁不安，疲倦，轻微腹泻，食欲下降。

除了让宝宝感觉舒适、补充液体、控制体温之外，没有特效治疗方法。大多数婴儿痊愈得很快。如果宝宝病情不见好转，请咨询医生。

风疹

风疹是一种病程短暂的轻度病毒感染性疾病，亦称德国麻疹，对婴儿危害不大。然而，孕妇感染风疹病毒将对胎儿产生严重影响，因而应引起高度关注。有鉴于此，在宝宝13个月大时须接种麻风腮疫苗，这种疫苗可以预防麻疹、流行性腮腺炎和风疹，因此非常重要。

　　症状在14~21天的潜伏期后出现。
■ 最初的症状通常是分布在颈部、面部、躯干和四肢的粉红色细点状斑疹。
■ 宝宝看上去不适、发热。
■ 还可出现颈后淋巴结肿大。

　　如果你怀疑宝宝感染了风疹病毒，应联系医生，并且不能让宝宝与孕妇和可能怀孕的人接触。你还应告知近3周内曾经接触过宝宝的成年人。除了缓解宝宝不适之外，没有特效治疗方法。

手足口病

手足口病是由一组柯萨奇病毒引起的。

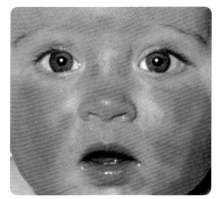

传染性红斑 这种病毒感染的典型表现为双颊鲜明的红色皮疹，因此也被有些人形象地称为"打耳光"病。

它与动物间传播的口蹄疫无关。手足口病传染性很强，但通常不严重。潜伏期大概10天。因为有好几种柯萨奇病毒可以引起此病，所以可再度感染。
■ 典型皮疹是分布在手掌、脚掌、臀部的小红点，表面扁平或突起，有时出现疱疹。
■ 口腔内可能有溃疡，导致喂养困难。发热后2天出疹。
■ 宝宝可能感觉不适并发热。

　　由于手、足、口等部位的典型皮疹，所以易于诊断。除了让宝宝感觉舒适之外，没有特效治疗方法，但咨询医生是明智之举，尤其当宝宝年龄很小时。

传染性红斑

又称细小病毒感染、第五病、"打耳光"病。通常症状轻微。由细小病毒B19引起，传染性很强。学龄期儿童是主要被传染对象，但各年龄阶段均可患病。潜伏期大概为13~21天，一旦出疹就不再具有传染性。
■ 典型皮疹表现为一侧或双侧脸颊的红色皮疹，边界清楚。
■ 胳膊和腿上也可出现细花边样皮疹。
■ 有时轻度发热。

　　总的说来，年幼的患儿可自愈。不过，镰状细胞病的患者感染之后病情较重。怀孕期间感染细小病毒也有一定危险，可能轻度增加早期流产的概率。成人感染细小病毒还可引起关节疼痛，但通常是短暂的。

湿疹

湿疹是婴幼儿最常见的皮肤病。亦称特应性湿疹。特应性是指免疫系统有发生

过度反应的倾向。易受湿疹影响的婴幼儿通常与特应性皮炎或其他特应性疾病，例如哮喘、花粉症相关。湿疹可随时间推移逐渐完全消失，但有时会转为慢性。

　　湿疹好发部位有脚踝、肘部、手腕、面部、颈部及腘窝，但也可能长在全身任何部位。患病部位的皮肤干燥、裂口，或有糜烂和渗出。

　　宝宝感觉瘙痒难忍，因此用手使劲挠抓，尤其是在夜间。将宝宝的指甲剪短能有所帮助，或者在睡前给他戴上防抓伤手套。不含添加剂的润肤剂是必须一直使用的。你可以直接涂抹在宝宝的皮肤上，也可以购买能加进洗澡水的。润肤剂很滑，洗澡时要当心。最好避免使用肥皂或其他沐浴用品，用肥皂的替代品来给宝宝洗澡。尝试换其他品牌的洗衣粉或洗衣液（不含酶的），观察病情有无变化。宝宝也许需要医生开具温和的类固醇乳膏。湿疹可继发感染，因为

> ### 晒伤
>
> 晒太阳对婴幼儿有好处，能帮助身体合成维生素D，而晒伤却完全没有好处。避免晒伤好过晒伤后治疗。如果宝宝晒太阳时间太长，立即带他去阴凉处，并给他喝水。泡温水澡或者用海绵蘸温水擦拭，能镇静、舒缓皮肤。在皮肤上的红斑消退之前，避免再晒太阳，即使涂抹防晒霜也不可以。如果出现下列情况，尽快就医：
> ■ 严重晒伤。
> ■ 面部肿胀。
> ■ 任何感染征象。
> ■ 开始出现水疱。
> ■ 发热。
> ■ 呕吐，显得无精打采，或你觉得宝宝生病了。

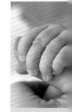

细菌很容易从细小的破损处乘虚而入。如果宝宝的湿疹加重了，这是很有可能的，必须尽快就医。

痱子

天热的时候在婴幼儿中很常见。痱子是因出汗过多所致，也是表明婴儿过热的征象。典型的红色小丘疹几乎遍布全身，但最常见于颈部、胳膊、面部、躯干，或者被尿布覆盖的部位附近。宝宝会感觉刺痛或瘙痒。

脱去宝宝的衣服，给他降温，或换成轻薄的棉质衣物。如果宝宝觉得刺痒，你可以给他涂抹炉甘石洗剂。1~2 天内皮疹消退。如果皮疹没有很快消退，或宝宝看上去不适，要联系医生。

感冒

婴幼儿经常感冒是因为出生时他们的免疫系统对大约 200 种不同种类的感冒病毒没有免疫力。通过不断接触各种感冒病毒，他们才能逐渐获得免疫力。感冒的潜伏期很短，大约 2 天。宝宝在冬季感冒的概率更大，因为人们大多在室内活动，并且携带着病毒。宝宝的感冒症状和大孩子没什么不同。打喷嚏、流鼻涕或鼻塞，因此吮吸母乳时有点吃力。喂奶时要有耐心，给宝宝充足的时间吮吸。宝宝还可能轻微咳嗽。咳嗽通常不严重，但也可能发展为胸部感染（见409 页）或细支气管炎（见本页）。

你可以轻柔地为宝宝擦掉鼻涕，帮助他清洁鼻腔。最好用脱脂棉，因为它比纸巾柔软。晚上入睡前将婴儿床的床头抬高，能帮助宝宝保持鼻腔通畅。

感冒是因病毒感染引起的，抗生素并不能治疗感冒，但可给年幼的婴儿用些非处方减充血剂药膏。盐水滴鼻剂也可缓解鼻塞症状，但有些医生认为它无效。潮湿的空气更易于宝宝呼吸，你可以在散热器附近放一把椅子，在椅背上搭一块湿毛巾。

如果出现下列情况应就医：
- 看上去状况不太好。
- 拒食。
- 咳嗽得厉害。
- 呼吸困难或喘息。
- 发热，特别是高热。

这些征象提示有更严重的感染，也许宝宝患了流感而不是普通感冒。

细支气管炎

这是一种肺的小气道（细支气管）的感染。发病的几乎都是婴幼儿，而且可能很严重，特别是非常小的婴儿。最常见的致病原因是呼吸道合胞病毒，但其他病毒（如腺病毒、流感病毒）也能引起相同的症状。此病传染性很强，常在日间托儿所传播。
- 开始时像感冒，然后很快发展为咳嗽、喘息、呼吸急促。
- 宝宝的呼吸听上去像水泡音。
- 通常有低热。

许多患细支气管炎的婴儿看上去状况不错，但有些婴儿则明显不适。要警惕婴儿呼吸时出现肋间隙或胸腔向内凹陷。这种现象提示婴儿存在呼吸道受阻。严重时，婴儿会因缺氧而发绀。

如果你认为宝宝患了细支气管炎，务必咨询医生。如果宝宝发绀或呼吸受阻，应立即送医院急救。很多时候，在医生指导下，细支气管炎的患儿可在家治疗，但有时则需住院治疗，尤其当婴儿出现下列情况时：
- 非常虚弱。
- 拒绝饮水或出现脱水。
- 呼吸吃力。
- 呼吸频率增快。
- 发绀。

喘息

在病毒感染期间或感染后，婴儿可能会出现咳嗽、喘息。开始时是感冒，然后发展为喘息、咳嗽，或者呼吸时带有明

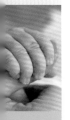

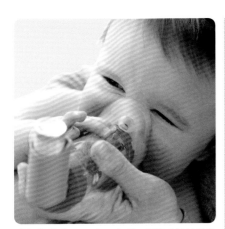
喘息的治疗 用于打开气道、缓解症状的药物通过吸入器给药，婴儿用的吸入器常连着一个面罩和储雾罐。

显的哮鸣音，持续一周或更长时间。这些症状的出现是因为呼吸道炎症和呼吸道狭窄所致。婴儿的呼吸道相对狭窄，更易发生喘息。喘息和细支气管炎（见408页）很难区别。如果宝宝呼吸困难或发绀，须立即寻求医疗帮助。治疗方法是用吸入器给予药物以打开气道。此时判断喘息是否可能发展为哮喘还为时过早，因为哮喘是一种长期慢性病，只有宝宝满1岁时才能确诊。

胸部感染

胸部感染是指通往肺部的大气道（支气管）或肺组织本身的感染。它包括肺炎和支气管炎。当医生不能确定具体感染部位时，常使用"胸部感染"统称。病毒和细菌均可引起胸部感染。胸部感染常伴有多种不同症状，包括：
■ 感觉不适。
■ 高热。
■ 呼吸急促、痛苦。
■ 气短。
■ 咳嗽（尽管很多胸部感染的婴幼儿不咳嗽）。
■ 喂养基本正常，但也可能不吃不喝，有脱水的危险。

如果你认为宝宝发生胸部感染，务必就医。胸部感染通常用抗生素治疗。宝宝也许需要住院吸氧、补液。

哮吼

哮吼是一种喉炎，多见于6个月以上的婴儿。冬季很常见，常因副流感病毒感染所致。就像细支气管炎一样（见408页），哮吼通常最开始表现为感冒症状，然后发展为喘息，以及典型的犬吠样咳嗽。婴儿的声音嘶哑。他也可出现喘鸣——一种伴有杂音的呼吸声，提示气道部分阻塞。

如果你认为宝宝哮吼发作，要咨询医生。只要保证能够摄入大量液体，密切关注病情变化，轻度哮吼通常在家治疗即可。医生可能会给你开具吸入器和类固醇，并且可能建议你提高室内的湿度，以缓解宝宝的呼吸道肿大。如果有令人担心的症状出现，务必再联系医生（参考细支气管炎）。

泌尿系统感染

令人吃惊的是泌尿系统感染好发于小婴儿。大多数泌尿系感染是细菌从尿道（膀胱和外界相通的管道）逆行向上感染泌尿系统所致。但小婴儿泌尿系统感染的症状和成人有很大不同。婴幼儿泌尿系统感染的可能表现为：
■ 发热。
■ 烦躁不安。
■ 呕吐。
■ 拒食。

非常小的婴儿可能只表现为黄疸消退延迟，或者体重不增。

如果宝宝出现上述症状，务必带宝宝就医。通常没有什么征象提示泌尿系统感染，医生在检查时往往不能明确感染部位。只有进行尿液样本检查，才能明确是否为泌尿系统感染。

检查时最重要的是保证尿液样本未受污染。你可以在宝宝排尿时将尿液收集到无菌的瓶子里。然而，收集小婴儿的尿液是很困难的。医生可能给你一个集尿器，把它固定在宝宝的屁股上，用于收集尿液。确保及时将尿液样本送到医生那里检查。

泌尿系统感染需要立即进行抗生素治疗，避免给肾脏造成损害，以及引起其他并发症。大多数情况下，专科医生会建议进行一次影像检查，以排除因泌尿系统畸形导致的感染。有时候，你还要每天给宝宝服用小剂量抗生素，以预防泌尿系统感染复发。

脑膜炎

脑膜炎是指脑膜（覆盖在大脑表面的一层膜状组织）发生炎症或感染。病毒和细菌均可引起。细菌性脑膜炎比病毒性脑膜炎更严重。许多能够导致脑膜炎的微生物存在于健康的咽后壁，但它们不会致病。尚不清楚它们为何能导致某些婴幼儿患脑膜炎，但居住环境过度拥挤、被动吸烟等因素与此病相关。

自从b型流感嗜血杆菌、肺炎球菌和流行性脑膜炎疫苗问世后，一些最严重的脑膜炎类型不再常见。尽管如此，脑膜炎仍是一种非常严重的疾病，容易并发败血症（即致病菌进入血液后产生毒素）。当病情进展到败血症的阶段，治疗的关键是挽救生命，你应该分秒必争地抢救宝宝。

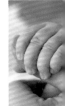

玻璃杯实验

皮疹是婴幼儿疾病的常见症状，而且很难直接从外观判断皮疹是否与脑膜炎和败血症（见 409 页）有关。由于脑膜炎和败血症的皮疹指压不褪色，因此有一个不错的方法，即玻璃杯实验可帮助你确认。

把平底玻璃杯的杯身紧紧压住宝宝身体任何部位的皮疹。如果你仍能从玻璃杯另一侧看到皮疹，那么宝宝可能患有脑膜炎或败血症，需立即送往医院治疗。由于深色皮肤不易发现皮疹，所以应检查肤色相对浅的部位。

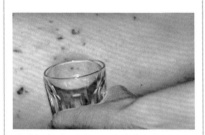

玻璃杯实验 当你发现宝宝身上有皮疹时，用玻璃杯紧压皮疹，如果皮疹不消失，立即呼叫救护车。

胶耳

胶耳的医学术语是分泌性中耳炎。正常情况下，中耳腔内是空气。患胶耳时，中耳腔内充满了黏稠的液体。反复发生中耳炎后可以导致胶耳，但对于复发多少次能引起胶耳，目前尚无定论。有些婴儿更容易发生胶耳，多存在家族史。

胶耳最明显的症状是听力丧失。宝宝听不清你说话，当你跟他说话时，他可能不会转过身来看着你，或当你突然出现在床边时被吓一跳，因为他没有听见你越来越近的脚步声。婴儿

无时无刻不在学习，听力对他们的发育至关重要。如果不治疗，胶耳会导致言语发育障碍和行为问题。如果你认为宝宝患有胶耳或存在其他听力问题，务必去医院就医。

胶耳的治疗方法是一种小手术——鼓膜置管术，也就是将一根细小的鼓室通气管置入耳朵。通气管的作用是让空气进入，并使鼓膜两侧的压力相等。几个月后，通气管会自行脱落，而在脱落之前，宝宝的听力就已恢复正常了。

这也是父母必须知道如何识别脑膜炎以及应该采取哪些措施的原因所在。脑膜炎的症状包括：

■ 高声哭喊或呻吟。

■ 拒食。

■ 烦躁不安。

■ 嗜睡。

■ 跛行或四肢发软。

■ 发热，但手足冰凉。

■ 囟门（婴儿头顶摸着柔软的地方）凹陷或凸起。

■ 皮肤苍白，皮下有出血点或者皮肤湿冷。

■ 红疹或褐色的针刺样点状小皮疹，之后变为大片青紫色斑。如果看到这种皮疹，说明已经发展到败血症阶段了。立即进行玻璃杯实验。

如果宝宝出现上述任一症状，应立即呼叫救护车。千万别等所有症状都出现了才去医院。皮疹和其他皮肤改变都表明宝宝的病情已经很危重。治疗得越早，成功的概率越高。一定要告诉救护车上的急救人员和接诊的医生，你怀疑宝宝可能患了脑膜炎。

耳道感染

耳道感染又称为外耳道炎，当奶液或食物进到耳朵里，或洗澡后耳朵没擦干时容易发生。婴儿喜欢到处爬，有可能把脏手指捅进耳朵里。患儿会抓挠耳朵，你能看到宝宝的耳朵充血或有少量渗出液。一般来说，宝宝不会发热，状况良好。联系医生，医生也许给你开具滴耳液，以治疗感染。尽管宝宝的不适感常常很轻微，但你也可用对乙酰氨基酚或布洛芬为他缓解疼痛。

中耳感染

也称中耳炎，是鼓膜后面的中耳发生感染，细菌或病毒均可引起。它常常发生于感冒之后，感染通过位于鼻后方到耳朵之间的咽鼓管扩散至中耳。婴儿和儿童的咽鼓管短而平直，这意味着他们比成人更易发生中耳感染。有时，只有一侧耳朵被感染，但大多数是双侧耳朵同时感染。

婴儿常常没有特定症状表明中耳感染，不过他们会：

■ 明显不适。

■ 烦躁不安、哭喊，安抚无效。

■ 高热。

■ 拒食。

■ 呕吐。

有些患儿会拉扯患病一侧的耳朵，但很多婴儿在疲倦时也会扯耳朵。

如果宝宝出现上述任一症状，尽快就医，以便在早期进行治疗。如果感染未得到治疗，将导致鼓膜穿孔，液体流出。由于鼓膜穿孔后，中耳内的压力减轻，宝宝立刻会感觉好多了。然而，宝宝仍需要进行治疗。

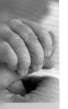

症状	可能原因	该做什么
发热	■ 发热不是一种特定的症状，几乎各种病因都可导致婴幼儿发热。它是提示存在病毒或细菌感染的最常见的征象（见 401 页，发热）。	给予充足的液体（母乳喂养则继续喂奶），保持室内凉爽。如果宝宝体温在 39℃或以上（3 个月以下的婴儿 38℃）时需就医。
流鼻涕	■ 流鼻涕常因感冒（见 408 页）引起，有时是由流感引起。鼻涕通常是清亮的，一周后逐渐变黏稠，变成黄色、绿色或灰色。 ■ 其他原因包括过敏（见 404 页）、细支气管炎初期（见 408 页）或哮吼（见 409 页）。	如果是感冒，确保宝宝得到充足的休息并补充水分（母乳喂养则继续喂奶）。将婴儿床的床头略微抬高，以缓解呼吸不畅，但前提是保证安全。咨询医生是否可使用盐水滴鼻剂。
咳嗽	■ 一种常见症状，可由感冒（见 408 页）引起。 ■ 咳嗽也是胸部感染（见 409 页）、麻疹（见 406 页）、过敏（见 404 页）、细支气管炎（见 408 页）或喘息（见 408 页）的症状；深咳并伴犬吠样声音的可能是哮吼（见 409 页）；在一阵咳嗽的最后伴有吸气声则可能是百日咳。	给予充足的液体（母乳喂养则继续喂奶）。如果宝宝持续咳嗽超过一周或伴有高热、喘息，或呼吸时气短，有哮鸣音，拒食，无精打采等情况，均应就医。
皮疹	■ 一旦宝宝开始吃固体食物，口唇周边的皮疹多由食物刺激引起。如宝宝嘴唇肿胀或有其他症状，则可能是过敏（见 404 页）。 ■ 许多儿童时期常见的病毒感染都会引起皮疹，如水痘（见 405 页）和麻疹（见 406 页）；脑膜炎和败血症（见 409 页）也可引起皮疹；在被尿布覆盖的部位附近出现的皮疹，通常是尿布疹（见 405 页）；小的突起或小水疱，尤其出现在皮肤皱褶处的，可能是痱子（见 408 页）；湿疹（见 407 页）则会造成小块皮肤干燥。	根据皮疹的病因进行针对性治疗。如果出疹很快或宝宝明显不适，可做玻璃杯实验（见 410 页）。宝宝看上去病得越重，皮疹相应地也越严重。如果担心的话应该尽快就医。
呕吐	■ 大部分婴幼儿在某个阶段都会出现不太严重的呕吐。呕吐多数是由于消化系统问题引起的，但它也可提示身体其他部位存在严重感染（见 402 页）。	给予充足的液体（母乳喂养则继续喂奶）。如果呕吐超过 12~24 小时，带宝宝就医。医生可能会开具口服补液盐溶液。
腹泻	■ 腹泻是一种常见症状，大多数是由于消化系统感染引起的（见 403 页）。	治疗同呕吐（见上）。换尿布时涂抹隔离霜——排稀便可导致臀部皮肤受到刺激。
食欲不振	■ 宝宝长牙期间有时食欲不振，但另一个原因是胃肠炎（见 403 页），或其他任何严重感染，包括中耳感染（见 410 页）和麻疹（见 406 页）。	持续给予液体（母乳喂养则继续喂奶）和食物，注意观察打湿尿布的次数，确保宝宝没有脱水。如果宝宝连续几次拒食，应联系医生。

常见疾病

与发育有关的问题

仅仅把发育里程碑看作一种为你提供帮助的指南，能避免引起不必要的焦虑，但如果你对某些事始终放心不下，请务必消除疑虑。

每个孩子都是独一无二的，即使同卵双胞胎也将按照各自独特的方式成长。虽然如此，婴幼儿的成长发育的确遵循一些共同的规律，各项新技能也是按照同样的发展顺序习得的（见《生长发育量表》）。作为父母，你们是陪伴在宝宝身边时间最长的人，因此也常常是第一个注意到宝宝发育没有达标的人。某一方面发育略微延迟并不一定具有重大意义，但如果在两个或多个领域都迟缓就需要引起重视。如果宝宝是早产儿，请记住延迟是正常的。比预产期提前 6 周出生的早产儿，直到出生后 12 周才能追赶上足月婴儿 6 周大时的发育程度。

随着宝宝逐渐长大，会做的事越来越多，生长发育的各个方面也越来越多地互相联系在一起。例如，宝宝只有看到、听到并懂得有人要离开了，他才能学会挥手告别。

父母总是禁不住拿自己的宝宝和其他宝宝比较。虽然别人家的宝宝能让你大致了解婴儿在某一阶段应该发育到什么程度，但你不能期望宝宝能在同样的时间学会做同样的事，同样也不能期望宝宝按照哥哥姐姐的发育时间表达标。有一些发育特征具有家族遗传性。例如，不学爬而用屁股挪着移动是有家族性的，

但大多数其他技能的发育在个体之间存在很大差异。宝宝的发育情况一般会在 6~8 周大时进行一次常规检查，在满周岁之前再检查一次。

需要关注的迹象

如果宝宝表现出下列迹象中的任何一种或在某一方面出现倒退，应与医生谈一谈。宝宝将接受检查，然后医生会让你带宝宝回家。婴儿每天的情况都不同，或许他受到情绪影响或饿了、累了，所以第一次检查后就给出明确的答复并非易事。另外，宝宝也许还需经儿科专家进行评估。如果宝宝有下列情况，应引

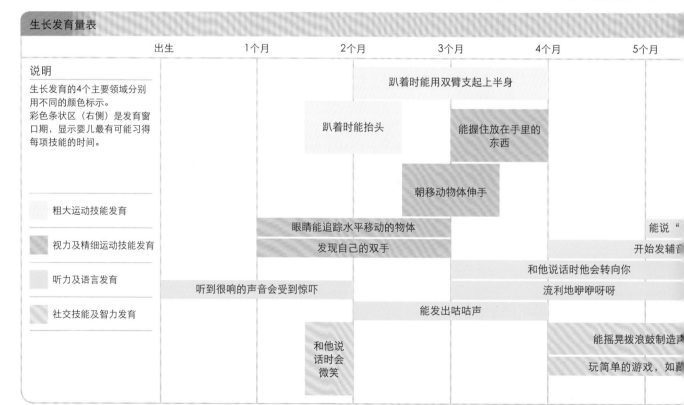

生长发育量表

	出生	1个月	2个月	3个月	4个月	5个月
说明 生长发育的4个主要领域分别用不同的颜色标示。 彩色条状区（右侧）是发育窗口期，显示婴儿最有可能习得每项技能的时间。				趴着时能用双臂支起上半身		
			趴着时能抬头		能握住放在手里的东西	
				朝移动物体伸手		
		眼睛能追踪水平移动的物体				能说"
粗大运动技能发育		发现自己的双手				开始发辅音
视力及精细运动技能发育				和他说话时他会转向你		
听力及语言发育	听到很响的声音会受到惊吓			流利地咿咿呀呀		
社交技能及智力发育			能发出咕咕声			
		和他说话时会微笑			能摇晃拨浪鼓制造声	
					玩简单的游戏，如藏	

起关注：

■ 出生 6 周后仍斜视（斗鸡眼）。

■ 9~10 周时不笑。

■ 头总是歪向一边。

■ 3 个月时仍没有发出咕咕哝哝的声音。

■ 3 个月时没有眼神接触。

■ 3 个月时不能随声音转动头部。

■ 3 个月时不能抬头（醒着的时候）。

■ 3 个月后出现斜视。

■ 6 个月时不能伸手拿东西。

■ 6 个月时你说话时他不会转身。

■ 10 个月时仍不能咿咿呀呀，或之前有过咿咿呀呀但后来不说了（有可能是听力问题）。

■ 10 个月时仍不能坐。

■ 10 个月时双腿无力支撑身体。

■ 10 个月时不会用手抓住东西。

■ 12 个月时没有试着自己吃饭。

■ 肢体不对称，或两侧运动不对称，无论宝宝多大。

宝宝的视力

父母经常担心宝宝的视力是否正常，是否需要配戴眼镜。虽然青光眼、散光、近视等有家族性，但你现在还不需要担心。然而，假如你心存疑虑或需要证实，请与医生联系。

新生儿的视力范围极其有限，你可以距离他 20~25 厘米，通过观察他是否能注视你的脸来判断他的视力是否正常。婴儿的瞳孔是黑色的（在开启闪光灯拍摄的照片上呈红色）。如果你发现宝宝任一侧瞳孔有白色浑浊物，务必去医院就医。

你也需要注意宝宝有无任何异常的眼球活动，例如斜视，或者眼球来回动或震颤，如果你注意到了这些，请去医院就医。

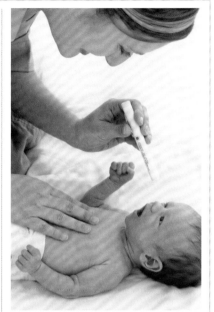

检查宝宝的视力 宝宝需要在 6~8 周大时进行一次眼科检查，但如果你认为有问题，早点联系医生。

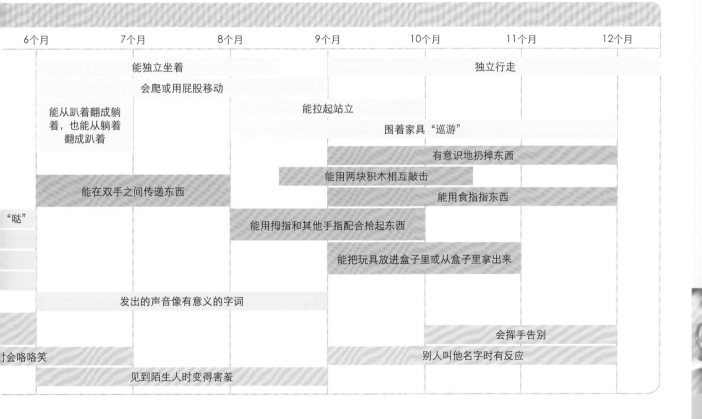

6个月	7个月	8个月	9个月	10个月	11个月	12个月
	能独立坐着				独立行走	
	会爬或用屁股移动					
能从趴着翻成躺着，也能从躺着翻成趴着			能拉起站立			
			围着家具"巡游"			
				有意识地扔掉东西		
			能用两块积木相互敲击			
	能在双手之间传递东西			能用食指指东西		
"哒"		能用拇指和其他手指配合拾起东西				
			能把玩具放进盒子里或从盒子里拿出来			
	发出的声音像有意义的字词					
					会挥手告别	
时会咯咯笑			别人叫他名字时有反应			
	见到陌生人时变得害羞					

日常急救

当宝宝受伤的时候，你知道该怎么做是非常重要的。你可以考虑参加急救培训，以备不测。

割伤和擦伤

如果宝宝被割伤或擦伤了，他会很沮丧，因此在检查伤口的同时安抚他。如果是轻微的割伤或擦伤，用医用纱布垫蘸肥皂水轻轻地清洗伤口（也可用其他任何柔软的不带毛的材质）。如果伤口看起来很脏，用流动的清水或自来水冲洗伤口，用干净的东西吸干水分，然后将敷料覆盖在伤口上，敷料应比伤口大。如果嘴唇破了，可以用一块干净的棉布包住冰块，大约敷 5 分钟。

如果伤势严重、出血多的话，用一块干净的纱布或其他不带毛的材质用力按压伤口。尽量将患处抬高，高于心脏的高度，以减少出血。一直按压伤口，直至出血减少或停止，再在伤口上覆盖一块面积大于伤口的敷料。

如果有以下情况，应送宝宝去急诊室：
■ 出血超过 10 分钟仍不能止住。
■ 伤口裂开。
■ 伤口内可能有异物。

咬伤和蜇伤

如果宝宝被昆虫咬伤或蜇伤，他会很害怕，而且很疼，所以尽可能安慰他。咬伤或蜇伤通常不太严重，但在一些罕见的情况下会很严重，如被蜜蜂或黄蜂蜇伤可引起严重的过敏反应，甚至导致过敏性休克（见 404 页）。口唇部位的咬伤或蜇伤是比较严重的，一旦发生，立即送宝宝去医院。

如果你能看到昆虫的蜇刺留在宝宝的皮肤里，用你的指甲把它刮掉。不要用镊子夹，这样有可能把更多的毒液送入皮肤。用冷水浸透法兰绒布或毛巾，敷在患处，可以减轻肿胀、缓解瘙痒，或者用一块布包住冰块冷敷。冷敷约 5 分钟，始终抱着宝宝。如果宝宝疼痛难忍，你可以给他服用儿童用对乙酰氨基酚。

跌伤、撞伤和瘀伤

宝宝经常跌倒并弄伤自己。大多数时候，你所要做的就是安慰他，并对患处进行冷敷，以减轻肿胀和疼痛（见"咬伤和蜇伤"）。

如果有以下情况，应送宝宝去急诊室：
■ 头部受伤。
■ 腿或胳膊不能动。
■ 伤口流血，用力按压 10 分钟不能止血或伤口裂开（见"割伤和擦伤"）。
■ 正在失去意识或已经丧失意识。
■ 你无法确定受伤的严重程度。

烧伤

火、热水、蒸汽、阳光、电和化学物质都能导致烧伤。烧伤的损害程度取决于烧伤的部位、面积、深度和烧伤的类型。最深度的烧伤通常不怎么疼。

首先用自来水冲洗伤口至少 10 分钟，以降低皮肤温度。然后脱掉（或剪开）伤口周围的衣物，但不要触碰与烧伤部位粘在一起的衣物。待伤口冷却下来后，在伤口上覆盖一块干净的敷料或裹上厨房保鲜膜，然后带宝宝去医院，请医生对伤情进行评估。如果烧伤的面积很小，也可以不去医院，但要咨询医生，切不可耽误。

如果有以下情况，应送宝宝去急诊室：
■ 大面积烧伤（大于宝宝的手掌面积）。
■ 面部或口腔内，手或生殖器烧伤。
■ 化学烧伤或电击伤（带上装有化学物质的瓶子）。
■ 宝宝看上去不舒服。
■ 你不知道该怎么做。

异物

灰尘、粉尘或其他小异物很容易进到眼睛里，宝宝也可能把豆子或纽扣之类的小东西塞进耳朵或鼻子。

眼睛里的异物

眼睛里有异物通常会引起宝宝不适和哭喊。眼球表面的脏东西一般可以被冲刷出去。准备一小罐温水。抬起宝宝的头让他向后仰，对准内眼角，用水冲洗他的眼睛。冲洗时需要扒开眼睑，所以你需要他人的协助。

如果有以下情况，应送宝宝去急诊室：
■ 异物嵌入或粘住眼睛。不要试图自己移除异物。
■ 你已经尝试冲洗眼睛表面的异物，但没有成功。
■ 异物被移除后仍感到不适和疼痛。

耳朵和鼻子里的异物

如果宝宝把东西塞进了耳朵和鼻子，你要保持冷静，并安慰宝宝没什么可担心的。即使你能看见异物，也不要试图自己取出，因为你有可能把异物推得更深。带宝宝去急诊室，医生将用小钳子或负压吸引装置去除异物。有时，宝宝可能意识不到自己的耳朵或鼻子里有东西。他可能听不清你说话，或一侧鼻孔流鼻涕，鼻涕有臭味。如果你怀疑宝宝耳朵或鼻子里有异物，立即带宝宝就医。

窒息

婴儿发生窒息是很常见的。一些小东西是常见的原因，例如豆子或硬币，因为宝宝喜欢往嘴里塞东西。他也可能因食物、黏稠的液体或奶而引起窒息。

咳嗽是人体试图从气道中将异物排出的自然反应，所以当宝宝发生窒息但仍能有效咳嗽时，让他尽力咳出异物。如果两三分钟后宝宝仍然咳嗽，要联系医生。如果宝宝不能呼吸，也不咳嗽，或哭不出来，说明窒息很严重。宝宝可能会发出奇怪的声音，面部变成青紫色。你必须立即采取行动（见本页）。

中毒

如果宝宝吞下了有毒的东西，要立即呼叫救护车或直接带宝宝去急诊室。告知医护人员毒物是什么，吞下的量和时间，同时应保留毒物的样本。在等待救治的时候，不要试图让宝宝呕吐，因为这样做可能造成进一步的伤害。清洗或擦拭宝宝嘴唇上或口周的腐蚀性物质。如果宝宝吃了有毒的植物或浆果，要查看他嘴里是否还有残留，如果有的话立即清除。

如何……

处理窒息

如果宝宝发生窒息并且不能呼吸，你必须立即采取急救措施，清除气道内的异物。

■ 让宝宝俯卧在你前臂上，头部略低于身体。你要用一只手托住宝宝的头，用另一只手的掌根迅速叩击宝宝的上部，叩击5次。

■ 检查宝宝的口腔，如果你能清楚地看见异物，小心地取出来。不要用手指在宝宝嘴里来回摸索或盲目探查宝宝的喉咙，因为你有可能把异物推得更深或导致咽喉损伤。

■ 如果异物仍存留在气道内，将宝宝的身体翻过来，仰面躺着，进行胸部按压，即用你的两根手指用力按住宝宝胸部正中位置，按压5次。

■ 胸部按压后迅速检查阻塞是否解除。后背叩击5次加胸部按压5次为一个循环。如果连续做3个循环后异物仍未清除，立即呼叫救护车。

■ 继续叩击后背和胸部按压，直至救援到达。

即使你已成功处置了紧急情况，解除了窒息，但经过胸部按压的宝宝必须接受检查，以确定他脆弱的骨头有无损伤。

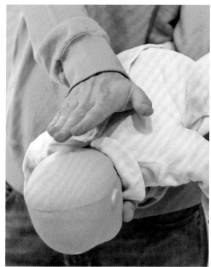

背部叩击 确保宝宝的头低于身体。用你的掌根叩击宝宝背部，确保用力部位位于两侧肩胛骨之间。

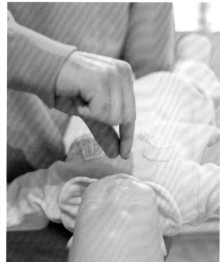

检查口腔 查看宝宝的口腔。如果你能清楚地看见排出的异物，用你的指尖轻轻地把它弄出来，注意不要把它推得更深。

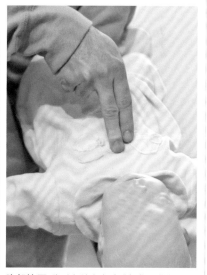

胸部按压 为避免给宝宝造成损伤，你的手指要放在胸骨上而不是肋骨上。向下按压再放松，用力要均匀一致，不要忽大忽小。

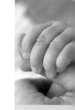

索引

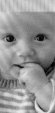

索引

索引

425

致谢

主编致谢（人名均保留英文原名）

谨向本书的作者和DK公司为本书的出版提供帮助、指导以及专业知识的全体编辑出版人员致以由衷的感谢。我还要特别感谢Mandy Lebentz和Victoria Heyworth-Dunne在本书编写过程中给予的耐心帮助和热情支持。最后我还要感谢我的父母和孩子们，是他们教会了我如何为人母。

顾问致谢

Carol Cooper医生要感谢顾问团队的所有人员，他们一直在团结协作、努力工作。

Claire Halsey 医生要感谢Take3 Management公司Vicki McIvor给予的支持，同时感谢她的家人Michael、Rupert、Toby和Dominic的关爱和耐心鼓励。

Mary Steen医生要感谢DK团队，同时要向一起和谐共事的其他顾问人员致谢。

出版商致谢

谨向以下人员给予的大力帮助致谢：

助理编辑Andrea Bagg, Claire Cross, Elizabeth Yeates,Salima Hirani

设计助理Saskia Janssen, Charlotte Johnson

制作编辑Siu Chan

摄影外景1st Option

摄影艺术总监助理Ellie Hoffman, Tom Forge

摄影道具Alison Gardner

图片管理员Romaine Werblow

图片代理机构助理Susie Peachey

索引Hilary Bird

校对Alyson Silverwood

DK印度分公司 Kokila Manchanda（主编），Neetika Vilash（设计）,Tina Jindal（校对）

Thanks to the models: Sarah and Kaiden Asamoa; Nina and Jamie Bradburn; Unity Brennan, Amelie Grace, and Benjamin Wolski; Selina Chand and Faith Lucy O'Brien; Narae Cho and Alex Park; Nicola and Freya Church; Anna and Eliana Clarke; Archie Clements; Philippa and Noah Dovar; Joe and Dagan Drahota; Jenny and Harry Duggin; Laura and Zoe Forrest; Rachael and Samuel Grady; Kate Heavenor and Nicolas Diaz; Olga and Mia Gelev; Beatriz de Lemos and Isabel Walker; Jordan McRobie, Jenny Parr and Reuben McRobie; Eden Martin-Osakwe; Poppy Mitchell and Oaklee Wealands; Amelie Victoria Morris; Victoria and Arthur Morton; Oreke Mosheshe and Carter Mbamali; Gabriela and Alba Nardi; Miriam Nelken and Mala Shahi; Laura and Charlie Nickoll; Amie and Rosie Niland; Lauren Overs and Grayson Andrews; Yoan Petkov Petkov; Suzy Richards and Max Snead; Heidi Robinson and Elias Crosby; Jenny Sharp and Joshua Tyler; Matthew, Angela and Jacob Smith; Eve Spaughton and Genevieve Long; Rose and Brooke Thunberg; Anggayasti Trikanti and Carissa Afila; Rachel Weaver and Jacob Marcus; Karen and Milly Westropp; Georgie and Harriet Willock.

图片出处说明

本书出版商由衷感谢以下名单中的人员提供图片使用权：

（缩写说明：a-上方；b-下方/底部；c-中间；f-底图；l-左侧；r-右侧；t-顶端）

2 **Getty Images:** Frank Herholdt (fcla). 18 **Corbis:** Tetra Images / Tetra Images (br). 28 **Mother & Baby Picture Library:** Paul Mitchell (bc). 38 **Getty Images:** Photodisc (fcla). 40 **Getty Images:** Frank Herholdt (c). 41 **Corbis:** Cameron (cla). **Dorling Kindersley:** Brand X Pictures / PunchStock (br). 42 **Corbis:** Larry Williams (cla). 47 **Getty Images:** Anthony Bradshaw (c). 55 **Alamy Images:** Peter Usbeck (br). **Getty Images:** Louie Psihoyos (tl). 59 **Photolibrary:** Philippe Dannic (tc). 60 **Getty Images:** Ian Hooton / Spl (br). **Mother & Baby Picture Library:** Ian Hooton (tl). **Photolibrary:** Gyssels (bc). 61 **Science Photo Library:** Dr P. Marazzi (crb). 63 **Mother & Baby Picture Library:** Ruth Jenkinson (br). 85 **Dorling Kindersley:** Antonia Deutsch (bc, br, fbr). 99 **Mother & Baby Picture Library:** Ian Hooton (cla). 103 **Mother & Baby Picture Library:** Ian Hooton (cla). 105 **Getty Images:** PM Images (br). 107 **Mother & Baby Picture Library:** Ian Hooton (cra). 109 **Getty Images:** Anthony-Masterson (br). 115 **Corbis:** Sean Justice (cra). **Getty Images:** Jupiterimages (br). 123 **Getty Images:** Plattform (tl). 135 **Getty Images:** Ghislain & Marie David de Lossy (br). 136 **Mother & Baby Picture Library:** Angela Spain (tl). 147 **Corbis:** Fabrik Studios / Index Stock (cra). 150 **Corbis:** Tetra Images (cla). 154 **Getty Images:** Joshua Hodge Photography (br). 182 **Getty Images:** Fabrice LEROUGE (cla). 183 **Corbis:** Norbert Schaefer (cla). 197 **Corbis:** eyetrigger Pty Ltd (tl); Ocean (br). 203 **Alamy Images:** Peter Griffin (ca). 207 **Corbis:** Tim Pannell (tl). 215 **Corbis:** Lisa B. (bl). 217 **Alamy Images:** thislife pictures (cla). **Mother & Baby Picture Library:** Ian Hooton (br). 241 **Getty Images:** Tara Moore (bl). 245 **Getty Images:** Jamie Grill (bc). 262 **Corbis:** Radius Images (bl). 268 **Mother & Baby Picture Library:** Ian Hooton (bl). 276 **Corbis:** moodboard (bl). 289 **Alamy Images:** Paul Hakimata (cra). 301 **Corbis:** Image Source (bl). 316 **Getty Images:** Lilly Dong (tl). 322 **Alamy Images:** PhotoAlto sas (br). 325 **Alamy Images:** MARKA (cla). 331 **Getty Images:** Fabrice LEROUGE (cra). 340 **Getty Images:** Paul Viant (bl). 344 **Getty Images:** Ghislain & Marie David de Lossy (bl). 345 **Getty Images:** BJI / Blue Jean Images (br). 349 **Corbis:** Jose Luis Pelaez, Inc. / Blend Images (cla). 355 **Alamy Images:** moodboard (br). 361 **Corbis:** Brigitte Sporrer (cla). 365 **Dorling Kindersley:** Ruth Jenkinson Photography (cla). 373 **Getty Images:** Betsie Van der Meer (cla). 377 **Corbis:** RCWW, Inc. (cla). 381 **Getty Images:** David M. Zuber (br). 384 **Getty Images:** Betsie Van der Meer (cla). 389 **Alamy Images:** Ian nolan (cla). 392 **Mother & Baby Picture Library:** Ian Hooton (ca). 393 **Alamy Images:** Agencja FREE (cla). 396 **Mother & Baby Picture Library:** Ian Hooton (ca). 399 **Dorling Kindersley:** dave king (cra). 400 **Mother & Baby Picture Library:** Ian Hooton (c). 402 **Science Photo Library:** Dr P. Marazzi (bc). 405 **Science Photo Library:** Chris Knapton (tr). 406 **Science Photo Library:** Lowell Georgia (tr). 407 **Science Photo Library:** Dr H. C. Robinson (tr). 409 **Getty Images:** Ruth Jenkinson / Spl (tl). 410 **Meningitis Trust** www.meningitis-trust.org: (cl). 413 **Mother & Baby Picture Library:** Ruth Jenkinson (tr)

所有其他图片的版权属于多林金德斯利（DK）

更多信息请见：www.dkimages.com

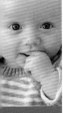

致谢